PT・OT 国家試験共通問題

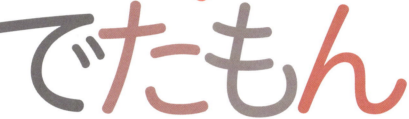
derumon detamon derumon・detamon derumon detamon

［臨床医学］

● 編集
「標準理学療法学・作業療法学」編集室

● 解答・解説者
齋藤 昭彦　東京家政大学健康科学部リハビリテーション学科・教授
三上 貴浩　岩手医科大学医学部解剖学講座・助教

医学書院

PT・OT国家試験共通問題 でるもん・でたもん[臨床医学]

発　行　2018年12月1日　第1版第1刷©

編　集　「標準理学療法学・作業療法学」編集室

発行者　株式会社　医学書院
　　　　代表取締役　金原　俊
　　　　〒113-8719　東京都文京区本郷1-28-23
　　　　電話　03-3817-5600(社内案内)

印刷・製本　アイワード

本書の複製権・翻訳権・上映権・譲渡権・貸与権・公衆送信権(送信可能化権を含む)は株式会社医学書院が保有します.

ISBN978-4-260-03665-8

本書を無断で複製する行為(複写,スキャン,デジタルデータ化など)は,「私的使用のための複製」など著作権法上の限られた例外を除き禁じられています.大学,病院,診療所,企業などにおいて,業務上使用する目的(診療,研究活動を含む)で上記の行為を行うことは,その使用範囲が内部的であっても,私的使用には該当せず,違法です.また私的使用に該当する場合であっても,代行業者等の第三者に依頼して上記の行為を行うことは違法となります.

JCOPY〈出版者著作権管理機構　委託出版物〉
本書の無断複製は著作権法上での例外を除き禁じられています.複製される場合は,そのつど事前に,出版者著作権管理機構(電話 03-5244-5088,FAX 03-5244-5089,info@jcopy.or.jp)の許諾を得てください.

序

　本書を手に取られた方の多くは，理学療法士や作業療法士を目指している学生の皆さんだと思います．ご存知のように，理学療法士や作業療法士になるためには，国家試験に合格しなければなりません．国家試験の合格率は，年ごとに若干変動しますが，おおむね80〜90％前後です．

　厚生労働省が発表するデータでは，新卒者の合格率が高く，既卒者の合格率が低くなっています．これは新卒者と既卒者で合格点に差がないにもかかわらず，受験すべき時に受験できず，あるいは一度受験に失敗すると，在学中に受験するよりも，合格しにくくなることを示しています．また，出願者数と受験者数の間に大きな開きがあります．これは，出願時期の1月初旬から実際に受験する2月下旬までの約2か月間に何らかの理由により，受験できなかった（しなかった）人が多くいることを示しています．このなかには，臨床医学に関する知識が不十分で，単位を落としたり，受験に間に合わなかった人が含まれています．

　将来，理学療法士，作業療法士になるために，多くのことを学習しなければならない皆さんにとって，3〜4年間の在学期間は決して長くありません．入学したと思ったら，あっという間に，国家試験を受験する日がきます．だからこそ，限られた時間のなかで，効率よく学習してほしいと願っています．そのためには，自分に合ったよきパートナーとなる本を選択することが第一です．

　国家試験参考書の多くは，過去5年間の問題を対象として書かれていますが，5年間ではやや不安です．少なくとも10年間分の問題に対処できるようにしておく必要があります．本書は，2005年の第40回から2018年の第53回までの14回分の国家試験の「臨床医学」に関する問題を吟味し，病理学，整形外科学，神経内科学，内科学，精神医学，臨床心理学，リハビリテーション医学，リハビリテーション概論に整理し，解説を加えていますので，各科目での学習はもちろん，国家試験受験の準備として必要十分な知識を学習することが可能です．

　毎年，受験した皆さんから「今回は難しかった」「傾向が変わった」という感想を聞きます．しかし実際は，国家試験の合格に必要な知識の基本的な部分（国家試験のコアの部分）は変わっていません．確かに，新しい問題がいくつか出題されますが，コアの部分を学習しておけば，たとえ，新しい問題ができなくても十分に合格することが可能です．

　本書に先立って，『PT・OT国家試験共通問題 でるもん・でたもん[基礎医学]』が出版されています．お陰様をもちまして，多くの読者の方々から，「非常にわかりやすい」「ポイントが理解できた」「国家試験に無事合格しました」といった声をいただいています．また，最終学年での国家試験合格のための勉強だけでなく，解剖学，生理学，運動学，人間発達学の各科目の知識のまとめとしてお使いいただくことも多くなってきました．

　そうしたなか，基礎医学だけでなく，臨床医学についても同様の本が欲しいとの声を受け，ここに自信を持って，『でるもん・でたもん[臨床医学]』をお届けできるようになりました．ご好評をいただいている『でるもん・でたもん[基礎医学]』に加えて，本書をお読み

いただくことにより，専門基礎分野(基礎医学＋臨床医学)に関しては，余裕を持って，合格圏内に達することが可能です．

　できれば，国家試験前の直前に苦労するのではなく，なるべく早い時期に本書を手に取り，学年進行とともに少しずつ読み進めていただければ，各科目の学習の成果の確認や臨床実習の準備にもなります．そのように使用していると，受験前に慌てることなく，余裕を持って受験に臨むことができます．受験までにあまり時間のない方でも，本書で学習することにより，得点の伸びが大きく変わってきます．

　本書が皆さんのよきパートナーとなり，無事，理学療法士，作業療法士としてのスタートラインに立てるよう，心よりお祈り申し上げます．

2018年10月吉日

齋藤昭彦

目次

第1章　病理学 … 1
1. 退行性・進行性病変 … 2
2. 代謝異常 … 6
3. 循環障害 … 9
4. 免疫・アレルギー … 14
5. 炎症 … 19
6. 感染症 … 24
7. 腫瘍 … 30

第2章　整形外科学 … 39
8. 骨折 … 40
9. 骨折の合併症 … 46
10. 脱臼・靱帯損傷 … 50
11. 末梢神経損傷 … 54
12. 絞扼性神経障害 … 59
13. その他の末梢神経障害 … 64
14. 骨端症 … 66
15. 脊椎疾患 … 69
16. 変形性関節症 … 75
17. 関節リウマチ … 79
18. 骨粗鬆症 … 83
19. 切断 … 85
20. スポーツ外傷 … 89
21. 熱傷 … 92
22. その他の整形外科疾患 … 95

第3章　神経内科学 … 99
23. 脳血管障害 … 100
24. 神経学的症状・徴候 … 107
25. 高次脳機能障害 … 113
26. 筋ジストロフィー … 117
27. 多発性硬化症 … 124
28. Parkinson病 … 128
29. Guillain-Barré症候群 … 132
30. 筋萎縮性側索硬化症（ALS） … 135
31. 小児期の代表的神経疾患 … 139

- 32 脊髄損傷 …… 144
- 33 重症筋無力症 …… 150
- 34 その他の神経疾患 …… 154

第4章　内科学 …… 163

- 35 循環器疾患①―急性心筋梗塞 …… 164
- 36 循環器疾患②―心不全 …… 170
- 37 循環器疾患③―その他の疾患 …… 175
- 38 呼吸器疾患①―換気障害 …… 178
- 39 呼吸器疾患②―慢性閉塞性肺疾患 …… 181
- 40 呼吸器疾患③―その他の疾患 …… 186
- 41 消化器疾患①―消化管疾患 …… 193
- 42 消化器疾患②―肝胆膵疾患 …… 199
- 43 代謝性疾患 …… 205
- 44 内分泌疾患 …… 210
- 45 腎・泌尿器疾患 …… 215
- 46 その他の内科疾患 …… 217

第5章　精神医学 …… 225

- 47 精神症状 …… 226
- 48 統合失調症 …… 244
- 49 気分障害 …… 258
- 50 小児期の精神障害 …… 265
- 51 物質依存 …… 273
- 52 てんかん …… 280
- 53 外傷後ストレス障害(PTSD) …… 287
- 54 器質性精神障害(認知症など) …… 290
- 55 パーソナリティ障害 …… 298
- 56 摂食障害 …… 302

第6章　臨床心理学 …… 307

- 57 臨床心理検査法 …… 308
- 58 心理療法 …… 321
- 59 発達心理 …… 332
- 60 防衛機制 …… 338
- 61 転移・逆転移 …… 345
- 62 記憶 …… 349
- 63 その他の臨床心理学に関する問題 …… 354

第 7 章　リハビリテーション医学 ……………………………………… 359

- 64　高齢者の特徴 …………………………………… 360
- 65　廃用症候群 ……………………………………… 368
- 66　摂食・嚥下障害 ………………………………… 372
- 67　ADL と IADL …………………………………… 377
- 68　評価と評価法 …………………………………… 383
- 69　医学的検査 ①―画像検査 ……………………… 389
- 70　医学的検査 ②―心電図検査 …………………… 397
- 71　医学的検査 ③―その他 ………………………… 405
- 72　リハビリテーション治療 ……………………… 408
- 73　薬物療法 ………………………………………… 414
- 74　リスク管理 ……………………………………… 422

第 8 章　リハビリテーション概論 ……………………………………… 425

- 75　生活機能分類 …………………………………… 426
- 76　クリニカルパス ………………………………… 431
- 77　ユニバーサルデザイン ………………………… 434
- 78　ノーマライゼーション ………………………… 435
- 79　感染症 …………………………………………… 437
- 80　関連法規 ………………………………………… 439
- 81　その他 …………………………………………… 443

索引 ……………………………………………………… 447

■ 本書の使い方

臨床医学 33　重症筋無力症

> テーマごとの目次立て
> 過去に国家試験で出題された問題から**81のテーマ**を抽出

問題－1　重症筋無力症について正しいのはどれか．2つ選べ．〔48AM090〕
1. 筋電図検査において末梢神経の連続刺激で振幅の増大がみられる．
2. 抗アセチルコリン受容体抗体陽性率は10％である．
3. 症状の日内変動がある．
4. 嚥下障害の合併はない．
5. 眼瞼下垂がみられる．

> 過去問題を編集し，"良問集"に！
> **学習効果の高い選択肢**を抽出して問題を作成

解法ポイント

重症筋無力症①

選択肢マル覚え
1. 筋電図検査において末梢神経の連続刺激で振幅が**減少**する**ウエイニング(waning)現象（漸減現象）**がみられる．
2. 抗アセチルコリン受容体抗体陽性率は，眼筋型で約
3. 症状の日内変動があり，症状は**朝**よりも**夕方**に出現
4. 全身型では**構音障害**，**嚥下障害**，**舌筋運動障害（球**
5. **眼瞼下垂**，**複視**が初発症状となることが多い．

> 抜群の"解説力"
> 単に問題を解くだけではなく，「なぜ，そういう解答になるのか？」をていねいに解説．**試験で問われやすいポイントをしっかり理解**できる

！ ここがポイント
重症筋無力症は，**神経筋接合部**において，**アセチルコリン受容体**に対する自己抗体が存在するために，神経筋伝達障害が生じる**自己免疫疾患**です．有病率は10万人に5.1人で，筋の**易疲労性**や**脱力**がみられます．筋力低下が眼筋にみられる**眼筋型**（眼瞼下垂，複視）と，全身の筋に及ぶ**全身型**があります．全身型では**構音障害**，**嚥下障害**，**舌筋運動障害（球麻痺）**がみられます．症状は運動により**増悪**し，休息により**改善**します〔**3-16** 参照〕．

解答…3，5

CHECK LIST

- □ 男女比は？
  - A. 1：2
- □ 男女の好発年齢は？
  - A. **女性：20〜40歳代，男性：50〜60歳代**
- □ 初発症状として多いのは？
  - A. **眼瞼下垂，複視**
- □ アセチルコリン受容体に対する自己抗体が存在する部位は？
  - A. **神経筋接合部**
- □ 1日のなかで症状が出現しやすいのは？
  - A. **夕方**
- □ 阻
  - A. **ウエイニング現象（漸減現象）**
- □ 何％以上の振幅の現象がみられる？
  - A. **10％以上**
- □ 全身型の抗アセチルコリン受容体抗体陽性率は？
  - A. **約80％**

> CHECK LISTで要点のおさらい
> 問題・解説で問われた内容を
> **一問一答のCHECK LIST**で復習できる

「解く」
限られた時間で効率的に勉強できる！

「理解する」
「なんでそういう答えになるのか」がすぐにわかる！

「定着させる」
試験直前にもノート感覚で活用できる！

骨折

Summaries …要点を覚えよう！

> Summaries で要点整理！
> 問題・解説とリンクさせながら，テーマごとに覚えておくべきポイントを整理

2-1 Colles（コーレス）骨折
- **特徴**：橈骨遠位端骨折の1つ．骨折線が橈骨遠位端で，掌側から斜めに背側近位方向に向かうのが特徴．遠位骨片は背側に転位します．外見上，フォーク背様変形を呈します．
- **受傷機序**：手関節を背屈し手掌をついて倒れたときの介達外力が原因．手関節に背屈力が強制され，橈骨遠位端部に掌側凸の屈曲力が働きます．高齢者に多い．

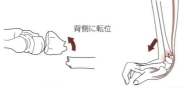

Colles 骨折　　Colles 骨折の受傷機序

2-2 Smith（スミス）骨折
- **特徴**：橈骨遠位端骨折の1つ．Colles 骨折の場合と逆で，……
片は掌側に転位します．逆 Colles 骨折ともいわれます．
- **受傷機序**：手関節を掌屈し手背をついて倒れたときの介達外力が原因．手関節に掌屈力が強制され，橈骨遠位端部に背側凸の屈曲力が働きます．

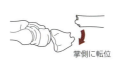 

Smith 骨折　　Smith 骨折の受傷機序

2-3 Barton（バートン）骨折
- **特徴**：橈骨遠位部の関節内骨折．遠位骨片が背側に転位しているものを背側 Barton 骨折，掌側に転位しているものを掌側 Barton 骨折といいます．
- **受傷機序**：手掌や手背をついて倒れたときの介達外力が原因．高齢者に多い．

 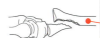

背側 Barton 骨折　　掌側 Barton 骨折

2-4 Monteggia（モンテジア）骨折
- **特徴**：尺骨骨幹部上・中1/3 境界部の骨折と，同時に橈骨頭が脱臼しているもの．
- **受傷機序**：前腕最大回内位で手をついたときに，上半身を捻ってさらに前腕が強く回内を強制されることが原因．強い回内強制により，尺骨が橈骨と衝突して骨折し，その衝撃で橈骨……

橈骨頭の脱臼
Monteggia 骨折　　Monteggia 骨折の受傷機序

> 出題のポイントが一目瞭然！
> 文章だけではわかりにくい部分も，適所に図や表を配置することで，一目瞭然のわかりやすさ

2-5 Bennett（ベネット）骨折
- **特徴**：母指の中手骨基部に骨折がおこり（骨折線が関節面に至る），母指 CM 関節で脱臼が生じたもの．
- **受傷機序**：自転車のハンドルを握ったまま転倒し母指基部を打ちつけたり，ボクシングのパンチなどで母指の先端部から基部に向かって強い力が加わることが原因．

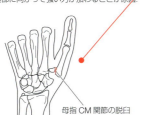

母指 CM 関節の脱臼

2-6 Malgaigne（マルゲーニュ）骨折
- **特徴**：前方骨盤輪骨折と後方骨盤輪骨折が合併した骨折で垂直方向にずれた骨盤骨折．
- **受傷機序**：高所からの転落で下肢からの外力が骨盤に及ぶことが原因．

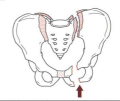

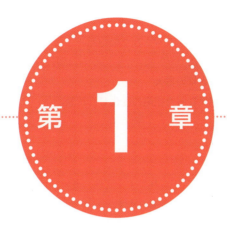

病理学

臨床医学 1 退行性・進行性病変

問題-1 誤っている組み合わせはどれか．〔40PM052〕
1. 萎縮 —— 正常な組織の縮小
2. アポトーシス —— プログラムされた細胞死
3. 肥大 —— 細胞数の増加
4. 過形成 —— 組織の容量の増大
5. 化生 —— 母組織が異なった組織に変化した状態

進行性病変と退行性病変

⚠ ここがポイント

病変には**退行性病変**と**進行性病変**とがあります．変性，萎縮，壊死は退行性病変に含まれ，肥大，過形成，化生，異形成などは進行性病変に含まれます．

肥大は細胞数の増加（細胞増殖）を伴わない細胞容積の増大による適応反応であり，作業負荷が加わったときの骨格筋や心筋にみられます．これに対して，細胞増殖により細胞数が増加し，臓器が増大することを**過形成**といいます．一般には，増殖能のない細胞におこる適応反応を**肥大**といい，増殖能（分裂能）のある細胞におこる適応反応を**過形成**といいますが，しばしば両者が同時にみられます．

以下に，主な病理学的用語をまとめます．

退行性病変	変性	壊死に至らない細胞や組織の障害
	萎縮	組織や臓器の容積の縮小
	壊死	局所的な細胞・組織の死
進行性病変	肥大	細胞増殖（細胞数の増加）を伴わない細胞容積の増大
	過形成	種々の刺激に対して，細胞分裂によって細胞数を増加させることにより臓器機能を亢進させる適応反応
	化生	環境ストレスや慢性的傷害性刺激に対する後天的適応反応として，別の種類の細胞組織に変化する現象
	異形成	種々の程度の細胞分化異常や細胞異型を伴う異常細胞増殖

解答…3

問題-2 萎縮の機序で誤っている組み合わせはどれか．〔43PM050〕
1. 長期臥床による筋萎縮 —— 廃用
2. 水頭症による大脳萎縮 —— 持続的圧迫
3. 総腸骨動脈狭窄による筋萎縮 —— 血流減少
4. 末梢神経損傷による筋萎縮 —— 神経支配の消失
5. 下垂体腫瘍による視神経萎縮 —— 内分泌刺激の減少

退行性・進行性病変

萎縮の機序

 1. 長期臥床による筋萎縮は**廃用萎縮**である．
2. 水頭症による大脳萎縮は**圧迫萎縮**である．
3. 総腸骨動脈狭窄による筋萎縮は**飢餓萎縮（栄養障害性萎縮）**である．
4. 末梢神経損傷による筋萎縮は**神経性萎縮**である．
5. 下垂体腫瘍による視神経萎縮は**圧迫萎縮**である．

❗ ここがポイント
　萎縮は正常の大きさに発育した組織や臓器の容積が縮小することを指します．萎縮の種類，機序については 1-1 を参照してください．
　下垂体腫瘍による視神経萎縮は下垂体腫瘍が視神経を圧迫することによる**圧迫萎縮**です．

解答…5

問題-3 萎縮の原因で誤っているのはどれか．〔42PM049〕

1. 栄養の低下　　2. 血液供給の減少　　3. 対臓器の一側の欠損
4. 仕事負荷の消失　　5. 内分泌刺激の消失

萎縮の原因と代償性肥大

 1. 栄養低下は**飢餓萎縮（栄養障害性萎縮）**の原因である．
2. 血液供給の減少は**飢餓萎縮（栄養障害性萎縮）**の原因である．
3. 対臓器の一側の欠損は**代償性肥大**の原因である．
4. 仕事負荷の消失は**廃用萎縮（無為萎縮）**の原因である．
5. 内分泌刺激の消失は**ホルモン性萎縮**の原因である．

❗ ここがポイント
　腎臓や副腎など一対で存在している臓器の一側が機能しなくなった場合には，対側臓器の容量が増大し，機能を代償する**代償性肥大**がおこります．肝臓を部分的に切除した後に，残った肝臓が肥大するのも代償性肥大の例です〔 1-2 参照〕．

解答…3

問題-4 生理的加齢によって脳の容積が縮小しているときの細胞の状態はどれか．〔45PM075〕

1. 壊死　　2. 化生　　3. 萎縮
4. 変性　　5. 異形成

病理学用語

❗ ここがポイント
　生理的加齢によって脳の容積が縮小しているときの細胞の状態を**生理的萎縮（退縮）**といいます．

解答…3

問題-5 アポトーシスで正しいのはどれか．〔45AM075〕

1. 細胞環境の悪化によって生じる．
2. 高濃度の酸素投与で予防できる．
3. マクロファージの浸潤を伴う．
4. DNAの断片化が生じる．
5. 核が膨張する．

解法ポイント

アポトーシス

1. アポトーシスは細胞の遺伝子や蛋白の調節により生じる．細胞環境の悪化によって生じるわけではない．
2. 高濃度の酸素投与でも予防できない．
3. マクロファージの浸潤を伴わない．細胞はマクロファージにより貪食，消化される．
4. DNAの断片化が生じる．
5. 核の凝集化がみられる．

ここがポイント

　細胞死には外的環境要因によりおこる受動的な細胞死であるネクローシス（壊死）と，遺伝的な支配のもとにプログラムされた能動的な細胞死であるアポトーシスの2種類があります．

　アポトーシスではヌクレオソーム単位でのDNAの断片化を伴い，遺伝子によって制御され，細胞・組織系の発生，変態，分化，成熟，老化に深くかかわっています．

　アポトーシスでは，核クロマチンの凝集化がみられ，細胞の容積は縮小し，細胞膜に包まれたまま断片化し，アポトーシス小体が形成されます．マクロファージなどがアポトーシス小体を貪食するため，細胞内成分の流出はおこらず，炎症はみられません．ネクローシスでは，細胞内容物の流出がおこるため，炎症がおこります．

解答…4

CHECK LIST

- □ 局所的な細胞・組織の死を何という？
  A. 壊死
- □ 組織や臓器の容積が縮小することを何という？
  A. 萎縮
- □ 壊死に至らない細胞や組織の障害を何という？
  A. 変性
- □ 細胞数増加により機能を高める適応反応を何という？
  A. 過形成
- □ 別の種類の細胞組織に変化する現象を何という？
  A. 化生
- □ 異常な細胞増殖を何という？
  A. 異形成
- □ 細胞数増加を伴わない細胞容積の増大を何という？
  A. 肥大
- □ 長期臥床による萎縮を何という？
  A. 廃用萎縮
- □ 水頭症による大脳萎縮を何という？
  A. 圧迫萎縮
- □ 血流障害による萎縮を何という？
  A. 飢餓萎縮（栄養障害性萎縮）
- □ 末梢神経損傷による萎縮を何という？
  A. 神経性萎縮
- □ 下垂体腫瘍による視神経萎縮は何萎縮？
  A. 圧迫萎縮
- □ プログラムされた能動的な細胞死を何という？
  A. アポトーシス

退行性・進行性病変

Summaries …要点を覚えよう！

1-1 萎縮

正常な大きさまで発育した組織や臓器の容積が，何らかの原因により縮小することを萎縮といいます．

▶ 萎縮の型

萎縮には単純萎縮と数的萎縮があります．

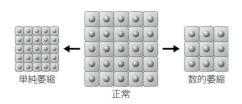

- 単純萎縮：組織や臓器を構成する個々の細胞の容積が縮小したもの
- 数的萎縮：組織や臓器を構成する細胞の数が減少したもの

▶ 萎縮の種類

萎縮の種類	特徴
生理的萎縮	加齢とともにみられる．退縮ともいう．
飢餓萎縮	組織・臓器への栄養が滞って生じる．栄養摂取不足，悪性腫瘍，結核，栄養動脈狭窄などで生じる．
圧迫萎縮	組織や臓器の持続的圧迫により生じる．
廃用萎縮	組織・臓器の機能停止，抑制によって生じる．
神経性萎縮	神経障害があり，その支配下の組織・臓器に生じる．
ホルモン性萎縮	ホルモンの分泌停止や分泌低下によって生じる．

1-2 肥大と過形成

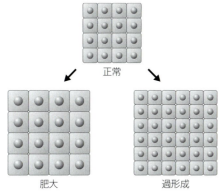

肥大も過形成も，臓器・組織の大きさが増大する点では違いはありません．また，概念的に両者は区別されていますが，実際に両者を区別することは困難です．

▶ 肥大

細胞増殖を伴わない細胞容積の増大による適応反応．作業性肥大と代償性肥大とがあります．
- 作業性肥大：作業負荷が加わった場合にみられる適応反応．生理的肥大と病的肥大に区別される．
- 代償性肥大：対の臓器の一方の機能が失われたときに，他方の臓器に生じる肥大．

▶ 過形成

細胞分裂によって細胞数を増加させて臓器機能を亢進する適応反応．以下の2つがあります．
- ホルモン性過形成：甲状腺過形成，副腎皮質過形成，巨大症，先端肥大症，女性化乳房など
- 慢性刺激による過形成：表皮の角質増殖，尋常性疣贅，過形成性ポリープなど

2 代謝異常

臨床医学

 問題-1 アミノ酸代謝異常によって生じる疾患はどれか. 〔40PM055〕

1. アジソン病
2. ウィルソン病
3. ポルフィリン症
4. クローン病
5. フェニルケトン尿症

アミノ酸代謝異常によって生じる疾患

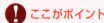
1. Addison（アジソン）病は**副腎皮質機能低下症**である.
2. Wilson（ウィルソン）病は**銅代謝異常**の代表的な疾患である.
3. ポルフィリン症は**ヘモグロビン**をつくるヘムの合成経路に異常がある**先天性代謝疾患**である.
4. Crohn（クローン）病は便に粘液が混じる**原因不明の炎症性疾患**で，若年者の回腸に好発する.
5. フェニルケトン尿症は**先天性アミノ酸代謝障害**である.

⚠️ **ここがポイント**
　先天性アミノ酸代謝異常症は40疾患ほどありますが，主なものとして，**フェニルケトン尿症**，チロシン血症Ⅰ型，アルカプトン尿症，白皮症，トリプトファン尿症，ホモシスチン尿症などがあります.

解答…5

 CHECK LIST

- ☐ 角膜に銅沈着による色素環を認める疾患は？
  A. **Wilson病**
- ☐ ヘモグロビンをつくるヘムの合成経路に異常がある先天性代謝疾患は？
  A. **ポルフィリン症**
- ☐ 便に粘液が混じる原因不明の炎症性疾患は？
  A. **Crohn病**
- ☐ 血中・尿中のフェニルアラニンが増加する先天性アミノ酸代謝障害は？
  A. **フェニルケトン尿症**

Summaries …要点を覚えよう！

1-3 蛋白質・アミノ酸の代謝異常

代謝異常症	病態・症状	原因・原因疾患
低蛋白血症	・**病態**：主に血漿中の**アルブミン**が低下する． ・**症状**：膠質浸透圧の低下による**浮腫**など．	不足：**飢餓**，吸収不全症候群 生成障害：肝炎，**肝硬変** 喪失：**ネフローゼ症候群**，熱傷など 分解亢進：甲状腺機能亢進症
尿毒症	・**病態**：非蛋白性窒素化合物（尿素，尿酸，クレアチニンなど）の血中濃度が上昇し，中毒症状をおこす． ・**症状**：意識障害，けいれん，出血傾向，尿毒症性肺炎，体腔の漿膜に線維素性炎．	腎不全
肝性昏睡	・**病態**：肝臓で，アンモニアの尿素回路による尿素への代謝が行われないため，アンモニアが血中にたまる． ・**症状**：高アンモニア血症，中枢神経系の障害（意識障害，神経症状，昏睡）．	重篤な肝障害（劇症肝炎，肝硬変）
痛風	・**病態**：核酸に由来する**プリン体の代謝異常**で，血中の**尿酸**濃度が上昇し，これに伴って**尿酸塩**が組織に沈着する． ・**症状**：高尿酸血症，痛風発作（**急性関節炎**と繰り返す**疼痛発作**）．	プリン体の過剰摂取 悪性腫瘍，血液疾患 糖原病1型，Lesch-Nyhan（レッシュ・ナイハン）症候群 慢性腎不全
アミノ酸代謝異常症	・**病態**：血中や尿中に特定のアミノ酸が増加する． ・**症状**：増加したアミノ酸の種類によって多彩．	**フェニルケトン尿症**：血中・尿中のフェニルアラニンが増加する． その他：チロシン血症Ⅰ型，アルカプトン尿症，白皮症，トリプトファン尿症，ホモシスチン尿症

1-4 脂質代謝異常

代謝異常症	病態・症状	原因・原因疾患
肥満	・**病態**：エネルギーの供給が消費を上回り，体内に脂肪が過剰に貯蔵，蓄積される． ・**症状**：皮下脂肪組織の増大，各臓器にも脂肪組織が侵入，沈着．	過食，運動不足 遺伝性：Laurence-Moon-Biedl（ローレンス・ムーン・ビードル）症候群 視床下部性：Fröhlich（フレーリヒ）症候群 内分泌性：糖尿病，Cushing（クッシング）症候群
脂質異常症	・**病態**：**コレステロール，トリグリセリド，リン脂質，遊離脂肪酸**のいずれか1つ以上が増加． ・**症状**：脂質異常症の長期間持続で組織への脂質沈着，粥状硬化症，黄色腫などの発生．	遺伝性の原因と，遺伝以外の原因が考えられている．遺伝以外の原因としては，肝・腎疾患，内分泌疾患，食事，薬剤などが考えられている．
脂肪肝	・**病態**：脂肪化が肝臓全体に及ぶ．	**アルコール依存症**，薬物中毒，低酸素状態など
先天性脂質蓄積症	・**病態**：脂質代謝に関与する酵素の先天的欠損． ・**症状**：欠損酵素により多彩．	Farber（ファーバー）病，Gaucher（ゴーシェ）病，Fabry（ファブリ）病，Tay-Sachs（テイ・サックス）病，Sandhoff（ザントホフ）病など

Summaries …要点を覚えよう！

1-5 糖質代謝異常

代謝異常症	病態	原因・原因疾患
糖尿病	膵臓にある Langerhans（ランゲルハンス）島の B 細胞から分泌されるインスリンの欠乏もしくは作用不全で，高血糖と糖尿が持続．1 型糖尿病（インスリン依存型）と 2 型糖尿病（インスリン非依存型）に区別される．	遺伝的要素 誘発因子として，過栄養，肥満，ストレスなど
糖原病	グリコーゲン（糖原）の合成，分解に関与する酵素の先天的な欠損．	von Gierke（フォン・ギールケ）病，Pompe（ポンペ）病，Cori（コリ）病〔Forbes（フォーブス）病〕，Andersen（アンダーソン）病など

1-6 無機物質代謝異常

代謝異常症		病態・症状	原因・原因疾患
カルシウム代謝異常	骨粗鬆症	・病態：破骨細胞機能の相対的な過剰により，骨量が減少する．	カルシウムは副甲状腺ホルモン，カルシトニン，ビタミン D によって調整されており，このバランスが崩れた場合におこる． 高カルシウム血症，低カルシウム血症
	石灰沈着	・病態：通常ではカルシウム塩が存在しない部分にカルシウムの沈着をきたす．	
	結石	・病態：カルシウムを含んだ硬い固形物が胆嚢，胆管，尿路，腸管，唾液腺，膵臓，前立腺などの管腔内に形成される．	
銅代謝異常	Wilson（ウィルソン）病	・病態：セルロプラスミンの形成障害と胆汁中への銅の排泄障害 ・症状：肝硬変，大脳レンズ核変性，角膜に銅沈着による色素環，腎尿細管障害	常染色体劣性遺伝
	Menkes（メンケス）症候群	・病態：銅の吸収障害 ・症状：毛髪異常，発育障害，精神運動発達障害，低体温，低色素沈着など	伴性劣性遺伝

1-7 色素代謝異常

代謝異常症		病態
鉄代謝異常	鉄欠乏性貧血	鉄需要の増大や鉄欠乏状態によっておこる．
	血鉄症（ヘモジデローシス）	脾臓，肝臓，骨髄，リンパ節などの網内系を中心に黄褐色のヘモジデリンが沈着．
	ヘモクロマトーシス	網内系をはじめ，皮膚や肝臓，膵臓，心臓など実質細胞にも過剰にヘモジデリンが沈着．
ビリルビン代謝異常	黄疸	組織にビリルビンの黄色の着色が沈着．

臨床医学 3 循環障害

問題-1 浮腫を説明するのはどれか．〔40PM053〕

1. 血管透過性の低下
2. リンパ管の拡張
3. Na^+ と水分の貯留
4. 血漿蛋白量の増加
5. 毛細血管内圧の低下

浮腫の成因

1. 水分や低分子の物質は血管壁を透過（通過）することができるが，蛋白質などの高分子の物質は透過できない（**選択的透過性**という）．種々の原因により毛細血管の内皮細胞が障害されると血管透過性が**増加**し，浮腫が生じる．
2. リンパ管が**閉塞**し，リンパの流れが低下すると浮腫が生じる．
3. 副腎皮質からの**アルドステロン**が過剰に分泌されると，腎尿細管からの Na^+ および水の再吸収が亢進し，浮腫が生じる．
4. 腎炎（ネフローゼ）や栄養不足により，血漿蛋白が**減少**すると，血液の膠質浸透圧が低下して浮腫が生じる．
5. 毛細血管内圧が**上昇**すると浮腫が生じる．

> **ここがポイント**
> 血液の液体成分が血管壁を通過して組織内に出た液体を**組織液**といいます．組織液は再び血管やリンパ管内に吸収されて大循環系に戻り，絶えず循環していますが，循環障害により組織液が組織内の間質に増加すると**浮腫**が生じます．浮腫の成因については 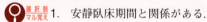 を参照してください．

解答…3

問題-2 下肢の深部静脈血栓症で誤っているのはどれか．〔44PM073〕

1. 安静臥床の期間と密接な関係がある．
2. 足指が暗赤色に腫脹する．
3. 血液凝固能は亢進している．
4. 肺塞栓症を生じる．
5. 誘因として避妊用ピルがある．

下肢の深部静脈血栓症

1. 安静臥床期間と関係がある．
2. 主として下肢の腫脹，鈍痛，浮腫，色調の変化がみられる．小さな深部静脈血栓では無症候性のことも多い．
3. 血液凝固能が**亢進**している．
4. **肺塞栓症**を生じることがある．
5. 誘因として避妊用ピルがある．

> **ここがポイント**
> 深部静脈系に血栓が生じ，閉塞をおこすものを**深部静脈血栓症**といいます．血栓は下肢に発生することが多く，血栓が血流によって移動し，肺動脈が詰まる**肺塞栓症**が生じ，突然の呼吸困難が出現することがあります．血栓は①**血流うっ滞**，②**血管内皮傷害**，③**血液凝固能亢進**によって生じます〔**Virchow（ウイルヒョウ）の三要素**〕．経口避妊薬やエストロゲン製剤のなどの薬物は，血液凝固能を亢

進させ，深部静脈血栓症の誘因となります〔1-9 参照〕．

解答…2

問題-3 深部静脈血栓症をおこしやすいのはどれか．〔48PM075〕
1. 人工膝関節置換術後　2. 橈骨遠位端骨折　3. 心房細動
4. 血友病　5. 高血圧

深部静脈血栓症をおこしやすい病態

⚠ ここがポイント
深部静脈血栓症は，下肢に対する手術後（人工膝関節置換術後など）に好発します．

解答…1

問題-4 深部静脈血栓症の予防法で正しいのはどれか．2つ選べ．〔47AM088〕
1. 弾性ストッキングの着用　2. 足関節の自動運動　3. 水分摂取の制限
4. ギプス固定　5. 冷却

深部静脈血栓症の予防法

⚠ ここがポイント
　深部静脈血栓症は，静脈血流の低下や血液凝固能の亢進により血管内に血栓が形成される疾患です．深部静脈血栓症を予防するためには，① 早期離床，② 下肢の運動，③ 弾性ストッキングの着用，④ 間欠的空気圧迫法，⑤ 十分な水分補給，によって血流の停滞を防ぎ，抗凝固療法によって凝固能亢進を抑制します．
　「水分摂取の制限」は血液凝固を助長し，「冷却」は血管収縮と血流低下をもたらすため，逆効果です．また，ギプス固定ではなく，血流を促すための運動が必要となります．

解答…1, 2

問題-5 閉塞性動脈硬化症で正しいのはどれか．2つ選べ．〔45AM076〕
1. 男性よりも女性に多い．　2. 20～30歳代に多い．　3. 低血圧の合併が多い．
4. 間欠性跛行がみられる．　5. 主に四肢の近位側の動脈が侵される．

閉塞性動脈硬化症

選択肢マル覚え
1. 女性よりも男性に多い．
2. 50歳以上に多い．
3. 高血圧，糖尿病，全身の動脈硬化，脳血管障害，虚血性心疾患を合併することが多い．また，腎不全，脂質異常症の既往，喫煙歴がみられることが多い．
4. 間欠性跛行，安静時疼痛，潰瘍・壊死がみられる．
5. 主に四肢の近位側の動脈が侵される．腹部大動脈以下の下肢に好発する．

> **❗ここがポイント**
> 閉塞性動脈硬化症は，動脈硬化による慢性閉塞性疾患であり，① 下肢動脈の**拍動減弱**，② ドプラ血流計で**血流音**の減弱・断絶，③ 動脈造影で**虫喰い像**や壁不整，④ 足関節上腕血流比(ABI)≦0.9 を認めます．**間欠性跛行**がみられ，虚血が進行すると壊死に至ります〔 **1-10** 参照〕．

解答…4, 5

問題-6 末梢循環障害と関連因子の組み合わせで誤っているのはどれか． 〔43PM073〕

1. Buerger(バージャー)病 —— 喫煙
2. 解離性大動脈瘤 —— アテローム硬化
3. 下腿静脈瘤 —— 妊娠
4. 血栓性静脈炎 —— 長期臥床
5. 結節性多発動脈炎 —— 糖尿病

解法ポイント

末梢循環障害

 1. Buerger 病(閉塞性血栓性血管炎)は**喫煙**や**ストレス**と関係がある．
2. 解離性大動脈瘤は大動脈の**アテローム硬化**と関係がある．
3. 下腿静脈瘤は**妊娠**，**出産**などでおこりやすい．
4. 血栓性静脈炎(深部静脈血栓症)は**手術侵襲**，**長期臥床**が関係する．
5. 結節性多発動脈炎は原因不明の疾患であり，糖尿病とは無関係である．

> **❗ここがポイント**
> 結節性多発動脈炎は全身の中・小動脈の内膜，中膜，外膜が障害される**血管全層炎**(膠原病)であり，40～60 歳代の男性に好発し，全身の中・小動脈に壊死性血管炎がみられます(男女比 2～3：1)．38℃以上の発熱が 2 週間以上持続し，6 か月以内に 6 kg 以上の体重減少が認められます．① 多発性の筋痛や関節痛，② 皮膚症状(紫斑，結節性紅斑，潰瘍)，③ 腎障害(急性腎不全，腎梗塞，高血圧)，④ 多発性単神経炎(感覚異常，筋力低下)などの多彩な全身症状が出現します〔 **1-10** 参照〕．

解答…5

問題-7 脈管疾患と関連因子の組み合わせで誤っているのはどれか． 〔48PM091〕

1. Buerger 病 —— 喫煙
2. 下腿静脈瘤 —— 妊娠
3. 解離性大動脈瘤 —— アテローム硬化
4. 深部静脈血栓症 —— 長期臥床
5. 結節性多発動脈炎 —— 溶連菌感染症

解法ポイント

脈管疾患と関連因子

> **❗ここがポイント**
> 結節性多発動脈炎は，B 型肝炎ウイルス(HBV)感染との関連性が示唆されていますが，原因は不明です．

解答…5

問題-8 脳梗塞の原因で誤っているのはどれか．〔43PM088〕

1. 心房細動
2. もやもや病
3. 心臓弁膜症
4. Buerger（バージャー）病
5. 頸動脈粥状硬化

脳梗塞の原因

!ここがポイント

Buerger病は20〜40歳代の男性喫煙者が罹患する四肢の炎症性動脈疾患であり，脳梗塞の原因ではありません〔**23 脳血管障害の** 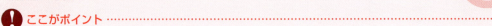 (p.106) 参照〕．もやもや病はWillis（ウィリス）動脈輪閉塞症とも呼ばれ，進行性に内頸動脈系が閉塞し，脳梗塞がおこります．

解答…4

問題-9 リンパ浮腫について正しいのはどれか．〔52PM095〕

1. 腹水を伴う．
2. 利尿薬で治療する．
3. 蜂窩織炎になりやすい．
4. 肺塞栓症の原因の1つである．
5. 皮膚が線維化をおこすことは稀である．

脳梗塞の原因

!ここがポイント

リンパ浮腫患者の約30％に蜂窩織炎が発生します．

解答…3

CHECK LIST

- ☐ 深部静脈系に血栓が生じ，閉塞をおこす疾患は？
  - A. 深部静脈血栓症
- ☐ Virchowの三要素は？
  - A. 血流うっ滞，血管内皮傷害，血液凝固能亢進
- ☐ 閉塞性動脈硬化症の好発年齢は？
  - A. 50歳以上
- ☐ 解離性大動脈瘤は大動脈の何と関係する？
  - A. アテローム硬化
- ☐ 20〜40歳代の男性喫煙者が罹患する四肢の炎症性動脈疾患は？
  - A. Buerger病
- ☐ 毛細血管内圧がどうなると浮腫が生じる？
  - A. 上昇
- ☐ 血液膠質浸透圧がどうなると浮腫が生じる？
  - A. 低下
- ☐ 組織内Na^+がどうなると浮腫が生じる？
  - A. 貯留
- ☐ 毛細血管壁の透過性がどうなると浮腫が生じる？
  - A. 亢進

Summaries …要点を覚えよう！

1-8 浮腫の成因

① 毛細血管内圧の上昇	心不全，門脈圧亢進症などにより，静脈血のうっ滞が生じると，静脈圧および毛細血管内圧が上昇し，血管内から血管外へ多くの水分が移動する．同時に，再吸収も抑制されるので間質に水分が貯留し浮腫が生じる．このような浮腫は，重力の影響により身体の下方にみられる．心不全の際の浮腫は心臓性浮腫と呼ばれる．
② 血液膠質浸透圧の低下	腎炎（ネフローゼ），肝硬変，栄養不足により，血漿蛋白が減少すると，血液の膠質浸透圧が低下して浮腫が生じる．このような浮腫は，重力とは無関係に，眼瞼，陰嚢のような疎性結合組織の多い部分に生じる．ネフローゼ症候群に起因する膠質浸透圧性の浮腫は腎性浮腫と呼ばれる．
③ 組織内 Na^+ 貯留	副腎皮質細胞腫瘍などによりアルドステロンが過剰に分泌されると，腎尿細管からの Na^+ および水の再吸収が亢進し，浮腫が生じる．
④ 毛細血管壁の透過性亢進	種々の原因により毛細血管の内皮細胞が障害されると，血管透過性が亢進し，浮腫が生じる．炎症の際の浮腫は，ヒスタミンなどによる内皮細胞障害によるもので，炎症性浮腫と呼ばれる．
⑤ リンパ液還流障害	乳癌手術時の腋窩リンパ節郭清，腫瘍や寄生虫感染によるリンパ管閉塞などにより，リンパ液の流れが障害された場合に浮腫が生じる．フィラリア感染による下肢の慢性浮腫は象皮症と呼ばれる．

1-9 静脈血栓が発生するメカニズム

血栓症の病因は大きく以下の3つに分けられ，Virchow（ウィルヒョウ）の三要素と呼ばれます．

血栓症の病因	関連する病態
血流のうっ滞	長時間の同じ姿勢（長期臥床，エコノミークラス症候群），心房細動，妊娠
血管内皮傷害	溶血性尿毒症症候群，喫煙，熱傷
血液凝固能亢進	妊娠，経口避妊薬内服，血栓性血小板減少症候群，抗リン脂質抗体症候群，プロテイン C/S 欠損症，アンチトロンビンⅢ欠損症，肥満

静脈血栓症のリスク因子としては，悪性腫瘍，長期臥床，妊娠，血栓性素因，肥満，喫煙などがあります．

1-10 閉塞性動脈硬化症と Buerger（バージャー）病

	閉塞性動脈硬化症	Buerger 病
病態	動脈硬化により血管が狭窄し，虚血をきたす．	喫煙により血管が攣縮し，途絶をきたす．特に下肢動脈に閉塞性の血管全層炎をきたす．
疫学	50歳以降の糖尿病男性に多い．	20～40歳代の喫煙男性に多い．
血管造影所見	虫喰い像	血管の突然の途絶，コークスクリュー像
症状	しびれ，冷感，間欠性跛行，安静時疼痛，潰瘍，壊死	

4 免疫・アレルギー

臨床医学

問題-1 正しいのはどれか．〔42PM054〕
1. B細胞は細胞性免疫を担当する．
2. T細胞はサイトカインを産生する．
3. マクロファージはT細胞から分化する．
4. 形質細胞は抗体が結合した物質を貪食する．
5. ナチュラルキラー細胞は免疫グロブリンを産生する．

免疫

1. B細胞と形質細胞は**免疫グロブリン**を産生し，**液性免疫**に関与する．
2. T細胞は**サイトカイン**を産生する．
3. マクロファージは**単球**から分化する．
4. 形質細胞は**免疫グロブリン**を産生し，液性免疫に関与する．抗体が結合した物質を貪食するのは**マクロファージ**などである．
5. **ナチュラルキラー細胞（NK細胞）**は細胞傷害性リンパ球の1種であり，細胞傷害活性を有するが，抗原特異性はなく，ウイルス感染などで抗原を攻撃する．近年，悪性腫瘍に対する細胞傷害活性（癌免疫）における役割が注目されている．免疫グロブリンを産生するのは**B細胞と形質細胞**である．

❗ ここがポイント

外敵（細菌など）が生体に侵入すると，生体を守るための反応（**免疫**）がおこります．免疫には①**自然免疫（細胞性免疫）**と②**獲得免疫（液性免疫）**の2種類があります．自然免疫は，生まれながらにして備わっている生体防御機構であり，血液中の**好中球**や，皮膚や粘膜に存在する**マクロファージ**，**肥満細胞（マスト細胞）**が，侵入してきた細菌などを直接貪食・破壊します．この免疫には血清中に存在する**補体**も関与します．

これに対して，獲得免疫は，最初の外敵の侵入によって生じる一連の反応（**免疫応答**）であり，各種の**抗体**が形成され，2度目の外敵の侵入から生体を守ります．免疫応答では**インターロイキン**（IL）と呼ばれる種々のサイトカインが，相互に作用し合うことで細胞間の情報伝達を行います〔 1-11 参照〕．

抗原の種類によって**液性免疫**が主体となる場合と，**細胞性免疫**が主体となる場合があり，この両者のバランスが重要となります．このバランスが崩れると**自己免疫疾患**の原因となります．

抗体には**液性抗体**と**細胞性抗体**があります．液性抗体は**免疫グロブリン**〔 1-12 参照〕と呼ばれる糖蛋白質で，細胞性抗体は**リンパ球**〔 1-13 参照〕や**マクロファージ**です．これらの抗体が外敵を攻撃し，死滅させます．通常，抗体という場合，**液性免疫**を意味します．抗体は**抗原特異性**が強く，他の抗原には反応しません．

解答…2

問題-2　I型アレルギーはどれか．〔48PM076〕
1. 自己免疫性溶血性貧血
2. アナフィラキシー
3. ツベルクリン反応
4. ループス腎炎
5. 重症筋無力症

アレルギー障害

1. 自己免疫性溶血性貧血はⅡ型である．
2. アナフィラキシーはⅠ型である．
3. ツベルクリン反応はⅣ型である．
4. ループス腎炎はⅢ型である．
5. 重症筋無力症はⅡ型である．

ここがポイント

アレルギーはⅠ〜Ⅴ型に分類されます．Ⅰ型は**即時型**または**アナフィラキシー型**ともいわれ，抗原が肥満細胞に結合している **IgE 抗体**に侵入したときに，肥満細胞から放出された**起炎症物質**（ヒスタミンなど）により急激な炎症が生じます．例として，**アナフィラキシーショック**，**気管支喘息**，**アトピー性皮膚炎**，**蕁麻疹**などがあげられます〔 1-14 参照〕．

解答…2

問題-3　遅延性アレルギーで正しいのはどれか．2つ選べ．〔43PM053〕
1. 抗原抗体反応によっておこる．
2. 抗原曝露後，発現までに1週間を要する．
3. 主にBリンパ球が関与する．
4. リンホカインで細胞集積がおこる．
5. ツベルクリン皮内反応をおこす．

遅延性アレルギー

1. **細胞性免疫**であり，液性抗体（免疫グロブリン）が関与する抗原抗体反応ではない．
2. 抗原が体内に入ってから **24〜48 時間**に反応が現れる．
3. 主に **T 細胞**が関与する．抗原によって活性化された**感作 T 細胞**がサイトカインを産生・放出する．
4. サイトカインの一種である**リンホカイン**により**細胞集積**がおこる．
5. **ツベルクリン皮内反応**をおこす．

ここがポイント

遅延型（遅延性）アレルギーは，Ⅳ型に分類されるアレルギー反応で，**ツベルクリン反応**，接触性過敏反応，自己免疫疾患，移植免疫反応などが例としてあげられます．この反応には，抗体（免疫グロブリン）や補体は関与しません．抗原により活性化されたT細胞から放出される**リンホカイン**（サイトカインの一種）により刺激された**マクロファージ**，**リンパ球**が抗原侵入部位に集積し，蛋白分解酵素，凝固活性化因子，毛細血管透過性亢進因子などを分泌し，組織炎症反応をおこします．これらの反応は**細胞性免疫**であり，病原体（抗原）と抗体（免疫グロブリン）が反応する抗原抗体反応（液性免疫）ではありません．抗原提示から反応が現れるまでに **24〜48 時間**を要します．

解答…4, 5

CHECK LIST

- ☐ B細胞と形質細胞は何を産生する？
  - A. **免疫グロブリン**
- ☐ T細胞は何を産生する？
  - A. **サイトカイン**
- ☐ マクロファージはどこから分化する？
  - A. **単球**
- ☐ 免疫グロブリンが関与する免疫は？
  - A. **獲得免疫（液性免疫）**
- ☐ アナフィラキシーショックは何型アレルギー？
  - A. **Ⅰ型アレルギー**
- ☐ 自己免疫性溶血性貧血は何型アレルギー？
  - A. **Ⅱ型アレルギー**
- ☐ ツベルクリン反応は何型アレルギー？
  - A. **Ⅳ型アレルギー**
- ☐ ループス腎炎は何型アレルギー？
  - A. **Ⅲ型アレルギー**
- ☐ 重症筋無力症は何型アレルギー？
  - A. **Ⅱ型アレルギー**
- ☐ 遅延性アレルギーの反応時期は？
  - A. **抗原が体内に入ってから24〜48時間後**
- ☐ 遅延性アレルギーで主に関与する細胞は？
  - A. **T細胞**
- ☐ 活性化された感作T細胞から放出されるのは？
  - A. **リンホカイン（サイトカインの一種）**
- ☐ 血清中に最も多く含まれ，免疫に最も重要な役割を果たす免疫グロブリンは？
  - A. **IgG**
- ☐ 免疫反応で最初に産生される免疫グロブリンは？
  - A. **IgM**
- ☐ 分娩後の初乳に大量に含まれている免疫グロブリンは？
  - A. **IgA**
- ☐ 主に皮膚や消化管粘膜・気道粘膜に存在する肥満細胞と結合している免疫グロブリンは？
  - A. **IgE**
- ☐ 抗原の種類によってTh1とTh2の2種類に分化する細胞は？
  - A. **ヘルパーT細胞**
- ☐ 細胞性免疫においてウイルス感染細胞などを攻撃する胸腺由来の細胞は？
  - A. **キラーT細胞**
- ☐ ヘルパーT細胞を抑制する細胞は？
  - A. **レギュラトリーT細胞**

免疫・アレルギー

Summaries …要点を覚えよう！

1-11 免疫機構の用語整理

- **マクロファージ（食細胞，貪食細胞）**：**貪食**作用を有し，組織の修復や自然免疫に関与します．マクロファージは貪食した抗原を自身の細胞膜表面に提示でき（この能力を**抗原提示**と呼ぶ），この提示を受けた**ヘルパーT細胞**が種々の免疫応答を惹起させます．その意味で，マクロファージは獲得免疫の最初に作用する細胞ですが，貪食作用自体は原始的な細胞機能なので，自然免疫を担う細胞でもあります．マクロファージは血中では**単球**，末梢組織では**組織球**とも呼ばれます．皮膚のLangerhans（ランゲルハンス）細胞，肝臓のKupffer（クッパー）細胞，脳のミクログリアはマクロファージが特殊化したものです．
- **肥満細胞（マスト細胞）**：皮膚や消化管粘膜・気道粘膜に存在し，細胞表面の受容体が**IgE抗体**と結合しています．IgEと結合する抗原が侵入してくると，細胞質内の**顆粒**を放出（**脱顆粒**）し，周囲に**炎症反応**（浮腫や血管透過性亢進など）をおこします．この反応は**即時型アレルギー**に関与しています．
- **補体**：補体は種々の糖蛋白質からなり，細菌の細胞膜にある糖蛋白質などによって活性化され，**蛋白質分解酵素**などによって細菌を攻撃します．
- **インターロイキン**：インターロイキン（IL）はリンパ球，マクロファージなどが産生する抗体以外の糖蛋白質で，細胞表面にある特異的な受容体に結合することで，その細胞の分化，増殖，活性化，機能をコントロールします．IL-1，2，3，4，5，6……18などがあります．

1-12 液性抗体（免疫グロブリン）

液性抗体（免疫グロブリン）は，抗原に反応して生体内でつくられる糖蛋白質で，**抗原**と結合して抗原を変性させたり，代謝しやすいようにします．液性抗体は**形質細胞**やその成熟前段階にある**Bリンパ球（B細胞）**によって産生され，血清中や粘膜表面に分泌されます．免疫グロブリンには以下の5種類があります．

種類	特徴
IgG	血清中に最も多く含まれ，免疫に最も重要な役割を果たす．主に**形質細胞**で産生され，胎盤を通過する．
IgM	免疫反応で最初に産生される．抗体が侵入すると最初に**IgM抗体**ができ，それが減少するころに**IgG抗体**がつくられる（**一次反応**）．一次反応を終えた状態を，その抗体に対する**感作状態**といい，同一の抗原が再び侵入すると，さらに多量の**IgG抗体**がつくられる（**二次反応**）．
IgA	血清中ではなく，消化管粘膜表面や乳汁内に分泌される（**分泌型免疫グロブリン**）．分娩後の初乳に大量に含まれている．生後約6か月間は抗体を合成できないため，母乳からのIgAが重要となる．
IgE	血中にはわずかに存在するのみで，皮膚や消化管粘膜・気道粘膜に存在する**肥満細胞**と結合している．侵入してきた抗原がIgE抗体と結合すると，肥満細胞の細胞質顆粒に含まれる種々のケミカルメディエーター（ヒスタミンなど）が放出され（**脱顆粒**という），周囲に炎症反応を引きおこす．この反応は種々のアレルギー症状の原因となる．一般にIgEは少ないほうがよいが，**寄生虫**の排除に重要である．
IgD	血中にはほとんど存在しない．機能はあまりわかっていない．

Summaries …要点を覚えよう！

1-13 リンパ球

リンパ球は T 細胞と B 細胞の 2 系統に分類されます。

T 細胞	胸腺由来の細胞．右のような種類がある．	ヘルパー T 細胞	細胞性免疫と液性免疫をコントロールする．ヘルパー T 細胞(Th0)は，抗原の刺激を受けると，抗原の種類によって Th1 と Th2 の 2 種類に分化する．Th1 はキラー T 細胞を刺激して細胞性免疫を調節し，Th2 は B 細胞を刺激して液性免疫(液性抗体産生)を調節する．Th1 と Th2 は互いを抑制する．
		キラー T 細胞	ウイルス感染細胞などを攻撃する(この反応を細胞性免疫という)．
		レギュラトリー T 細胞	ヘルパー T 細胞を抑制する．
B 細胞	骨髄の造血幹細胞に由来し，最終的には抗体を効率よく産生する形質細胞になる．抗体産生能力をもつリンパ球で，細胞表面に免疫グロブリンを発現している．成人では脾臓やリンパ節に多く存在し，抗原抗体反応などの免疫学的機序により全身の諸臓器・諸組織内へ移動する．		

1-14 アレルギー反応

免疫反応により生体に有害な症状をもたらすアレルギー反応はⅠ～Ⅴ型に区分されます．

型		概要	臨床例
Ⅰ型	即時型，アナフィラキシー型	抗原が肥満細胞に結合している IgE 抗体と結合すると，肥満細胞の脱顆粒によって，起炎症物質(ヒスタミンなど)が放出され，急激な炎症(局所の浮腫，血管透過性亢進など)が生じる．	アナフィラキシーショック，気管支喘息，蕁麻疹など
Ⅱ型	細胞侵害型	抗原に液性抗体が結合し，それに補体や K 細胞が作用して細胞を破壊する．	橋本病，不適合輸血時の溶血，自己免疫性溶血性貧血，特発性血小板減少性紫斑病など
Ⅲ型	免疫複合型	通常は抗原と抗体が結合すると非可溶性免疫複合体が形成され，局所のマクロファージなどにより貪食処理されるが，抗原量が多い場合には，可溶性免疫複合体となり，血中を流れて種々の臓器に沈着し，そこで炎症反応を引きおこす．	糸球体腎炎，全身性エリテマトーデス，関節リウマチ，血管炎など
Ⅳ型	遅延型，ツベルクリン型	抗原により活性化された T 細胞から放出される種々のサイトカインに刺激されたマクロファージ，リンパ球が抗原侵入部位に集まり，肉芽組織などの炎症巣を形成する．抗原が体内に入ってから 24～48 時間後に反応が現れる．	ツベルクリン反応，結核，接触性皮膚炎(接触性過敏反応)，自己免疫疾患，移植免疫反応など
Ⅴ型	刺激型，機能亢進型	自己抗体との反応により臓器・組織・細胞の機能が亢進する(例：抗体がホルモン受容体を刺激すれば，ホルモン過剰症状が出現する)．	Basedow(バセドウ)病

臨床医学 5 炎症

問題 – 1 急性炎症の初期にみられるのはどれか．〔51PM075〕
1. 乾酪化
2. 線維化
3. 血管新生
4. 好中球遊走
5. 肉芽組織形成

急性炎症の初期にみられるもの ①

⚠ ここがポイント

急性炎症では，組織損傷部位に**好中球**が最初に遊走し，侵入物を貪食し，消化します〔**1-15** 参照〕．その他の選択肢は急性炎症の初期には認められません．乾酪化は，**結核**などで病巣部の組織が**壊死**に陥り，黄色味を帯びたチーズ状になった状態をいいます．

解答…4

問題 – 2 急性炎症の初期にみられないのはどれか．〔47AM076〕
1. 発赤
2. 腫脹
3. 疼痛
4. 熱感
5. 拘縮

急性炎症の初期にみられるもの ②

⚠ ここがポイント

急性炎症では，①**発赤**，②**腫脹**，③**疼痛**，④**熱感**，⑤**機能障害**がみられます（急性炎症の5徴候）．急性炎症の初期には拘縮は認められません．

解答…5

問題 – 3 細菌感染による急性炎症反応で増加するのはどれか．2つ選べ．〔45AM077〕
1. 肉芽腫
2. 好中球
3. 網状赤血球
4. ヘモグロビン
5. プロスタグランジン

細菌感染による急性炎症反応

⚠ ここがポイント

細菌感染による急性炎症反応で増加するのは，**好中球**と**プロスタグランジン**です．

解答…2, 5

問題 – 4 炎症の仲介物質の作用で正しい組み合わせはどれか．〔44PM054〕
1. ヒスタミン ―― 血管透過性の亢進
2. セロトニン ―― 発熱
3. ブラジキニン ―― マクロファージの活性化
4. ロイコトリエン ―― 疼痛作用
5. プロスタグランジン ―― 白血球の活性化

炎症の仲介物質

 1. ヒスタミンは血管透過性を高める．
2. セロトニンは血管透過性を高める．また，発痛物質として作用する．
3. ブラジキニンはホスホリパーゼAを活性化し，プロスタグランジンを遊離させ，痛みを増強させる．
4. ロイコトリエンは血管透過性を高める．
5. プロスタグランジンは血圧低下，血小板凝集，末梢血管拡張，発熱，痛覚伝達，骨新生・骨吸収などに関与する．

ここがポイント
炎症の仲介物質については 1-16 を参照してください．

解答…1

問題−5　創傷治癒で瘢痕組織の形成に主にかかわるのはどれか．〔42PM050〕
1. 角化細胞
2. メラノサイト
3. 血管内皮細胞
4. 線維芽細胞
5. 脂肪細胞

創傷治癒で瘢痕組織の形成に主にかかわるもの

ここがポイント
　炎症過程において，微生物などの傷害因子や好中球が分泌する蛋白質分解酵素によって組織の破壊や欠損が生じます．欠損部では毛細血管が増殖して肉芽組織により補填されるとともに血中から蛋白質などが供給されます．続いて，線維芽細胞が増殖して，線維芽細胞から産生される膠原線維が沈着して肉芽組織は次第に硬化します．その後，毛細血管は次第に退縮し，線維瘢痕組織となります．このように，組織治癒における瘢痕形成には線維芽細胞が重要な役割を果たします．

解答…4

問題−6　急性炎症が主な病態であるのはどれか．〔46AM076〕
1. 肩関節周囲炎
2. 痛風性関節炎
3. 結核性膝関節炎
4. 肘離断性骨軟骨炎
5. 上腕骨外側上顆炎

急性炎症が主な病態である疾患

 1. 肩関節周囲炎では急性・慢性の炎症がみられる．
2. 痛風性関節炎は急性炎症が主な病態である．
3. 結核性膝関節炎では滑膜結核がみられる．
4. 肘離断性骨軟骨炎はいわゆる"野球肘"であり，急性・慢性の炎症がみられる．
5. 上腕骨外側上顆炎はいわゆる"テニス肘"であり，急性・慢性の炎症がみられる．

ここがポイント
　急性炎症が主な病態であるのは痛風性関節炎であり，関節内で尿酸カルシウムが結晶化します．

解答…2

問題-7 関節の慢性炎症で誤っているのはどれか.〔41PM049〕

1. 骨塩量の減少
2. 軟骨の変性
3. 組織内の好中球集積
4. 結合織の増殖
5. 血管の増生

関節の慢性炎症

❗ ここがポイント

急性炎症では,炎症局所における**リンパ球**などからのサイトカイン分泌に反応して,循環血液中の**白血球**(特に**好中球**)が増加しますが,炎症が持続して慢性化すると,炎症細胞の主体は,好中球からリンパ球,マクロファージに変化します〔 1-17 ▶ 参照〕.

解答…3

問題-8 急性炎症と比較した場合の慢性炎症の特徴はどれか.〔52AM076〕

1. 血管内皮細胞の損傷
2. 血漿蛋白の滲出
3. 好中球の集積
4. サイトカインの分泌
5. 組織の線維化

急性炎症と比較した場合の慢性炎症の特徴

❗ ここがポイント

急性炎症と比較した場合の慢性炎症の特徴は**組織の線維化**です.

解答…5

問題-9 正常な肉芽の特徴はどれか.〔52PM078〕

1. 感染しやすい.
2. 乾燥している.
3. 出血しやすい.
4. 白色である.
5. 分泌物が多い.

肉芽の特徴

❗ ここがポイント

正常な肉芽は**出血しやすい**という特徴があります.

解答…3

CHECK LIST

- ☐ 急性炎症でみられる5徴候は?
  - A. **発赤,腫脹,疼痛,熱感,機能障害**
- ☐ ヒスタミンの作用は?
  - A. **血管透過性を高める**
- ☐ 急性炎症で組織損傷部位に最初に遊走し,侵入物を貪食・消化するのは?
  - A. **好中球(白血球)**
- ☐ 創傷治癒で瘢痕組織の形成に主にかかわるのは?
  - A. **線維芽細胞**
- ☐ 炎症細胞(白血球など)から放出される生理活性物質の総称は?
  - A. **炎症性ケミカルメディエーター**
- ☐ 急性炎症がみられ,関節内で尿酸カルシウムが結晶化するのは?
  - A. **痛風性関節炎**

1-15 炎症過程

炎症過程はおおむね次のようになります.

① 外敵(細菌)侵入
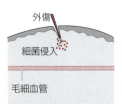

② 組織の壊死
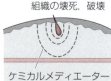

③ 毛細血管拡張と透過性亢進
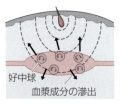

④ 白血球(顆粒球)の集合
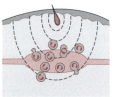

⑤ 白血球(顆粒球)の遊走
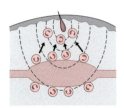

⑥ 異物の貪食
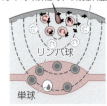

⑦ マクロファージ,リンパ球,形質細胞の集合
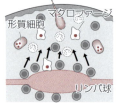

⑧ 肉芽形成
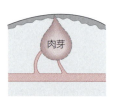

▶ **組織の壊死**:外敵(細菌)が体内に侵入すると組織の壊死,破壊がおこります(①②).
▶ **充血と浮腫**:血管壁の透過性が高まり,液性成分が炎症部位に移動して浮腫が生じる.次に,白血球や免疫グロブリンを含む血液が増加します(充血)(③④).免疫グロブリンにより細菌が直接的に不活性化され,フィブリノゲンは血管外に出てフィブリンとなり細菌の拡散を防ぎます.
▶ **炎症性細胞浸潤**:血液中の白血球が病巣部へ移動します.まず好中球が血管の内皮細胞に接着し,細胞間隙を通過して炎症部位に遊走して細菌などの侵入物を貪食・消化します(⑤).次に血液中から単球が遊走し,炎症過程で死んだ好中球などの残骸や細菌を貪食して病巣部をきれいにします(⑥).もともと組織に定住しているマクロファージにも同様の作用があります.やや遅れてリンパ球が炎症部位に遊走し,抗体を介して細菌を不活化し,ウイルス感染細胞を直接攻撃します(⑦).これらの炎症細胞は,種々のケミカルメディエーターを分泌し,相互に情報を伝達し,炎症の進行をコントロールします.
▶ **肉芽形成と線維瘢痕化**:炎症後に修復過程が続きます.組織の破壊・欠損部では,まず毛細血管が増殖して肉芽組織を形成し,破壊・欠損部を埋めるとともに血中から蛋白質などが供給されます(⑧).次いで,線維芽細胞が増殖し,線維芽細胞から分泌される抗原線維が沈着して肉芽組織が硬化します.その後,毛細血管は退縮し,線維瘢痕組織となります.

1-16 炎症に関連するケミカルメディエーター

炎症性ケミカルメディエーターは,炎症を生じた部位の細胞やそこに浸潤した炎症細胞(白血球など)から放出される生理活性物質の総称です.具体的には以下の例があります.

ヒスタミン	肥満細胞中の顆粒に含まれ,抗原刺激により放出される.ヒスタミンは血管拡張や血管透過性亢進をもたらし,かゆみや疼痛の原因となる.蕁麻疹やショックなどのⅠ型アレルギー反応に関与する.
セロトニン	血小板などが放出し,血管透過性亢進や血管収縮などをもたらす.また,下行性制御系における神経伝達物質としても働く.
補体	細菌に結合した抗体や細菌表面の糖鎖を認識し活性化され,細菌に穴をあけたり好中球を遊走させたりする.
ロイコトリエン	アラキドン酸から産生され白血球が放出する.好中球遊走や気管支平滑筋収縮,血管透過性亢進などをもたらす.ヒスタミンとともにⅠ型アレルギー反応に関与する.
プロスタグランジン	アラキドン酸から産生され白血球が放出する.発熱,疼痛,血管拡張などをもたらす.
インターロイキン-1 (IL-1)	単球やマクロファージが炎症時に放出し,T細胞などのリンパ球に作用することで炎症反応を媒介する.TNF-α,IL-1β,IL-6などを総称して炎症性サイトカインという.
TNF(腫瘍壊死因子)-α	T細胞やマクロファージが炎症時に放出し,好中球を活性化する.

1-17 炎症にかかわる細胞

炎症にかかわる細胞としては以下があります．

好中球	炎症時に血中で増加し，**細菌貪食**や**プロテアーゼ放出**などを行う．急性炎症では，組織損傷部位に**好中球**が最初に遊走する．放出されたプロテアーゼは組織破壊の原因となる．抗原に対して特異性がない**自然免疫**に関与する．
好酸球・好塩基球	好酸球は**寄生虫感染時**に血中で増加し，**寄生虫**に対する生体防御を担う．また，**喘息**などのアレルギー疾患にも関与する．
単球・マクロファージ	血中の単球は組織に遊走し組織マクロファージとして**細菌貪食**などを行う．炎症時には単球が遊走し，炎症過程で死んだ**好中球**などの残骸や細菌を貪食する．組織に定住しているマクロファージにも同様の作用がある．
リンパ球	**T細胞**，**B細胞**，**NK細胞**などが含まれる．T細胞，B細胞は抗原に対して特異性をもつ**獲得免疫**に関与する．具体的にはマクロファージが提示した抗原を**ヘルパーT細胞**が認識し，次にそれが**キラーT細胞**や**B細胞**を活性化する．キラーT細胞は細胞性免疫を，B細胞は液性免疫をそれぞれ担う．B細胞は**形質細胞**に分化し**抗体産生**を行う．
血管内皮細胞	炎症後の組織修復過程で，組織の破壊・欠損部において，まず毛細血管が増殖して**肉芽組織**を形成し，破壊・欠損部を埋める．
線維芽細胞	炎症後の組織修復過程で，毛細血管の増生後に**線維芽細胞**が増殖し，線維芽細胞から分泌される抗原線維が沈着して**肉芽組織**が硬化する．その後，毛細血管は退縮し線維瘢痕組織となる（**瘢痕化**）．

臨床医学 6 感染症

問題-1 感染症について誤っているのはどれか．〔47PM076〕
1. 飲食物を介する感染を経口感染という．
2. 感染しても発症しないことを不顕性感染という．
3. 母親から新生児に経母乳性に感染することを水平感染という．
4. 2種類以上の病原体に同時に感染することを混合感染という．
5. 弱毒菌にもかかわらず容易に感染症をおこすことを日和見感染という．

感染の分類

ここがポイント

感染には以下のようなものがあります．それぞれの意味を整理して覚えましょう．

- **経口感染**………飲食物を介する感染
- **垂直感染**………母親から新生児への感染（母乳感染・産道感染）
- **水平感染**………接触，飲食物，空気などを介する個体間の感染
- **混合感染**………2種類以上の病原体への同時感染
- **日和見感染**……弱毒菌にもかかわらず容易に感染症をおこすこと
- **不顕性感染**……感染しても発症しないこと

解答…3

問題-2 病原体と主な感染経路の組み合わせで正しいのはどれか．〔50AM086〕
1. 結核 ── 経口感染
2. MRSA ── 接触感染
3. 破傷風 ── 媒介動物による感染
4. A型肝炎 ── 血液による感染
5. 帯状疱疹 ── 飛沫感染

病原体の感染経路

ここがポイント

感染経路		主な疾患
飛沫感染		**結核**，インフルエンザ
接触感染		**MRSA（メチシリン耐性黄色ブドウ球菌）感染症**，B型肝炎，**帯状疱疹**
性感染		HIV（AIDS），梅毒
経口感染		**A型肝炎**，サルモネラ菌感染症（食中毒），ノロウイルス感染症（腸炎）
創傷部からの感染		破傷風
その他	尿路感染	緑膿菌，大腸菌，淋菌などによる膀胱炎，腎盂腎炎
	血液感染	B型肝炎，C型肝炎，HIV（AIDS）
	経産道感染	B型肝炎，HIV（AIDS）

解答…2

問題-3 飛沫感染するのはどれか. 〔49AM078〕
1. MRSA（メチシリン耐性黄色ブドウ球菌）
2. インフルエンザウイルス
3. *Clostridium difficile*
4. B型肝炎ウイルス
5. 緑膿菌

主な疾患の感染経路

ここがポイント

飛沫感染は経気道感染であり，病原体を含む飛沫（しぶき）を吸い込むことにより感染します．インフルエンザは咳やくしゃみによって飛び散る飛沫により感染します．

病原微生物	感染経路
MRSA	接触感染（人の接触によって感染する）．多くの抗菌薬に耐性を示す**黄色ブドウ球菌**が原因菌である．
インフルエンザウイルス	**飛沫感染**．
Clostridium difficile（クロストリジウム・ディフィシル）	**接触感染**．腸内に菌が増殖し，産生毒素により下痢などの症状が出現する．便中に出てきた *clostridium difficile* で汚染された器物や手などを介して人の口や粘膜に到達して感染する．
B型肝炎ウイルス	**接触感染**．感染した血液に接触することにより感染する．血液感染，経産道感染もみられる．
緑膿菌	医療用カテーテルや気管挿管，手術などの医療行為により尿道，気道，創傷から感染する．また，褥瘡，火傷，外傷などにより皮膚のバリア機構が失われた部分から感染する．

解答…2

問題-4 ウイルスによるものはどれか．2つ選べ．〔50AM077を改題〕
1. 梅毒
2. 痘瘡
3. 風疹
4. 猩紅熱
5. トラコーマ

ウイルス感染症①

1. 梅毒はスピロヘータの一種である**梅毒トレポネーマ**によりおこる細菌感染症である．
2. 痘瘡は**天然痘ウイルス**によっておこるウイルス感染症である．
3. 風疹は**風疹ウイルス**によっておこるウイルス感染症である．
4. 猩紅熱は**溶連菌**によっておこる細菌感染症である．
5. トラコーマは**クラミジア・トラコマチス**によっておこる細菌感染症である．

解答…2, 3

問題-5 ウイルスによる感染症はどれか．〔48AM077〕
1. トキソプラズマ症
2. ジフテリア
3. カンジダ症
4. トラコーマ
5. 帯状疱疹

ウイルス感染症②

1. トキソプラズマ症はトキソプラズマ（単細胞生物）による原虫感染症である．
2. ジフテリアはジフテリア菌による上気道の粘膜感染症である．
3. カンジダ症はカンジダ属菌による真菌感染症である．
4. トラコーマはクラミジア・トラコマチスによる感染症である．
5. 帯状疱疹は水痘・帯状疱疹ウイルスによって引きおこされるウイルス感染症である．

解答…5

問題-6 ウイルス感染症に比べ細菌感染症に認められやすい特徴はどれか．〔46AM085〕
1. 高熱
2. 発疹
3. 蛋白尿
4. 好中球増多
5. 無痛性リンパ節腫脹

ウイルス感染症に比べ細菌感染症に認められやすい特徴

！ここがポイント
細菌感染症では細菌を貪食するために好中球が増加するのが特徴です．高熱，発疹，蛋白尿はウイルス感染にもみられる症状です．多くの場合，リンパ節腫脹は痛みを伴います．

解答…4

問題-7 誤っているのはどれか．〔41PM073（類似問題50PM086）〕
1. AIDS（後天性免疫不全症候群）はHIV（ヒト免疫不全ウイルス）感染によって生じる．
2. HIVは喀痰から感染する危険が高い．
3. HIVはTリンパ球を死滅させる．
4. HIV感染による病因のほとんどは日和見感染症である．
5. AIDS発症の抑制に有効な治療薬がある．

AIDS（後天性免疫不全症候群）とHIV（ヒト免疫不全ウイルス）

1. AIDSはHIV感染によって生じる．
2. HIVは喀痰からは感染しない．
3. HIVはTリンパ球を死滅させる．
4. HIV感染による病因のほとんどは日和見感染症である．
5. AIDS発症の抑制に有効な治療薬がある．

！ここがポイント
HIVは血液，精液，腟分泌液，母乳から感染しますが，喀痰からは感染しません．HIV感染によりニューモシスチス肺炎の発症率が上昇します〔1-18 ▶参照〕．

解答…2

問題 - 8　皮膚疾患で他の患者への感染に留意すべきものはどれか．〔43PM070〕

1. 皮脂欠乏性湿疹
2. 接触皮膚炎
3. 尋常性乾癬
4. 蕁麻疹
5. 疥癬

感染性皮膚疾患

ここがポイント

他の患者への感染に留意すべきものは疥癬です．疥癬虫(ヒゼンダニ)が皮膚内に寄生する疥癬は，ヒトの接触や，疥癬虫や虫卵を内包する寝具などを介して感染します．

解答…5

問題 - 9　ヘリコバクター・ピロリ菌の感染が原因となるのはどれか．〔46AM092〕

1. 胆囊炎
2. 急性膵炎
3. 萎縮性胃炎
4. 逆流性食道炎
5. 潰瘍性大腸炎

ヘリコバクター・ピロリ菌

ここがポイント

ヘリコバクター・ピロリ菌の感染が原因となるのは萎縮性胃炎です．ヘリコバクター・ピロリ菌は胃に生息するらせん型細菌であり，慢性胃炎，胃潰瘍，十二指腸潰瘍，胃がん，リンパ腫の原因となります．

解答…3

問題 - 10　溶連菌感染と関連のあるのはどれか．〔49PM093〕

1. 猩紅熱
2. ガス壊疽
3. 帯状疱疹
4. 手足口病
5. 急性灰白髄炎

溶連菌感染と関連のある疾患

1. 猩紅熱は溶連菌感染症に分類され，発熱，発疹，苺舌を特徴とする．
2. ガス壊疽は傷口から細菌が侵入することにより筋壊死をおこす細菌感染症である．
3. 帯状疱疹はウイルス感染症である．
4. 手足口病は口内や手足などに水疱状の発疹が出現するウイルス感染症である．
5. 急性灰白髄炎(ポリオ)はウイルス感染症である．

解答…1

問題 - 11　感染症について誤っているのはどれか．〔47PM092を改変〕

1. 帯状疱疹は水痘と同じウイルスが原因で発症する．
2. 疥癬はネズミによって媒介される．
3. ニューモシスチス肺炎は日和見感染症である．
4. 黄色ブドウ球菌による食中毒は毒素性である．
5. レジオネラ症は空調設備が感染源となる．

疥癬

 ここがポイント

疥癬の原因は**疥癬虫（ヒゼンダニ）**です．ヒトの接触や，疥癬虫や虫卵を内包する寝具などを介して感染します．

解答…2

問題-12 中枢神経系の感染症と病原体との組み合わせで誤っているのはどれか．〔46AM088〕
1. エイズ脳症 ── ウイルス
2. Creutzfeldt-Jakob（クロイツフェルト・ヤコブ）病 ── プリオン
3. 進行麻痺 ── スピロヘータ
4. 日本脳炎 ── ウイルス
5. 急性灰白髄炎 ── 細菌

中枢神経系の感染症と病原体

 ここがポイント

急性灰白髄炎（ポリオ）は**ポリオウイルス**の感染でおこります．

解答…5

CHECK LIST

- ☐ 飲食物を介する感染は？
  - A. 経口感染
- ☐ 母親から新生児への感染は？
  - A. 垂直感染（母乳感染・産道感染）
- ☐ 接触，飲食物，空気などを介する個体間の感染は？
  - A. 水平感染
- ☐ 2種類以上の病原体への同時感染を何という？
  - A. 混合感染
- ☐ 弱毒菌にもかかわらず容易に感染症をおこすことを何という？
  - A. 日和見感染
- ☐ 感染しても発症しないことを何という？
  - A. 不顕性感染
- ☐ 結核やインフルエンザの感染経路は？
  - A. 飛沫感染
- ☐ MRSAの原因菌は？
  - A. 黄色ブドウ球菌
- ☐ ヘリコバクター・ピロリ菌の感染が原因となるのは？
  - A. 萎縮性胃炎
- ☐ HIV感染による病因のほとんどは？
  - A. 日和見感染症

Summaries …要点を覚えよう！

1-18 HIVの病態，感染経路

　HIVは**ヒト免疫不全ウイルス**で，体液（血液，精液，腟分泌液）を媒介して感染します．HIVは**CD4陽性T細胞**に感染してこれを破壊するため，感染者の血中に存在するCD4陽性T細胞は徐々に減少していきます．その結果，**免疫不全状態**になり，以下のような種々の疾患を発症します．

- **真菌感染症**：**クリプトコッカス髄膜炎，ニューモシスチス肺炎**など
- **ウイルス感染症**：**サイトメガロウイルス感染症，単純ヘルペスウイルス感染症**など
- **細菌感染症**：活動性結核，非結核性抗酸菌症
- **腫瘍**：子宮頸癌，カポジ肉腫，非ホジキンリンパ腫など
- **HIV脳症**

　このなかでも感染症は健常人の免疫機能があれば通常発症しないものであることから**日和見感染症**とも呼ばれます．HIV感染による病因のほとんどは日和見感染症です．HIV感染によりこのような疾患を発症した状態を**AIDS（後天性免疫不全症候群）**といいます．

　AIDS発症の抑制には有効な治療薬があり，多剤を服用します．

臨床医学 7 腫瘍

問題-1 良性腫瘍と比較した悪性腫瘍の特徴はどれか．2つ選べ．〔45AM078〕
1. 出血壊死が少ない．
2. 増殖の速度が遅い．
3. 細胞の分化度が低い．
4. 細胞の核分裂が少ない．
5. 周囲との境界が不明瞭である．

解法ポイント

悪性腫瘍の特徴①

⚠️ **ここがポイント**

良性腫瘍と比較したときの悪性腫瘍の特徴を以下に示します．

良性腫瘍と比較したときの悪性腫瘍の特徴	
・細胞の核分裂が**多い**．	・増殖速度が**速い**．
・細胞の異型性が**強い**．	・周囲との境界が**不明瞭である**．
・細胞の分化度が**低い**．	・**転移**がみられる．
・出血壊死が**多い**．	・**播種**がみられる．
・再発率が**高い**．	・発育形式は**浸潤性**である．

「分化度」と「異型性」という用語を理解する必要があります．**分化度**とは正常細胞にどれだけ似ているかであり，分化度が**高い**ほど正常細胞に近く，分化度が**低い**ほど正常細胞とは異なり，進行が速く，予後不良となります．一方，**異型性**は正常細胞とどれだけ異なるかを示します．異型性が**強い**ほど悪性腫瘍の可動性が高くなります．

解答…3，5

問題-2 良性腫瘍と比較した悪性腫瘍の特徴はどれか．〔51AM076〕
1. 出血壊死が少ない．
2. 細胞の分化度が高い．
3. クロマチンが増加する．
4. 膨張性発育がみられる．
5. 細胞質に対して核の占める割合が小さい．

解法ポイント

悪性腫瘍の特徴②

1. 出血壊死は**多い**．
2. 細胞の分化度は**低い**．
3. クロマチンは**増加**する．
4. 良性腫瘍は膨張性に発育するが，悪性腫瘍は**浸潤性**に発育する．
5. 細胞質に対して核の占める割合は**大きい**．

⚠️ **ここがポイント**

悪性腫瘍では遺伝子変化によって細胞の増殖能が**増加**します．このような変化は核DNA・RNA含量の増加として表現され，**核の腫大，多核，N/C比（細胞質に対する核の占める割合）の増加，クロマチン(注)の増加**，核縁の肥厚，核小体の増加・増大が認められます．また，腫瘍を形成するために血管誘導因子の発現に伴う血管構築が生じ，増殖能と血管構築の不均衡により**組織壊死**が出現します．

注）クロマチン：DNAと蛋白質（ヒストン）による特定の構造体で，真核生物の核内に存在します．細胞分裂時には凝縮して染色体として現れます．狭義にはこの染色体を意味します．

解答…3

問題-3 悪性腫瘍の特徴で誤っているのはどれか．〔42PM053〕
1. 転移が多い．
2. 再発率が高い．
3. 細胞の異型性が強い．
4. 浸潤性に発育する．
5. 細胞の分化度が高い．

悪性腫瘍の特徴③

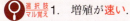
1. 転移が多い．
2. 再発率が高い．
3. 細胞の異型性が強い．
4. 浸潤性に発育する．
5. 細胞の分化度が低い．

❗ **ここがポイント**
分化度は正常細胞にどれだけ似ているかを示します．分化度が高いほど正常細胞に近く，分化度が低いほど正常細胞とは異なります．

解答…5

問題-4 正常細胞と比較したときの悪性腫瘍細胞の特徴はどれか．〔53PM075〕
1. 増殖が遅い．
2. 分化の程度は低い．
3. 染色体異常は少ない．
4. 核分裂の頻度は少ない．
5. 核/細胞質比は小さい．

悪性腫瘍の特徴④

1. 増殖が速い．
2. 分化の程度は低い．
3. 染色体異常は多い．
4. 核分裂は高頻度である．
5. 核/細胞質比（細胞質に対する核の占める割合）は大きい．

解答…2

問題-5 良性腫瘍と比較した悪性腫瘍の特徴はどれか．〔49AM076〕
1. 異型性が低い．
2. 播種がみられる．
3. 細胞の分化度が高い．
4. 圧排性の発育形式をとる．
5. 周囲との境界が明瞭である．

悪性腫瘍の特徴 ⑤

> **ここがポイント**
> 悪性腫瘍では，がん細胞が遊離して種をまいたかのように転移巣を形成する**播種**がみられます．

解答…2

問題-6 若年者に多い腫瘍はどれか．〔42PM055〕
1. 子宮筋腫　　2. 膵癌　　3. 悪性黒色腫
4. 骨肉腫　　5. 大腸癌

若年者に多い腫瘍

> **ここがポイント**
> 若年者に多い悪性腫瘍は**骨肉腫**です〔1-21 参照〕．

解答…4

問題-7 病理学的な悪性度が最も高いのはどれか．〔44PM055（類似問題 52AM075）〕
1. 髄膜腫　　2. 血管芽腫　　3. 神経鞘腫
4. 神経膠芽腫　　5. 下垂体腺腫

病理学的な悪性度が最も高い腫瘍（脳腫瘍）

> **ここがポイント**
> 病理学的な悪性度が最も高いのは**神経膠芽腫**です〔1-22 参照〕．

解答…4

問題-8 重症筋無力症を合併することが多いのはどれか．〔48AM076〕
1. 肺癌　　2. 乳癌　　3. 中皮腫
4. 胸腺腫　　5. 食道癌

重症筋無力症を合併することが多い腫瘍

> **ここがポイント**
> 重症筋無力症を合併することが多いのは**胸腺腫**です．

解答…4

問題-9 多発性骨髄腫に特徴的でないのはどれか．〔47AM077〕
1. 貧血　　2. 腎障害　　3. 易感染性
4. 病的骨折　　5. 低カルシウム血症

多発性骨髄腫の特徴

1. **貧血**がみられる．
2. **腎障害**がみられる．
3. 異常グロブリンが増加し，正常グロブリンが減少するため感染しやすい(**易感染性**)．
4. 骨破壊症状(腰痛，胸痛)，**病的骨折**がみられる．
5. 腎障害が進行すると**高カルシウム血症**になる．

ここがポイント
多発性骨髄腫(形質細胞腫)は骨髄の複数箇所に同時発生する**Bリンパ球**の腫瘍性疾患です．腫瘍化した細胞は形質細胞まで分化しているため**免疫グロブリン**を産生します．

解答…5

問題-10 扁平上皮癌の特徴はどれか．〔50PM075〕

1. 粘液を産生する．
2. 神経組織に由来する．
3. 複数の胚葉成分を含む．
4. 細胞は相互に結合している．
5. 細胞間に間質成分がみられる．

扁平上皮癌の特徴

ここがポイント
扁平上皮癌は正常の皮膚や食道にみられる重層扁平上皮組織に類似した構造を示し，細胞は相互に結合しています〔**1-21** 参照〕．

解答…4

問題-11 脳腫瘍で誤っているのはどれか．〔41PM055〕

1. 髄膜腫は良性が多い．
2. 膠芽腫は悪性度が高い．
3. 神経鞘腫は顔面神経に好発する．
4. 増大すると頭蓋内圧亢進症状を呈する．
5. 神経線維腫症は皮膚色素沈着を合併する．

脳腫瘍

1. 髄膜腫はくも膜の表層細胞から発生する**良性腫瘍**である．
2. (神経)膠芽腫は悪性度が最も高く，浸潤性に発育する．
3. 神経鞘腫の約95％は**内耳神経**(特に下前庭神経)に好発する**聴神経鞘腫**である．
4. 脳腫瘍が増大すると**頭蓋内圧亢進症状**(頭痛，嘔吐，うっ血乳頭)が出現する．
5. 神経線維腫症では全身に**皮膚色素沈着**(カフェオレ斑：淡褐色～濃褐色の色素斑)が出現する．

ここがポイント
脳腫瘍のポイントを以下に示します．
・神経鞘腫は**聴神経**に好発する．
・**膠芽腫**は悪性度が最も高く，浸潤性に発育する．

- 小脳橋角部腫瘍で最も多いのは聴神経腫瘍である．
- 髄膜腫はくも膜の細胞から発生する良性腫瘍である．
- 脳腫瘍が増大すると頭蓋内圧亢進症状が出現する．
- 神経線維腫症では全身の皮膚および皮下に皮膚色素沈着が出現する．

解答…3

問題-12 原発性脳腫瘍で最も予後が悪いのはどれか．〔46PM076〕

1. 膠芽腫
2. 上衣腫
3. 下垂体腺腫
4. 星状細胞腫
5. 乏突起膠腫

脳腫瘍の悪性度（予後）

❗ **ここがポイント**

　脳腫瘍は原発性脳腫瘍と転移性脳腫瘍の2つに分けられます．原発性脳腫瘍は頭蓋内組織や胎生期の遺残組織から発生する脳腫瘍で，転移性脳腫瘍は他臓器の悪性腫瘍が脳に転移して発生します．原発性脳腫瘍は脳腫瘍全体の約80%を占め，発生頻度の高いものから順に，①髄膜腫，②神経膠腫，③下垂体腺腫，④神経鞘腫となっています．
　WHOの分類では，組織学的所見と臨床悪性度（予後）を考慮した悪性度のグレード（Ⅰ～Ⅳ）が決められていますが，膠芽腫と転移性脳腫瘍はグレードⅣ（きわめて悪性）であり，平均生存期間は1年未満となっています〔1-22 参照〕．

解答…1

問題-13 頭蓋内腫瘍で浸潤性に発育するのはどれか．〔43PM054〕

1. 神経膠芽腫
2. 髄膜腫
3. 聴神経鞘腫
4. 下垂体腺腫
5. 脂肪腫

浸潤性に発育する脳腫瘍

❗ **ここがポイント**

　神経膠芽腫は悪性度が最も高く，浸潤性に発育します〔1-22 参照〕．

解答…1

問題-14 小脳橋角部腫瘍で最も多いのはどれか．〔49AM077〕

1. 髄膜腫
2. 下垂体腺腫
3. 視神経膠腫
4. 聴神経腫瘍
5. 頭蓋咽頭腫

小脳橋角部腫瘍

❗ **ここがポイント**

　小脳橋角部腫瘍で最も多いのは聴神経腫瘍です〔1-23 参照〕．

解答…4

腫瘍

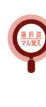

CHECK LIST

- □ 悪性腫瘍では細胞の核分裂が？
  - A. 多い
- □ 悪性腫瘍では細胞の異型性が？
  - A. 強い
- □ 悪性腫瘍では細胞の分化度が？
  - A. 低い
- □ 悪性腫瘍では出血壊死が？
  - A. 多い
- □ 悪性腫瘍では再発率が？
  - A. 高い
- □ 悪性腫瘍では増殖速度が？
  - A. 速い
- □ 悪性腫瘍では周囲との境界が？
  - A. 不明瞭
- □ 悪性腫瘍では発育形式は？
  - A. 浸潤性
- □ 悪性腫瘍ではクロマチンは？
  - A. 増加する
- □ 悪性腫瘍では細胞質に対して核の占める割合は？
  - A. 大きい
- □ がん細胞が遊離して種をまいたかのように転移巣を形成することを何という？
  - A. 播種
- □ 正常細胞にどれだけ似ているかを示すのは？
  - A. 分化度
- □ 正常細胞とどれだけ異なるかを示すのは？
  - A. 異型性
- □ 若年者に多い悪性腫瘍は？
  - A. 骨肉腫
- □ 脳腫瘍の中で病理学的な悪性度が最も高いのは？
  - A. (神経)膠芽腫
- □ 重症筋無力症を合併することが多いのは？
  - A. 胸腺腫
- □ 骨髄の複数箇所に同時発生するBリンパ球の腫瘍性疾患は？
  - A. 多発性骨髄腫(形質細胞腫)
- □ 扁平上皮癌では細胞はどのようになっているか？
  - A. 相互に結合している
- □ くも膜の表層細胞から発生する良性腫瘍は？
  - A. 髄膜腫
- □ 悪性度が最も高く，浸潤性に発育する脳腫瘍は？
  - A. (神経)膠芽腫
- □ 神経鞘腫の約95％を占める脳腫瘍は？
  - A. 聴神経鞘腫
- □ 全身に皮膚色素沈着が出現する脳腫瘍は？
  - A. 神経線維腫症
- □ 小脳橋角部腫瘍で最も多いのは？
  - A. 聴神経腫瘍
- □ 脳腫瘍が増大するとみられる症状は？
  - A. 頭蓋内圧亢進症状(頭痛，嘔吐，うっ血乳頭)
- □ 原発性脳腫瘍で最も予後が悪いのは？
  - A. (神経)膠芽腫
- □ 細胞質に対する核の占める割合を何という？
  - A. N/C比

Summaries …要点を覚えよう！

1-19 腫瘍の分類

腫瘍は皮膚，消化管，泌尿器の内腔，分泌腺などの上皮組織から発生する**上皮性腫瘍**と，結合組織，血管，筋，骨，軟骨などから発生する**非上皮性腫瘍**に大別され，それぞれの生物学的特性から**良性**，**悪性**に分類されます．

	良性腫瘍	悪性腫瘍	
上皮性腫瘍	・（扁平上皮）乳頭腫 ・腺腫 ・（移行上皮）乳頭腫	・扁平上皮癌 ・腺癌 ・移行上皮癌	癌腫（carcinoma）
非上皮性腫瘍	・線維腫 ・脂肪腫 ・平滑筋腫 ・横紋筋腫 ・軟骨腫 ・骨腫 ・血管腫	・線維肉腫 ・脂肪肉腫 ・平滑筋肉腫 ・横紋筋肉腫 ・軟骨肉腫 ・骨肉腫 ・血管肉腫	肉腫（sarcoma）

1-20 良性腫瘍

主な良性腫瘍の種類と特徴についてまとめます．

	好発部位	特徴
乳頭腫	皮膚，尿路，喉頭，消化管など	病理学的には上皮細胞の増殖により**乳頭状の突出**を認める．
腺腫	消化管，甲状腺，乳腺，下垂体などの上皮	**腺上皮**由来の良性腫瘍である．消化管では，上皮が隆起する**ポリープ**として観察されることが多い．
脂肪腫	皮下，筋肉内など	**脂肪組織**由来の良性腫瘍である．
平滑筋腫	食道や胃などの消化管の平滑筋	消化管粘膜下の腫瘍であるため，表面平滑の隆起性病変として認めることが多い．

1-21 悪性腫瘍

主な悪性腫瘍の種類と特徴についてまとめます．

	好発部位	特徴
扁平上皮癌	気管支（肺），口腔，舌，咽頭，食道，肛門，子宮頸部など	**重層扁平上皮**由来の悪性腫瘍
腺癌	胃，小腸，結腸，肺，乳腺，甲状腺など	**腺上皮**由来の悪性腫瘍
移行上皮癌	腎盂，尿管，膀胱，尿道などの尿路	**移行上皮**由来の悪性腫瘍
未分化癌	甲状腺や胃など	いずれの胚葉にも分化を示さない未分化細胞からなる悪性腫瘍
骨肉腫	**長管骨**の骨幹端に好発し，特に**脛骨・上腕骨**の近位端および**大腿骨**遠位端が多い	骨基質産生能を有する悪性腫瘍
脂肪肉腫	四肢の脂肪組織や腹腔，後腹膜腔	**脂肪組織**に由来する悪性腫瘍

1-22 脳腫瘍の悪性度

グレード	I	II	III	IV
組織所見	良性	比較的良性〜やや悪性	悪性	きわめて悪性
	増殖能が低い	増殖能は低いが,悪性化することもある	増殖能が高く,核異型性,核分裂像などがみられる	増殖能がきわめて高く,核分裂像,壊死などがみられる
平均生存期間	健常人と同程度	5年以上	2〜3年	1年未満
脳腫瘍の種類	血管芽腫,髄膜腫,神経鞘腫,頭蓋咽頭腫	びまん性星細胞腫,乏突起膠腫,上衣腫	退形成性星細胞腫	神経膠芽腫,転移性脳腫瘍

1-23 小脳橋角部腫瘍

小脳橋角部腫瘍は小脳と脳幹の境界部より発生する腫瘍で,組織型としては聴神経腫瘍(鞘腫)が最多です.聴神経腫瘍は,前庭神経の髄鞘を構成するSchwann(シュワン)細胞から発生します.症状としてはめまい,耳鳴り,顔面神経麻痺,聴力障害(感音性難聴)などです.Bruns(ブルンス)眼振という眼球運動も認められます.

整形外科学

臨床医学 8 骨折

問題-1 骨折について正しいのはどれか．2つ選べ．〔44PM077〕
1. 回旋変形は自然矯正されやすい．
2. 小児では Colles 骨折の頻度が高い．
3. 上腕骨近位端骨折は高齢者に多い．
4. 癌の骨転移では疲労骨折が生じやすい．
5. 脂肪塞栓は大腿骨骨折後におこりやすい．

骨折について

1. 回旋変形は自然矯正され**にくい**．
2. 高齢者では **Colles（コーレス）骨折** の頻度が高い．小児では **上腕骨顆上骨折** の頻度が高い．
3. 上腕骨近位端骨折は **高齢者** に多い．
4. 癌の骨転移では **病的骨折** が生じやすい．
5. 脂肪塞栓は **大腿骨骨折後** におこりやすい．

❗ **ここがポイント**
高齢者に多い骨折として **Colles 骨折** と **上腕骨近位端骨折**，小児に多い骨折として **上腕骨顆上骨折** を覚えましょう．

解答…3, 5

問題-2 老人の転倒による骨折で少ないのはどれか．〔40PM076〕
1. 上腕骨近位端骨折
2. Colles 骨折
3. 椎体圧迫骨折
4. 骨盤骨折
5. 大腿骨頸部骨折

高齢者の転倒による骨折

❗ **ここがポイント**
骨盤骨折 は，高齢者の転倒により生じることもありますが，交通事故や高所からの転落など，大きな外力が加わったときにおこりやすい骨折です．高齢者が転倒した際におこりやすい骨折として，①上腕骨近位端骨折，②Colles 骨折，③椎体圧迫骨折，④大腿骨頸部骨折を覚えましょう．

解答…4

問題-3 成人と比べ，小児の骨折で多いのはどれか．2つ選べ．〔47AM087〕
1. 偽関節
2. 過成長
3. 若木骨折
4. 関節拘縮
5. 角状変形の遺残

小児骨折の特徴

❗ **ここがポイント**
小児骨折の特徴は **若木骨折** と **過成長** です．若木骨折は骨が柔軟であるために，骨の一部に亀裂が生じて曲がりますが，完全には折れていない骨折です．過成長は仮骨形成が盛んであるためにおこります．

解答…2, 3

問題-4 骨折の治癒機転で誤っているのはどれか．〔41PM079〕

1. 炎症反応がおこる．
2. 血腫を形成する．
3. 破骨細胞が増殖する．
4. 仮骨が形成される．
5. 骨改変を生じる．

骨折の治癒機転

ここがポイント

骨折の治癒過程は，① 炎症期，② 修復期，③ リモデリング期（再造形期，骨改変期）の3期からなります．3期のなかで血腫形成 ⇒ 炎症反応 ⇒ 仮骨形成 ⇒ 骨改変が行われます．リモデリング期に骨の吸収と新生が繰り返されますが，破骨細胞の増殖はみられません．

骨折の治癒過程	
① 炎症期	血腫が形成され，炎症反応が始まる．
② 修復期	血腫が肉芽組織に置換され，肉芽組織にミネラルが沈着して線維骨が形成される．
③ リモデリング期	骨の吸収と新生を繰り返し，力学的要請に応じて仮骨がリモデリングしていく．

解答…3

問題-5 骨折治癒に影響する因子として適切でないのはどれか．〔42PM075〕

1. 低蛋白血症
2. 高尿酸血症
3. 転位の程度
4. 局所の感染
5. 血管損傷の合併

骨折治癒に影響する因子

ここがポイント

骨折治癒に影響する因子として，① 低蛋白血症，② 転位の程度，③ 局所の感染，④ 血管損傷の合併がありますが，高尿酸血症は骨折治癒には影響しません．

解答…2

問題-6 骨折の名称と部位の組み合わせで正しいのはどれか．〔50PM090〕

1. Monteggia 骨折 ── 上腕骨
2. Cotton 骨折 ── 橈骨
3. Malgaigne 骨折 ── 骨盤
4. Jefferson 骨折 ── 大腿骨
5. Bennett 骨折 ── 脛骨

骨折の名称と部位

1. Monteggia（モンテジア）骨折は尺骨の骨折である〔2-4 参照〕．
2. Cotton（コットン）骨折は下腿の三果部の骨折である〔2-7 参照〕．
3. Malgaigne（マルゲーニュ）骨折は骨盤の骨折である〔2-6 参照〕．
4. Jefferson（ジェファーソン）骨折は環椎（第1頸椎）の骨折である〔2-8 参照〕．
5. Bennett（ベネット）骨折は橈骨遠位端の骨折である〔2-5 参照〕．

ここがポイント

主な骨折名と部位を以下に示します．

骨折名	部位	説明
Colles 骨折	橈骨遠位端	遠位骨片が背側へ転位する〔 2-1 参照〕．
Smith（スミス）骨折	橈骨遠位端	遠位骨片が掌側へ転位する〔 2-2 参照〕．
Barton（バートン）骨折	橈骨遠位端	関節内骨折．遠位骨片と手根骨が背側に転位しているものを**背側 Barton 骨折**，掌側に転位しているものを**掌側 Barton 骨折**という〔 2-3 参照〕．
Monteggia 骨折	尺骨骨折	尺骨骨折と橈骨頭の脱臼を伴う〔 2-4 参照〕．
Bennett 骨折	第 1 中手骨近位端	母指手根中手（CM）関節の脱臼を伴う〔 2-5 参照〕．
Malgaigne 骨折	骨盤	前方骨盤輪骨折と後方骨盤輪骨折が合併した骨折で，垂直方向に転位しているものをいう〔 2-6 参照〕．
Cotton 骨折	三果部骨折	内・外果の骨折と，脛骨関節面の後縁または前縁の骨折を合併したもの〔 2-7 参照〕．
Jefferson 骨折	環椎破裂骨折	環椎の前弓と後弓の破裂骨折〔 2-8 参照〕．

解答…3

問題 - 7 骨折の名称と部位の組み合わせで正しいのはどれか．〔49PM087〕

1. Barton 骨折 ── 尺骨遠位端
2. Bennett 骨折 ── 第 2 中手骨基部
3. Colles 骨折 ── 上腕骨骨幹部
4. Monteggia 骨折 ── 橈骨骨幹部
5. Smith 骨折 ── 橈骨遠位端

解法ポイント

骨折の名称と部位

1. Barton 骨折は**橈骨遠位端**の骨折（関節内骨折）である〔 2-3 参照〕．
2. Bennett 骨折は**第 1 中手骨近位端**の骨折（母指 CM 関節脱臼骨折）である〔 2-5 参照〕．
3. Colles 骨折は**橈骨遠位端**の骨折である〔 2-1 参照〕．
4. Monteggia 骨折は橈骨頭脱臼を伴う**尺骨骨幹部**の骨折である〔 2-4 参照〕．
5. Smith 骨折は**橈骨遠位端**の骨折である〔 2-2 参照〕．

ここがポイント

橈骨遠位端の骨折には，①遠位骨片が背側へ転位する **Colles 骨折**，②掌側へ転位する **Smith 骨折**，③関節内骨折を伴う **Barton 骨折** の 3 つがあります．Barton 骨折は遠位骨片と手根骨が背側に転位する**背側 Barton 骨折**と掌側に転位する**掌側 Barton 骨折**に区分されます．

解答…5

問題 - 8 骨折と受傷機転との組み合わせで頻度が低いのはどれか．2 つ選べ．〔40PM078 を一部改変〕

1. 上腕骨顆上骨折 ── 肘伸展位の強制
2. Monteggia 骨折 ── 前腕回外位の強制
3. Smith 骨折 ── 手関節掌屈位の強制
4. Bennet 骨折 ── 母指 CM 関節外転位の強制
5. 槌指 ── DIP 関節伸展位の強制

骨折の受傷機転

1. 上腕骨顆上骨折は，転倒や転落時の肘伸展位の強制により生じる．
2. Monteggia 骨折は，前腕回内位の強制により尺骨の骨折と橈骨頭の脱臼が生じる．
3. Smith 骨折は，手関節掌屈位の強制により生じる．
4. Bennet 骨折は，母指 CM 関節外転位の強制により生じる（母指 CM 関節脱臼骨折）．
5. 槌指（マレットフィンガー）は，ボールなどが指に当たり，遠位指節間（DIP）関節屈曲位の強制（いわゆる"突き指"）により生じる．

❗ ここがポイント
主な骨折の受傷機転を整理しましょう．

解答…2，5

問題-9 脊椎圧迫骨折の好発部位はどれか．2つ選べ．〔43PM084〕

1. 第5頸椎　　2. 第3胸椎　　3. 第12胸椎
4. 第1腰椎　　5. 第5腰椎

脊椎圧迫骨折の好発部位

❗ ここがポイント
脊椎圧迫骨折の好発部位は，第12胸椎と第1腰椎です．

解答…3，4

問題-10 上腕骨顆上骨折で正しいのはどれか．〔52PM085〕

1. 老年期に多い．
2. 原則として手術を行う．
3. 外反肘を生じることが多い．
4. 前腕の循環不全を生じやすい．
5. 肘関節屈曲位での受傷が多い．

上腕骨顆上骨折

1. 小児期に多い．
2. 原則として保存療法を行う．
3. 内反肘を生じることが多い．
4. 近くを血管が走行するため，前腕の循環不全を生じやすい．
5. 肘関節伸展位での受傷が多い．

解答…4

CHECK LIST

- ☐ 自然矯正されにくい骨折の変形は？
  - A. 回旋変形
- ☐ 小児が肘伸展位で転倒したときに生じやすい骨折は？
  - A. 上腕骨顆上骨折
- ☐ 癌の骨転移でおこりやすい骨折は？
  - A. 病的骨折
- ☐ 高齢者が転倒したときにおこりやすい上腕骨骨折は？
  - A. 上腕骨近位端骨折
- ☐ 骨折の治癒過程の3期とは？
  - A. 炎症期，修復期，リモデリング期
- ☐ Colles 骨折にみられる変形は？
  - A. フォーク背様変形
- ☐ "逆 Colles 骨折"といわれる骨折は？
  - A. Smith 骨折
- ☐ 前腕回内位の強制により生じる橈骨頭の脱臼を伴う尺骨の骨折は？
  - A. Monteggia 骨折
- ☐ 橈骨遠位部の関節内骨折は？
  - A. Barton 骨折
- ☐ 母指 CM 関節の脱臼を伴う第 1 中手骨近位端の骨折は？
  - A. Bennett 骨折
- ☐ 高所からの転落で下肢からの外力が骨盤に達して生じる骨折は？
  - A. Malgaigne 骨折
- ☐ 三果部(内果・外果・脛骨関節面)の骨折は？
  - A. Cotton 骨折
- ☐ 環椎の前弓と後弓の破裂骨折は？
  - A. Jefferson 骨折
- ☐ 脊椎圧迫骨折の好発部位は？
  - A. 第 12 胸椎と第 1 腰椎
- ☐ ボールなどが指に当たり DIP 関節屈曲位の強制(いわゆる"突き指")により生じるのは？
  - A. 槌指(マレットフィンガー)

Summaries …要点を覚えよう!

2-1 Colles(コーレス)骨折

- **特徴**：橈骨遠位端骨折の1つ．骨折線が橈骨遠位端で，掌側から斜めに背側近位方向に向かうのが特徴．遠位骨片は**背側**に転位します．外見上，**フォーク背様変形**を呈します．
- **受傷機序**：手関節を背屈し手掌をついて倒れたときの介達外力が原因．手関節に背屈力が強制され，橈骨遠位端部に掌側凸の屈曲力が働きます．高齢者に多い．

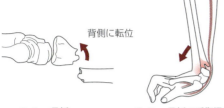

Colles 骨折　　　　Colles 骨折の受傷機序

2-2 Smith(スミス)骨折

- **特徴**：橈骨遠位端骨折の1つ．骨折線は Colles 骨折の場合と逆で，背側から斜めに掌側近位方向に向かい，遠位骨片は**掌側**に転位します．**逆 Colles 骨折**ともいわれます．
- **受傷機序**：手関節を掌屈し手背をついて倒れたときの介達外力が原因．手関節に掌屈力が強制され，橈骨遠位端部に背側凸の屈曲力が働きます．

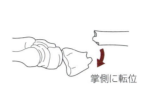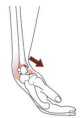

Smith 骨折　　　　Smith 骨折の受傷機序

2-3 Barton(バートン)骨折

- **特徴**：橈骨遠位部の関節内骨折．遠位骨片が背側に転位しているものを**背側 Barton 骨折**，掌側に転位しているものを**掌側 Barton 骨折**といいます．
- **受傷機序**：手掌や手背をついて倒れたときの介達外力が原因．高齢者に多い．

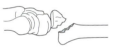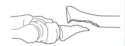

背側 Barton 骨折　　　掌側 Barton 骨折

2-4 Monteggia(モンテジア)骨折

- **特徴**：尺骨骨幹部上・中1/3境界部の骨折と，同時に**橈骨頭が脱臼**しているもの．
- **受傷機序**：**前腕最大回内位**で手をついたときに，上半身を捻ってさらに前腕が強く回内を強制されることが原因．強い回内強制により，尺骨は橈骨と衝突して骨折し，その衝撃で橈骨頭の脱臼をおこします．

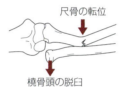

Monteggia 骨折　　Monteggia 骨折の受傷機序

2-5 Bennett(ベネット)骨折

- **特徴**：母指の中手骨基部に骨折がおこり（骨折線が関節面に至る），**母指 CM 関節**で脱臼が生じたもの．
- **受傷機序**：自転車のハンドルを握ったまま転倒し母指基部を打ちつけたり，ボクシングのパンチなどで母指の先端部から基部に向かって強い力が加わることが原因．

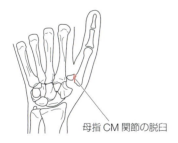

母指 CM 関節の脱臼

2-6 Malgaigne(マルゲーニュ)骨折

- **特徴**：前方骨盤輪骨折と後方骨盤輪骨折が合併した骨折で垂直方向にずれた骨盤骨折．
- **受傷機序**：高所からの転落で下肢からの外力が骨盤に及ぶことが原因．

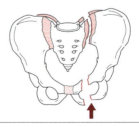

2-7 Cotton(コットン)骨折

- **特徴**：内・外果骨折に加え，脛骨関節面の後縁，前縁のいずれかにも骨折をおこした状態（三果部骨折）．
- **受傷機序**：足部が回外位をとるような肢位で，距骨が外旋するような強い外力が働くことが原因．

2-8 Jefferson(ジェファーソン)骨折

- **特徴**：環椎の前弓と後弓の破裂骨折．抵抗の弱い4か所で骨折を生じることが多い．
- **受傷機序**：環椎に長軸方向の圧縮外力が加わることが原因．

9 骨折の合併症

問題-1 骨折後に発生する合併症で誤っているのはどれか．〔41PM080〕
1. 静脈血栓症
2. 阻血性拘縮（フォルクマン拘縮）
3. 骨化性筋炎
4. 無腐性骨壊死
5. デュプイトラン拘縮

骨折後に発生する合併症

❗ ここがポイント

骨折後に発生する合併症として，①静脈血栓症，②阻血性拘縮〔Volkmann（フォルクマン）拘縮〕，③骨化性筋炎，④無腐性骨壊死があります．Dupuytren（デュプイトラン）拘縮は，手掌腱膜が硬くなり，第4，5指が屈曲する拘縮です．原因不明ですが，アルコールの過剰摂取や糖尿病との関連性が考えられています〔2-9 参照〕．

解答…5

問題-2 骨壊死を合併しやすいのはどれか．2つ選べ．〔42PM077（類似問題 45PM086）〕
1. 鎖骨骨折
2. 上腕骨外科頸骨折
3. 大腿骨頸部内側骨折
4. 膝蓋骨骨折
5. 距骨頸部骨折

骨壊死を合併しやすい骨折

❗ ここがポイント

骨壊死を合併しやすい骨折として，①大腿骨頸部内側骨折，②脛骨下部骨折，③距骨頸部骨折，④手の舟状骨骨折があります〔2-10 参照〕．

解答…3, 5

問題-3 特発性骨壊死をおこしやすい部位はどれか．2つ選べ．〔43PM049〕
1. 橈骨頭
2. 手の舟状骨
3. 大腿骨頭
4. 大腿骨内側顆
5. 腓骨頭

特発性骨壊死の好発部位

❗ ここがポイント

前問の骨壊死は血流障害により生じますが，原因不明の特発影骨壊死は大腿骨頭，大腿骨内側顆に好発します〔2-10 参照〕．

解答…3, 4

問題-4 骨折と合併しやすい神経麻痺との組み合わせで正しいのはどれか.

〔45AM086（類似問題 42PM078, 43PM083）〕

1. 上腕骨骨幹部骨折 ── 腋窩神経麻痺
2. 上腕骨顆上骨折 ── 正中神経麻痺
3. 橈骨遠位端骨折 ── 橈骨神経麻痺
4. 大腿骨骨幹部骨折 ── 大腿神経麻痺
5. 脛骨骨幹部骨折 ── 脛骨神経麻痺

解法ポイント

骨折・脱臼に合併しやすい神経麻痺

❗ **ここがポイント**

骨折・脱臼に合併しやすい神経麻痺を以下に示します．大腿骨骨幹部骨折では大腿神経麻痺はおこらず，脛骨骨幹部骨折では脛骨神経麻痺はおこらないことに注意してください．

骨折・脱臼	合併しやすい神経麻痺
上腕骨骨幹部骨折	橈骨神経麻痺
上腕骨顆上骨折	正中神経麻痺（橈骨神経麻痺）
橈骨遠位端骨折	正中神経麻痺
腓骨頭骨折	深腓骨神経麻痺
肩関節前方脱臼	腋窩神経麻痺
股関節後方脱臼	坐骨神経麻痺

解答…2

問題-5 骨折後に偽関節を生じやすいのはどれか. 〔50AM090〕

1. 手の舟状骨
2. 鎖骨遠位部
3. 橈骨遠位部
4. 中手骨骨幹部
5. 上腕骨近位部

解法ポイント

偽関節を生じやすい骨折

❗ **ここがポイント**

偽関節を生じやすい骨折は，① **手の舟状骨・月状骨骨折**，② **上腕骨解剖頸骨折**，③ **大腿骨頸部骨折**，④ **脛骨中下1/3骨折**，⑤ **距骨骨折**です〔 **2-11** 参照〕.

解答…1

CHECK LIST

- ☐ 阻血性拘縮を何という？
  - A. Volkmann 拘縮
- ☐ 手掌腱膜が硬くなり，第 4，5 指が屈曲する拘縮は？
  - A. Dupuytren 拘縮
- ☐ Dupuytren 拘縮はどんな疾病と関連する？
  - A. アルコールの過剰摂取や糖尿病
- ☐ 骨壊死を合併しやすい大腿骨骨折は？
  - A. 大腿骨頸部内側骨折
- ☐ 骨壊死を合併しやすい下腿骨折は？
  - A. 脛骨下部骨折
- ☐ 骨壊死を合併しやすい足部の骨折は？
  - A. 距骨頸部骨折
- ☐ 骨折後に骨壊死を合併しやすい手根骨は？
  - A. 舟状骨
- ☐ 大腿骨で特発性骨壊死の好発部位は？
  - A. 骨頭と内側顆
- ☐ 上腕骨骨幹部骨折に合併しやすい神経麻痺は？
  - A. 橈骨神経麻痺
- ☐ 上腕骨顆上骨折に合併しやすい神経麻痺は？
  - A. 正中神経麻痺（橈骨神経麻痺）
- ☐ 橈骨遠位端骨折に合併しやすい神経麻痺は？
  - A. 正中神経麻痺
- ☐ 腓骨頭骨折に合併しやすい神経麻痺は？
  - A. 深腓骨神経麻痺
- ☐ 肩関節前方脱臼に合併しやすい神経麻痺は？
  - A. 腋窩神経麻痺
- ☐ 股関節後方脱臼に合併しやすい神経麻痺は？
  - A. 坐骨神経麻痺
- ☐ 骨折後に偽関節を生じやすい手根骨は？
  - A. 舟状骨，月状骨
- ☐ 偽関節を生じやすい上腕骨骨折は？
  - A. 上腕骨解剖頸骨折
- ☐ 偽関節を生じやすい大腿骨骨折は？
  - A. 大腿骨頸部骨折
- ☐ 上腕骨で偽関節がおこりやすい部位は？
  - A. 上腕骨骨幹部
- ☐ 前腕骨で偽関節がおこりやすい部位は？
  - A. 橈骨骨幹部
- ☐ 小児の上腕骨で偽関節がおこりやすい部位は？
  - A. 上腕骨外顆
- ☐ 骨折後に偽関節を生じやすい足根骨は？
  - A. 踵骨
- ☐ 骨化性筋炎が好発する下肢筋は？
  - A. 大腿四頭筋
- ☐ 阻血原因が明らかでない骨壊死は？
  - A. 特発性骨壊死
- ☐ ステロイドの大量投与や大量飲酒と関連する骨壊死は？
  - A. 特発性骨壊死
- ☐ 大腿骨頭の特発性壊死がみられる小児疾患は？
  - A. Perthes 病
- ☐ 月状骨の特発性壊死がみられるのは？
  - A. Kienböck 病
- ☐ 舟状骨の特発性壊死がみられるのは？
  - A. Köhler 病
- ☐ 第 2 中足骨頭の特発性壊死がみられるのは？
  - A. Freiberg 病

Summaries …要点を覚えよう！

2-9 骨折の合併症

骨折の合併症には以下のようなものがあります．整理して覚えましょう．

静脈血栓症	静脈内に血栓が生じること．大腿静脈・膝窩静脈などの**深部静脈**に好発する（**深部静脈血栓症**という）．下肢の術後や**長期臥床**により生じる．
阻血性拘縮〔Volkmann（フォルクマン）拘縮〕	外傷による**前腕屈筋群**の阻血性循環障害で，急速な退行性変性をおこす．受傷後 24 時間以内に始まり，前腕の強い**浮腫**，**自発痛**，**チアノーゼ**，**拍動消失**，**冷感**，**知覚麻痺**などの阻血症状を伴い，手関節軽度屈曲，中手指節（MP）関節過伸展，近位指節間（PIP）関節・遠位指節間（DIP）関節屈曲となる．屈曲拘縮は**中指**に強く出現する．筋の線維化が生じ，この変化は不可逆性である．小児の上腕骨顆上骨折で好発する．
骨化性筋炎	骨折や脱臼後に関節周囲の筋肉内に**骨化**を生じる状態．小児や若年者の股関節・肘関節の脱臼や骨折後に好発する．**上腕筋**，**上腕三頭筋**，**大腿四頭筋**などに多い． 局所の安静が原則．早期に骨化した部位を切除すると再発しやすいため，少なくとも 1 年以上待機して異所性骨化機転が鎮静化してから手術を行う．
無腐性骨壊死	骨折による血行遮断で**骨片**が壊死すること．無腐性骨壊死をおこしやすい骨損傷として，**股関節脱臼骨折**，**大腿骨頸部内側骨折**，**手の舟状骨骨折**，**距骨骨折**などがある．
Dupuytren（デュプイトラン）拘縮	**手掌腱膜**が肥厚し退縮することで，第 4，5 指の屈曲拘縮をきたした状態．原因不明であるが，60 歳以上の**高齢男性**に多く，**アルコール**の過剰摂取や**糖尿病**と関連する．

2-10 骨壊死と特発性骨壊死

骨壊死	・概念：骨の細胞（骨細胞，骨髄細胞）を含む骨組織の壊死．血流障害が原因で生じる． ・好発部位：**大腿骨頭**，**上腕骨頭**など． ・発生例：**大腿骨頸部骨折**・**外傷性股関節脱臼**後の大腿骨頭壊死，**距骨骨折**後の距骨骨壊死，**舟状骨骨折**後の近位骨の壊死など．
特発性骨壊死	・概念：骨壊死のうち，脱臼や骨折などの阻血原因が明らかなもの以外を**特発性骨壊死**という． ・発生例：特発性大腿骨頭壊死，特発性膝関節骨壊死（大腿骨内顆関節面に生じる）など．特発性大腿骨頭壊死は，**ステロイド大量投与**や**大量飲酒**と関連がある．

※以上の他にも骨端症に伴う骨壊死として，**Perthes（ペルテス）病**（小児大腿骨頭壊死），**Kienböck（キーンベック）病**（月状骨壊死），**Köhler（ケーラー）病**（舟状骨壊死），**Freiberg（フライバーグ）病**（第 2 中足骨頭壊死）などがある

2-11 偽関節

- **概念・定義**：骨折端に骨癒合機転がまったく消失した状態を**偽関節**といいます．偽関節になると骨折側に**異常可動性**がみられ，断端部が結合組織性の関節包様の組織で包まれて，あたかも新しい関節が形成された状態になることもあります．骨髄腔は閉鎖，間隙は線維・軟骨組織で占められます．**6 か月**以上経過しても異常可動性が残存している場合は偽関節とみなされます．偽関節となった骨折は，そのままでは骨癒合しないため観血的治療（手術）の適応となります．
- **原因**：骨癒合には，**骨折部の安定化**とともに**骨折部周囲の血行**が重要です．骨折部が不安定であったり，骨折部周囲の軟部組織の損傷が強いと骨癒合が遅れます．特に，骨折部に**回旋不安定性**があると骨癒合は著しく遅れます．偽関節には，不適当な治療と固定性の不良，固定期間の不足，受傷時の骨折の状態が影響します．
- **好発部位**：**上腕骨骨幹部**，橈骨骨幹部，**手の舟状骨**，**大腿骨頸部**，大腿骨骨幹部，**脛骨中下 1/3**，**距骨**，小児上腕骨外顆．

臨床医学 10 脱臼・靱帯損傷

問題-1 前方脱臼より後方脱臼の頻度が高いのはどれか. 2つ選べ. 〔46AM083〕
1. 顎関節
2. 環軸椎関節
3. 肩関節
4. 肘関節
5. 股関節

解法ポイント

後方脱臼の頻度が高い関節

❗ **ここがポイント**
前方脱臼より後方脱臼の頻度が高いのは**肘関節**と**股関節**です〔2-12 参照〕.

解答…4, 5

問題-2 反復性肩関節脱臼で誤っているのはどれか. 〔43AM079〕
1. 男性に多い.
2. 前方脱臼が多い.
3. 外転外旋位で不安感がある.
4. 関節唇損傷を伴うことが多い.
5. ドロップアームサインが陽性である.

解法ポイント

反復性肩関節脱臼

❗ **ここがポイント**
ドロップアームサインは**腱板損傷**で陽性となります〔2-13 参照〕.

解答…5

問題-3 膝関節前十字靱帯損傷の検査はどれか. 2つ選べ. 〔47PM085〕
1. Apley テスト
2. Lachman テスト
3. 内反ストレステスト
4. 前方引き出しテスト
5. 後方引き出しテスト

解法ポイント

膝関節前十字靱帯損傷の検査

🔍 選択肢マル覚え
1. Apley（アプリー）テストは**半月板**または**側副靱帯損傷**の検査である.
2. Lachman（ラックマン）テストは**前十字靱帯損傷**の検査である.
3. 内反ストレステストは**外側側副靱帯損傷**の検査である.
4. 前方引き出しテストは**前十字靱帯損傷**の検査である.
5. 後方引き出しテストは**後十字靱帯損傷**の検査である.

❗ **ここがポイント**
膝関節前十字靱帯損傷の検査は **Lachman テスト**と**前方引き出しテスト**です. Apley テストには半月板に対する**圧迫テスト**と内側・外側側副靱帯に対する**牽引テスト**の2種類があります.

以下の膝関節靱帯損傷に対する検査法を確実に覚えてください〔 2-14 参照〕.

靱帯	検査法
前十字靱帯損傷	前方引き出しテスト，Lachman テスト
後十字靱帯損傷	後方引き出しテスト
外側側副靱帯損傷	内反ストレステスト，Apley(牽引)テスト
内側側副靱帯損傷	外反ストレステスト，Apley(牽引)テスト
半月板損傷	Apley(圧迫)テスト

解答…2, 4

問題-4　足関節靱帯損傷で最も頻度が高いのはどれか.〔49AM087〕

1. 三角靱帯
2. 踵腓靱帯
3. 前距腓靱帯
4. 後距腓靱帯
5. 前脛腓靱帯

解法ポイント

足関節靱帯損傷

❗ ここがポイント
足関節靱帯損傷で最も頻度が高いのは**前距腓靱帯損傷**です.

解答…3

CHECK LIST

- □ 肩関節の脱臼方向は？
  - A. 前方脱臼
- □ 肘関節の脱臼方向は？
  - A. 後方脱臼
- □ 股関節の脱臼方向は？
  - A. 後方脱臼
- □ 環軸関節の脱臼方向は？
  - A. 前方脱臼
- □ 顎関節の脱臼方向は？
  - A. 前方脱臼
- □ 肩鎖関節の脱臼方向は？
  - A. 上方脱臼
- □ ドロップアームサインが陽性となるのは？
  - A. 腱板損傷
- □ 前方引き出しテストが陽性となるのは？
  - A. 前十字靱帯損傷
- □ Lachman テストが陽性となるのは？
  - A. 前十字靱帯損傷
- □ 後方引き出しテストが陽性となるのは？
  - A. 後十字靱帯損傷
- □ 外側側副靱帯損傷を調べる検査は？
  - A. 内反ストレステスト，Apley(牽引)テスト
- □ 内側側副靱帯損傷を調べる検査は？
  - A. 外反ストレステスト，Apley(牽引)テスト
- □ Apley(圧迫)テストが陽性となるのは？
  - A. 半月板損傷
- □ 足関節靱帯損傷で最も頻度が高いのは？
  - A. 前距腓靱帯損傷

Summaries …要点を覚えよう！

2-12 脱臼の方向

関節により脱臼がおこりやすい方向が異なります。

脱臼の方向	例
前方脱臼	肩関節，顎関節，環軸関節
後方脱臼	肘関節，股関節
上方脱臼	肩鎖関節

2-13 反復性肩関節脱臼

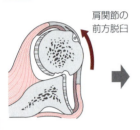
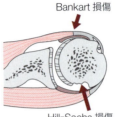

- **概念・定義**：2 回以上の肩関節脱臼の既往があるもので，15～30 歳代に多い．外傷性脱臼をおこした後に，軽微な力で脱臼を繰り返す状態を指す．
- **発生機序**：外傷による大きな外力で前方脱臼が生じた際に，前下方関節唇・靱帯複合体に損傷〔Bankart（バンカート）損傷〕が生じ，前方支持機能不全によって反復性前方脱臼に移行する．Bankart 損傷（関節窩前下方における関節唇と下関節上腕靱帯の破綻）や Hill-Sachs（ヒル・サックス）損傷（上腕骨頭の後外方の骨軟骨欠損）を伴うことが特徴的．

2-14 主な整形外科学的検査法

▶ 前方引き出しテスト

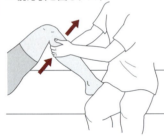

背臥位，膝関節 90°屈曲位で脛骨近位部の動揺を調べる検査．膝前十字靱帯の損傷がある場合には，脛骨近位部を前方に引いたとき，健側と比べて過度な脛骨の前方移動を認めます．

▶ 後方引き出しテスト

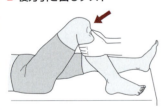

背臥位，膝関節 90°屈曲位で脛骨近位部の動揺を調べる検査．膝後十字靱帯の損傷がある場合には，脛骨近位部を後方に引いたとき，健側と比べて過度な脛骨の後方移動を認めます．

▶ Lachman（ラックマン）テスト

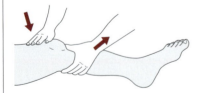

背臥位，膝関節 15～30°屈曲位で脛骨近位部の動揺を調べる検査．膝前十字靱帯の損傷がある場合には，脛骨近位部を前方に引いたとき，健側と比べて過度な脛骨の前方移動を認めます．

▶ 内反ストレステスト

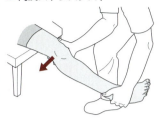

背臥位にて膝関節の内反を強制する検査．**膝外側側副靱帯の損傷**がある場合には，健側に比べて過度な側方動揺性を認めます．

▶ 外反ストレステスト

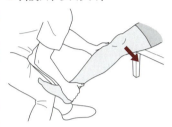

背臥位にて膝関節の外反を強制する検査．**膝内側側副靱帯の損傷**がある場合には，健側に比べて過度な側方動揺性を認めます．

▶ Apley（アプリー）（圧迫）テスト

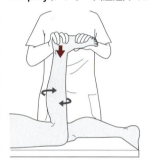

腹臥位，膝関節90°屈曲位で，膝半月板に圧迫を加えつつ下腿の内外旋を行う検査．**半月板損傷**がある場合には疼痛を認め，クリック音を聴取します．内旋時の疼痛は**外側半月板損傷**を，外旋時の疼痛は**内側半月板損傷**を示唆します．

▶ Apley（牽引）テスト

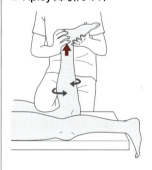

腹臥位，膝関節90°屈曲位で，脛骨を内外旋しながら下腿を牽引します．内旋時の疼痛は**外側側副靱帯損傷**を，外旋時の疼痛は**内側側副靱帯損傷**を示唆します．

11 末梢神経損傷

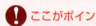 末梢神経麻痺の症候で正しいのはどれか．2つ選べ．〔43PM086（類似問題 42PM079）〕
1. 痙縮
2. 筋萎縮
3. 病的反射
4. 不随意運動
5. 腱反射低下

末梢神経麻痺の症候

❗ここがポイント

末梢神経損傷の徴候は，①**筋萎縮**，②**異常感覚**，③**腱反射低下または消失**，④**発汗異常**，⑤**筋線維束攣縮**です．腱反射の亢進，痙縮，病的反射は**錐体路障害**でみられ，不随意運動は**錐体外路障害**でみられます．

解答…2，5

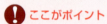 末梢神経損傷で予後が最も良いのはどれか．〔41PM083〕
1. ニューロトメーシス
2. アクソノトメーシス
3. ニューロプラキシア
4. ワーラー変性
5. 引き抜き損傷

末梢神経損傷の予後

❗ここがポイント

末梢神経損傷の予後の良好な順は，**ニューロプラキシア（一過性神経伝導障害）＞アクソノトメーシス（軸索断裂）＞ニューロトメーシス（神経断裂）**です．Waller（ワーラー）変性はアクソノトメーシスでみられます．引き抜き損傷の予後は不良です〔 2-15 参照〕．

解答…3

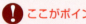 末梢神経損傷とその損傷による症状との組み合わせで誤っているのはどれか．〔44PM089〕
1. 長胸神経 ── 翼状肩甲
2. 後骨間神経 ── 手指 MP 関節伸展の筋力低下
3. 大腿神経 ── 股関節伸展の筋力低下
4. 総腓骨神経 ── 下垂足
5. 閉鎖神経 ── 股関節内転筋筋力低下

主な末梢神経損傷の症状

❗ここがポイント

大腿神経が損傷すると大腿四頭筋が麻痺し，**膝関節伸展筋力**が低下します．主な末梢神経損傷の症状を以下にまとめましたので，覚えてください〔 2-16 ～ 2-20 参照〕．

54

神経	麻痺する筋(群)	症状
長胸神経	前鋸筋	翼状肩甲
後骨間神経	指伸筋	手指MP関節伸展の筋力低下
大腿神経	膝関節伸筋群（股関節屈筋群）	膝関節伸展の筋力低下
総腓骨神経	足関節背屈筋群	下垂足（鶏歩）
閉鎖神経	股関節内転筋群	股関節内転筋群の筋力低下

解答…3

問題-4 有髄末梢神経切断後の変性について正しいのはどれか．〔44PM049〕

1. 切断部から末梢側の軸索の興奮性は4週後まで保たれる．
2. 切断部から末梢側の軸索の変性は最末端から中枢側へ進行する．
3. Schwann細胞の変性は切断部位に限局して生じる．
4. 切断部から中枢側への逆行性変性が出現する．
5. 変性後に再生する軸索にSchwann細胞は付着しない．

有髄末梢神経切断後の変性

1. 切断部から末梢側の軸索の興奮性は<u>4～6日で失われる</u>．
2. 切断部から末梢側の軸索の変性は<u>中枢側から最末端へ</u>進行する．
3. Schwann（シュワン）細胞の変性は切断部位から<u>中枢側および末梢側へ</u>広がる．
4. 切断部から中枢側への逆行性変性が出現する．
5. 変性後に再生する軸索にも<u>Schwann細胞が付着</u>する．

❗ ここがポイント

末梢神経が切断されると，中枢側と末梢側の断端に軸索の破壊や髄鞘の破壊がおこり（**一時変性**），4～6日で末梢側の興奮性が失われ，2～3週で形態的な変化が進行し，完全に崩壊します（**Waller変性**）．また，このころより中枢側の線維および細胞体にも変性が生じます（**逆行性変性**）．

解答…4

問題-5 尺骨神経麻痺でみられるのはどれか．〔47AM086〕

1. Kernig徴候
2. Lasègue徴候
3. Froment徴候
4. Lhermitte徴候
5. McMurray徴候

尺骨神経麻痺の徴候

1. Kernig（ケルニッヒ）徴候：背臥位で股関節90°屈曲位から膝関節を伸展しようとすると抵抗がみられる徴候．**髄膜刺激症状**を示唆する．
2. Lasègue（ラセーグ）徴候：背臥位で膝関節を伸展した状態で股関節を屈曲すると下肢に放散痛が出現する徴候．**坐骨神経刺激症状**を示唆する．
3. Froment（フローマン）徴候：尺骨神経麻痺でみられる．
4. Lhermitte（レルミット）徴候：頸部を前屈すると背部から腰部，下肢にかけて電撃痛が出現する徴候．髄膜刺激症状で**多発性硬化症**などでみられる．

5. McMurray(マクマレー)徴候:膝関節を回旋させながら屈曲・伸展する際に痛みや異音などが出現する徴候.**膳関節半月板損傷**の徴候である.

> **!** **ここがポイント**
> 尺骨神経麻痺でみられるのは **Froment 徴候**です.Froment 徴候は,母指と示指の間で紙を挟んだとき,尺骨神経支配の母指内転筋が機能しないため長母指屈筋による代償がおこり,母指指節間(IP)関節が過屈曲する徴候です.主な徴候について整理しましょう〔**2-18** 参照〕.

解答…3

CHECK LIST

- ☐ 腱反射の低下または消失が示唆するのは?
  - A. 末梢神経損傷
- ☐ 筋線維束攣縮が示唆するのは?
  - A. 末梢神経損傷
- ☐ 腱反射の亢進,痙縮,病的反射が示唆するのは?
  - A. 錐体路障害
- ☐ 不随意運動が示唆するのは?
  - A. 錐体外路障害
- ☐ 予後が最もよい末梢神経損傷は?
  - A. ニューロプラキシア
- ☐ 予後が最も悪い末梢神経損傷は?
  - A. ニューロトメーシス
- ☐ 長胸神経損傷でみられる変形は?
  - A. 翼状肩甲
- ☐ 後骨間神経損傷でみられる筋力低下は?
  - A. 手指 MP 関節伸展の筋力低下
- ☐ 膝関節伸展の筋力低下が示唆する末梢神経損傷は?
  - A. 大腿神経
- ☐ 総腓骨神経麻痺でみられる変形と異常歩行は?
  - A. 下垂足と鶏歩
- ☐ 股関節内転筋群の筋力低下が示唆する末梢神経損傷は?
  - A. 閉鎖神経
- ☐ 切断部から末梢側の軸索の興奮性が失われるのはいつ?
  - A. 4〜6 日後
- ☐ 末梢神経損傷後,2〜3 週でおこる変性のことを?
  - A. Waller 変性
- ☐ 切断部位の Schwann 細胞の変性の進行方向は?
  - A. 中枢側および末梢側へ広がる
- ☐ 切断部から中枢側へ進む変性のことを?
  - A. 逆行性変性
- ☐ Kernig 徴候が示唆するのは?
  - A. 髄膜刺激症状
- ☐ Lasègue 徴候が示唆するのは?
  - A. 坐骨神経刺激症状
- ☐ Froment 徴候が示唆するのは?
  - A. 尺骨神経麻痺
- ☐ 頸部を前屈すると背部から腰部,下肢にかけて電撃痛が出現する徴候は?
  - A. Lhermitte 徴候
- ☐ Lhermitte 徴候が陽性となる疾患は?
  - A. 多発性硬化症
- ☐ McMurray 徴候がみられる疾患は?
  - A. 膝関節半月板損傷
- ☐ Froment 徴候は何筋の代償による?
  - A. 長母指屈筋

Summaries …要点を覚えよう！

2-15 Seddon（セドン）の分類（末梢神経損傷の分類）

末梢神経損傷の分類には Seddon の分類がよく用いられます．

▶ ニューロプラキシア（一過性神経伝導障害）
軸索は保たれますが髄鞘が軽度障害された状態．脱髄部分で神経伝導が減衰するため一過性の麻痺を呈します．圧迫，牽引，凍結，射創などが原因となり，自然回復します．長時間の正座後の足のしびれなどはこれに相当します．

▶ アクソノトメーシス（軸索断裂）
軸索が断裂することで神経伝導がブロックされた状態．神経内膜，周膜，上膜（外膜）などの周囲結合組織は保たれます．断裂部より末梢では Waller（ワーラー）変性が生じますが，軸索は再生し伸長していくため，自然回復が期待できます．

▶ ニューロトメーシス（神経断裂）
軸索や周囲結合組織がすべて断裂した状態．軸索が再生する可能性は低いため，自然治癒の可能性は低くなります．

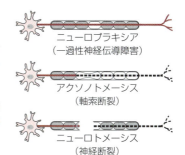

ニューロプラキシア（一過性神経伝導障害）

アクソノトメーシス（軸索断裂）

ニューロトメーシス（神経断裂）

2-16 腕神経叢麻痺

▶ 分類
- 損傷部位による分類：節前損傷（神経根引き抜き損傷）と節後損傷とに大別されます．
- 麻痺型による分類：上位型，下位型，全型に分類されます．C5〜C7 神経根の損傷を上位型〔Erb（エルプ）麻痺〕といい，肩挙上，肘屈曲が障害されます．また，肩関節内転・内旋，肘関節伸展，前腕回内，手関節屈曲・掌屈，手指屈曲の肢位（ウェイター・チップ・ポジション）をとります．C7〜T1 神経根の損傷を下位型〔Klumpke（クルンプケ）麻痺〕といい，肩挙上，肘屈曲は障害されず，手指屈曲や手内・外転が障害されます．

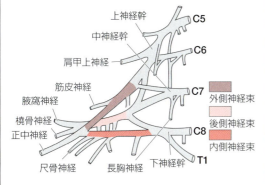

▶ 受傷機転
オートバイ事故などの外傷後の腕神経叢引き抜き損傷や，分娩時の牽引によって生じる分娩麻痺があります．前者では下位型，後者では上位型の腕神経叢麻痺をきたします．

2-17 橈骨神経麻痺

▶ 上腕部での橈骨神経麻痺
- 原因：挫傷，上腕骨骨幹部骨折や上腕骨顆上骨折などの骨折，圧迫で生じます．
- 症状：MP 関節の伸展，手関節背屈が不能となる下垂手（drop hand）や手背の感覚障害がみられます．

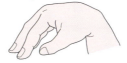

下垂手
- 上腕部での橈骨神経麻痺
- MP 関節の伸展，手関節背屈が不能
- 手背部の感覚障害あり

▶ 肘関節屈側での後骨間神経（橈骨神経の枝）麻痺
- 原因：ガングリオンなどの腫瘤や Monteggia（モンテジア）骨折などで生じます．
- 症状：MP 関節伸展が不能となりますが，手関節背屈は保たれる下垂指（drop finger）を呈します．後骨間神経麻痺では感覚障害は出現しません．

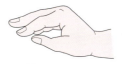

下垂指
- 後骨間神経麻痺
- MP 関節伸展不能，手関節背屈は保たれる
- 感覚障害はなし

2-18 尺骨神経麻痺

- 原因：肘部管症候群，Guyon（ギヨン）管症候群などが原因となります．また，上腕骨外顆骨折後に外反変形を生じることで遅発性尺骨神経麻痺をきたすこともあります．
- 症状：前腕の尺側と小指・環指の小指側 1/2 の掌側の感覚障害と環指・小指の屈曲障害，母指球を除く手の内在筋の麻痺をきたします．また，母指と示指の間で紙を挟んだとき，尺骨神経支配の母指内転筋が機能しないため正中神経支配の長母指屈筋による代償がおこり，母指 IP 関節が過屈曲する Froment（フローマン）徴候を認めます．

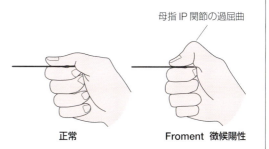

母指 IP 関節の過屈曲

正常　　　　　　Froment 徴候陽性

Summaries …要点を覚えよう！

2-19 正中神経麻痺
- **原因**：骨折や手根管症候群などが原因となります．
- **症状**：母指〜環指の 1/2 指の掌側の感覚障害や母指球筋萎縮・筋力低下を呈します．

2-20 総腓骨神経麻痺

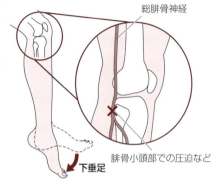

- **原因**：腓骨頭部での圧迫や腓骨頭骨折などが原因となります．
- **症状**：下腿外側から足背にかけての感覚障害や足関節・MP 関節背屈障害を呈し，下垂足 (drop foot) となります．

臨床医学 12 絞扼性神経障害

問題 - 1 絞扼性神経障害と障害される神経の組み合わせで正しいのはどれか．
〔48PM089（類似問題 49PM088，41PM082）〕

1. 肘部管症候群 ── 橈骨神経
2. 円回内筋症候群 ── 尺骨神経
3. 手根管症候群 ── 正中神経
4. 梨状筋症候群 ── 外側大腿皮神経
5. 足根管症候群 ── 総腓骨神経

解法ポイント

絞扼性神経障害と障害される神経

1. 肘部管症候群では**尺骨神経**が障害される．
2. 円回内筋症候群では**正中神経**が障害される．
3. 手根管症候群では**正中神経**が障害される．
4. 梨状筋症候群では**坐骨神経**が障害される．
5. 足根管症候群では**脛骨神経**が障害される．

❗ここがポイント
絞扼性神経障害をきたす主な症候群，障害される神経，症状を覚えましょう〔2-21 参照〕．

解答…3

問題 - 2 絞扼性神経障害と症状の組み合わせで誤っているのはどれか．〔43PM085 を改変（類似問題 40PM072）〕

1. 肘部管症候群 ── 母指内転障害
2. Guyon 管症候群 ── 手背尺側のしびれ
3. 手根管症候群 ── 母指対立障害
4. 梨状筋症候群 ── 殿部から下肢にかけての痛みやしびれ
5. 足根管症候群 ── 足底のしびれ

解法ポイント

絞扼性神経障害の症状

1. 肘部管症候群では**尺骨神経**が障害され，**母指内転筋**が麻痺するため**母指内転**が障害される．
2. Guyon（ギヨン）管症候群では**尺骨神経**が障害されるため，**手掌尺側のしびれ**が出現する．
3. 手根管症候群では**正中神経**が障害されるため，**母指対立筋**が麻痺するため**母指対立**が障害される．
4. 梨状筋症候群では**坐骨神経**が障害されるため，**殿部から下肢にかけての痛みやしびれ**が出現する．
5. 足根管症候群では**脛骨神経**が障害されるため，**足底のしびれ**が出現する．

解答…2

問題 - 3 胸郭出口症候群の成因に関係するのはどれか．2 つ選べ．〔45PM092〕

1. 胸骨
2. 鎖骨
3. 上腕骨
4. 第 1 肋骨
5. 第 1 胸椎

胸郭出口症候群

> **!ここがポイント**
>
> 胸郭出口症候群では，① 鎖骨と第1肋骨間，② 前斜角筋部，③ 小胸筋部，④ 頸筋部で，神経・血管束が圧迫されます〔 2-21 ▶ 参照〕．

解答…2, 4

問題-4 肘部管症候群の症状で正しいのはどれか．2つ選べ．〔46AM090〕

1. 猿手変形 2. 鉤爪手変形 3. ボタン穴変形
4. Tinel 徴候 5. 前腕近位尺側の感覚障害

肘部管症候群の症状

 1. 猿手変形は正中神経麻痺でみられる．
2. 鉤爪手変形は尺骨神経麻痺でみられる．
3. ボタン穴変形は関節リウマチでみられる．
4. Tinel（ティネル）徴候は末梢神経損傷でみられる．
5. 前腕近位尺側の感覚障害は内側前腕皮神経に支配される．

> **!ここがポイント**
>
> 肘部管症候群は尺骨神経の絞扼性神経障害であり，尺骨神経が障害されるため，鉤爪手変形とTinel徴候がみられます．感覚障害は環指尺側1/2と小指，手背尺側にみられます〔 2-21 ▶ 参照〕．

解答…2, 4

問題-5 肘部管症候群で筋力低下をきたすのはどれか．〔44PM081〕

1. 短母指外転筋 2. 長母指伸筋 3. 長母指屈筋
4. 母指対立筋 5. 母指内転筋

肘部管症候群の症状

> **!ここがポイント**
>
> 肘部管症候群では尺骨神経に支配される母指内転筋に筋力低下が生じます．短母指外転筋・長母指屈筋・母指対立筋は正中神経に支配され，長母指伸筋は橈骨神経に支配されるため，筋力低下は生じません．

解答…5

問題-6 絞扼性神経障害と症状・検査の組み合わせで正しいのはどれか．〔49AM091〕

1. 斜角筋症候群 ── Wright テスト 2. 肘部管症候群 ── Spurling テスト
3. 前骨間神経麻痺 ── Froment テスト 4. 後骨間神経麻痺 ── Finkelstein テスト
5. 手根管症候群 ── Phalen テスト

絞扼性神経障害に対する検査

1. Wright（ライト）テストは**胸郭出口症候群**の検査である．
2. Spurling（スパーリング）テストは**頚椎椎間板ヘルニア**の検査である．
3. Froment（フローマン）テストは**尺骨神経麻痺**の検査である．
4. Finkelstein（フィンケルスタイン）テストは**de Quervain（ドケルバン）腱鞘炎**の検査である．
5. Phalen（ファーレン）テストは**手根管症候群**の検査である．

ここがポイント

主な症候群・症状に対する検査を以下に示します〔 2-22 参照〕．

絞扼性症候群	検査
胸郭出口症候群	Wright テスト
頚椎椎間板ヘルニア	Spurling テスト
尺骨神経麻痺	Froment テスト
de Quervain 腱鞘炎	Finkelstein テスト
手根管症候群	Phalen テスト

解答…5

CHECK LIST

- ☐ 肘部管症候群で障害される神経は？
  - A. **尺骨神経**
- ☐ 円回内筋症候群で障害される神経は？
  - A. **正中神経**
- ☐ 手根管症候群で障害される神経は？
  - A. **正中神経**
- ☐ 梨状筋症候群で障害される神経は？
  - A. **坐骨神経**
- ☐ 足根管症候群で障害される神経は？
  - A. **脛骨神経**
- ☐ Guyon 管症候群で障害される神経は？
  - A. **尺骨神経**
- ☐ 肘部管症候群で障害される母指球筋は？
  - A. **母指内転筋**
- ☐ 手根管症候群で最も障害される母指球筋は？
  - A. **母指対立筋**
- ☐ 前腕近位尺側を支配する神経は？
  - A. **内側前腕皮神経**
- ☐ 手掌尺側のしびれと関連する神経は？
  - A. **尺骨神経**
- ☐ 殿部から下肢にかけての痛みやしびれと関連する神経は？
  - A. **坐骨神経**
- ☐ 足底のしびれと関連する神経は？
  - A. **脛骨神経**
- ☐ 猿手変形が示唆する神経麻痺は？
  - A. **正中神経麻痺**
- ☐ 鉤爪手変形が示唆する神経麻痺は？
  - A. **尺骨神経麻痺**
- ☐ 軸索再生は生じているが髄鞘再生はまだであることを示唆する徴候は？
  - A. **Tinel 徴候**
- ☐ Wright テストが陽性となる症候群は？
  - A. **胸郭出口症候群**
- ☐ Spurling テストが陽性となる疾患は？
  - A. **頚椎椎間板ヘルニア**
- ☐ Froment テストが陽性となる神経麻痺は？
  - A. **尺骨神経麻痺**
- ☐ Phalen テストが陽性となる症候群は？
  - A. **手根管症候群**
- ☐ de Quervain 腱鞘炎に対する検査は？
  - A. **Finkelstein テスト**

Summaries …要点を覚えよう！

2-21 絞扼性神経障害を引きおこす主な症候群

	絞扼部位	障害される神経	症状
胸郭出口症候群	鎖骨と第1肋骨間，前斜角筋部，小胸筋部，頸椎部などの胸郭出口部	腕神経叢	上肢の痛み，しびれ，脱力感
肘部管症候群	上腕骨内側上顆後方のトンネル（肘部管）	尺骨神経	手背尺側の痛み，しびれ，母指内転障害
円回内筋症候群	円回内筋浅頭と深頭の間	正中神経	母指・示指の屈曲障害，知覚障害
手根管症候群	手根骨と屈筋支帯により形成されるトンネル（手根管）	正中神経	母指対立障害，母指球萎縮
Guyon（ギヨン）管症候群	手関節部の豆状骨と有鈎骨鈎の間にあるトンネル（Guyon管）	尺骨神経	手掌尺側の痛み，しびれ
梨状筋症候群	大坐骨孔における梨状筋部	坐骨神経	殿部から下肢にかけての痛みやしびれ
Hunter（ハンター）管症候群	縫工筋，長・大内転筋，内側広筋からなる内転筋管（Hunter管）	伏在神経	下腿内側のしびれ
足根管症候群	脛骨内果の後下方部，屈筋支帯で囲まれた骨線維性トンネル（足根管）	脛骨神経	足底部から足趾にかけての放散痛，足根管部痛，Tinel徴候陽性

2-22 主な絞扼性神経障害に対する検査と方法

▶ Tinel（ティネル）徴候

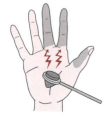

- 方法：知覚神経障害部位の近位を叩打
- 陽性での反応：末梢に放散痛
- 意味：当該部位で神経障害が生じており，軸索再生は生じているものの髄鞘再生はまだであることを示唆
- 考えられる疾患：手根管症候群，足根管症候群，肘部管症候群など

▶ Phalen（ファーレン）テスト

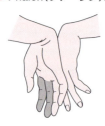

- 方法：両手背を合わせるようにして，手関節を屈曲
- 陽性での反応：正中神経が圧迫される結果，しびれが生じる
- 考えられる疾患：手根管症候群

▶ Wright（ライト）テスト

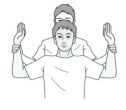

- 方法：座位で両側上肢を挙上しながら，肘関節を90°屈曲，肩関節を90°外転・外旋させる
- 陽性での反応：橈骨動脈の脈拍が減弱
- 考えられる疾患：胸郭出口症候群

▶ Morley(モーリー)テスト

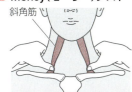

- **方法**：患側の前斜角筋と鎖骨の付着部を圧迫
- **陽性での反応**：上肢にしびれや痛みが生じる
- **考えられる疾患**：胸郭出口症候群

▶ Spurling(スパーリング)テスト

- **方法**：座位で頭部を患側に側屈しつつ頭頂部より圧迫
- **陽性での反応**：上肢への放散痛
- **考えられる疾患**：頸椎椎間板ヘルニア，頸椎症性神経根症

▶ Finkelstein(フィンケルスタイン)テスト

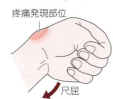

- **方法**：母指を握りこませて手関節を尺屈
- **陽性での反応**：手関節の橈側のしびれ・疼痛が増強
- **考えられる疾患**：de Quervain(ドケルバン)腱鞘炎

▶ Froment(フローマン)テスト

- **方法**：両手の母指と示指で紙をつまみ，反対方向に引っ張る
- **陽性での反応**： 2-18 ▶参照
- **考えられる疾患**：尺骨神経麻痺

13 その他の末梢神経障害

臨床医学

問題-1 コンパートメント症候群の症状で**頻度が低い**のはどれか．〔44PM078〕
1. 疼痛
2. 発赤
3. 腫脹
4. 運動麻痺
5. 脈拍触知不能

コンパートメント症候群

❗ ここがポイント

コンパートメント症候群は，四肢の骨と筋膜によって形成される**区画（コンパートメント）**の内圧が上昇することによって血行や神経機能が障害されます．コンパートメント症候群の症状で頻度が低いのは，**発赤**です〔 2-23 参照〕．

解答…2

問題-2 分娩麻痺で正しいのはどれか．〔46PM089〕
1. 低出生体重児に多い．
2. 下位型は頸部が伸展されておこる．
3. 頭位分娩による上位型の予後はよい．
4. 頭位分娩では上位型よりも下位型が多い．
5. 両側例は骨盤位分娩よりも頭位分娩に多い．

分娩麻痺

1. 分娩麻痺の発生頻度は**巨大児**で多い．
2. 下位型は頸部が**側屈**されておこる．
3. 頭位分娩による上位型の予後は**よい**．
4. 頭位分娩は下位型よりも上位型が**多い**．
5. 両側例は頭位分娩よりも**骨盤位分娩（逆子）**に多い．

❗ ここがポイント

分娩麻痺は，生後1か月経過時点で麻痺が残存している部位によって**上位型（近位型）**，全型（全麻痺），下位型（遠位型）に分けられます〔 2-24 参照〕．

解答…3

その他の末梢神経障害

CHECK LIST

- ☐ 骨と筋膜によって形成される区画の内圧が上昇することによって血行や神経機能が障害される疾患は？
  A. コンパートメント症候群
- ☐ 分娩麻痺で頸部が側屈されておこるのは何型？
  A. 下位型
- ☐ 頭位分娩による分娩麻痺で多いのは何型？
  A. 上位型
- ☐ 頭位分娩による分娩麻痺で予後が良好なのは何型？
  A. 上位型
- ☐ 両側の分娩麻痺が多いのは何分娩？
  A. 骨盤位分娩（逆子）
- ☐ 分娩麻痺の型を決定するのはいつか？
  A. 生後1か月

- ☐ 上位型の分娩麻痺の別名は？
  A. Erb 麻痺
- ☐ 下位型の分娩麻痺の別名は？
  A. Klumpke 麻痺
- ☐ 腕神経叢のC5, 6, 7が障害される分娩麻痺は？
  A. 上位型（Erb 麻痺）
- ☐ 腕神経叢のC7, 8, T1が障害される分娩麻痺は？
  A. 下位型（Klumpke 麻痺）
- ☐ ウェイター・チップ・ポジションを特徴とする分娩麻痺は？
  A. 上位型（Erb 麻痺）
- ☐ 手指屈曲や手指内・外転が障害される分娩麻痺は？
  A. 下位型（Klumpke 麻痺）

Summaries …要点を覚えよう！

2-23 コンパートメント症候群
- **病態**：骨と筋膜で区画されたコンパートメントの内圧が，出血や筋肉の腫脹により増加することで血行不良を呈して阻血性壊死に陥った状態をコンパートメント症候群と呼びます．
- **症状**：区画内の神経障害をきたすことで，感覚障害，疼痛，運動障害などの症状を認めます．また，手指や足指の他動的伸展による疼痛や腫脹などもみられます．

2-24 分娩麻痺
- **病態**：巨大児において，肩甲難産（児頭の娩出後に肩甲部が円滑に娩出されない状態）の過程で腕神経叢が障害され麻痺を生じたもの．分娩麻痺は生後1か月経過時点で麻痺が残存している部位によって，上位型麻痺〔Erb（エルブ）麻痺〕，全型麻痺，下位型麻痺〔Klumpke（クルンプケ）麻痺〕に分類されます．
  上位型麻痺は腕神経叢のC5, 6, 7が障害され，下位型麻痺はC7, 8, T1が障害されます．頭位分娩では下位型よりも上位型が多く発生します．また，骨盤位分娩（逆子）は頭位分娩よりも分娩麻痺が生じやすく，両側発症例は骨盤位分娩（逆子）に多くみられます．
- **症状**：上位型（Erb 麻痺）では，肩挙上，肘屈曲が障害されます．また，肩関節内転・内旋，肘関節伸展，前腕回内，手関節屈曲・掌屈，手指屈曲の肢位（ウェイター・チップ・ポジション）をとります．
  下位型では，肩挙上，肘屈曲は障害されず，手指屈曲や手指内・外転が障害されます．

臨床医学 14 骨端症

問題-1 骨端症と発生部位についての組み合わせで正しいのはどれか．〔作成問題〕

1. Kienböck 病 ── 月状骨
2. Perthes 病 ── 脛骨粗面
3. Sever 病 ── 足の舟状骨
4. 第 1 Köhler 病 ── 踵骨
5. 第 2 Köhler 病 ── 舟状骨

骨端症の発生部位

1. Kienböck（キーンベック）病は手の**月状骨**に発生する．
2. Perthes（ペルテス）病は**大腿骨頭**に発生する．
3. Sever（セバー）病は**踵骨**に発生する．
4. 第 1 Köhler（ケーラー）病は**足の舟状骨**に発生する．
5. 第 2 Köhler 病は**第 2 中足骨頭**に発生する．

！ ここがポイント

骨端症は骨端部に骨壊死が生じる疾患の総称です．
主な骨端症の発生部位を覚えましょう〔 2-25 ▶参照〕．

解答…1

問題-2 女児に多い骨端症はどれか．〔作成問題〕

1. Perthes 病
2. 第 1 Köhler 病
3. Sever 病
4. Freiberg 病
5. Kienböck 病

骨端症の好発年齢・性別

1. Perthes 病は **6 歳前後の男児**に好発する**大腿骨頭**の無腐性壊死である．
2. 第 1 Köhler 病は **4〜5 歳の男児**に好発する**足の舟状骨**の無腐性壊死である．
3. Sever 病は **10 歳前後の男児**に好発する**踵骨**の無腐性壊死である．
4. Freiberg（フライバーグ）病（第 2 Köhler 病）は **10 歳前後の女児**に好発する**第 2 中足骨頭**の無腐性壊死である．
5. Kienböck 病は**成人男性**に好発する**月状骨**の無腐性壊死である．

！ ここがポイント

骨端症の多くは**男児**に好発しますが，第 2 Köhler 病（Freiberg 病）は**女児**に好発します．また，Perthes 病と第 1 Köhler 病は**幼児期**に，第 2 Köhler 病，Sever 病，Osgood-Schlatter（オスグッド・シュラッター）病は**小児期〜思春期**に，Kienböck 病（**月状骨軟化症**）は大工など手関節を多用する職業の**成人男性（20〜40 歳代）**に好発します．

解答…4

問題-3 幼児期に好発する骨端症はどれか．2つ選べ．〔43PM082〕

1. Perthes 病
2. Osgood 病
3. Kienböck 病
4. 第 1 Köhler 病
5. Scheuermann 病

幼児期に好発する骨端症

 ここがポイント

幼児期に好発する骨端症は **Perthes 病**と**第 1 Köhler 病**です．Osgood（-Schlatter）病と Scheuermann（ショイエルマン）病は**思春期**にみられ，Kienböck 病は**成人男性**に好発します．

Scheuermann 病は 5〜10 歳（思春期）の**中下位胸椎**に好発する原因不明の脊柱疾患であり，**男性**に多く，円背や腰背部痛がみられます．

解答…1, 4

問題-4 Osgood-Schlatter 病で正しいのはどれか．2つ選べ．〔45PM087〕

1. 運動時痛がある．
2. 女児の罹患率が高い．
3. 大腿骨顆部に圧痛がある．
4. 大腿四頭筋筋膜に部分断裂を生じる．
5. 骨端線の閉鎖以降に症状は消失しやすい．

Osgood-Schlatter 病

 選択肢マル覚え

1. **運動時痛**が認められる．
2. **男児**の罹患率が高い．
3. **脛骨結節（脛骨粗面）部**に膨隆，圧痛がある．
4. 大腿四頭筋筋膜の部分断裂は生じないが，大腿四頭筋の反復収縮による膝蓋腱脛骨付着部の剥離損傷を生じることがある．
5. 骨端線の閉鎖以降に症状が消失しやすい．

 ここがポイント

Osgood-Schlatter 病は **10〜15 歳の男児**に好発する**膝蓋靱帯付着部（脛骨結節）**の骨端症である．

解答…1, 5

CHECK LIST

- ☐ 骨端部に骨壊死が生じる疾患の総称は？
  A. 骨端症
- ☐ 手の月状骨に発生する骨端症は？
  A. Kienböck 病
- ☐ 大腿骨頭に発生する骨端症は？
  A. Perthes 病
- ☐ 踵骨に発生する骨端症は？
  A. Sever 病
- ☐ 足の舟状骨に発生する骨端症は？
  A. 第 1 Köhler 病
- ☐ 第 2 中足骨頭に発生する骨端症は？
  A. 第 2 Köhler 病（Freiberg 病）
- ☐ 膝蓋靱帯付着部（脛骨結節）の骨端症は？
  A. Osgood-Schlatter 病
- ☐ 10 歳前後の女児に好発する骨端症は？
  A. 第 2 Köhler 病（Freiberg 病）
- ☐ Perthes 病の好発年齢は？
  A. 6 歳前後
- ☐ 手関節を多用する職業の成人男性に好発する骨端症は？
  A. Kienböck 病（月状骨軟化症）

Summaries …要点を覚えよう！

2-25 骨端症

- **病態**：骨端症とは長骨の**骨端核（二次骨核）**，短骨の**一次骨核**あるいは**骨突起**に発生する**阻血性骨壊死**に由来する疾患群のことを指します．
- **原因**：成長期に外的刺激などが加わることで**成長軟骨部の血流障害**をきたすことが原因となります．
- **種類**：骨端症には以下のような種類があります．

疾患名	発生部位	特徴
Kienböck（キーンベック）病	月状骨	20〜40歳代の男性に多い． **月状骨軟化症**とも呼ばれ，大工など手関節を多用する職業の成人男性に好発． 外傷による靱帯部からの血行障害や月状骨の負荷の増大による．月状骨の圧平化を認める．
Perthes（ペルテス）病	大腿骨頭	6歳前後の男児に好発． 大腿骨頭骨端核および頸部の一部に発症した阻血性壊死． 罹患部位：多くは一側性（両側性は5〜10％） 症状：① 疼痛は軽度 　　　② 跛行を主訴として発見されることが多い 　　　③ 運動痛が主（股，大腿〜膝への痛み） 　　　④ 外転，内旋制限
Osgood-Schlatter（オスグッド・シュラッター）病	脛骨結節（脛骨粗面）	10歳代前半の男子に好発． 脛骨粗面部に疼痛と腫脹を生じる． 膝伸展機構のoveruse（過使用）による．
Sever（セバー）病	踵骨	踵骨骨突起の障害． 11〜12歳ごろの思春期の男児に多い．
第1 Köhler（ケーラー）病	足の舟状骨	4〜5歳の男児に多い． 1〜2年で治癒する．
第2 Köhler病〔Freiberg（フライバーグ）病〕	第2中足骨頭	12〜18歳の女児に好発． 第2（まれに第3）中足骨頭の骨端症． 中足骨骨頭部の疼痛，関節の可動域制限をきたし，骨頭部は腫大する． 安静，足底板などの保存療法が主だが，進行例では骨頭の楔状骨切りが行われる．

15 脊椎疾患

問題-1 腰椎椎間板ヘルニアについて正しいのはどれか．〔作成問題〕
1. 女性に多く発症する．
2. 好発年齢は50歳代である．
3. 椎間板の前側方突出が多い．
4. 第3・4腰椎間で最も多く発生する．
5. 第5腰椎・第1仙椎間で生じるとアキレス腱反射が低下する．

解法ポイント

腰椎椎間板ヘルニア①

1. **男性**に多く発症する．
2. 20歳代＞30〜40歳代＞10歳代＞50〜60歳代の順に多い（比較的若年者に多い）．
3. 椎間板の**後側方突出**が多い．
4. **第4・5腰椎間**で最も多く発生する．
5. 第5腰椎・第1仙椎間で生じると第1仙髄神経根が障害されるため，**アキレス腱反射**が低下ないし消失する．

ここがポイント

ヘルニアが生じる椎間と，それにより障害される神経根，症状・徴候との関係を整理して覚えましょう〔 2-26 参照〕．

発生部位	障害される神経根	症状・徴候
第3・4腰椎間	第4腰髄神経根	前脛骨筋の筋力低下，膝蓋腱反射低下/減弱，大腿神経伸展テスト陽性
第4・5腰椎間	第5腰髄神経根	長母趾伸筋の筋力低下，下腿外側の感覚障害
第5腰椎・第1仙椎間	第1仙髄神経根	下腿三頭筋の筋力低下，アキレス腱反射低下/減弱，足底の感覚障害

解答…5

問題-2 腰椎椎間板ヘルニアについて正しいのはどれか．〔作成問題〕
1. 第3・4腰椎間で生じると膝蓋腱反射が亢進する．
2. 第3・4腰椎間で生じると大腿神経伸展テストが陽性となる．
3. 第3・4腰椎間で生じると長母指伸筋の筋力が低下する．
4. 第4・5腰椎間で生じると下腿三頭筋の筋力低下を認める．
5. 第5腰椎・第1仙椎間で生じると足背の感覚障害がおこる．

解法ポイント

腰椎椎間板ヘルニア②

1. 第3・4腰椎間で生じると第4腰神経が障害され，**膝蓋腱反射**が低下ないし消失する．
2. 第3・4腰椎間で生じると第4腰神経が障害され，**大腿神経伸展テスト**が陽性となる．
3. 第3・4腰椎間で生じると第4腰神経が障害され，**前脛骨筋**の筋力が低下する．
4. 第4・5腰椎間で生じると第5腰神経が障害され，**長母指伸筋**の筋力が低下する．
5. 第5腰椎・第1仙椎間で生じると第1仙骨神経が障害され，**足底の感覚障害**がおこる．

ここがポイント

腰椎椎間板ヘルニアでは椎間の下の椎骨と同じ番号の腰神経根が障害されます．たとえば，第3・4

腰椎間の椎間板にヘルニアが生じると第4腰神経根が障害されます．同様に，第4・5腰椎間の椎間板にヘルニアが生じると第5腰神経根が障害され，第5腰椎・第1仙椎間の椎間板にヘルニアが生じると第1仙髄神経根が障害されます．

これに対して椎間孔からは上の椎骨と同じ番号の脊髄神経が出ますので，混同しないようにしてください．たとえば，第3・4腰椎間からは第3腰神経が，第4・5腰椎間からは第4腰神経が，第5腰椎・第1仙椎間からは第5腰神経が出ます．

解答…2

問題-3 第4・5腰椎の椎間板ヘルニアでみられないのはどれか． 〔41PM081〕

1．ラセーグ徴候陽性　　2．疼痛性側弯　　3．膝蓋腱反射減弱
4．下腿外側の触覚鈍麻　5．長母指伸筋の筋力低下

腰椎椎間板ヘルニア ③

❗ここがポイント

第4・5腰椎の椎間板ヘルニアでは第5神経根が障害されるため，主として第4腰神経に支配される膝蓋腱反射は障害されません．

解答…3

問題-4 頸椎椎間板ヘルニアについて正しいのはどれか． 〔50PM091〕

1．女性に多く発症する．
2．60〜70歳代に好発する．
3．下肢症状より上肢症状で始まることが多い．
4．C6, 7間の外側型ヘルニアでは腕橈骨筋反射が亢進する．
5．座位で両肩関節を過外転すると橈骨動脈の拍動が減弱する．

頸椎椎間板ヘルニア

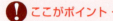
1．**男性**に好発する．
2．**30〜50歳代**に好発する．
3．下肢症状より上肢症状で始まることが多い．
4．C6, 7（第6, 7頸椎）間の外側型ヘルニアではC7（第7頸椎）神経根が障害されるので，**上腕三頭筋反射**が低下ないし消失する．
5．座位で両肩関節を過外転すると橈骨動脈の拍動が減弱するのは**胸郭出口症候群**である（Wrightテスト）．

❗ここがポイント

頸椎椎間板ヘルニア〔 2-27 ▶参照〕でも下の椎骨と同じ番号の頸神経根が障害されます．したがって，C6, 7間の外側型ヘルニアでは**C7神経根**が障害されます．

解答…3

問題-5 強直性脊椎炎で正しいのはどれか． 〔45AM088〕

1．20歳代の女性に好発する．　2．急性発作で発病する．　3．血沈は正常である．
4．虹彩毛様体炎を伴う．　　　5．四肢の関節は障害されない．

強直性脊椎炎

1. 強直性脊椎炎〔2-28 参照〕は20歳代の**男性**に好発する（男女比は**9：1**）．
2. 急性発作で発病するのではなく，強直がゆっくりと進行する．
3. 血沈は**亢進**する．リウマチ反応は陰性である．
4. **虹彩毛様体炎**，**ブドウ膜炎**，**大動脈弁閉鎖不全**を合併することがある．
5. 初期には**股関節**，**膝関節**，**肩関節**などの四肢関節に関節痛や関節炎がみられる．

解答…4

問題-6 腰部脊柱管狭窄症でみられるのはどれか．〔48PM088〕
1. Trendelenburg 徴候　　2. 下肢の腱反射亢進　　3. 腰椎前弯増強
4. 間欠性跛行　　5. 槌趾変形

腰部脊柱管狭窄症

! ここがポイント

腰部脊柱管狭窄症〔2-29 参照〕では**間欠性跛行**（下肢の痛みのために歩行不能となるが，休むことにより再び歩くことができるようになる）がみられます．

解答…4

問題-7 頸椎後縦靱帯骨化症の症状で正しいのはどれか．〔51AM093〕
1. 鉛管様固縮　　2. 間欠性跛行　　3. 膀胱直腸障害
4. 下肢腱反射消失　　5. Wrightテスト陽性

頸椎後縦靱帯骨化症の症状

1. 鉛管様固縮は**Parkinson（パーキンソン）病**にみられる．
2. 間欠性跛行は**腰部脊柱管狭窄症**にみられる．
3. 頸椎後縦靱帯骨化症では**膀胱直腸障害**が出現する．
4. 頸椎後縦靱帯骨化症では下肢腱反射が**亢進**する．
5. Wrightテストは**胸郭出口症候群**の検査である．

! ここがポイント

頸椎後縦靱帯骨化症〔2-30 参照〕では，後縦靱帯が骨化することにより脊柱管内の脊髄が圧迫され，①手足のしびれや痛み，②手の巧緻運動障害，③痙性歩行，④膀胱直腸障害が出現します．

解答…3

問題-8 第4腰椎変性すべり症の症候として誤っているのはどれか．〔52AM087〕
1. 頻尿　　2. 下肢痛　　3. 痙性歩行
4. 間欠性跛行　　5. 会陰部の熱感

腰椎変性すべり症

> **!ここがポイント**
> 脊柱管内の神経組織は，第2腰椎のレベルで脊髄から馬尾神経に移行しているため，第4腰椎変性すべり症では馬尾神経症状はみられますが，脊髄症状（痙性歩行など）はみられません．

解答…3

CHECK LIST

〈腰椎椎間板ヘルニア〉

- □ 男女で多いのは？
  - A. 男性
- □ 好発年齢は？
  - A. 20歳代
- □ 最も多い椎間は？
  - A. 第4・5腰椎間
- □ 多い突出方向は？
  - A. 後側方
- □ アキレス腱反射が低下ないし消失する椎間は？
  - A. 第5腰椎・第1仙椎間
- □ 前脛骨筋の筋力低下がみられる椎間は？
  - A. 第3・4腰椎間
- □ 長母趾伸筋の筋力低下がみられる椎間は？
  - A. 第4・5腰椎間
- □ 第5腰椎・第1仙椎間で障害される神経根は？
  - A. 第1仙髄神経根
- □ 下腿外側の感覚障害がみられる椎間は？
  - A. 第4・5腰椎間
- □ 足底の感覚障害がみられる椎間は？
  - A. 第5腰椎・第1仙椎間

〈頸椎椎間板ヘルニア〉

- □ 男女で多いのは？
  - A. 男性
- □ 好発年齢は？
  - A. 30〜50歳代
- □ 上肢症状と下肢症状，どちらで始まることが多い？
  - A. 上肢症状
- □ 第6,7頸椎間の外側型ヘルニアで障害される反射は？
  - A. 上腕三頭筋反射

〈強直性脊椎炎〉

- □ 男女で多いのは？
  - A. 男性
- □ 好発年齢は？
  - A. 20歳代
- □ 血沈はどうなる？
  - A. 亢進する
- □ リウマチ反応はどうなる？
  - A. 陰性
- □ 主な合併症は？
  - A. 虹彩毛様体炎，ブドウ膜炎，大動脈弁閉鎖不全
- □ 初期に関節痛や関節炎がみられる関節は？
  - A. 股関節，膝関節，肩関節など
- □ 典型的なX線像は？
  - A. bamboo spine
- □ 腰部脊柱管狭窄症の典型的な跛行は？
  - A. 間欠性跛行
- □ 頸椎後縦靱帯骨化症では下肢腱反射はどうなる？
  - A. 亢進する

Summaries …要点を覚えよう！

2-26 腰椎椎間板ヘルニア

腰椎椎間板の髄核が線維輪を破って脊柱管内に突出した状態を**腰椎椎間板ヘルニア**と呼びます．これにより神経根や脊髄馬尾神経が圧迫され，圧迫された神経の高位により，種々の筋力低下，深部腱反射の低下，感覚障害などの症状をきたします．

支配神経根	L4	L5	S1
責任椎間の高位	L3/L4	L4/L5	L5/S1
深部腱反射低下/消失	膝蓋腱反射		アキレス腱反射
感覚障害の部位			
筋力低下	前脛骨筋	長母指伸筋	下腿三頭筋
神経根緊張徴候	大腿神経伸展テスト（FNSテスト）陽性		Lasègue（ラセーグ）徴候陽性〔下肢挙上テスト（SLRテスト）陽性〕

2-27 頸椎椎間板ヘルニア

頸椎椎間板の髄核が線維輪を破って脊柱管内に突出した状態を**頸椎椎間板ヘルニア**と呼びます．これにより頸髄や神経根が圧迫され，圧迫された神経の高位により，種々の筋力低下，深部腱反射の低下，感覚障害などの症状をきたします．

支配神経根	C5	C6	C7	C8	T1
責任椎間の高位	C4/5	C5/6	C6/7	C7/T1	T1/2
深部腱反射	上腕二頭筋腱反射	腕橈骨筋反射	上腕三頭筋腱反射	なし	なし
感覚障害の部位					
筋力低下	三角筋 上腕二頭筋	上腕二頭筋 手根伸筋	上腕三頭筋 手根屈筋 指伸筋	指屈筋	骨間筋

2-28 強直性脊椎炎

- **病態**：脊椎や仙腸関節に炎症が生じて可動性が減少する疾患．関節リウマチで陽性となる**リウマトイド因子が陰性**であり，**血清反応陰性関節炎**に含まれます．
- **原因**：関節周囲に骨炎が生じ，骨化をきたすことが骨強直の原因．特定の遺伝子型（HLA-B27）と関連し，40歳以下の成人男性に好発します．
- **症状**：腰背部，殿部，項部，股関節の疼痛などの症状を呈します．虹彩毛様体炎や大動脈弁閉鎖不全が合併することもあります．
- **その他**：椎体間には骨性架橋が生じ，X線検査では椎体が互いに竹節状となる bamboo spine の所見を呈します．

Summaries …要点を覚えよう！

2-29 腰部脊柱管狭窄症
- **病態**：椎孔の縦のつながりを**脊柱管**といい，これが腰部で狭窄した状態を**腰部脊柱管狭窄症**と呼びます．
- **原因**：変形性関節症や椎間板ヘルニアなどが原因となります．
- **症状**：馬尾や神経根が圧迫されることで，下肢のしびれや疼痛をきたします．また，長距離を歩くことが困難となり，休み休み歩行する**間欠性跛行**となります．なお，休む際には前かがみになることで脊柱管の狭窄が軽減し，症状も改善します．

2-30 頸椎後縦靱帯骨化症
- **病態・原因**：後縦靱帯が頸部において骨化し，肥厚することで，頸髄を圧迫した状態．後縦靱帯骨化症は**頸椎**に最も多く，中年以降のアジア人に多くみられます．
- **症状**：初発症状は頸部痛，上肢のしびれ，疼痛が多くみられます．進行すると下肢の知覚鈍麻，筋力低下，腱反射亢進，病的反射などが出現し，**痙性麻痺**を呈します．麻痺が高度になると**膀胱直腸障害**も出現します．

臨床医学 16 変形性関節症

問題-1 変形性関節症について正しいのはどれか. 〔50AM089〕
1. 若年者に好発する.
2. 滑膜炎から軟骨の変性に至る.
3. 股関節では二次性股関節症が多い.
4. 膝関節では女性に比べ男性の有病率が高い.
5. 発症要因として遺伝的素因は認められない.

解法ポイント

変形性関節症

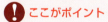
1. **中高年**に好発する.
2. 軟骨の変性から**滑膜炎**に至る(軟骨の変性 → 滑膜炎の順).
3. 股関節では**二次性股関節症**が多い.
4. 膝関節では男性に比べ女性の有病率が**高い**.
5. 発症要因として遺伝的素因が認められる.

⚠ ここがポイント
変形性関節症では,加齢に伴う関節軟骨の退行変性が先行し,二次的に滑膜炎を生じ,X線写真で**関節裂隙の狭小化**が認められます.変形性膝関節症は変形性股関節症よりも頻度が**高く**,明らかな原因のない**一次性**が多くみられます.これに対して,変形性股関節症は**二次性**が多く,臼蓋形成不全や先天性股関節脱臼からの続発例が約80〜85%を占めます.

解答…3

問題-2 変形性関節症の病理学的変化はどれか. 〔46PM075〕
1. 関節軟骨の破壊
2. アミロイドの沈着
3. 尿酸塩結晶の沈着
4. ピロリン酸カルシウムの沈着
5. Langhans(ラングハンス)巨細胞の出現

解法ポイント

変形性関節症の病理学的変化

⚠ ここがポイント
変形性関節症では病理学的変化として**関節軟骨の破壊**が認められます〔**2-31** 参照〕.

解答…1

問題-3 変形性膝関節症で正しいのはどれか. 〔作成問題〕
1. 頻度は変形性股関節症より低い.
2. 二次性が多い.
3. 女性よりも男性に好発する.
4. 日本人では内反型(内側型)が多い.
5. 起立動作時よりも歩行時の痛みが強い.

変形性膝関節症①

1. 頻度は変形性股関節症より **高い**．
2. 明らかな原因のない **一次性** が多い．
3. **中高年** 以降の **肥満女性** に多い．
4. 日本人では内反型(内側型)が多く，進行すると膝内反変形を生じやすい．
5. 歩行時よりも **起立動作時の痛み** が強い．

解答…4

問題-4 変形性膝関節症で正しいのはどれか．2つ選べ．〔作成問題〕
1. X線写真で関節裂隙の狭小化がみられる．
2. 内側型には内側が高い楔状足底板が用いられる．
3. 歩き始めは痛くない．
4. 大腿四頭筋の萎縮を認める．
5. 進行すると脛骨が大腿に対して内旋変形する．

変形性膝関節症②

1. X線写真で **関節裂隙の狭小化** がみられる．
2. 内側型には **外側** が高い楔状足底板が用いられる．
3. 動き始めなど **運動開始時の疼痛** が特徴である．
4. 大腿四頭筋の **萎縮** を認める．膝周囲筋の筋力強化は症状を改善させる．
5. 進行すると脛骨が大腿に対して **外旋変形** する．

解答…1, 4

問題-5 変形性膝関節症について正しいのはどれか．〔52AM086〕
1. 男性に多い．
2. 膝関節液は混濁している．
3. 内側楔状足底板が有用な場合が多い．
4. 初期の疼痛は動作開始時に出現しやすい．
5. X線像では外側関節裂隙が狭小化している場合が多い．

変形性膝関節症③

1. **女性** に多い．
2. 膝関節液は **混濁していない**．
3. **外側楔状足底板** が有用な場合が多い．
4. 初期の疼痛は **動作開始時** に出現しやすい．
5. X線像では **内側関節裂隙** が狭小化している場合が多い．

解答…4

問題-6
変形性膝関節症の進行に伴う関節構成体の変化で正しいのはどれか．〔53PM086〕

1. 滑膜の肥厚
2. 骨嚢胞の消失
3. 軟骨下骨の肥厚
4. 関節裂隙の拡大
5. 関節靱帯の緊張

変形性膝関節症 ④

1. 滑膜が**肥厚**する．
2. 骨嚢胞が形成される．
3. 軟骨下骨の**骨硬化**がみられる．
4. 関節裂隙が**狭小化**する．
5. 関節靱帯が**弛緩**する．

解答…1

問題-7
変形性股関節症で誤っているのはどれか．〔40PM089〕

1. 日本では二次性が多い．
2. 血沈値が上昇する．
3. 歩き始めに疼痛が出現する．
4. 関節裂隙が狭小化する．
5. 股関節外転が制限される．

変形性股関節症

 ここがポイント

変形性股関節症では血沈値は上昇しません．

解答…2

CHECK LIST

〈変形性関節症〉

- 多い年代層は？
  - A. 中高年
- 一次性が多いのは股関節，膝関節？
  - A. 膝関節
- 頻度が高いのは股関節，膝関節？
  - A. 膝関節
- 遺伝的素因は？
  - A. 認められる
- 典型的な病理学的変化は？
  - A. 関節軟骨の破壊
- 典型的なX線像は？
  - A. 関節裂隙の狭小化
- 血沈値はどうなる？
  - A. 上昇しない

〈変形性膝関節症〉

- どのような人に多い？
  - A. 中高年以降の肥満女性
- 日本で多い型は？
  - A. 内反型(内側型)
- 多い変形は？
  - A. 膝内反変形
- 歩行時と起立動作時，どちらの痛みが強い？
  - A. 起立動作時
- 進行すると脛骨が大腿に対してどうなる？
  - A. 外旋変形する

Summaries …要点を覚えよう！

2-31 変形性関節症

関節軟骨が破壊され，関節周囲に**骨棘**が形成されます．軟骨下骨では，**骨梁**の著明な肥厚と**骨嚢胞**の形成を認めます．**関節裂隙**は狭小化します．

▶ **変形性膝関節症**
- **病態**：膝関節における変形性関節症で，変形性股関節症よりも高い頻度．
- **原因**：肥満などの物理的負荷が原因となります（一次性）．
- **症状**：膝関節の内反により O 脚をきたし，動き始めなど運動開始時の疼痛が特徴．歩行時よりも起立動作時の痛みが強くみられます．また，大腿四頭筋の萎縮を認めることが多く，膝関節を安定させる大腿四頭筋筋力強化が疾患改善に有用．進行すると脛骨が大腿に対して外旋変形します．
- **その他**：X 線写真で骨棘形成，関節裂隙狭小化，骨嚢胞を認めます．

▶ **変形性股関節症**
- **病態**：股関節における変形性関節症．
- **原因**：一次性が多い変形性膝関節症と異なり，変形性股関節症は二次性が多く，臼蓋形成不全や先天性股関節脱臼からの続発例が約 80〜85% を占めます．変形性膝関節症よりも低頻度．
- **症状**：動き始めなど運動開始時の疼痛が特徴です．
- **その他**：X 線写真で骨棘形成，関節裂隙狭小化，骨嚢胞を認めます．

臨床医学 17 関節リウマチ

問題-1 関節リウマチについて正しいのはどれか.〔47PM086〕
1. 股関節などの大関節に初発する.
2. 罹患関節の症状は非対称性に現れる.
3. 約半数にリウマトイド結節が認められる.
4. 血清アルカリフォスフォターゼが高値となる.
5. 悪性関節リウマチでは血管炎による臓器障害がおこりやすい.

関節リウマチの症状・徴候①

1. 手指,足趾などの**小関節**に初発する.
2. 罹患関節の症状は**対称性**に現れることが多い.
3. 20〜30％の患者に**リウマトイド結節**が認められる.
4. 血清アルカリフォスフォターゼ(ALP)は**胆道系の細胞**に多く含まれる.この細胞が障害されると細胞外に出てくるため,**肝機能障害**の指標として用いられている.関節リウマチとの関連性は低い.
5. 悪性関節リウマチでは血管炎による**臓器障害**がおこりやすい.

! ここがポイント

関節リウマチは手指,足趾などの小関節に初発します.罹患関節の症状は**対称性**に出現し,関節軟骨の破壊,関節周囲の腱断裂,関節の亜脱臼,腱鞘滑膜の炎症が認められます.

既存の関節リウマチに,血管炎をはじめとする関節外症状を認め,難治性もしくは重篤な臨床病態を伴う場合を**悪性関節リウマチ(リウマトイド血管炎)**と呼びます.悪性関節リウマチは**60歳代**に多く,男女比は**1：2**です.血管炎以外の臓器症状として,**間質性肺炎**を生じると生命予後不良となります.

解答…5

問題-2 関節リウマチについて正しいのはどれか.〔53AM087〕
1. 股関節などの大関節に初発する.
2. 間質性肺炎を合併することが多い.
3. 罹患関節の症状は非対称性に現れる.
4. 半数以上にリウマトイド結節が認められる.
5. 血清アルカリフォスフォターゼが高値となる.

関節リウマチの症状・徴候②

1. 手指,足趾などの**小関節**に初発する.
2. **間質性肺炎**を合併することが多い.
3. 罹患関節の症状は**対称性**に現れることが多い.
4. 20〜30％の患者に**リウマトイド結節**が認められる.
5. 血清アルカリフォスフォターゼが**高値**となることもあるが,関節リウマチとの関連性は低い.

解答…2

問題-3 関節リウマチでみられないのはどれか．〔45PM088（類似問題 40PM081）〕

1. 関節の亜脱臼
2. 腱鞘滑膜の炎症
3. 関節軟骨の破壊
4. 関節内の結晶析出
5. 関節周囲の腱断裂

関節リウマチの症状・徴候③

! ここがポイント

関節内の結晶析出がみられるのは**痛風**です．

解答…4

問題-4 関節リウマチで障害されにくいのはどれか．〔42PM073〕

1. 環軸関節
2. 肘関節
3. 遠位指節間関節
4. 膝関節
5. 手関節

関節リウマチの症状・徴候④

! ここがポイント

関節リウマチでは，手指の**中手指節（MP）関節**と**近位指節間（PIP）関節**が障害されやすく，遠位指節間（DIP）関節は障害されにくいことに注意してください〔2-33 参照〕．

解答…3

問題-5 関節リウマチの診断基準（アメリカリウマチ協会 1987 年改訂）に含まれない項目はどれか．

〔44PM071（類似問題 41PM077）〕

1. 朝のこわばり
2. 対称性の関節炎
3. リウマトイド結節
4. 血清リウマトイド因子
5. CRP

関節リウマチの診断基準（アメリカリウマチ協会）

! ここがポイント

関節リウマチの診断には，1987 年に改訂されたアメリカリウマチ協会〔現アメリカリウマチ学会（ACR）〕の診断基準が広く用いられています．まず，この診断基準の内容を把握しましょう〔2-32 参照〕．

CRP（C-reactive protein；C 反応蛋白）は，この診断基準には含まれていません．CRP は**炎症時**に高値を示し，**炎症**の指標になりますが，必ずしもリウマチの活動性を反映するものではありません．

解答…5

CHECK LIST

- ☐ 関節リウマチの初発は大関節，小関節？
  - A. **小関節**
- ☐ 関節リウマチの症状は対称性，非対称性？
  - A. **対称性**
- ☐ リウマトイド結節は関節リウマチの何％に認められる？
  - A. **20〜30%**
- ☐ 関節リウマチで障害されにくい手指関節は？
  - A. **DIP 関節**
- ☐ CRP はアメリカリウマチ協会の診断基準に含まれる？
  - A. **含まれない**
- ☐ PIP 関節屈曲，DIP 関節過伸展変形を何という？
  - A. **ボタン穴変形**
- ☐ PIP 関節過伸展，DIP 関節屈曲変形を何という？
  - A. **スワンネック変形**

Summaries …要点を覚えよう！

2-32 関節リウマチ

▶ **病態生理**：関節リウマチは，多発関節炎を主症状とする原因不明の全身性炎症性疾患．滑膜の炎症から病変が始まり，滑膜の炎症が持続することで**関節の破壊**をきたしますが，関節外にも病変をきたしうる**全身性自己免疫疾患**の1つです．

▶ **診断基準**：アメリカリウマチ学会（ACR）の関節リウマチ診断基準（1987年）を以下に示します．

関節リウマチ診断基準（アメリカリウマチ協会；1987年）
① 朝のこわばり
② 3つ以上の**関節腫脹**
③ **PIP 関節，MP 関節**または**手関節**の腫脹
④ **対称性関節腫脹**
⑤ **リウマトイド結節**
⑥ リウマトイド血清反応（**リウマトイド因子**）陽性
⑦ **手のX線変化**
※①〜④は6週間持続しており，上記7項目中4項目以上を満たすものを関節リウマチと判断する．

　鑑別疾患として，**手指の変形性関節症**が最も重要．変形性関節症では，DIP 関節が結節状に腫れて疼痛を生じる **Heberden（ヘバーデン）結節**がみられることが多いが，関節リウマチでは DIP 関節に病変が生じることは稀．

▶ **関節外病変**：関節リウマチは関節症状以外に以下のような全身性の症状が出現します．
- 眼…………強膜炎，乾燥性角結膜炎
- 皮膚………皮下結節
- 呼吸器……間質性肺炎，胸膜炎，肺線維症
- 心臓………心筋炎，心外膜炎
- 腎臓・消化器…続発性アミロイドーシス，腸間膜動脈血栓症
- 神経………手根管症候群，多発性単神経炎

Summaries …要点を覚えよう！

2-33 関節リウマチで変形がおこりやすい部位と変形の種類

関節リウマチで変形がおこりやすい部位として**手関節，PIP 関節，MP 関節，肘関節，膝関節，環軸関節**などがあげられます．以下に特徴的な変形を示します．

▶ ボタン穴変形

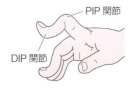

PIP 関節屈曲，DIP 関節過伸展

▶ スワンネック変形

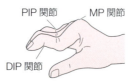

PIP 関節過伸展，DIP 関節屈曲

▶ ムチランス変形

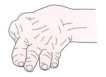

関節の不安定化

▶ Z 字変形

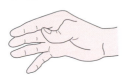

母指 CM 関節脱臼，MP 関節過伸展

▶ 尺側偏位

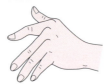

MP 関節の尺側偏位

臨床医学 18 骨粗鬆症

問題-1 骨粗鬆症の成因で誤っているのはどれか．〔43PM080〕
1. 閉経
2. 慢性腎不全
3. 男性ホルモンの投与
4. 過度のアルコール摂取
5. 副腎皮質ホルモンの投与

解法ポイント

骨粗鬆症の成因

❗ここがポイント

骨粗鬆症〔2-34 参照〕には，加齢や閉経に伴っておこる① **原発性骨粗鬆症**（一次性骨粗鬆症）と，疾患や薬物によっておこる② **続発性骨粗鬆症**（二次性骨粗鬆症）の２つがあります．男性ホルモンの投与により骨形成が促されるので，男性ホルモンの投与は骨粗鬆症の成因ではありません．

骨粗鬆症の成因を以下に示します．

骨粗鬆症の成因	
・骨量減少遺伝子（遺伝的要因）	・糖尿病
・閉経による女性ホルモンの減少	・長期にわたるステロイド（副腎皮質ホルモン）投与
・栄養不良	・慢性腎不全
・運動不足	・慢性閉塞性肺疾患（COPD）
・アルコールの過剰摂取	

解答…3

問題-2 原発性骨粗鬆症で正しいのはどれか．２つ選べ．〔42PM074〕
1. 発症率は男性のほうが高い．
2. 類骨の割合が増加する．
3. 海綿骨の骨梁が減少する．
4. 血清カルシウム値は低下する．
5. 血清アルカリフォスファターゼ値は正常である．

解法ポイント

原発性骨粗鬆症①

選択肢マル覚え
1. 発症率は女性が高い．
2. 類骨の増加はみられない．類骨が増加するのは **骨軟化症** である．
3. 海綿骨の骨梁が減少する．
4. 血清カルシウム値は正常範囲内である．
5. 血清アルカリフォスファターゼ（ALP）値は正常である．

❗ここがポイント

一次性骨粗鬆症（原発性骨粗鬆症）では，**骨量** の減少，**海綿骨の骨梁** の減少がみられますが，骨組織の組成，血清カルシウム値，リン値，ALP値は正常範囲内です．

解答…3，5

問題-3 原発性骨粗鬆症について正しいのはどれか．２つ選べ．〔46AM087〕
1. 男性に多い．
2. 海綿骨の減少を伴う．
3. 喫煙は危険因子である．
4. 低カルシウム血症を伴う．
5. 骨折好発部位は尺骨である．

原発性骨粗鬆症 ②

1. **閉経後の女性**に多い．
2. **海綿骨の骨梁**が減少する．
3. **喫煙**は危険因子である．
4. 血清カルシウム値，リン値は正常範囲内である．
5. 好発部位は**橈骨**で，**橈骨遠位端**で骨折がおこりやすい．

解答…2, 3

CHECK LIST

☐ 原発性骨粗鬆症はどのような人に多いか？
　A. **閉経後の女性**

☐ 原発性骨粗鬆症では骨組織の組成はどうか？
　A. **正常範囲内である**

☐ 原発性骨粗鬆症では血清カルシウム値は？
　A. **正常範囲内である**

☐ 原発性骨粗鬆症では血清リン値は？
　A. **正常範囲内である**

☐ 原発性骨粗鬆症では血清 ALP 値は？
　A. **正常範囲内である**

☐ 原発性骨粗鬆症では骨量は？
　A. **減少する**

☐ 原発性骨粗鬆症では海綿骨の骨梁は？
　A. **減少する**

☐ 類骨が増加する疾患は？
　A. **骨軟化症**

Summaries …要点を覚えよう！

2-34 骨粗鬆症

▶ **病態生理**：骨粗鬆症は正常な骨としての組成を保ちながら，骨形成の低下あるいは骨吸収の亢進によって骨形成が骨吸収に比べて減少し，骨の量が減少して骨がもろくなった疾患．原発性と続発性の骨粗鬆症があります．

	病態・概念	原因
原発性骨粗鬆症	下記のような原因がなくおこるもの	・退行期骨粗鬆症：**閉経後骨粗鬆症**と**老人性骨粗鬆症**を含む ・**特発性骨粗鬆症**：原因不明で若い世代におこる
続発性骨粗鬆症	骨代謝に関係する種々のホルモンや代謝物の異常，環境の変化が骨粗鬆症を引きおこしたもの	・内分泌疾患〔**甲状腺機能亢進症**，**性腺機能不全**，**Cushing（クッシング）症候群**など〕 ・**ステロイド薬**の投与 ・骨形成不全症 ・関節リウマチなど

▶ **症状**：徐々に骨が弱くなる疾患なので明確な症状はなく，腰背部の重い感じや腰背部痛，易疲労感などがみられます．軽微な外傷で骨折をおこす**脆弱性骨折**が生じやすく，脊椎圧迫骨折，大腿骨頸部骨折，橈骨遠位端骨折，上腕骨外科頸骨折などがよくおこります．

▶ **骨軟化症との違い**：骨粗鬆症では石灰化骨，類骨の比率は正常ですが，骨量が減少します．一方，骨軟化症では骨量は減少しませんが，石灰化骨に比して類骨が増加するという違いがあります．

臨床医学 19 切断

問題 - 1 下肢切断について正しいのはどれか．〔48PM084〕
1. 大腿標準切断では股内転拘縮を生じやすい．
2. 下腿標準切断では外反膝を生じやすい．
3. Syme 切断では断端末に創を生じやすい．
4. Chopart 関節離断では足内反拘縮を生じやすい．
5. Lisfranc 切断では足外反変形を生じやすい．

解法ポイント

下肢切断〔2-36 参照〕

1. 大腿標準切断では**股屈曲・外転・外旋拘縮**を生じやすい．
2. 下腿標準切断では**膝関節屈曲拘縮**を生じやすい．
3. Syme（サイム）切断では断端末で荷重が可能であり，創を生じにくい．
4. Chopart（ショパール）関節離断では**足内反尖足拘縮**を生じやすい．
5. Lisfranc（リスフラン）切断では**足内反尖足変形**を生じやすい．

解答…4

問題 - 2 小児の切断で正しいのはどれか．〔46PM085〕
1. 5 歳児の切断では幻肢が生じる．
2. 先天性切断では一側下肢切断が最も多い．
3. 後天性切断では一側上肢切断が最も多い．
4. 上腕切断では後に脊柱側弯を生じやすい．
5. 下腿切断では後に外反膝変形を生じやすい．

解法ポイント

小児の切断

1. **6 歳以下の小児**には幻肢は出現しない．
2. 先天性切断では**一側上肢切断**が最も多い．
3. 後天性切断では**一側下肢切断**が多い．
4. 上肢切断では**側弯**などの**脊柱変形**をおこしやすい．
5. 下腿切断では後に**膝屈曲拘縮**を生じやすい．

解答…4

問題 - 3 切断後の幻肢で正しいのはどれか．2 つ選べ．〔42PM063〕
1. いったん出現した幻肢は消失しない．
2. 先天性四肢欠損症でも認められる．
3. 四肢末梢部ほど強く現れる．
4. 上肢切断よりも下肢切断で強く現れる．
5. 術直後義肢装着法には予防効果がある．

切断後の幻肢 [2-37 ▶参照]

1. いったん出現した幻肢は消失することがある．
2. 先天性四肢欠損症や 6 歳以下の小児 には幻肢は出現しない．
3. 幻肢は 四肢末梢部 ほど強く現れる．
4. 幻肢は下肢切断よりも上肢切断で強く現れる．上肢切断では消失しにくい．
5. 術直後義肢装着法 には予防効果がある．

解答…3，5

CHECK LIST

- ☐ 大腿標準切断でおこりやすい拘縮は？
  - A. 股屈曲・外転・外旋拘縮
- ☐ 下腿標準切断でおこりやすい拘縮は？
  - A. 膝関節屈曲拘縮
- ☐ 断端末で荷重が可能であり，創を生じにくいのは？
  - A. Syme 切断
- ☐ Chopart 関節離断でおこりやすい拘縮は？
  - A. 足内反尖足拘縮
- ☐ Lisfranc 切断でおこりやすい変形は？
  - A. 足内反尖足変形
- ☐ 幻肢が出現しない年齢は？
  - A. 6 歳以下
- ☐ 先天性切断で多い切断は？
  - A. 一側上肢切断
- ☐ 後天性切断で多い切断は？
  - A. 一側下肢切断
- ☐ 側弯などの脊柱変形をおこしやすい切断は？
  - A. 上肢切断
- ☐ 幻肢が強いのは四肢の近位部，末梢部？
  - A. 末梢部
- ☐ 幻肢が強く消失しにくいのは上肢切断，下肢切断？
  - A. 上肢切断

Summaries …要点を覚えよう！

2-35 上肢切断の部位と特徴

上肢切断	概念・特徴	切断の部位
肩甲胸郭間切断	肩甲骨と鎖骨を含め上肢のすべてを切除するもの．	肩甲胸郭間切断
肩関節離断	肩関節部での離断．肩より末梢が切除される．	肩関節離断
上腕切断	上腕骨を切断するもの（肘より中枢部分での切断）．	上腕切断
肘関節離断	肘関節部での切断．上腕部は残るが，肘から末梢が切除される．	肘関節離断
前腕切断	橈骨と尺骨を切断するもの（肘より末梢部分での切断）．	前腕切断
手関節離断	手関節部での切断．前腕部は残るが，手首から末梢が切除される．	手関節離断
手根骨部切断	手根骨部での切断．	手根骨部切断
中手骨切断	中手骨の切断．	中手骨切断
指切断	指骨の切断．	指切断

2-36 下肢切断の部位と特徴

下肢切断	概念・特徴	切断の部位
片側骨盤離断	仙骨より末梢での骨盤部での切断．骨盤の一部とそれより末梢の脚部が切断される．	片側骨盤離断
股関節離断	股関節部での切断．	股関節離断
大腿切断	大腿骨の切断．	大腿切断
膝関節離断	膝関節部での切断．	膝関節離断
下腿切断	脛骨と腓骨の切断．	下腿切断
足部での切断	・**Syme(サイム)切断**：足関節部での切断 ・**Chopart(ショパール)関節離断**：距骨，踵骨，立方骨，舟状骨によって構成されるChopart関節での離断 ・**Lisfranc(リスフラン)関節離断**：立方骨・中足骨・（内・中・外）楔状骨で構成されるLisfranc関節での離断 ・**中足骨切断**：中足骨の切断 ・**足指切断**：趾骨の切断	Syme切断 Chopart関節離断 Lisfranc関節離断 中足骨切断 足指切断

Summaries …要点を覚えよう！

2-37 切断の合併症

切断の合併症には以下のようなものがあります．また，切断部位によってもおこりやすい変形や拘縮などがあり，術後早期からの拘縮予防が必要となります．

- **疼痛**：断端の循環障害，または神経腫などによって，断端部の疼痛をきたすことがあります．
- **幻肢**：切断した四肢があたかもあるかのような感覚のことを幻肢と呼びます．幻肢にしびれや痛みを感じる場合を幻肢痛と呼び，四肢末梢部ほど強く症状が出現します．幻肢や幻肢痛は手術後におこる正常な反応ですが，先天性四肢欠損症や6歳以下の小児には幻肢は出現しません．
- **切断部位によりおこりやすい変形・拘縮**

	よくおこる変形・拘縮	変形・拘縮の原因
大腿切断	股関節の外転，外旋，屈曲位 （断端が短いほどおこりやすい）	下肢自重が消失するため股関節の屈曲拘縮がおこりやすく，短断端の大腿切断では内転筋付着部が切離されるため，股関節の外転拘縮もおこりやすい．
下腿切断	膝関節の屈曲 （断端が短いほどおこりやすい）	断端被覆のために下腿三頭筋が遠位に牽引され緊張が高まるため．
Chopart関節離断	内反尖足変形	底屈や内反に作用する下腿三頭筋，後脛骨筋が残存する一方，背屈の主動筋である前脛骨筋腱が切断されるため．
Lisfranc関節離断	足関節の底屈，内反	底屈の主動筋である下腿三頭筋が残存する一方，背屈筋群の腱が付着部よりも中枢側で切断されるため．

臨床医学 20 スポーツ外傷

問題-1 外傷後のRICEに含まれないのはどれか．〔49AM095〕

1. 止血
2. 安静
3. 氷冷
4. 圧迫
5. 挙上

外傷後のRICE

❗ ここがポイント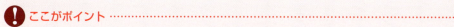

外傷後のマネジメントを表すRICEは，Rest：**安静**，Icing：**氷冷**，Compression：**圧迫**，Elevation：**挙上**を示し，止血は含まれません．

解答…1

問題-2 スポーツが原因とならないのはどれか．〔42PM064〕

1. 腰椎分離症
2. 大腿骨頭すべり症
3. 大腿骨離断性骨軟骨炎
4. Osgood病
5. 中足骨疲労骨折

スポーツが原因となる疾患

❗ ここがポイント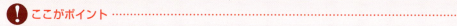

大腿骨頭すべり症はスポーツが原因となる疾患ではありません．スポーツが原因となる主な疾患を以下に示します〔2-38 も参照〕．

スポーツが原因となる主な疾患	
・**腰椎分離症**	・頚椎捻挫
・**大腿骨離断性骨軟骨炎**	・肩鎖関節脱臼
・**Osgood(-Schlatter)病**	・上前腸骨棘剥離骨折
・**中足骨疲労骨折**	・アキレス腱断裂

解答…2

問題-3 慢性的な使い過ぎでおこるスポーツ障害はどれか．〔45AM087〕

1. 頚椎捻挫
2. 肩鎖関節脱臼
3. 上前腸骨棘剥離骨折
4. 腰椎分離症
5. アキレス腱断裂

慢性的な使い過ぎでおこるスポーツ障害

❗ ここがポイント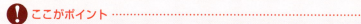

慢性的な使い過ぎでおこるスポーツ障害は**腰椎分離症**です．

解答…4

問題 - 4　上腕骨外側上顆炎について正しいのはどれか．〔52AM085〕
　　1．男性に多い．
　　2．高齢者に多い．
　　3．自発痛はない．
　　4．手関節伸筋腱の付着部の炎症である．
　　5．物を持ち上げる際は前腕回内位で行うようにする．

上腕骨外側上顆炎

1. **女性**(主婦)にもみられる．
2. **中年以後(40～50歳代)** に好発する．
3. 炎症期には**自発痛がみられる**ことがある．
4. 手関節伸筋腱の付着部(**短橈側手根伸筋の起始部**)が肘外側で障害されて生じる．
5. 物を持ち上げる際は**前腕回外位**で行うようにする．

解答…4

CHECK LIST

☐ RICEとは？
　A. **安静**(Rest)，**氷冷**(Icing)，
　　圧迫(Compression)，**挙上**(Elevation)

☐ 慢性的な使い過ぎでおこる腰椎部のスポーツ障害は？
　A. **腰椎分離症**

Summaries …要点を覚えよう！

2-38 スポーツ外傷の原因と受傷機序

	障害の種類	受傷機序
肩関節周囲	野球肩	繰り返す投球動作で種々の肩関節構成体を損傷する．投球動作時に疼痛を訴える．
	肩鎖関節脱臼	肩峰への直接的な外力によって生じる．自転車競技での転倒や，柔道，レスリング，ラグビーなどのコンタクトスポーツでおこることが多い．
	肩関節脱臼	強力な外力で生じる場合と，投球動作などでおこる場合がある．全関節脱臼の1/4を占める．
頸部	頸椎捻挫	頸椎の急激な過伸展，過屈曲で頸椎，筋，靱帯，神経などが損傷する．約3週間で軽快するが，ときに数か月愁訴が持続することもある．
	頸髄損傷	ラグビーのスクラムなどが原因となる．上部頸髄損傷は呼吸筋麻痺を生じ致命的である．
腰部	腰部捻挫	腰部の筋肉や靱帯の損傷が原因となる．ゴルフ，野球，テニスなど腰をひねる動作を反復して行うスポーツや交通事故などが多い．
	腰椎分離症	中学生などの成長期に，スポーツなどでジャンプや腰の回旋を反復して行うことで腰椎の椎弓に亀裂が入ることが原因となる．腰椎分離症が原因となり続発性に分離すべり症に進行することもある．
肘部	離断性骨軟骨炎	野球肘障害の1つ．成長期に負荷や外傷が反復して加わることで軟骨下の骨が壊死することが原因である．
	上腕骨外側上顆炎	別名はテニス肘．短橈側手根伸筋の起始部が肘外側で障害されて生じる．
膝関節部	前十字靱帯損傷	バスケットボールや器械体操など，ジャンプからの着地，急停止，急な方向転換，ジャンプの踏み切り時など，非接触による機序でみられることが多い．大腿四頭筋が強く収縮することが原因となる．
	内側側副靱帯損傷	内側側副靱帯損傷は膝関節靱帯損傷のなかでも最も多い．下腿外旋・大腿内旋位で膝関節に外転力が加わって発生する．
	Osgood-Schlatter（オスグッド・シュラッター）病	ジャンパー膝の一種．10歳代の成長期の小児が，跳躍やボールを蹴るスポーツを過度に行うことが原因．膝関節の伸展を繰り返すことで，膝蓋腱の牽引力による脛骨粗面の剥離を生じる．
	半月板損傷	下腿の早い回旋運動が加わったときに損傷を生じる．
骨盤・股関節・大腿部	上・下前腸骨棘剥離骨折	上前腸骨棘剥離骨折は縫工筋・大腿筋膜張筋の，下前腸骨棘剥離骨折は大腿直筋の張力が加わることが原因となる．
	大腿部筋肉離れ	スポーツ中のジャンプやサッカーなどで大腿四頭筋が強く収縮することが原因となる．
	大腿骨離断性骨軟骨炎	成長期に負荷や外傷が反復して加わることで大腿骨内側顆顆間部が障害されることが原因である．
下腿部	下腿骨骨折	スポーツ中の事故など，強い外力が加わることが原因である．コンパートメント症候群をきたすこともある．
	アキレス腱断裂	大部分は介達外力で発生する．アキレス腱の加齢的変性が起因となるため，30～40歳代が多い．腹臥位で患肢の腓腹筋を握っても足関節が底屈しない〔Thompson（トンプソン）テスト陽性という〕．
	下腿疲労骨折	ランナー，バスケットボール・バレーボール選手，ウサギ跳びなどで脛骨や腓骨に疲労骨折をきたすことがある．
足部	足関節捻挫	足関節で内返しの外力が加わると，最初に前距腓靱帯に作用してこれを伸長する．外返し捻挫では内側の三角靱帯が強靱なため靱帯断裂の前に脛骨の剥離骨折となることもある．
	足関節果部骨折	スポーツ外傷で多発する．内果骨折，外果骨折，両果骨折があり，同時に脛骨関節面骨折や足関節脱臼を合併することがある．
	中足骨疲労骨折	スポーツの反復外力で第2・3中足骨幹部に疲労骨折を生じることがある（行軍骨折）．

臨床医学 21 熱傷

問題-1 熱傷で正しいのはどれか．2つ選べ．〔45AM089〕
1. Ⅲ度熱傷は真皮層までの損傷をいう．
2. 四肢関節部位は特殊部位と呼ばれる．
3. 瘢痕形成の予防として圧迫と伸張とが用いられる．
4. 手の熱傷では手内筋プラスポジションとなりやすい．
5. 小児の熱傷面積を算出する場合は9の法則を用いる．

熱傷①

1. Ⅲ度熱傷は**皮下組織**までの損傷をいう．
2. 四肢関節部位は関節可動域制限，皮膚知覚障害，創・潰瘍形成をおこしやすく，完治しにくいため，**特殊部位**と呼ばれる．
3. 瘢痕形成の予防として**圧迫**と**伸張**が用いられる．
4. 手の熱傷では手内筋プラスポジションとなりやすいとはいえない．
5. 小児の熱傷面積を算出する場合は**5の法則**を用いる．

⚠ **ここがポイント**

熱傷深度（皮膚のどの層まで損傷しているか）は以下のように分類されます〔2-39 ▶ も参照〕．

深度	傷害組織	外見	症状	治癒期間	瘢痕
Ⅰ度	皮膚・角質層まで	発赤，充血	痛み，熱感	数日	残らない
Ⅱ度浅度	表皮・有棘層，基底層まで	水疱，発赤，腫れ，湿潤	強い痛み，灼熱感，知覚鈍麻	約10日間	残りにくい
Ⅱ度深度	真皮・乳頭層，乳頭下層まで	Ⅱ度浅度とほぼ同じだが，やや白くなる	Ⅱ度浅度とほぼ同じだが，知覚鈍麻が著しい	2週以上	残りやすい
Ⅲ度	真皮全層，皮下組織	壊死，炭化，乾燥，白い	無痛（知覚なし）	1か月以上	残る

解答…2，3

問題-2 熱傷について正しいのはどれか．〔48PM086〕
1. Ⅰ度では皮膚の発赤をきたす．
2. 浅達性Ⅱ度では肥厚性瘢痕を残す．
3. Ⅲ度では強い痛みがある．
4. 小児の熱傷面積の概算には9の法則が用いられる．
5. 熱傷指数はⅠ度とⅡ度の面積から算出する．

熱傷②

1. Ⅰ度では**皮膚の発赤**が認められる．
2. 浅達性Ⅱ度では肥厚性瘢痕を残さない．
3. Ⅲ度では神経損傷がみられるため**無痛**である．
4. 小児の熱傷面積の概算には**5の法則**が用いられる．

5. 熱傷指数はⅡ度とⅢ度の面積から算出する.

❗ ここがポイント

熱傷面積にはⅠ度を含めず,Ⅱ・Ⅲ度の熱傷で計算します.単位は% BSA(body surface area)で,以下の方法があります.

方法	対象	内容
9の法則 〔2-40 ▶参照〕	成人	頭部・左上肢・右上肢をそれぞれ9%,体幹前面・後面・左下肢・右下肢をそれぞれ18%,陰部を1%で計算する.
5の法則	幼児	頭部・体幹前面・後面をそれぞれ20%,四肢をそれぞれ10%で計算する.
	小児	頭部を15%,左上肢・右上肢をそれぞれ10%,体幹前面を20%,体幹後面・左下肢・右下肢をそれぞれ15%で計算する.
Lund & Browderの法則	0歳〜成人	精密な熱傷面積の計測方法
手掌法	成人	手掌の面積を全身の1%として計算する.

また,熱傷指数は以下の式で,Ⅱ度とⅢ度の面積から算出します(Ⅰ度は含みません).

熱傷指数=1/2×Ⅱ度熱傷面積(%)+Ⅲ度熱傷面積(%)

解答…1

  熱傷について正しいのはどれか.〔53AM077〕
1. 第Ⅰ度熱傷では熱感はみられない.
2. 浅達性第Ⅱ度熱傷では瘢痕を残す.
3. 深達性第Ⅱ度熱傷の水疱底は発赤している.
4. 第Ⅲ度熱傷では疼痛が著明である.
5. 鼻咽腔内に煤がみられたときは気道熱傷が疑われる.

熱傷③

1. 第Ⅰ度熱傷では**痛みと熱感がみられる**.
2. 浅達性第Ⅱ度熱傷では**瘢痕は残りにくい**.
3. 深達性第Ⅱ度熱傷の**水疱底はやや白くなる**.
4. 第Ⅲ度熱傷では**神経損傷がみられるため無痛**である.
5. 鼻咽腔内に煤がみられたときは**気道熱傷**が疑われる.

解答…5

   重症熱傷について誤っているのはどれか.〔51PM077〕
1. イレウスをおこしやすい.
2. 胃十二指腸潰瘍をおこしやすい.
3. 気道熱傷時は窒息の危険が高い.
4. 熱傷深度が深いほど疼痛が強い.
5. 受傷直後は循環血流量が減少する.

重症熱傷

❗ ここがポイント

熱傷深度が浅いⅠ・Ⅱ度では**疼痛**がみられるが,熱傷深度が深いⅢ度では知覚神経が障害されるため,**無痛**となることに注意してください.

解答…4

CHECK LIST

- ☐ 皮下組織までの損傷する熱傷は？
  - A. Ⅲ度熱傷
- ☐ 熱傷で特殊部位と呼ばれるのは？
  - A. 四肢関節部位
- ☐ 瘢痕形成の予防として用いられるのは？
  - A. 圧迫と伸張
- ☐ 皮膚の発赤が認められる程度の熱傷は？
  - A. Ⅰ度熱傷
- ☐ 無痛である熱傷は？
  - A. Ⅲ度熱傷
- ☐ 小児の熱傷面積の概算に用いられるのは？
  - A. 5の法則
- ☐ 成人の熱傷面積の概算に用いられるのは？
  - A. 9の法則
- ☐ 熱傷指数の求め方は？
  - A. 1/2×Ⅱ度熱傷面積(%)＋Ⅲ度熱傷面積(%)

Summaries …要点を覚えよう！

2-39 熱傷の深度による分類

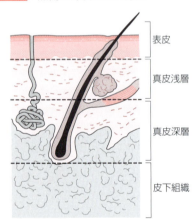

- **Ⅰ度**：表皮までが傷害された熱傷で，瘢痕形成はおこりません．発赤，紅斑を呈し，疼痛がみられます．
- **Ⅱ度**：真皮浅層までの傷害をⅡ度浅度，真皮深層までの傷害をⅡ度深度とします．水疱形成がみられ，Ⅱ度浅度では疼痛がみられますが，Ⅱ度深度になると著しい知覚鈍麻がみられます．
- **Ⅲ度**：皮下組織まで傷害された熱傷で，瘢痕組織が形成され，知覚神経が障害されるため，知覚脱失(疼痛を感じない)が生じます．

2-40 成人の熱傷面積（9の法則）

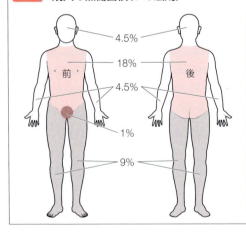

	前面	後面	合計
頭頸部	4.5	4.5	9
体幹	18	18	36
左上肢	4.5	4.5	9
右上肢	4.5	4.5	9
左下肢	9	9	18
右下肢	9	9	18
会陰部		1	1
合計			100%

熱傷を受けた面積が全体表面積の1/3を超えると48時間以内にショック状態となります．

その他の整形外科疾患

問題-1 膝関節疾患の症状とその説明との組み合わせで誤っているのはどれか．〔45PM085〕

1. キャッチング —— 運動時に膝に引っかかりを感じる．
2. 膝くずれ —— 荷重時に膝がガクッと折れそうになる．
3. ロッキング —— 膝が一定の角度で屈伸不能になる．
4. 伸展不全 —— 自動的な完全伸展が不能となる．
5. 弾発現象 —— 膝の中でものが動く感じがする．

膝関節疾患の症状

❗ ここがポイント

膝関節の主な症状を以下に示します．

膝関節の主な症状	
キャッチング	完全にロックされているわけではないが，運動時に膝に引っ掛かりを感じる．
膝くずれ (giving-way)	立位，歩行時に突然**膝折れ**が生じる．**反復性膝蓋骨脱臼**，**前十字靱帯損傷**，半月板損傷，関節内遊離体，タナ障害，大腿四頭筋筋力低下が原因となる．
ロッキング	一定の角度で膝の屈伸ができなくなる．関節構成体の一部が嵌頓^{注)}し，関節運動が制限される．嵌頓物が除去されれば関節運動は正常化する．**離断性骨軟骨炎**，**半月板損傷**が原因となる．
伸展不全	自動完全伸展が不可能となる．**大腿四頭筋筋力低下**が原因となる．
弾発現象	ある一定の角度で関節運動が制限され，さらに運動を強制すると急に跳ねるように制限が解除される現象（**弾発膝**）． 半月板，靱帯，筋，腱などの異常が原因となる．

注）嵌頓：脱出し，もとに戻らなくなった状態のこと．

解答…5

問題-2 膝くずれ (giving-way) の原因となりやすいのはどれか．2つ選べ．〔43PM078〕

1. 腸脛靱帯炎
2. 反復性膝蓋骨脱臼
3. 前十字靱帯損傷
4. 内側側副靱帯損傷
5. 有痛性分裂膝蓋骨

膝くずれ (giving-way) の原因となる疾患

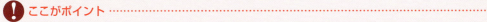

❗ ここがポイント

前問の表に示されているように，立位，歩行時に生じる膝くずれ (giving-way) の原因として考えられるのは，① **反復性膝蓋骨脱臼**，② **前十字靱帯損傷**，③ 半月板損傷，④ 関節内遊離体，⑤ タナ障害，⑥ 大腿四頭筋筋力低下です．

解答…2, 3

問題-3 膝関節のロッキング現象の原因となりやすいのはどれか．2つ選べ．〔42PM076〕

1. 離断性骨軟骨炎
2. 半月板損傷
3. 前十字靱帯損傷
4. 膝蓋大腿関節障害
5. 内側側副靱帯損傷

膝関節のロッキング現象の原因

!ここがポイント

　膝関節のロッキング現象の原因となりやすいのは**離断性骨軟骨炎**と**半月板損傷**です．離断性骨軟骨炎は肘関節，股関節，膝関節に好発する骨端炎で，15〜20歳代の男性に好発します．膝関節では大腿骨顆間窩の内側面に好発し，疼痛，運動障害，膝関節のロッキングが出現します．

解答…1，2

問題-4 神経病性関節症（シャルコー関節）で誤っているのはどれか．〔41PM078〕
1. 関節痛覚低下　　2. 滑膜増殖　　3. 関節液貯留
4. 軟骨増生　　　　5. 骨破壊

神経病性関節症〔Charcot（シャルコー）関節〕

!ここがポイント

　神経病性関節症（Charcot関節）は，**糖尿病**，**脊髄空洞症**，**脊髄癆**，先天性無痛覚症などが原因で**痛覚**が障害され，結果として急速破壊型の関節障害をきたした状態です．**高度な関節破壊**とそれに比して痛覚をあまり訴えないことが特徴的です．関節の腫脹，関節液貯留，関節変形，軟骨破壊，滑膜増殖を認めますが，軟骨増生はみられません．

解答…4

問題-5 CRPS（複合性局所疼痛症候群）に関連するのはどれか．〔51PM087〕
1. Dupuytren拘縮　　2. Volkmann拘縮　　3. Sudeck骨萎縮
4. 無腐性壊死　　　　5. 異所性骨化

複合性局所疼痛症候群（CRPS）

!ここがポイント

　複合性局所疼痛症候群（complex regional pain syndrome；CRPS）に関連するのは**Sudeck（ズデック）骨萎縮**です．CRPSは疼痛，浮腫，皮膚温の異常，発汗異常などを伴う難治性の慢性疼痛症候群で，外傷後に出現します．CRPSはType Ⅰ〔反射性交感神経性ジストロフィー（reflex sympathetic dystrophy；RSD）〕とType Ⅱ〔Causalgia（カウザルギー）〕に区分されます．Type Ⅰに分類されるSudeck骨萎縮は，外傷後にみられる急性骨萎縮で，自発痛，運動痛，血行障害，浮腫，関節拘縮を伴って発症します．

解答…3

問題-6 特発性大腿骨頭壊死症について正しいのはどれか．〔52PM086〕
1. 小児に多い．　　　　　　2. 手術適応例は少ない．
3. 両側性病変は稀である．　4. ステロイド薬使用者に多い．
5. 股関節内外旋可動域は保たれる．

特発性大腿骨頭壊死症

1. **30～50歳代の男性**に多い（男女比は1.8：1）．
2. **手術が適応**となる．
3. **両側性病変は稀ではない**．約半数で両側性に発生し，ステロイド性の患者では約70％が両側性である．
4. 男性ではアルコール多飲，女性ではステロイド薬（副腎皮質ホルモン）の服用に関連して生じることが多い．
5. 股関節の**外転制限**，**内旋制限**がみられる．

 ここがポイント

特発性大腿骨頭壊死症の症状は，比較的急性に始まる**股関節痛**と**跛行**です．長い時間かかって進行する変形性股関節症と異なり，関節の変形による機能障害は初期にはあまりみられません．原因不明ですが，ステロイドやアルコールとの関連性が指摘されています．難病指定の特定疾患となっています．

解答…4

CHECK LIST

- ☐ 完全にロックされているわけではないが，運動時に膝に引っ掛かりを感じることを何という？
  A. **キャッチング**
- ☐ 立位，歩行時に突然膝折れが生じることは何という？
  A. **膝くずれ (giving-way)**
- ☐ 関節構成体の一部が嵌頓し，一定の角度で膝の屈伸ができなくなることを何という？
  A. **ロッキング**
- ☐ ある一定の角度で関節運動が制限され，運動を強制すると急に跳ねるように制限が解除される現象は？
  A. **弾発現象**
- ☐ 膝関節のロッキング現象の原因となりやすいのは？
  A. **離断性骨軟骨炎と半月板損傷**
- ☐ 痛覚が障害されることにより急速破壊型の関節障害をきたした状態は？
  A. **神経病性関節症（Charcot関節）**
- ☐ Sudeck骨萎縮のCRPSのTypeは？
  A. **Type Ⅰ**

第3章

神経内科学

㉓〜㉞

臨床医学 23 脳血管障害

問題-1 脳血管障害で誤っているのはどれか．〔40PM083〕
1. 日本三大死因の1つである．
2. 日本では脳出血が減少し脳梗塞が増加している．
3. 高脂血症は脳梗塞の危険因子である．
4. 脳出血は天幕下の出血が多い．
5. くも膜下出血は脳動脈瘤破裂によるものが多い．

脳血管障害 ①

1. 平成29年（2017年）の厚生労働省のデータでは日本の三大死因は，① **悪性新生物**，② **心疾患**，③ **脳血管疾患** となっている．かつて死因の第1位は脳血管疾患であったが，治療法の進歩，血圧管理によって減少し，現在は **第3位** となっている．
2. **脳出血** は昭和35年（1960年）以降減少し，現在では **脳梗塞** が脳血管疾患死亡数の半数以上を占める．要因として，① 食生活の欧米化により，脳梗塞の危険因子である糖尿病，脂質異常症などが増加していること，② 脳出血の危険因子である高血圧のコントロールが降圧薬によって改善したことがあげられる．
3. **高脂血症（脂質異常症）** は脳梗塞の危険因子である．
4. 脳出血で最も多いのは **被殻出血**（全体の40％）であり，次いで **視床出血**（30％）である．脳幹出血，小脳出血，皮質下出血はそれぞれ10％を占める〔 3-1　3-2 参照〕．小脳テントより上を天幕上，下を天幕下といい，天幕上での出血が多い．
5. くも膜下出血は，くも膜下腔にある脳表面の血管が破綻することにより生じる．最も多い原因は **脳動脈瘤破裂** であり（全体の80％以上，40～60歳代の女性に好発），次いで **脳動静脈奇形** である（全体の約5～10％，20～40歳代の男性に好発）．

解答…4

問題-2 脳血管障害で誤っているのはどれか．〔41PM087〕
1. 危険因子として高血圧がある．
2. 脳出血の原因として動脈壁の線維素性壊死が関与する．
3. 若年層の脳出血は動静脈奇形が原因となる．
4. 脳出血の原因として心弁膜症がある．
5. 脳動脈瘤は脳底部に好発する．

脳血管障害 ②

1. 脳血管障害の危険因子の1つとして **高血圧** がある．
2. 脳出血の原因として動脈壁の **線維素性壊死** が関与する．
3. 若年層の脳出血は **動静脈奇形** が原因となる．
4. **心弁膜症** は脳塞栓の原因である．
5. 脳動脈瘤は **脳底部** に好発する．

> **! ここがポイント**
> 脳血管障害(脳卒中)の主な危険因子を覚えておきましょう.

	脳血管障害(脳卒中)の主な危険因子
基礎疾患	高血圧, 糖尿病, 脂質異常症, 心房細動
生活習慣	喫煙, 多量の飲酒, 肥満, 運動不足
その他	高齢, 男性

解答…4

 問題-3 脳血管障害について誤っているのはどれか. 〔52AM088〕
1. 高血圧は脳出血の危険因子である.
2. くも膜下出血は女性よりも男性に多い.
3. 発作性心房細動は脳栓塞の危険因子である.
4. 癌に付随する凝固異常は脳塞栓の原因となる.
5. 慢性腎臓病(CKD)は脳卒中の危険因子である.

脳血管障害③ 〔解法ポイント〕

> **! ここがポイント**
> くも膜下出血は **40〜60歳代の女性** に多くみられます(男女比 1:2).

解答…2

 問題-4 脳血管障害の機能予後に関係しない因子はどれか. 〔41PM088〕
1. 発症時の年齢　　2. 高血圧症の有無　　3. 病巣の部位
4. 病巣の大きさ　　5. 脳循環障害の程度

脳血管障害の機能予後 〔解法ポイント〕

> **! ここがポイント**
> 高血圧症は脳血管障害の危険因子ですが,脳血管障害の機能予後には関係しません.

脳血管障害の予後に関係する因子
・発症時の年齢
・病巣の部位・大きさ
・脳循環障害の程度

解答…2

問題-5 脳血栓と比較して脳出血に特徴的なのはどれか. 〔40PM071〕
1. 活動時に発症しやすい.　　2. 症状の進行が緩徐である.
3. 高齢者に多い.　　4. TIAを前駆症状とする.
5. 意識障害は軽いことが多い.

脳出血の特徴

> **ここがポイント**
> 脳出血は**活動時**に発症しやすいのが特徴です．

解答…1

問題-6 右後下小脳動脈の閉塞で発症した脳梗塞でみられないのはどれか．〔51PM088〕
1. 右片麻痺
2. 右眼瞼下垂
3. 右小脳性運動失調
4. 右顔面温痛覚障害
5. 左上下肢温痛覚障害

Wallenberg 症候群 ①

> **ここがポイント**
> 一側の後下小脳動脈は，同側の**延髄後外側**を支配しているため，右後下小脳動脈が閉塞すると**右延髄後外側**が障害され，Wallenberg（ワレンベルク）症候群（延髄外側症候群）が出現します〔 **3-3** 参照〕．
> Wallenberg 症候群では，**病側**の① **顔面の温痛覚障害**，② **小脳性運動失調**，③ **眼瞼下垂**〔Horner（ホルネル）症候群の症状〕，④ **球麻痺**，⑤ **眼振・めまい**，**対側**の⑥ **頸から下の温痛覚障害**が認められます．一方，延髄の中心部は椎骨動脈や前脊髄動脈に支配されているため，前方を通る運動系の経路（錐体路）や中心部を通る深部覚の経路（内側毛帯）は障害されず，右片麻痺（錐体路障害）や深部覚障害はみられません．
> なお，Horner 症候群は交感神経の障害によって，**瞳孔の縮小**，**眼瞼下垂**，**発汗低下**，**皮膚温上昇**などをきたすものを指します．

解答…1

問題-7 右延髄外側の脳梗塞で認められるものはどれか．〔45AM091〕
1. 右顔面の温痛覚障害
2. 右顔面神経麻痺
3. 右上斜筋麻痺
4. 右片麻痺
5. 左小脳性運動失調

Wallenberg 症候群 ②

1. 延髄外側を走行する右外側脊髄視床路が障害されるため，右側（病側）の**顔面の温痛覚障害**が認められる．
2. 顔面神経核は延髄より上位の**橋**に位置するため，右顔面神経麻痺は認められない．
3. 上斜筋を支配する滑車神経の起始核は**中脳（延髄より上位）**に位置するため，右上斜筋麻痺は認められない．
4. 随意運動に関与する錐体路は，**延髄の前方**を通るため，影響を受けず，右片麻痺は認められない．
5. 右側（病側）の下小脳脚が障害されるため，**右小脳性運動失調**が認められる．

脳血管障害

> **!** ここがポイント
> 延髄外側の脳梗塞(延髄外側の障害)では，Wallenberg 症候群が生じます．Wallenberg 症候群では，前述のような症状が出現します．

解答…1

問題-8 Wallenberg 症候群をおこす病態で正しいのはどれか．2つ選べ．〔46PM087〕
1. 橋出血
2. ラクナ梗塞
3. 脳動静脈奇形
4. 脳底動脈解離
5. 内頸動脈閉塞症

Wallenberg 症候群をおこす病態

> **!** ここがポイント
> Wallenberg 症候群は，**椎骨動脈**やその枝である**後下小脳動脈**の閉塞により延髄外側部が障害される疾患です．椎骨動脈や後下小脳動脈の閉塞の原因として，**ラクナ梗塞**と**椎骨脳底動脈解離**があげられます．
> ラクナ梗塞は，大脳深部や脳幹を支配する脳動脈の細い枝に生じる直径 15 mm 未満の小さな梗塞です．脳底動脈解離は，動脈壁の解離部に生じた壁内血栓により血管の狭窄・閉塞がおこります．

解答…2, 4

問題-9 視床症候群の症候として正しいのはどれか．2つ選べ．〔46PM083〕
1. めまい
2. 重度片麻痺
3. 体温の上昇
4. 激しい自発痛
5. 深部感覚障害

視床症候群

> **!** ここがポイント
> 視床は中枢神経系にある最大の灰白質塊で，約 120 の**神経核**が集まっています．そのなかには，嗅覚を除くすべての感覚の中継核や，運動野，大脳基底核，小脳などと連絡し，運動の調節に関与する核が含まれています．したがって，視床に障害が生じると**感覚障害**や**不随意運動**が出現します．また，視床は錐体路が通過する**内包**の近くに位置するため，錐体路が障害されやすく，対側に軽度な片麻痺が生じます(錐体路は延髄の錐体交叉で多くが交叉するため，対側に麻痺が生じます)．
> 視床症候群は，一側の視床の出血や梗塞(後大脳動脈の主幹血管の閉塞)により生じ，**対側**に以下のような症状が出現します．

視床症候群の症状
・軽度な片麻痺
・嗅覚を除くすべての感覚障害
・顔面，四肢に生じる強い痛み(視床痛)
・不随意運動(舞踏病ないしアテトーゼ様運動)

解答…4, 5

問題 – 10　肩手症候群で正しいのはどれか．〔48PM083〕
1. 初期は疼痛を伴わない．
2. 末期に手指腫脹がみられる．
3. 初期に皮膚紅潮がみられる．
4. 慢性期の温熱療法は禁忌である．
5. 複合性局所疼痛症候群（CRPS）Ⅱ型である．

肩手症候群①

1. 初期から疼痛がみられる．疼痛に誘発された交感神経の異常興奮が原因である．
2. 初期から手指腫脹がみられる．末期には手・皮膚の萎縮や手指の拘縮がみられる．
3. 初期に皮膚紅潮，肩・手の疼痛，腫脹，皮膚温上昇がみられる．
4. 急性期の温熱療法は禁忌であるが，慢性期の温熱療法は禁忌ではない．
5. 複合性局所疼痛症候群（CRPS）type Ⅰである．

ここがポイント

　肩手症候群は，①肩の有痛性運動制限，②手の腫脹，③拍動性自発痛，④早期からおこる中手指節関節の屈曲制限を特徴とします．手の腫脹は浮腫とは異なり，末梢動脈は拡張し，循環血液量が増加しているため，発赤，脈波高の増大，皮膚温上昇が認められます．

　肩手症候群は，上肢麻痺が強い場合に多く出現します．急性心筋梗塞や上肢骨折・外傷後にも出現することから，痛みに誘発された**交感神経の異常興奮**によるものと考えられています．

　脳卒中では肩の他動ROM，入浴，更衣動作などの他動的ストレスによる肩関節周囲組織損傷が誘因となります．治療としては，**星状神経節ブロック**や**ステロイド治療**が行われます．

解答…3

問題 – 11　脳卒中後の肩手症候群について正しいのはどれか．〔53PM087〕
1. 運動麻痺重症例よりも軽症例に多い．
2. 女性の発症率は男性の約2倍である．
3. 脳卒中発症後6か月以降に生じる．
4. 発症頻度は40％程度である．
5. 複合性局所疼痛症候群 typeⅠに分類される．

肩手症候群②

1. 運動麻痺軽症例よりも**重症例**に多い．
2. 発生率に**性差**はみられない．
3. 脳卒中発症後**2〜3か月**で生じる．
4. 発症頻度は**12〜48％**である．
5. 複合性局所疼痛症候群（CRPS）**type Ⅰ**に分類される．

解答…5

脳血管障害

CHECK LIST

- ☐ 日本の三大死因は？
  - A. 悪性新生物，心疾患，脳血管疾患
- ☐ 死亡数が最も多い脳血管疾患は？
  - A. 脳梗塞
- ☐ 脳出血で最も多いのは？
  - A. 被殻出血
- ☐ 脳出血が多いのは天幕上，天幕下？
  - A. 天幕上
- ☐ くも膜下出血の原因で最も多いのは？
  - A. 脳動脈瘤破裂
- ☐ くも膜下出血が好発する年代と性別は？
  - A. 40〜60歳代の女性に好発
- ☐ 脳出血の原因となる動脈壁の壊死は？
  - A. 線維素性壊死
- ☐ Wallenberg症候群はどこの部位の血流障害？
  - A. 延髄外側
- ☐ Wallenberg症候群で対側にみられる症状は？
  - A. 頸から下の温痛覚障害
- ☐ Wallenberg症候群の原因となる動脈は？
  - A. 椎骨動脈やその枝である後下小脳動脈
- ☐ 瞳孔の縮小，眼瞼下垂，発汗低下，皮膚温上昇などがみられる症候群は？
  - A. Horner症候群
- ☐ 椎骨動脈や後下小脳動脈の閉塞の原因となる疾患は？
  - A. ラクナ梗塞と椎骨脳底動脈解離
- ☐ 大脳深部や脳幹を支配する脳動脈の細い枝に生じる直径15mm未満の小さな梗塞を何という？
  - A. ラクナ梗塞
- ☐ 動脈壁の解離部に生じた壁内血栓により血管の狭窄・閉塞がおこるのは？
  - A. 脳底動脈解離
- ☐ 中枢神経系にある最大の灰白質塊で，約120の神経核が集まっている部位は？
  - A. 視床
- ☐ ①肩の有痛性運動制限，②手の腫脹，③拍動性自発痛，④早期からおこる中手指節関節の屈曲制限を特徴とする症候群は？
  - A. 肩手症候群
- ☐ 肩手症候群が多いのは運動麻痺軽症例，重症例？
  - A. 重症例
- ☐ 肩手症候群が出現する時期は？
  - A. 脳卒中発症後2〜3か月
- ☐ 肩手症候群はどのように分類される？
  - A. 複合性局所疼痛症候群（CRPS）type Ⅰ

Summaries …要点を覚えよう！

3-1 頭蓋内出血と脳梗塞

頭蓋内出血は**脳出血**と**くも膜下出血**とに分けられ，それぞれ脳血管の破綻により脳実質内，くも膜下腔で出血をきたす状態を指します．一方で脳梗塞は**アテローム血栓性脳梗塞**と**脳塞栓**とに分けられ，いずれも脳血管の閉塞によって梗塞をきたす状態を指します．

端的にいえば，頭蓋内出血は脳血管が破れて血管内から血液が出てくる状態で，脳梗塞は脳血管が詰まってしまい，そのせいでそれが栄養していた領域が虚血になる状態と考えられます．

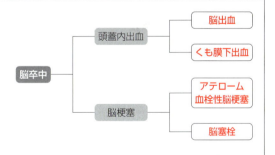

105

Summaries …要点を覚えよう！

3-2 主な脳血管障害の概要

	頭蓋内出血		脳梗塞	
	脳出血	くも膜下出血	アテローム血栓性脳梗塞	脳塞栓
概念	脳実質内での脳血管の破綻	くも膜下腔における血管の破綻．動脈瘤破裂がその原因の多くを占める	頭蓋内・外の主幹動脈のアテローム硬化性病変を基盤として生じる脳梗塞	心腔内で形成されたり，心腔を経由した栓子が脳血管を閉塞
原因	高血圧	動脈瘤，脳動静脈奇形	高血圧	心房細動，卵円孔開存，心臓弁膜症
好発部位	被殻，視床	前交通動脈，中大脳動脈，内頸動脈-後交通動脈	内頸動脈，中大脳動脈，椎骨動脈	主幹動脈
症状・徴候	運動麻痺，感覚障害，意識障害，頭蓋内圧亢進症状	突然の頭痛，頭蓋内圧亢進症状，髄膜刺激症状 合併症：再出血，脳血管攣縮，正常圧水頭症	運動麻痺（片麻痺），言語障害．一過性脳虚血発作を前兆として発症することもある	運動麻痺（片麻痺），言語障害．一過性脳虚血発作を伴わない

3-3 Wallenberg（ワレンベルグ）症候群

後下小脳動脈の閉塞によってその血管支配領域である延髄外側が梗塞に陥ることで一連の特徴的な症状を示す症候群が Wallenberg 症候群です．延髄外側部の梗塞によって，病変部と同側の顔面温痛覚障害，Horner（ホルネル）症候群，小脳性運動失調，対側半身の温痛覚障害などが，回転性めまい，嚥下障害とともにみられ，これらの症状の組み合わせを Wallenberg 症候群と呼びます．

以下の部位が障害されることで，それぞれ対応する症状をきたします．

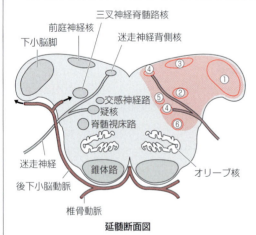

障害部位	症状
① 下小脳脚	小脳症状（運動失調）
② 三叉神経脊髄路核	同側顔面の温痛覚症状
③ 前庭神経核	めまい
④ 舌咽・迷走神経核	同側の球麻痺（嚥下困難，軟口蓋麻痺，嗄声，吃逆など）
⑤ 交感神経下行路	同側の Horner 症候群
⑥ 脊髄視床路	対側頸部以下の温痛覚障害

同じ延髄でも内側にある舌下神経核，内側毛帯（深部感覚），錐体路は障害されないことに注意してください．

臨床医学 24 神経学的症状・徴候

問題-1 髄膜刺激症状で誤っているのはどれか．〔42PM081〕
1. 項部硬直
2. バレー徴候
3. ブルジンスキー徴候
4. 頭痛
5. ケルニッヒ徴候

髄膜刺激症状

❗ ここがポイント

感染や出血などにより髄膜が刺激されたときにみられる症状を髄膜刺激症状といいます．髄膜刺激症状は，①自覚症状（頭痛，悪心，嘔吐）と，②他覚症状（刺激されている髄膜に対して負荷を加えることにより誘発される症状）に大別されます．

他覚症状としては，①項部硬直，②Kernig（ケルニッヒ）徴候，③Brudzinski（ブルジンスキー）徴候，④neck flexion test（ネックフレクションテスト），⑤jolt accentuation（ジョルトアクセンチュエイション）があります〔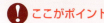 参照〕．

Barré（バレー）徴候は上下肢の不全麻痺を示唆する徴候です．脳梗塞や脳出血などにより上位運動ニューロン（錐体路）が障害されると陽性となります．上位運動ニューロン障害（錐体路障害）による片麻痺のスクリーニング方法として用いられます〔 3-5 ▶参照〕．

解答…2

問題-2 律動的不随意運動はどれか．〔40PM048〕
1. 振戦
2. ジストニー
3. バリスム
4. 舞踏運動
5. アテトーゼ

律動的不随意運動

❗ ここがポイント

意思とは無関係に生じる運動を不随意運動といいます．そのうち，一定のリズムでの運動が反復してみられる不随意運動は，振戦とミオクローヌスです．不随意運動は大脳基底核の障害と，それ以外に大別できます．主な不随意運動については 3-6 ▶ を参照してください．

解答…1

問題-3 小脳症状でないのはどれか．〔40PM080〕
1. 眼振
2. 構音障害
3. 体幹動揺
4. 協調障害
5. 腱反射亢進

小脳症状

❗ ここがポイント

小脳が障害されると小脳失調と呼ばれる特徴的な症状（小脳症状）が出現します．小脳失調では明らかな麻痺がないにもかかわらず，随意運動や姿勢を正常に保つための協調運動が障害され，歩行障害，構

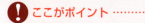

音障害(断綴性言語)，眼振，四肢・体幹の協調(運動)障害，体幹動揺などがみられます．
　小脳障害では，腱反射は正常ないし低下します．腱反射が亢進するのは上位運動ニューロン障害(錐体路障害)です．

解答…5

問題-4　上位運動ニューロンの障害でみられる症状はどれか．2つ選べ．〔46PM095〕

1. 振戦
2. 痙縮
3. 腱反射消失
4. 筋線維束攣縮
5. 病的反射陽性

上位運動ニューロン障害の症状・徴候

❗ ここがポイント

　随意運動(遠心性)の経路で，大脳皮質から脊髄の前角細胞や脳幹の脳神経核に至るまでの中枢神経を**上位運動ニューロン**，前角細胞や脳幹の脳神経核から筋に至るまでの末梢神経を**下位運動ニューロン**といいます．上位運動ニューロン障害では，**深部腱反射が亢進**し，**痙縮**(筋緊張が亢進した状態)が出現し，病的反射が陽性となります〔 3-7 ▶参照〕．
　振戦は**錐体外路障害**でみられ，筋線維束攣縮は**下位運動ニューロン障害**で出現します．

解答…2, 5

問題-5　痙縮が出現するのはどれか．〔45PM083〕

1. 多発筋炎
2. 多発性硬化症
3. 腕神経叢麻痺
4. 急性灰白髄炎(ポリオ)
5. ギラン・バレー症候群

痙縮が出現する疾患①

❗ ここがポイント

　前述したように，痙縮は**上位運動ニューロン障害**により生じます．選択肢の中で，上位運動ニューロンが障害される疾患は**多発性硬化症**です．多発性硬化症は中枢神経系の白質にある髄鞘の脱髄により，**深部腱反射亢進**，**痙性**が出現します．

解答…2

問題-6　痙縮を生じにくい疾患はどれか．〔50AM087〕

1. 脳梗塞
2. 外傷性脳損傷
3. 中心性頸髄損傷
4. 胸椎黄色靱帯骨化症
5. 腰椎椎間板ヘルニア

痙縮が出現する疾患②

❗ ここがポイント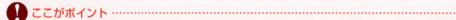

　脊柱管内で脊髄は第1〜2腰椎の高さで**馬尾**に移行するため，下位腰椎に好発する**腰椎椎間板ヘルニア**では，主として神経根などの末梢神経(下位運動ニューロン)が障害され，上位運動ニューロン障害の症状の1つである痙縮は生じにくくなっています．

解答…5

神経学的症状・徴候

問題 – 7 深部腱反射の亢進がみられるのはどれか．2つ選べ．〔44PM082〕
1. 重症筋無力症
2. 多発性硬化症
3. 筋萎縮性側索硬化症
4. 筋強直性ジストロフィー
5. Duchenne 型筋ジストロフィー

解法ポイント

深部腱反射が亢進する疾患

 ここがポイント

深部腱反射の亢進がみられるのは，上位運動ニューロンが障害される**多発性硬化症**と**筋萎縮性側索硬化症**です．筋萎縮性側索硬化症は上位運動ニューロンだけでなく，下位運動ニューロンも障害されます．

解答…2，3

問題 – 8 運動失調がみられるのはどれか．〔44PM083〕
1. 辺縁系脳炎
2. Parkinson 病
3. 周期性四肢麻痺
4. Wallenberg 症候群
5. Lambert-Eaton 症候群

解法ポイント

運動失調がみられる疾患

 ここがポイント

Wallenberg 症候群（延髄外側症候群）は，椎骨動脈の血栓などによる**延髄背外側部の梗塞**による症候群であり，障害側の顔面の温痛覚消失，角膜反射低下，Horner 症候群，発声困難，小脳性運動失調，筋緊張低下がみられ，対側の**体幹および上下肢の温痛覚**が消失します．

解答…4

問題 – 9 感覚障害を合併するのはどれか．2つ選べ．〔48AM089〕
1. 多発性硬化症
2. 重症筋無力症
3. 筋萎縮性側索硬化症
4. 肢帯型筋ジストロフィー
5. 慢性炎症性脱髄性多発ニューロパチー

解法ポイント

感覚障害を合併する疾患

1. 多発性硬化症では，中枢神経の脱髄により**運動・感覚障害**が認められる．
2. 重症筋無力症では，**筋力低下**や**易疲労性**がみられるが，感覚障害はみられない．
3. 筋萎縮性側索硬化症では，上位・下位運動ニューロンの変性により**随意運動**が障害されるが，感覚障害はみられない．
4. 肢帯型筋ジストロフィーでは，**腰部と肩甲帯部の筋力低下**がみられるが，感覚障害はみられない．
5. 慢性炎症性脱髄性多発ニューロパチーでは，**2肢以上に運動・感覚障害**が認められる．

解答…1，5

CHECK LIST

- ☐ 大脳皮質から脊髄の前角細胞や脳幹の脳神経核に至るまでの随意運動の経路を何という？
  A. 上位運動ニューロン（錐体路）
- ☐ 前角細胞や脳幹の脳神経核から筋に至るまでの末梢神経を何という？
  A. 下位運動ニューロン
- ☐ 上位運動ニューロン障害では深部腱反射はどうなる？
  A. 亢進する
- ☐ 上位運動ニューロン障害でみられる筋緊張が亢進した状態を何という？
  A. 痙縮
- ☐ 筋線維束攣縮がみられるのは上位運動ニューロン障害，下位運動ニューロン障害？
  A. 下位運動ニューロン障害
- ☐ 脊柱管内で脊髄はどの高さで馬尾に移行する？
  A. 第1～2腰椎の高さ
- ☐ 多発性硬化症や筋萎縮性側索硬化症では深部腱反射はどうなる？
  A. 亢進する
- ☐ Wallenberg症候群で小脳性運動失調がみられるのは同側，対側？
  A. 同側
- ☐ 髄膜刺激症状があるとき，頸部を前屈した際，後頸部筋の筋緊張が増加している状態を何という？
  A. 項部硬直
- ☐ 髄膜刺激症状があるとき，背臥位で股関節・膝関節を90°屈曲し，膝関節を他動的に伸展させたとき，135°以上に伸ばすことができない徴候を何という？
  A. Kernig徴候
- ☐ 髄膜刺激症状があるとき，背臥位で，頭部を屈曲させたとき，股関節と膝関節の屈曲が誘発されて両下肢が胸の方向に引き寄せられる徴候を何という？
  A. Brudzinski徴候
- ☐ Parkinson病でみられる振戦は？
  A. 安静時振戦
- ☐ 錐体外路障害でみられる，ゆっくりとした，ねじれるような不随意運動は？
  A. アテトーゼ
- ☐ Huntington（ハンチントン）病などに特徴的な，素早くなめらかな動きで，踊っているような不随意運動は？
  A. 舞踏運動
- ☐ 視床下核の障害が原因で，上肢または下肢を近位部から投げ出すような，大きく激しい不随意運動は？
  A. バリスム
- ☐ てんかんや代謝性脳症などでみられる四肢や顔面の筋の突発的な収縮を伴う不随意運動は？
  A. ミオクローヌス

Summaries …要点を覚えよう！

3-4 髄膜刺激症状

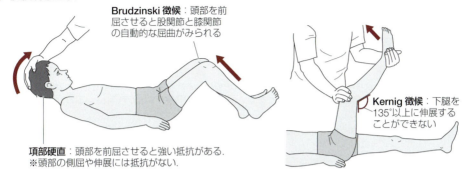

Brudzinski 徴候：頭部を前屈させると股関節と膝関節の自動的な屈曲がみられる

Kernig 徴候：下腿を 135°以上に伸展することができない

項部硬直：頭部を前屈させると強い抵抗がある．※頭部の側屈や伸展には抵抗がない．

髄膜刺激症状とは，**髄膜炎**や**くも膜下出血**などが原因となり髄膜が刺激されることできたす症状のことを指します．

▶ 項部硬直
- 検査法：背臥位にて，頭部を前方に屈曲させる．
- 所見：正常では下顎が前胸部に接するまで前屈できるが，項部硬直では前屈すると後頸部筋の筋緊張が増大し，下顎を前胸部につけることが難しい．

▶ Kernig（ケルニッヒ）徴候
- 検査法：背臥位で股関節および膝関節を 90°に曲げ，下腿を受動的に伸展させる．
- 所見：正常では下肢がほぼまっすぐに伸び，大腿と下腿の角度は 135°以上になる．下腿を持ち上げても 135°以上に伸ばすことができない場合を Kernig 徴候陽性という．

▶ Brudzinski（ブルジンスキー）徴候
- 検査法：背臥位にて，頭部を前方に屈曲させる．
- 所見：股関節と膝関節の屈曲が誘発されて両下肢が胸の方向に引き寄せられる場合を Brudzinski 徴候陽性という．

3-5 Barré（バレー）徴候

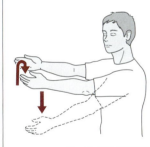

Barré テストは上肢を挙上して**軽度麻痺**による**病側上肢の落下**をみるものです．脳出血や脳梗塞などの**上位運動ニューロン障害（錐体路障害）**では Barré 徴候陽性となります．
- 検査法：立位あるいは座位で，両手掌を上にして，肘関節・手関節を伸展させた状態で手を前に出すよう指示する．
- 所見：いずれか一方に**屈曲，回内，落下**が認められれば陽性である．

Summaries …要点を覚えよう！

3-6 ▶ 不随意運動
自分の意思とは無関係に出現する異常運動のことを不随意運動といい，以下のような運動が含まれます．

▶ **振戦**
律動性があり一定の周波数をもつ規則的な不随意運動．Parkinson（パーキンソン）病では安静時に 4〜6 Hz の粗い振戦（安静時振戦）がみられる．

▶ **ジストニア**
持続性・反復性の筋緊張により，顔面，頭頸部，四肢，体幹の肢位・姿勢異常や不随意運動を生じ，随意運動が障害される．頻度の高いものとして斜頸，顔面けいれん，書痙がある．大脳基底核の障害が原因である．

▶ **アテトーゼ**
ゆっくりとした，ねじれるような不随意運動．脳性麻痺において錐体外路が障害された場合にみられる．四肢遠位部優位にみられる．

▶ **舞踏運動**
素早くなめらかな動きで，踊っているような不随意運動．四肢遠位優位にみられる．Huntington（ハンチントン）病などに特徴的である．

▶ **バリスム**
上肢または下肢を近位部から投げ出すような，大きく激しい不随意運動．視床下核の障害が原因である．

▶ **ミオクローヌス**
四肢や顔面の筋あるいは筋群が突発的に収縮することで生じる不随意運動．てんかんや代謝性脳症などでみられる．

▶ **チック**
運動チックと音声チックがある．運動チックとしてはまばたき，首振り，肩すくめ，しかめ顔などが，音声チックには咳払い，鼻すすり，ほえるなどがみられる．

3-7 ▶ 上位運動ニューロンと下位運動ニューロン

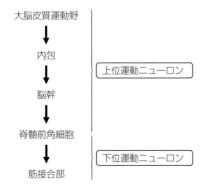

上位・下位運動ニューロンは左図の経路をたどります．
運動ニューロンが障害されると運動麻痺をきたしますが，その鑑別点は以下の表のとおりです（神経原性に加えて，筋原性も右に示しました）．

	神経原性		筋原性
	上位運動ニューロン	下位運動ニューロン	
筋緊張	亢進↑	低下↓	低下↓
深部反射	亢進↑	低下↓	低下↓
病的反射	あり	なし	なし
筋萎縮	なし	あり（遠位筋中心）	あり（近位筋中心）
筋線維束萎縮	なし	あり	なし

臨床医学 25 高次脳機能障害

問題-1 右半球の損傷で生じやすいのはどれか．2つ選べ．〔43PM087〕
1. 失読　2. 失算　3. 着衣失行　4. 手指失認　5. 半側空間無視

右半球（劣位半球）損傷の症状

❗ ここがポイント

　大脳半球の機能には左右差があります．言語的思考，論理的思考（計算など）に関与する側を**優位半球**といい，空間的能力，直感的理解，音楽的能力に関与する側を**劣位半球**といいます．優位半球は**左半球**であることが多く，右利きの人のほとんどと，左利きの人の2/3は，左半球が優位半球となっています．左右半球は**脳梁**により連結され，連携して機能しています．
　左半球（優位半球）の損傷では，①**身体部位失認**，②**観念運動失行**，③**観念失行**，④**失読**，⑤**失書**が出現しやすく，右半球（劣位半球）の損傷では，①**半側空間無視**，②**半側身体失認**，③**病態失認**，④**着衣失行**が出現しやすくなります〔**3-8**▶参照〕．

解答…3, 5

問題-2 優位半球損傷に特徴的な症状はどれか．〔45AM090〕
1. 検者が示した指先への注視運動ができず視点も定まらない．
2. 損傷した脳の反対側から呼びかけても顔面を向けられない．
3. 検者が出したジャンケンのチョキの模倣動作ができない．
4. 裏返しになった衣服を正しく着ることができない．
5. 閉眼したまま挺舌を20秒以上持続できない．

左半球（優位半球）損傷の症状

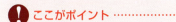
1. 検者が示した指先への注視運動ができず視点も定まらない状態（**注意持続性障害**）は，**両側前頭葉損傷**の症状である．
2. 損傷した脳の反対側から呼びかけても顔面を向けられない状態（**半側空間無視**）は**劣位半球症状**である．
3. 検者が出したジャンケンのチョキの模倣動作ができない状態（**観念運動失行**）は，**優位半球損傷**の症状である．
4. 裏返しになった衣服を正しく着ることができない状態（**着衣失行**）は，**劣位半球損傷**の症状である．
5. 閉眼したまま挺舌を20秒以上持続できない状態（**運動維持困難症**）は，**劣位半球損傷**の症状である．

❗ ここがポイント

　脳血管障害，変性疾患，頭部外傷などにより，脳が損傷を受けると，失語，失行，失認，記憶障害，注意障害などの**高次脳機能障害**が出現します．厚生労働省の「高次脳機能障害支援モデル事業」では，**記憶障害，注意障害，遂行機能障害，社会的行動障害**を高次脳機能障害と定義しています．

解答…3

問題-3 頭頂葉の病変で生じる症候はどれか．〔50AM084〕

1. 歩行失行
2. 視覚失認
3. Anton 症候群
4. Parkinson 症状
5. Gerstmann 症候群

頭頂葉の病変で生じる症状

症候（選択肢）	障害部位	概要
1. 歩行失行	両側前頭葉	下肢の運動麻痺や感覚障害がないにもかかわらず，歩行能力が低下している状態．
2. 視覚失認	後頭葉〜側頭葉にかけての腹側視覚路	視覚機能の障害がないにもかかわらず，目の前にある対象物が何かがわからない状態．左後頭葉の視覚前野から側頭葉の側頭連合野にかけての腹側視覚路が障害されると，見ただけではその物体がわからなくなる物体失認が出現し，右後頭葉の視覚前野から側頭葉の側頭連合野にかけての腹側視覚路が障害されると，家族や友人であってもその人が誰かがわからなくなる相貌失認が出現する．
3. Anton（アントン）症候群	両側後頭葉	両側の後頭葉（一次視覚野）が障害されると完全な盲（皮質盲）となるが，見えているかのようにふるまい，主張する現象（病態失認の一種）．
4. Parkinson（パーキンソン）症状	中脳の黒質	安静時振戦，筋固縮，無動，姿勢反射障害などがみられる．
5. Gerstmann（ゲルストマン）症候群	角回（左半球の頭頂-後頭葉移行部）	①失書，②失算，③手指失認，④左右失認がみられる．

解答…5

問題-4 Gerstmann 症候群に認められるのはどれか．〔51AM083〕

1. 健忘
2. 失算
3. 失構音
4. 遂行機能障害
5. 半側空間無視

Gerstmann 症候群

 ここがポイント

Gerstmann 症候群では，①失書，②失算，③手指失認，④左右失認の4徴候が認められます．

解答…2

問題-5 出血部位と出現しやすい症候群の組み合わせはどれか．〔50PM084〕

1. 被殻 —— 作話
2. 皮質下 —— 複視
3. 視床 —— 注意障害
4. 小脳 —— 反響言語
5. 橋 —— 半側空間無視

出血部位と症状

 1. 作話とは現実に存在しないことをあたかも存在しているかのように話すことを指す．記憶障害の一種で，患者は記憶が欠損した部分を作り話で埋めようとする．脳卒中，脳外傷，脳腫瘍，脳炎などで側頭葉が損傷した場合や，アルコール依存症，ビタミン B_1 欠乏症などで記銘力が障害されたときにおこる Korsakoff（コルサコフ）症候群で典型的にみられる．通常，被殻出血で作話はみられない．

2. 複視は固視している1つの物体が2つに見える病態で，動眼神経，滑車神経，外転神経の障害で引きおこされる．通常，皮質下出血で複視はみられない．
3. 視床出血では注意障害がおこりやすく，このほか出血側の縮瞳，共同偏視，慢性期には視床痛(麻痺側の手指に痛み)などが出現します．
4. 反響言語とは他の人の言葉を無意識的に反復する症状のことで，精神遅滞，統合失調症，Alzheimer(アルツハイマー)型認知症などで出現することがあります．
5. 半側空間無視は視空間失認の1つで右半球の頭頂葉に病変を生じたとき，患者は左側の空間を無視する(左側無視が圧倒的に多い)．橋出血で半側空間無視はおこらない．

解答…3

CHECK LIST

- □ 言語的思考，論理的思考(計算など)に関与する半球を何というか？
  A. 優位半球
- □ 空間的能力，直感的理解，音楽的能力に関与する半球を何というか？
  A. 劣位半球
- □ 優位半球は左右どちら側の半球であることが多いか？
  A. 左半球
- □ 左右の半球を連結しているのは？
  A. 脳梁
- □ 身体部位失認，観念運動失行，観念失行，失読，失書はどちら側の半球の損傷で出現しやすいか？
  A. 左半球(優位半球)
- □ 半側空間無視，半側身体失認，病態失認，着衣失行はどちら側の半球の損傷で出現しやすいか？
  A. 右半球(劣位半球)
- □ 注意持続性障害はどこの損傷で出現しやすいか？
  A. 両側前頭葉
- □ 損傷した脳の反対側から呼びかけても顔面を向けられない高次脳機能障害は？
  A. 半側空間無視
- □ 検者が出したジャンケンのチョキの模倣動作ができない高次脳機能障害は？
  A. 観念運動失行
- □ 裏返しになった衣服を正しく着ることができない高次脳機能障害は？
  A. 着衣失行
- □ 閉眼したまま提舌を20秒以上持続できない症状は？
  A. 運動維持困難症
- □ 歩行失行はどの領域の障害で生じやすいか？
  A. 両側前頭葉
- □ 視覚失認はどの領域の障害で生じやすいか？
  A. 後頭葉～側頭葉にかけての腹側視覚路
- □ Anton症候群はどこの領域の障害で生じやすいか？
  A. 両側後頭葉
- □ Gerstmann症候群はどこの領域の障害で生じやすいか？
  A. 角回(左半球の頭頂-後頭葉移行部)
- □ Gerstmann症候群の4徴候とは？
  A. 失書，失算，手指失認，左右失認
- □ 現実に存在しないことをあたかも存在しているかのように話すことを何という？
  A. 作話
- □ 1つの物体が2つに見える病態を何というか？
  A. 複視
- □ 注意障害，縮瞳，共同偏視がおこりやすい脳出血は？
  A. 視床出血
- □ 他の人の言葉を無意識的に反復する症状のことを何という？
  A. 反響言語

Summaries …要点を覚えよう！

3-8 大脳半球の損傷でおこる症状（高次脳機能障害）

前頭葉の損傷
- 前頭連合野の障害：**意欲低下，自発性低下，人格荒廃**など
- 運動前野の障害：熟練した運動の障害
- 一次運動野の障害：**痙性麻痺，腱反射亢進**など
- 優位半球のBroca野の障害：**運動性失語**
- 両側前頭葉の障害：**歩行失行**

頭頂葉の損傷
- 右半球頭頂葉の障害：**左側の空間無視**
- 優位半球角回の障害：**Gerstmann（ゲルストマン）症候群**
- 体性感覚野の障害：**感覚麻痺**

海馬の損傷
- **記憶障害**（特に陳述記憶の障害）

側頭葉の損傷
- 聴覚野の障害：**聴覚失認**
- 優位半球のWernicke野の障害：**感覚性失語**
- 側頭葉の損傷：**記憶障害もある**

後頭葉の損傷
- 両側後頭葉の障害：**Anton（アントン）症候群**
- 右後頭葉視覚前野の障害：**相貌失認**
- 左後頭葉視覚前野の障害：**物体失認**

▶ 用語の解説

高次脳機能障害		障害部位	症状
失語	運動性失語	優位半球の前頭葉	自発言語，復唱，音読，書字などが障害される．**Broca（ブローカ）失語**とも呼ばれる．
	感覚性失語	優位半球の側頭葉	言語理解，復唱，音読，読解，書字などが障害される．**Wernicke（ウェルニッケ）失語**とも呼ばれる．
視覚失認	半側空間無視	劣位半球の頭頂葉	非障害側の空間に注意が向かない．
	相貌失認	劣位半球の後頭葉連合野	人の顔の識別が困難になる．
	物体失認	優位半球の後頭頂葉視覚連合野	視覚によって物体を認知できず，物品の名前を呼称できず，使用法や特性を説明することもできない．
聴覚失認	純粋語聾	優位半球の側頭葉	言葉を聞いても内容が理解できない．言葉で指示をしてもできないが，文字で書くと実行できる．
	環境音失認	劣位半球（一部は優位半球）の側頭葉	環境中の音の識別ができなくなる．虫の音やサイレンの音を聞いても，それが何の音か認知できない．
	失音楽	劣位半球の側頭葉	音楽のメロディや音程が分からなくなる．

26 筋ジストロフィー

臨床医学

問題-1 Duchenne型筋ジストロフィーの筋病理所見について正しいのはどれか．2つ選べ．

〔40PM050を改変〕

1. 筋線維が筋線維束単位で萎縮する．
2. 筋線維の直径はいずれもほぼ等しい．
3. 筋線維が結合組織や脂肪組織に置換される．
4. 筋形質膜にジストロフィン蛋白がみられない．
5. リンパ球などの炎症性細胞の著しい浸潤がみられる．

Duchenne（デュシェンヌ）型筋ジストロフィーの筋病理所見

1. 筋線維束単位で萎縮がみられるのは**神経原性萎縮**である．Duchenne型筋ジストロフィーのような筋原性萎縮では，同一の神経線維束（神経筋単位）内でも，**萎縮するものとしないものがある**．
2. 筋線維単位で萎縮するため，筋線維の直径は**大小不同**である．
3. 筋線維が結合組織や脂肪組織に置換され，**仮性肥大**を呈する．
4. 筋形質膜（筋細胞膜）にあるべき**ジストロフィン蛋白が欠如**している．正常ではジストロフィン蛋白が Ca^{2+} の細胞内への流入をコントロールしている．
5. リンパ球などの炎症性細胞の著しい浸潤はみられない．この疾患では，Ca^{2+} 依存性の蛋白分解酵素が活性化し，筋細胞が**壊死**をおこす．

ここがポイント

筋の体積が病的に減少することを**筋萎縮**といいます．筋萎縮には，①筋を支配する神経の障害に起因する**神経原性筋萎縮**（筋萎縮性側索硬化症など）と，②筋の障害に起因する**筋原性萎縮**（Duchenne型筋ジストロフィーなど）の2種類があります．神経原性筋萎縮では，**障害された神経の支配領域のすべての筋線維が萎縮します**が（**群集萎縮**），筋原性萎縮では個々の筋線維が変性し，萎縮するため，1つの神経筋単位内でも萎縮する筋線維と萎縮しない筋線維が混在します．
Duchenne型筋ジストロフィーの筋生検では，①**筋線維の大小不同**，②**ジストロフィー変化**（筋線維の円形化，壊死・再生，間質の結合組織増加）がみられます．

解答…3，4

問題-2 Duchenne型筋ジストロフィーの特徴で正しいのはどれか．〔50PM092〕

1. 下肢筋力が上肢筋力より早く低下する．
2. 出生時から筋緊張低下がみられる．
3. 15～20歳で歩行不能となる．
4. 常染色体劣性遺伝である．
5. ミオトニア現象を認める．

Duchenne型筋ジストロフィーの特徴

1. **下肢筋力**が上肢筋力より早く低下する（上肢機能は比較的保たれる）．
2. 出生時から筋緊張低下がみられるのは，**先天性筋ジストロフィー**，**先天性ミオパチー**（ミトコンドリア脳筋症）である．

3. 10歳前後で歩行不能となることが多い．
4. X染色体連鎖である．
5. ミオトニア現象は認められない．ミオトニア現象(筋細胞膜の被刺激性がみられ，刺激により収縮がおこりやすく，弛緩しにくい状態)は筋強直性ジストロフィーの特徴である．

解答…1

問題-3 Duchene型筋ジストロフィーで頻度が低いのはどれか．〔44PM088〕
1. 兄弟発症
2. 呼吸不全
3. 心機能障害
4. 胸腰椎の変形
5. 脳萎縮

Duchene型筋ジストロフィーの症状

1. 遺伝形式がX染色体連鎖であり，男児の兄弟発症頻度が高い．
2. 進行すると呼吸筋の筋力低下により呼吸不全が生じる．
3. 進行すると心筋が侵され，心機能障害がみられる．
4. 体幹筋の筋力低下により腰胸椎の変形が出現する．
5. 脳萎縮や中枢神経系形態異常はみられない．

解答…5

問題-4 Duchenne型筋ジストロフィーについて正しいのはどれか．〔47AM091〕
1. 横隔神経麻痺を生じる．
2. 閉塞性換気障害を生じる．
3. 側弯症は呼吸機能に影響しない．
4. 呼吸障害ではPaCO$_2$が上昇する．
5. 呼吸不全は5歳以下から生じることが多い．

Duchenne型筋ジストロフィーの呼吸障害①

1. 筋原性疾患であり，横隔膜の変性はみられるが横隔神経麻痺はみられない．
2. 拘束性換気障害を生じる．
3. 側弯症は呼吸機能に影響を与える．
4. 呼吸障害では動脈血二酸化炭素分圧(PaCO$_2$)が上昇する．
5. 呼吸不全は10歳代後半から生じる．

❗ ここがポイント
Duchenne型筋ジストロフィーでは，体幹筋の筋力低下により胸腰椎の変形が出現します．また，呼吸筋の筋力低下により呼吸不全が生じます．Duchenne型筋ジストロフィーにみられるのは拘束性換気障害です．

解答…4

問題-5 Duchenne型筋ジストロフィーの呼吸障害について正しいのはどれか．〔53AM091〕
1. 咳をする力は保たれる．
2. 口すぼめ呼吸が有効である．
3. 側弯症は呼吸機能に影響しない．
4. 動脈血二酸化炭素分圧が上昇する．
5. 呼吸不全は5歳以下から生じることが多い．

Duchenne 型筋ジストロフィーの呼吸障害 ②

1. 咳をする力は**低下**する．
2. **拘束性換気障害**がみられるため，閉塞性障害で有効な**口すぼめ呼吸は有効ではない**．
3. 側弯症は呼吸機能に影響を与える．
4. 呼吸障害では**動脈血二酸化炭素分圧（$PaCO_2$）が上昇**する．
5. 呼吸不全は 10 歳代後半から生じる．

ここがポイント

Duchenne 型筋ジストロフィーの呼吸障害（拘束性換気障害）では，①**胸郭コンプライアンスの低下**，②**肺気量の減少**，③**深呼吸とあくびの減弱**，④呼吸筋力が正常の 30% 以下に低下した際にみられる**高二酸化炭素血症（$PaCO_2$ の上昇）**が認められます．

解答…4

問題 - 6 筋ジストロフィーで正しいのはどれか．2 つ選べ．〔42PM086〕

1. Duchenne 型は男児に発症する．
2. Duchenne 型では心筋障害は稀である．
3. 肢帯型は常染色体優性遺伝である．
4. 顔面肩甲上腕型は仮性肥大が特徴である．
5. 先天性筋ジストロフィー（福山型）は精神遅滞を伴う．

他の筋ジストロフィー

1. Duchenne 型は**男児**に発症する．
2. Duchenne 型では**心筋障害**を合併することが**多い**．
3. 肢帯型は**常染色体優性または劣性遺伝**である．
4. 仮性肥大は **Duchenne 型**の特徴である．顔面肩甲上腕型は**常染色体優性遺伝**であり，① 顔面・肩甲・上腕筋の筋萎縮・筋力低下，② ミオパチー様顔貌，③ 翼状肩甲，④ 上肢挙上困難を特徴とする．
5. 先天性筋ジストロフィー（福山型）は**高度の知能障害（精神遅滞）**を伴う．

ここがポイント

筋ジストロフィーにはいくつかのタイプがあります．主なタイプの特徴については **3-9** を参照してください．

解答…1, 5

問題 - 7 筋疾患で正しいのはどれか．〔45PM084 を一部改変〕

1. Duchenne 型ジストロフィーは中枢神経系形態異常を伴う．
2. Becker 型ジストロフィーは 5 歳までに発症する．
3. 顔面肩甲型ジストロフィーは腰殿部の筋から発症する．
4. 筋強直性ジストロフィーはミオトニアがみられる．
5. 肢帯型ジストロフィーはミオパチー顔貌がみられる．

筋ジストロフィーの分類

1. Duchenne 型ジストロフィーは中枢神経系形態異常を伴わない.
2. Becker（ベッカー）型ジストロフィーは小児期〜成人期(5〜45歳，平均 12 歳)までに発症する.
3. 顔面肩甲上腕型ジストロフィーはその名のとおり主に顔面と肩周囲筋が障害される. 腰殿部の筋から発症するのは Duchenne 型ジストロフィーである.
4. 筋強直性ジストロフィーはミオトニア(筋緊張症)がみられる. ミオトニアは筋が弛緩しにくい状態である.
5. 肢帯型ジストロフィーは上下肢の近位筋が障害される. ミオパチー顔貌がみられるのは顔面肩甲上腕型ジストロフィーである.

!ここがポイント
ミオパチーは骨格筋の障害であり，原因が筋にあり，神経によるもの(ニューロパチー)ではない疾患の総称です. 筋自体に異常がある筋疾患(筋ジストロフィー)と，神経筋接合部に異常がある神経筋接合部疾患(重症筋無力症など)に大別されます.

解答…4

問題-8 筋強直性ジストロフィーで誤っているのはどれか.〔作成問題〕
1. 常染色体優性遺伝である.
2. 20〜30 歳代に好発する.
3. ミオトニア現象がみられる.
4. 遠位筋に優位な筋力低下がみられる.
5. 嚥下障害はみられない.

筋強直性ジストロフィーの特徴

1. 常染色体優性遺伝である.
2. 20〜30 歳代に好発する(男性にやや多い).
3. ミオトニア現象(収縮した筋が弛緩しにくい現象)がみられる(例：手を握ると開きにくい，舌を叩くとクローバー状に変形する).
4. 全身の筋力低下・筋萎縮がみられる(遠位筋に優位にみられる).
5. 嚥下障害・構音障害がみられる(咽頭筋，喉頭筋の障害，食道の拡張).

!ここがポイント
筋強直性ジストロフィーは，常染色体優性遺伝であり，成人の遺伝性ミオパチーで最も多い疾患です(10 万人に 5 人が発症). 主症状は，① 収縮した骨格筋が弛緩しくくなる現象(ミオトニア現象)と，② 遠位筋優位の筋力低下・筋萎縮ですが，ほかにも次のような多彩な症状が出現します.
① ミオトニア：収縮した筋が弛緩しにくい現象. 筋細胞膜の被刺激性により，刺激により収縮がおこりやすく，弛緩しにくい状態である.
・舌の叩打ミオトニア ⇒ クローバー状舌(舌を叩くとクローバー状に変形する)
・母指球の叩打ミオトニア(母指球を叩くと母指球筋が収縮する)
・把握ミオトニア(手を握ると開きにくい)
  ⇒ 針筋電図でミオトニア放電(急降下爆撃音)がみられる.

② 全身の筋萎縮・筋力低下
　・四肢遠位筋優位の筋萎縮(例:下垂足)
　・胸鎖乳突筋の筋萎縮
③ <u>斧様顔貌</u>：顔面筋・側頭筋・咬筋の萎縮，頭蓋骨の肥厚
④ 前頭部若禿
⑤ 嚥下障害・構音障害：咽頭筋，喉頭筋の障害，食道の拡張
⑥ 心伝導障害(房室ブロックなど)，心筋障害
⑦ 多発性内分泌障害：耐糖能異常，脂質異常症，性腺・甲状腺・副腎・下垂体の機能低下
⑧ 中枢神経(精神)症状：認知症，性格変化，病識の欠如，傾眠
⑨ 眼症状：白内障，網膜変性症
⑩ その他：糖尿病，易感染性，腹痛・胃腸症状

解答…5

問題-9 筋強直性ジストロフィーにみられるのはどれか．2つ選べ．〔50AM092を改変〕

1. 痙縮　　2. 下垂足　　3. 斧様顔貌
4. ジストニア　　5. 有痛性けいれん

筋強直性ジストロフィーの症状

1. 痙縮はみられない．
2. 遠位筋に優位な筋力低下がみられ，<u>下垂足</u>が出現する．
3. <u>斧様顔貌</u>(顔面筋，側頭筋，咬筋の萎縮と頭蓋骨の肥厚のため，顔の下半分が細く，前頭部が突出し，前から見たときに斧の形に似ている)がみられる．
4. ジストニアはみられない．
5. 有痛性けいれんはみられない．

❗ ここがポイント
筋強直性ジストロフィーは基本的には無治療ですが，ミオトニアが強い場合は<u>フェニトイン</u>などが投与されます．

解答…2, 3

問題-10 福山型筋ジストロフィーについて正しいのはどれか．〔51AM090〕

1. 男児のみに発症する．
2. 初発症状は3歳前後でみられる．
3. 精神遅滞はDuchenne型に比べて少ない．
4. 発症頻度はDuchenne型に比べて少ない．
5. 15歳以降も歩行が可能であることが多い．

先天性筋ジストロフィー(福山型筋ジストロフィー)

1. <u>常染色体劣性遺伝</u>で，<u>男女に発症</u>する．
2. <u>生後〜乳児期早期</u>に，<u>筋緊張低下</u>，<u>筋力低下</u>などの初発症状が出現する．
3. 全例に<u>高度の知能障害(精神遅滞)</u>がみられる．
4. 発症頻度はDuchenne型に比べて少ない．発症頻度が最も多いのは<u>Duchenne型</u>である(男児3,000〜3,500人に1人の割合で発症)．

5. 歩行が可能となる良性型は少なく，歩行は獲得できないことが多い．20歳を超えて生存することは少なく，肺炎，心不全，呼吸不全が原因で死亡することが多い．

> **ここがポイント**
> 先天性筋ジストロフィー(福山型/非福山型)は，**常染色体劣性遺伝**で，**生後～乳児期早期**に**筋緊張低下，筋力低下**で発症します．徐々に進行し，①**全身の筋萎縮**，②**関節拘縮**，③**高度の知能障害(精神遅滞)**，④**中枢神経障害**がみられます．多くは**10歳前後**で死亡します．

解答…4

問題-11 平均的な発症年齢が最も低いのはどれか．〔52AM089〕
1. 筋強直性ジストロフィー
2. 福山型筋ジストロフィー
3. Becker型ジストロフィー
4. Duchenne型ジストロフィー
5. 顔面肩甲上腕型筋ジストロフィー

筋ジストロフィーの発症年齢

> **ここがポイント**
> 平均的な発症年齢が最も低いのは**福山型筋ジストロフィー**で，**生後～乳児期早期**に発症します．

解答…2

CHECK LIST

- 神経原性筋萎縮の特徴は？
  A. 群集萎縮
- Duchenne型筋ジストロフィーの筋形質膜(筋細胞膜)に欠如しているのは？
  A. ジストロフィン蛋白
- Duchenne型筋ジストロフィーの筋生検の特徴は？
  A. ①筋線維の大小不同，②ジストロフィー変化(筋線維の円形化，壊死・再生，間質の結合組織増加)
- Duchenne型筋ジストロフィーで歩行不能となるのはいつごろ？
  A. 10歳前後
- Duchenne型筋ジストロフィーで呼吸不全が生じるのはいつごろ？
  A. 10歳代後半
- Duchenne型筋ジストロフィーの呼吸障害は？
  A. 拘束性換気障害，$PaCO_2$が上昇する
- Becker型筋ジストロフィーの発症時期は？
  A. 小児期～成人期(5～45歳，平均12歳)
- 筋線維が結合組織や脂肪組織に置換されて肥大した状態を何という？
  A. 仮性肥大
- 筋細胞膜の被刺激性がみられ，刺激により収縮がおこりやすく，弛緩しにくい状態を何という？
  A. ミオトニア現象
- 出生時から筋緊張低下がみられるのは？
  A. 先天性筋ジストロフィー
- ミオトニア現象を特徴とするのは？
  A. 筋強直性ジストロフィー
- 顔面・肩甲・上腕筋の筋萎縮・筋力低下を特徴とするのは？
  A. 顔面肩甲上腕型ジストロフィー
- 上下肢の近位筋が障害されるのは？
  A. 肢帯型ジストロフィー
- ミオパチー顔貌がみられるのは？
  A. 顔面肩甲上腕型ジストロフィー
- 遠位筋の筋力低下が優位なのは？
  A. 筋強直性ジストロフィー
- 遺伝性ミオパチーで最も多いのは？
  A. 筋強直性ジストロフィー

- [ ] 針筋電図でミオトニア放電(急降下爆撃音)がみられるのは？
    A. 筋強直性ジストロフィー
- [ ] 高度の知能障害(精神遅滞)を特徴とするのは？
    A. 先天性筋ジストロフィー
- [ ] 中枢神経障害を特徴とするのは？
    A. 先天性筋ジストロフィー
- [ ] 発症頻度が最も多いのは？
    A. Duchenne型筋ジストロフィー
- [ ] 歩行が獲得できないことが多いのは？
    A. 先天性筋ジストロフィー
- [ ] 平均的発症年齢が最も低いのは？
    A. 先天性筋ジストロフィー(福山型筋ジストロフィー)

Summaries …要点を覚えよう！

3-9 筋ジストロフィーのタイプ

	Duchenne(デュシェンヌ)型	Becker(ベッカー)型	肢帯型	顔面肩甲上腕型
発症年齢	1歳半〜5歳	小児期〜成人期	4〜5歳	小学校高学年〜30歳
遺伝形式	X染色体連鎖	X染色体連鎖	常染色体優性/劣性遺伝	常染色体優性遺伝
仮性肥大	+++	+++	++	稀
知能障害	±	−	±	−
心筋障害	心筋症	心筋症	心筋症	心伝導障害
歩行不能となる時期	8〜15歳	15歳以降	さまざま	10歳〜成人
罹患筋	近位, 腰帯	近位, 腰帯	近位	顔面, 上腕, 肩甲

臨床医学 27 多発性硬化症

問題-1 多発性硬化症について正しいのはどれか．2つ選べ．〔47PM089〕
1. 男性に多い．
2. 発症は50歳代に多い．
3. 脱髄病変がみられる．
4. 視力低下が出現する頻度が高い．
5. 運動負荷に制限を設ける必要はない．

多発性硬化症①

1. **女性**に多い（男女比は1：2〜3）．
2. **15〜50歳**の**女性**に多い（ピークは20歳代後半）．
3. 中枢神経系の**白質**に**炎症性脱髄病変**がみられる．
4. **視神経**が障害され，**視力低下**が出現することが多い．
5. 感染，過労，ストレスが誘因となり，再発することがあるので，<u>運動負荷に制限を設ける必要がある</u>．

⚠ ここがポイント

多発性硬化症は，中枢神経系の**白質**に複数の**脱髄病変**が出現し（**空間的多発性**），経過のなかで多くの症状が出現し（**時間的多発性**），再発と寛解を繰り返しながら徐々に悪化する疾患です．原因は明確ではありませんが，**自己免疫**が関与した炎症が生じていると考えられています．炎症後は**グリア線維**が増加し，瘢痕・硬化がみられます（硬化症の名前の由来）．主として中枢神経系（大脳，小脳，脳幹，脊髄）が障害されますが，末梢神経では**視神経**が障害されます．

解答…3，4

問題-2 多発性硬化症について正しいのはどれか．〔44PM087〕
1. 高齢者に多い．
2. 脱髄が主病変である．
3. 症状に日内変動がみられる．
4. 初発症状として眼瞼下垂が多い．
5. 脳神経では聴覚が障害されやすい．

多発性硬化症②

1. **15〜50歳**の**女性**に多い．
2. 中枢神経系の**脱髄病変**が特徴である．
3. 症状の日内変動はみられないが，経過のなかで症状の**再発**と**寛解**がみられ，徐々に増悪する．
4. 初発症状は，急激な**視力低下（球後神経炎）**であることが多い．
5. 脳神経では**視覚（視神経）**が障害されやすい．

ここがポイント

多発性硬化症では中枢神経の髄鞘を構成する**オリゴデンドログリア**が障害され，末梢神経の髄鞘を構成するSchwann（シュワン）細胞は障害されません．しかし，視神経の髄鞘はオリゴデンドログリアで構成されるため，例外的に末梢神経に分類される視神経も障害されることになります．

多発性硬化症は，**空間的・時間的多発性**を特徴とし，病変部位により，視力低下，構音障害，嚥下障害，運動麻痺，感覚障害，小脳性運動失調，膀胱直腸障害がみられます〔**3-10** 参照〕．

解答…2

問題 - 3 多発性硬化症で正しいのはどれか．〔42PM085 を一部改変〕
1. 段階状に増悪する．
2. 温熱によって症状が悪化する．
3. 深部腱反射が消失する．
4. 50〜60 歳代で好発する．
5. 女性より男性に多く発症する．

多発性硬化症 ③

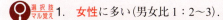
1. **再発**と**寛解**を繰り返しながら，徐々に進行する．
2. 温熱によって症状が悪化する **Uhthoff（ウートフ）徴候**がみられる．
3. 錐体路が障害されると**深部腱反射**が**亢進**する．
4. **15〜50 歳の女性**に多い．ピークは 20 歳代後半である．
5. 男性よりも**女性**に多く発症する．

ここがポイント

長時間の入浴，炎天下の外出，感冒や運動などで体温が上昇すると，視力低下，筋力低下，疲労感，しびれなどの症状が発現または増悪する現象を **Uhthoff 徴候**といいます．

解答…2

問題 - 4 多発性硬化症について正しいのはどれか．〔52AM090〕
1. 女性よりも男性に多い．
2. 再発と寛解を繰り返す．
3. 発症は 50 歳以上が多い．
4. 後遺障害を残すことは稀である．
5. 白色人種に比べて黄色人種に多い．

多発性硬化症 ④

1. **女性**に多い（男女比 1：2〜3）．
2. **再発**と**寛解**を繰り返しながら，徐々に進行する．
3. **15〜50 歳の女性**に好発する（20 歳代後半が最も多い）．
4. 後遺障害を残すことは<u>稀ではない</u>．
5. **白色人種**に多く，黒色人種，黄色人種は少ない．

解答…2

問題 - 5 多発性硬化症に特徴的な**痛み**はどれか．**2 つ選べ**．〔43PM064〕
1. テタニー様けいれんに伴って生じる四肢の放散痛
2. 頭部前屈に伴って生じる背部下方への電撃痛
3. 食後に生じる胸背部鈍痛
4. 上肢と手指の発赤を伴った疼痛
5. 歩行を困難にするしびれを伴う下肢の疼痛

多発性硬化症の症状①

ここがポイント

多発性硬化症では，① テタニー様けいれんに伴って生じる四肢の放散痛（有痛性強直性けいれん）と② 頭部前屈に伴って生じる背部下方への電撃痛が生じる Lhermitte（レルミット）徴候，③ 体温が上昇すると視力低下，筋力低下，疲労感，しびれなどの症状が発現または増悪する現象（Uhthoff 徴候）がみられます．

解答…1, 2

問題-6 脊髄小脳変性症にみられにくく，多発性硬化症に特徴的なのはどれか．〔47AM089〕

1. 痙縮　　　2. 運動失調　　　3. 嚥下障害
4. 構音障害　　5. 有痛性けいれん

多発性硬化症の症状②

ここがポイント

多発性硬化症に特徴的なのは，① 有痛性けいれん，② Lhermitte 徴候，③ Uhthoff 徴候です．

解答…5

CHECK LIST

- □ 多発性硬化症の好発年齢と性別は？
  - A. 15〜50 歳の女性に好発
- □ 男女比は？
  - A. 1：2〜3
- □ 発病しやすい人種は？
  - A. 白色人種
- □ どこの，どのような病変？
  - A. 中枢神経系の白質の炎症性脱髄病変
- □ 末梢神経で障害されるのは？
  - A. 視神経
- □ 再発の誘因となるのは？
  - A. 感染，過労，ストレス
- □ 病変出現の特徴は？
  - A. 空間的多発性と時間的多発性
- □ 炎症後の瘢痕・硬化は何の増加による？
  - A. グリア線維（グリオーシス）
- □ 症状の経過の特徴は？
  - A. 再発と寛解がみられ，徐々に増悪（進行）
- □ 初発症状は？
  - A. 急激な視力低下（球後神経炎）
- □ 末梢神経の髄鞘を構成するのは？
  - A. Schwann 細胞
- □ 中枢神経の髄鞘を構成するのは？
  - A. オリゴデンドログリア
- □ 視神経の髄鞘を構成するのは？
  - A. オリゴデンドログリア
- □ 体温上昇によって症状が悪化する徴候は？
  - A. Uhthoff 徴候
- □ 深部腱反射はどうなる？
  - A. 錐体路が障害されると亢進
- □ テタニー様けいれんに伴って生じる四肢の放散痛のことを？
  - A. 有痛性強直性けいれん
- □ 頭部前屈に伴って生じる背部下方への電撃痛が生じる徴候は？
  - A. Lhermitte 徴候
- □ 慢性期に脱髄部位に浸潤増殖するのは？
  - A. アストロサイト

Summaries …要点を覚えよう！

3-10 多発性硬化症

▶ 病態・特徴
　多発性硬化症は，リンパ球が中枢神経系の髄鞘を構成する**オリゴデンドログリア**を障害する自己免疫疾患．中枢神経系（脳，脊髄）の白質に脱髄性病変が多発し（**空間的多発**），さらに症状が再発・寛解を繰り返す（**時間的多発**）ことも特徴的．慢性期にはこの脱髄部位に**アストロサイト**が浸潤増殖して**グリオーシス**を形成し瘢痕・硬化をきたします．脳神経のなかでは発生学的に中枢神経系とみなせる**視神経**が障害されます．

▶ 症状
病変部位により，以下のような症状をきたします．
- 視神経の障害：**視力低下**
- 疑核の障害：**構音障害，嚥下障害**
- 錐体路の障害：**運動麻痺**
- 内側毛帯や視床放線の障害：**感覚障害**
- 小脳の障害：**小脳性運動失調**
- 仙髄オヌフ核の障害：**膀胱直腸障害**

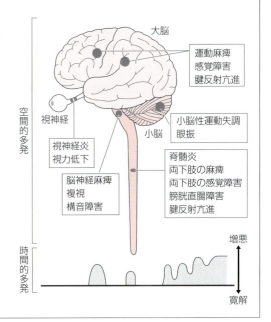

28 Parkinson 病

問題 - 1 Parkinson 病について正しいのはどれか. 〔53PM088〕
1. 喫煙者に多い.
2. 再発と寛解とを繰り返す.
3. 孤発性症例が家族性症例より多い.
4. 30〜40 歳代での発症が最多である.
5. わが国の有病率は Alzheimer 病より多い.

Parkinson（パーキンソン）病

1. 喫煙とは無関係である.
2. 進行性の疾患である.
3. 家族性症例より孤発性症例が多い.
4. 50〜70 歳代に好発する.
5. わが国の有病率は Alzheimer 病のほうが高い.

ここがポイント

Parkinson 病では，① 安静時振戦（手が震える），② 無動・寡動（動けない，動作が遅い），③ 固縮（筋がこわばる），④ 姿勢反射障害（前かがみ姿勢，立ち直り反応の障害）の四大症状がみられます〔 参照〕.

解答…3

問題 - 2 Parkinson 病で誤っているのはどれか. 〔40PM079〕
1. 起立性低血圧がみられる.
2. 小字症が認められる.
3. 振戦は運動によって増悪する.
4. 方向転換が困難になる.
5. 立ち直り反応が障害される.

Parkinson 病の症状・徴候 ①

1. 起立性低血圧のような自律神経症状がみられる.
2. 字が次第に小さくなる小字症が認められる．字が次第に大きくなる大字症は失調症の症状である.
3. 安静時振戦が認められる．運動によって増悪する企図振戦は失調症の症状である.
4. 方向転換が困難になる（姿勢反射障害）.
5. 立ち直り反応が障害される（姿勢反射障害）.

解答…3

問題 - 3 Parkinson 病で誤っているのはどれか. 〔41PM086 を改変〕
1. 固縮
2. 病的反射
3. 安静時振戦
4. 仮面様顔貌
5. 寡動

Parkinson 病の症状・徴候 ②

1. 固縮がみられ，他動運動時に，**鉛管現象**(可動域を通して一定の抵抗がある)や**歯車現象**(断続的な抵抗がある)がみられる．
2. **錐体外路症状**が主体で，病的反射，腱反射亢進のような**錐体路症状**はみられない．
3. 安静時に手が震える**安静時振戦**が認められる．
4. 無表情で，一点を見つめるような**仮面様顔貌**がみられる．
5. 動作が緩慢となる**寡動**がみられる．

ここがポイント

Parkinson 病では，動作が緩慢になる**寡動**(重度な場合を**無動**という)，**仮面様顔貌**(無表情で，一点を見つめる)，**小字症**(次第に字が小さくなる)，**小声**(声が小さくなる)がみられます．

解答…2

問題-4 Parkinson 病の症状，徴候について正しいのはどれか．〔49PM089〕
1. 企図振戦
2. アテトーゼ
3. Myerson 徴候
4. ミオクロニー発作
5. 折りたたみナイフ現象

Parkinson 病の症状・徴候 ③

1. 企図振戦ではなく，**安静時振戦**がみられる．
2. アテトーゼは大脳基底核の障害による**上下肢のくねるような不随意運動**で，**脳性麻痺**，**Wilson(ウィルソン)病**などでみられる．
3. **Myerson(マイアーソン)徴候**がみられる．
4. ミオクロニー発作はみられない．
5. 折りたたみナイフ現象は**錐体路障害**でみられる．錐体外路障害である Parkinson 病では**鉛管現象**や**歯車現象**がみられる．

ここがポイント

眉間を繰り返し叩打すると，健常者では**瞬目反射**が数回で止まるが，Parkinson 病では長時間持続します．このような現象を **Myerson 徴候**といいます．

ミオクロニー発作は，新生児から小児期に好発する，身体の一部(顔面，四肢，体幹)または全身にみられる突然の瞬間的筋収縮をいいます．軽度の意識障害を伴うこともあり，光刺激に誘発されることが多い発作です．乳児期重症ミオクロニーてんかん，若年性ミオクロニーてんかん，Lennox-Gastaut(レンノックス・ガストー)症候群，ミオクロニー欠神てんかんなどでみられます．

企図振戦は，手足などを目標に近づけようとするとき，目標に近づくほど振戦が大きくなる**運動終期振戦**で，**歯状核から上小脳脚を通る小脳遠心路の障害**により生じます．

解答…3

問題-5 Parkinson 病で正しいのはどれか．2つ選べ．〔42PM083〕
1. 眼振が出現する．
2. 立ち直り反応が低下する．
3. 下肢ミオクローヌスが頻発する．
4. 運動によって振戦が増悪する．
5. 初期症状は一側性に出現する．

Parkinson 病の症状・徴候 ④

1. 眼振は出現しない．
2. 立ち直り反応が低下する(姿勢反射障害)．
3. 下肢ミオクローヌスはみられない．
4. 安静時振戦がみられる．
5. 初期症状は一側上肢または一側下肢に出現する．

解答…2, 5

問題-6 Parkinson 病で認められるのはどれか．2つ選べ．〔45AM092〕
1. 反張膝　　　　2. 前傾姿勢　　　　3. 突進歩行
4. 大殿筋歩行　　5. はさみ足歩行

Parkinson 病の症状・徴候 ⑤

1. 膝関節は屈曲位となり，反張膝は認められない．
2. 姿勢反射障害がみられ，前傾姿勢が認められる．
3. 突進歩行(突進現象，加速歩行)がみられる．
4. 大殿筋歩行は認められない．大殿筋歩行は大殿筋の筋力低下がみられる場合に出現する跛行である．
5. はさみ足歩行はみられない．はさみ足歩行(シザース歩行)は痙性対麻痺など股関節内転筋群に痙縮がある場合にみられる．

❗ ここがポイント ………………………………………………………………………………………
　Parkinson 病では，歩こうとするとすくみ足，小刻み歩行がみられ，歩き出すと止まらなくなります(加速歩行，突進現象，突進歩行)．

解答…2, 3

Parkinson病

CHECK LIST

- ☐ 家族性症例と孤発性症例，多いのは？
  - A. 孤発性症例
- ☐ 好発年齢は？
  - A. 50～70歳代
- ☐ Parkinson病とAlzheimer病，わが国の有病率が高いのは？
  - A. Alzheimer病
- ☐ 安静時に手が震える症状は？
  - A. 安静時振戦
- ☐ 動けない，動作が遅いという症状は？
  - A. 無動・寡動
- ☐ 筋がこわばる症状は？
  - A. 固縮
- ☐ 前かがみ姿勢や方向転換が困難である障害は？
  - A. 姿勢反射障害
- ☐ 起立性低血圧のような自律神経症状は？
  - A. みられる
- ☐ 次第に字が小さくなる症状は？
  - A. 小字症
- ☐ 他動運動で可動域を通して一定の抵抗がある現象は？
  - A. 鉛管現象
- ☐ 他動運動時に断続的な抵抗がある現象は？
  - A. 歯車現象
- ☐ 無表情で，一点を見つめる特徴的な症状は？
  - A. 仮面様顔貌
- ☐ 眉間を繰り返し叩打すると，瞬目反射が持続する徴候は？
  - A. Myerson徴候
- ☐ 初期症状はどこに出現する？
  - A. 一側上肢または一側下肢
- ☐ 歩き出すと止まらなくなる現象は？
  - A. 加速歩行，突進現象（突進歩行）
- ☐ 脳のどこの部分の神経細胞の変性か？
  - A. 中脳の黒質
- ☐ 分泌が低下しているのは？
  - A. ドパミン
- ☐ どのような治療が行われる？
  - A. レボドパ（L-dopa）によるドパミン補充，ドパミン受容体刺激薬の使用，脳深部刺激療法など
- ☐ レボドパの長期使用により勝手に手足や身体が動く不随意運動は？
  - A. ジスキネジア
- ☐ レボドパの長期使用により薬効時間が徐々に短縮することを何という？
  - A. wearing-off

Summaries …要点を覚えよう！

3-11 Parkinson（パーキンソン）病

▶ 病態・特徴

Parkinson病は中脳にある**黒質**の神経細胞が変性し，**ドパミン**の分泌が減少することで，**動作緩慢**や**固縮**などの症状を呈する疾患です．ドパミンには随意運動に関与する**アセチルコリン**が過剰とならないよう抑制する働きもありますが，Parkinson病患者ではこの抑制が効かなくなり，**安静時振戦**がみられるようになります．

▶ 症状

Parkinson病では錐体外路症状として，①**安静時振戦**（手が震える），②**無動・寡動**（動けない，動作が遅い），③**固縮**（筋がこわばる），④**姿勢反射障害**（前かがみ姿勢）の四大症状が出現します．また，Parkinson病患者は姿勢反射障害の影響によって，歩行時に**突進現象**や**加速歩行**（体勢を立て直すことができずに小走りになったり，倒れたりする）がみられます．

これらの錐体外路症状に加えて，**自律神経症状**（便秘，排尿障害，起立性低血圧，脂漏性皮膚）や**精神症状**（抑うつ，不安，認知症，睡眠障害）も出現します．

▶ 治療

治療には**レボドパ（L-dopa）**によるドパミン補充やドパミン受容体刺激薬の使用，脳深部刺激療法などが行われます．なお，レボドパを長期使用すると**ジスキネジア**（勝手に手足や身体が動く不随意運動）や**wearing-off**（薬効時間が徐々に短縮すること）などの症状が出現します．

29 Guillain-Barré 症候群

問題-1 Guillain-Barré 症候群について正しいのはどれか．2つ選べ．〔46PM090〕
1. 罹患した部位に痙縮がみられる．
2. ウイルス感染が先行することが多い．
3. 軸索変性型は脱髄型よりも予後がよい．
4. 蛋白が高値で細胞増加がない髄液所見を伴う．
5. 症状は数か月かけて徐々に進行することが多い．

Guillain-Barré（ギラン・バレー）症候群 ①

1. 末梢神経障害による**弛緩性運動麻痺**がみられ，痙縮はみられない．
2. **細菌・ウイルス**感染が先行することが多い（約70％）．病原体として *Campylobacter jejuni*（カンピロバクター・ジェジュニ）が最も多い．発症の1〜3週間前に上気道感染や下痢がみられることが多い．
3. 軸索変性型は脱髄型よりも予後が**不良**である．軸索変性型では回復に1年以上かかることもある．
4. 蛋白が高値で細胞増加がない髄液所見（**髄液の蛋白細胞解離**）を伴う．
5. 下肢筋や近位筋の脱力が**数日〜4週間で急激に進行**することが多い．

> ⚠️ **ここがポイント**
> Guillain-Barré 症候群は代表的な免疫・炎症性ニューロパチーであり，急性の**弛緩性運動麻痺**を主徴とします．自己免疫反応により末梢神経の**髄鞘（Schwann 細胞）**や**軸索**が障害されます．多くは自然回復しますが，重篤化することもあります．小児〜成人にみられ，性差はみられません〔 3-12 ▶参照〕．

解答…2, 4

問題-2 Guillain-Barré 症候群について正しいのはどれか．〔50AM093〕
1. 顔面神経麻痺から発症する． 2. 髄液中の蛋白が上昇する．
3. 自律神経障害はみられない． 4. 呼吸筋麻痺はみられない．
5. 再発と寛解とを繰り返す．

Guillain-Barré 症候群 ②

1. 下肢の軽度のしびれで発症し，上行する左右対称性の**弛緩性麻痺**がみられる．
2. 髄液中の細胞数は変わらないが，**蛋白**が増加する（**髄液の蛋白細胞解離**）．
3. 自律神経障害を伴うことがある．重症例では自律神経障害による**血圧**や**脈拍**の異常が死因となることもある．
4. 体幹筋（呼吸筋）が障害され，**呼吸困難**となることもある．重症例では**人工呼吸器管理**となる．
5. 予後良好で**約85％**は数か月〜1年以内に自然回復する．

解答…2

問題-3 Guillain-Barré症候群について正しいのはどれか．〔51PM089〕
1. 高頻度に再発する．
2. 痙性麻痺が中核症状である．
3. 運動麻痺は一側性に進行する．
4. 髄液に異常所見が認められる．
5. ステロイドパルス療法が有効である．

Guillain-Barré症候群 ③

1. 再発率は2〜5%程度である．
2. **弛緩性運動麻痺**が中核症状である．
3. 麻痺は下肢から**上行性**かつ**左右対称性**に広がり，上肢や頭部に及ぶこともある．
4. 髄液中の細胞数は変わらないが，**蛋白**が増加する蛋白細胞解離が認められる．
5. ステロイド内服またはステロイドパルス療法の有効性は否定されている．有効性が確認されている治療は，**単純血漿交換療法**と**免疫グロブリン大量静注療法**である．

解答…4

問題-4 Guillain-Barré症候群について正しいのはどれか．〔53AM090〕
1. 50%以上で再発する．
2. 脱髄型と軸索型がある．
3. アルコール多飲が原因である．
4. ビタミンB₁欠乏によっておこる．
5. 歩行可能まで回復する症例は25%以下である．

Guillain-Barré症候群 ④

1. 再発するのは**2〜5%**である．
2. 髄鞘が一次的に障害される**脱髄型**と，軸索が一次的に障害される**軸索型**がある．
3. アルコール多飲が原因ではない．原因は明らかではない．細菌・ウイルスなどによる上気道の感染や下痢などが先行することが多い．
4. ビタミンB₁欠乏が原因ではない．
5. 予後良好で**約85%**は**数か月〜1年以内**に自然回復する．

解答…2

CHECK LIST

- ☐ Guillain-Barré 症候群はどのような人にみられる？
  - A. 小児〜成人（性差はない）
- ☐ 発症の 1〜3 週間前にみられることが多いのは？
  - A. 上気道感染，下痢（細菌・ウイルス感染）
- ☐ 病原体として最も多いのは？
  - A. *Campylobacter jejuni*
- ☐ 運動麻痺の性質は？
  - A. 弛緩性
- ☐ 麻痺の広がり方は？
  - A. 下肢から上行性かつ左右対称性．上肢や頭部に及ぶこともある
- ☐ 蛋白が高値で細胞増加がない髄液所見を何というう？
  - A. 髄液の蛋白細胞解離
- ☐ 自己免疫反応により障害される末梢神経部位は？
  - A. 髄鞘（Schwann 細胞）や軸索
- ☐ 数か月〜1 年以内に自然回復する予後良好例は約何％か？
  - A. 約 85％
- ☐ 有効性が確認されている治療は？
  - A. 単純血漿交換療法，免疫グロブリン大量静注療法
- ☐ 予後が不良な型は？
  - A. 軸索変性型
- ☐ 再発率は何％か？
  - A. 2〜5％程度

Summaries …要点を覚えよう！

3-12 Guillain-Barré（ギラン・バレー）症候群

▶ 病態・発生機序

Guillain-Barré 症候群は末梢神経系の脱髄疾患．上気道感染や下痢などが先行することが多く，カンピロバクター，EB ウイルス，マイコプラズマなどに対する免疫系が末梢神経を障害する交叉免疫が原因となります．軸索障害が主である軸索変性型と髄鞘障害が主である脱髄型とに分けられ，軸索変性型は脱髄型よりも予後不良です．脱髄型は神経伝導速度検査で時間的分散を呈することが特徴的です．

▶ 症状

急性に弛緩性麻痺をきたします．麻痺は下肢から上行性かつ左右対称性に広がるため，初期には，階段昇降困難などの訴えがみられます．進行すると，体幹筋（呼吸筋）が障害され呼吸困難となることもありますが，通常は予後良好であり，多くは自然回復します．

▶ 検査・診断
- 髄液検査：蛋白細胞解離を認めます（細胞数に比して蛋白の上昇が顕著）．
- 神経伝導速度検査：伝導速度の遅延，伝導ブロックなどの異常がみられます．

▶ 治療

単純血漿交換療法と免疫グロブリン大量静注療法が行われます．

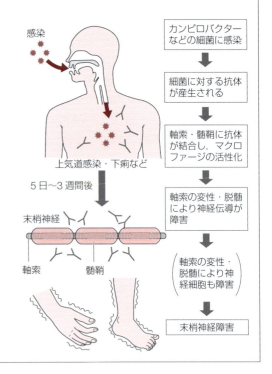

30 筋萎縮性側索硬化症（ALS）

問題-1 筋萎縮性側索硬化症で誤っているのはどれか．〔40PM067〕

1. 40〜50歳代に好発する．
2. 男性に多い．
3. 進行性である．
4. 外眼筋麻痺がみられる．
5. 球症状がみられる．

筋萎縮性側索硬化症①

1. **40〜50歳**代に好発する．有病率は10万人に2〜7人である．90〜95％は孤発性で，5〜10％が家族性（多くは常染色体優性遺伝）である．
2. **男性**に多い（男女比は**1.3：1**）．
3. 全身の筋が萎縮する原因不明の**進行性**の難病である．
4. 脳神経の一部（第Ⅸ，Ⅹ，Ⅻ脳神経）が障害されるのみで，眼球運動障害（外眼筋麻痺）は生じにくい．
5. 第Ⅸ，Ⅹ，Ⅻ脳神経が障害され，球症状（構音障害，嚥下障害，舌の異常）がみられる．

⚠ ここがポイント

筋萎縮性側索硬化症（ALS）は，**上位・下位運動ニューロンの変性**により，全身の筋萎縮が進行する原因不明の疾患です．ALSの症状は神経の変性部位と対応させると理解しやすくなります．ALSでは①**延髄の運動系脳神経核**〔舌咽神経（Ⅸ），迷走神経（Ⅹ），舌下神経（Ⅻ）〕，②**脊髄側索（錐体路）**，③**脊髄前角細胞**に変性が生じ，それぞれ①**球麻痺**症状，②**上位運動ニューロン障害**による症状，③**下位運動ニューロン障害**による症状が出現します．

ALSで変性がみられるのは，主として**上位・下位運動ニューロンと一部の脳神経（Ⅸ，Ⅹ，Ⅻ）**であり，原則として，他の脳神経，感覚，自律神経，小脳，知能，錐体外路系の障害はみられません．

解答…4

問題-2 筋萎縮性側索硬化症でみられないのはどれか．〔44PM076〕

1. 舌の線維束攣縮
2. 流涎
3. 肺活量低下
4. 深部感覚障害
5. 歩行障害

筋萎縮性側索硬化症②

1. 舌下神経の障害により**舌の萎縮**や**線維束攣縮**がみられる．
2. 球麻痺により**流涎**がみられる．
3. **呼吸筋麻痺**により肺活量が低下する．
4. 運動ニューロンの障害であるため深部感覚障害はみられない．
5. 全身の筋力低下により**歩行障害**がみられる．

⚠ ここがポイント

筋萎縮性側索硬化症は，上位・下位運動ニューロンの変性により全身の筋が萎縮する疾患であり，感覚神経，大部分の脳神経，自律神経は障害されないため，**感覚障害**，**眼球運動障害**，**膀胱直腸障害**はみられません〔**3-13**参照〕．

感覚障害がないことに加え、自律神経が障害されず、末期になっても皮膚への血流が保たれることにより、**褥瘡**が生じにくいとされています。

解答…4

問題-3 筋萎縮性側索硬化症で適切なのはどれか。〔42PM084〕
1. 筋の圧痛
2. 筋線維束攣縮の存在
3. 近位筋優位の筋萎縮
4. 筋電図の低振幅電位
5. 筋生検上、顕著な壊死線維の存在

筋萎縮性側索硬化症 ③

1. 筋の圧痛は特徴的ではない。
2. 下位運動ニューロン障害の特徴である**筋線維束攣縮**がみられる。
3. **遠位筋優位**の筋萎縮がみられる。初期には**手**の筋萎縮が出現しやすい。
4. 針筋電図で、随意収縮時に**高振幅電位**、安静時に**線維束性収縮電位**が記録される。いずれも下位運動ニューロンの障害の特徴である(神経原性変化)。
5. 筋生検では、脊髄前角細胞の変性を反映して、**群集萎縮**(一部の筋線維がひとかたまりになった萎縮)がみられる(神経原性変化)。筋原性変化の特徴である顕著な壊死線維はみられない。

❗ **ここがポイント** ・・
筋萎縮性側索硬化症は上位・下位運動ニューロンの両者が障害される疾患です。上位運動ニューロン障害は**下肢**に強く、下位運動ニューロン障害は**上肢**に強く現れます。① **筋線維束攣縮**、② **高振幅電位**、③ **群集萎縮**は、下位運動ニューロン障害の特徴です。

解答…2

問題-4 筋萎縮性側索硬化症にみられるのはどれか。〔50PM093〕
1. 筋固縮
2. 痛覚脱失
3. 測定異常
4. 線維束攣縮
5. 筋の仮性肥大

筋萎縮性側索硬化症 ④

1. 筋固縮は Parkinson 病でみられる。
2. 感覚神経は障害されないため、**痛覚脱失**はみられない。
3. 測定異常(小脳症状)はみられない。
4. 下位運動ニューロン障害の特徴である**線維束攣縮**がみられる。
5. 筋の仮性肥大は、**筋ジストロフィー(筋原疾患)**にみられる。

解答…4

筋萎縮性側索硬化症(ALS)

CHECK LIST

- □ 好発年齢は？
  - A. 40～50歳代
- □ 男女比は？
  - A. 1.3：1
- □ 有病率は？
  - A. 10万人に2～7人
- □ 家族性の発症は何％？
  - A. 5～10%（多くは常染色体優性遺伝）
- □ 障害される脳神経は？
  - A. 第Ⅸ, Ⅹ, Ⅻ脳神経
- □ 球症状(構音障害, 嚥下障害, 舌の異常)は？
  - A. みられる
- □ 眼球運動障害(外眼筋麻痺)は？
  - A. みられない
- □ 錐体路の障害は？
  - A. みられる
- □ 錐体外路の障害は？
  - A. みられない
- □ 舌の萎縮や線維束攣縮は？
  - A. みられる
- □ 流涎は？
  - A. みられる
- □ 呼吸筋麻痺は？
  - A. みられることがある
- □ 感覚障害は？
  - A. みられない
- □ 歩行障害は？
  - A. みられる
- □ 膀胱直腸障害は？
  - A. みられない
- □ 筋線維束攣縮は？
  - A. みられる
- □ 測定異常などの小脳症状は？
  - A. みられない
- □ 褥瘡は？
  - A. 生じにくい
- □ 筋萎縮の特徴は？
  - A. 遠位筋優位の筋萎縮
- □ 針筋電図の特徴は？
  - A. 随意収縮時に高振幅電位, 安静時に線維束性収縮電位(下位運動ニューロンの障害の特徴)
- □ 筋生検の所見？
  - A. 群集萎縮(神経原性変化)
- □ 上位運動ニューロン障害は上下肢どちらに強く現れるか？
  - A. 下肢
- □ 上位運動ニューロン障害は上下肢どちらに強く現れるか？
  - A. 上肢

Summaries …要点を覚えよう！

3-13 筋萎縮性側索硬化症（ALS）

▶ 病態・発生機序
　筋萎縮性側索硬化症（ALS）は，**上位・下位運動ニューロン**の変性疾患．
　上位運動ニューロンはその細胞体を大脳皮質運動野にもち，軸索が内包後脚，延髄錐体，脊髄側索に伸びています．一方，下位運動ニューロンはその細胞体を脳幹神経核や脊髄前角にもちます．ALSではこれらがすべて変性します．

▶ 症状
　大きく①**上位運動ニューロン障害**による症状，②**下位運動ニューロン障害**の2つに分けられ，後者には**球麻痺症状**も含まれます．①では**腱反射亢進**を，②では**筋萎縮**をそれぞれきたします．また，球麻痺症状としては**構音障害**，**嚥下障害**，舌の**線維束攣縮**などがみられます．
　上位運動ニューロン障害は下肢に強く，下位運動ニューロン障害は上肢に強く出現します．

▶ ALSの陰性4徴候
　運動ニューロン疾患であるため，①**感覚障害**や②**褥瘡**はきたしません．また，仙髄のオヌフ核は障害されないため，③**直腸膀胱障害**もみられません．脳幹神経核では第Ⅲ，Ⅳ，Ⅵ脳神経の神経核は障害されないため，④**眼球運動**も末期まで保たれます．

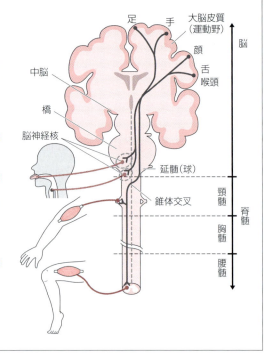

31 小児期の代表的神経疾患

問題-1 脳性麻痺で正しいのはどれか．〔48AM083〕
1. アテトーゼ型では下肢より上肢の支持性がよい．
2. アテトーゼ型では初期は低緊張である．
3. 痙直型では出生直後から筋緊張が亢進する．
4. 痙直型両麻痺では下肢より上肢の麻痺が重度である．
5. 痙直型片麻痺では上肢より下肢の麻痺が重度である．

脳性麻痺①

1. アテトーゼ型では上肢より**下肢の支持性**がよい．
2. アテトーゼ型では初期は**低緊張**である．
3. 痙直型では出生直後は**筋緊張が低下**している．
4. 痙直型両麻痺では**上肢**より**下肢**の麻痺が重度である．
5. 痙直型片麻痺では**下肢**より**上肢**の麻痺が重度である．

解答…2

問題-2 脳性麻痺で誤っているのはどれか．〔46PM091〕
1. 痙直型四肢麻痺では出生時から筋緊張が高い．
2. 痙直型両麻痺では上肢よりも下肢の障害が強い．
3. アテトーゼ型では緊張性頸反射の影響を受ける．
4. 精神的緊張でアテトーゼ型の不随意運動は増強する．
5. アテトーゼ型四肢麻痺では下肢よりも上肢の障害が強い．

脳性麻痺②

1. 痙直型（四肢麻痺，両麻痺，片麻痺）では，出生直後は筋緊張が**低下**している．
2. 痙直型両麻痺では上肢より下肢の障害が**強い**．
3. アテトーゼ型では**緊張性頸反射**の影響を受ける．
4. アテトーゼ型の不随意運動は**精神的緊張**により増強する．
5. アテトーゼ型四肢麻痺では下肢よりも上肢の障害が**強い**．

⚠ ここがポイント
痙直型四肢麻痺は出生時から筋緊張が高いわけではありません．出生直後は筋緊張が低下していますが，成長に伴い筋緊張が高くなります〔 3-14 参照〕．

解答…1

問題-3 脳性麻痺の周産期における危険因子として可能性が**低い**のはどれか．〔49AM093〕
1. 緊急帝王切開による出生　2. 脳室周囲白質軟化症
3. 低カリウム血症　　　　　4. 新生児仮死
5. 低血糖

脳性麻痺の周産期における危険因子

> **ここがポイント**
> 脳性麻痺の周産期における危険因子として可能性が低いのは**低カリウム血症**です〔 3-14 参照〕.

解答…3

問題-4 Down症候群の身体機能の特徴で誤っているのはどれか.〔作成問題〕
1. 運動発達が遅れる.
2. 環軸関節亜脱臼がみられる.
3. 先天性心疾患の合併が多い.
4. 四肢の関節拘縮を生じやすい.
5. 外反扁平足が歩行時の問題となる.

Down(ダウン)症候群の特徴①

1. 乳児期に**筋緊張**低下がみられ,運動発達が遅れる.
2. **環軸関節亜脱臼**,**股関節脱臼**,**膝蓋骨脱臼**などがみられる.
3. **先天性心疾患**(心内膜床欠損症,心室中隔欠損症,心房中隔欠損症,動脈管開存症)を合併することが多い.
4. 筋緊張低下に伴う過可動性がみられ,関節拘縮は生じにくい.
5. 低緊張に伴う**外反扁平足**が歩行時の問題となる.

> **ここがポイント**
> Down症候群は,21番染色体を3本もつ**21トリソミー**で,特徴的な**顔貌**,**精神発達遅滞**,**先天性心疾患**がみられます.出生時にみられる染色体異常症のなかで最も多く,1,000人に1人にみられます.母親の年齢が染色体不分離と関係しているため,高齢出産ではリスクが増加します.
> 染色体は常染色体が**22対44本**,性染色体が**1対2本**(合計46本)ありますが,1対の染色体が3本ある場合を**トリソミー**といい,合計47本となります.21番染色体のトリソミーはDown症候群の原因となります.逆に,染色体が1本少ない場合を**モノソミー**といい,Y染色体を欠き,X染色体が1本,合計45本であれば**Turner(ターナー)症候群**となります.

解答…4

問題-5 Down症候群で正しいのはどれか.〔51PM093〕
1. 転座型の場合は両親に転座があることは少ない.
2. 出現頻度は母親の出産年齢に影響されない.
3. 21番染色体の異常がみられる.
4. 両親に対する愛着は少ない.
5. 知的障害はみられない.

Down症候群の特徴②

1. 転座型の場合は**母親**に**転座**がみられることが多い.
2. **高齢出産**は要因の1つと考えられている.
3. 21番目の染色体が1個多い,**21トリソミー**がみられる.

4. 両親に対する愛着が少ないということはない．
5. 知的障害がみられる（先天性知的障害を伴う奇形症候群である）．

> **！ここがポイント**
> 染色体異常は配偶子形成段階の異常により発生することが多く，大部分は新規に発生し，遺伝はしません．家族性 Down 症候群のような染色体転座（染色体の一部または全部が他の染色体と結合した状態）によるものは少なく，全体の 4% にすぎません．
> Down 症候群では，独特な平坦な顔貌で，つり上がった眼裂，扁平な鼻，耳介の変形，内眼角贅皮（上眼瞼が目頭を覆う）がみられ，手の猿線，先天性心奇形（心室中隔欠損など）を合併します．

解答…3

問題-6 中枢神経発生に伴う先天奇形とその特徴の組み合わせで正しいのはどれか．〔51PM092〕
1. 滑脳症 —— 脳溝増加
2. 全前脳胞症 —— 顔面外側の欠損
3. 二分脊椎 —— 水頭症合併
4. Arnold-Chiari 奇形 —— 脊髄頭蓋内陥入
5. Dandy-Walker 症候群 —— 後頭蓋縮小

解法ポイント

中枢神経の先天奇形とその特徴 ①

1. 滑脳症は脳溝が減少し，脳の表面に脳回がなく平滑であることを特徴とする疾患である．
2. 全前脳胞症は，神経管の腹側化障害により左右の大脳半球（前脳）に分離不全が生じ，正中部で大脳皮質，基底核，視床の癒合が認められる．
3. 二分脊椎は，脊柱管内にあるべき脊髄が脊椎の外に出て癒着や損傷することによる神経障害で，水頭症を合併することが多い．
4. Arnold-Chiari（アーノルド・キアリ）奇形は，小脳，延髄，橋の発生異常を基盤とする奇形であり，小脳と脳幹の一部が大後頭孔を越えて脊柱管内に陥入する．
5. Dandy-Walker（ダンディー・ウォーカー）症候群は，第 4 脳室と連続した後頭蓋窩正中の囊胞と小脳虫部の完全あるいは部分欠損を認める先天的病変で，後頭蓋窩の拡大がみられる．

解答…3

問題-7 中枢神経の先天奇形とその特徴の組み合わせで正しいのはどれか．〔52AM091〕
1. 小頭症 —— 脳圧亢進
2. 滑脳症 —— 脳溝増加
3. 二分脊椎 —— 水頭症合併
4. Dandy-Walker 症候群 —— 後頭蓋縮小
5. Arnold-Chiari 奇形 —— 脊髄の頭蓋内陥入

解法ポイント

中枢神経の先天奇形とその特徴 ②

1. 小頭症では脳圧亢進はみられない．狭頭症では脳圧が亢進する．
2. 滑脳症では脳溝が減少する．
3. 二分脊椎では水頭症を合併しやすい．
4. Dandy-Walker 症候群では後頭蓋窩が拡大する．
5. Arnold-Chiari 奇形では小脳と脳幹の一部が脊柱管内に陥入する．

解答…3

CHECK LIST

- [ ] アテトーゼ型で障害が強いのは上肢，下肢？
    A. **上肢**
- [ ] アテトーゼ型の初期の筋緊張は？
    A. **低緊張**
- [ ] 出生直後の痙直型（四肢麻痺，両麻痺，片麻痺）の筋緊張は？
    A. **低緊張**
- [ ] 痙直型で麻痺が重度なのは上肢，下肢？
    A. **上肢**
- [ ] 痙直型両麻痺で麻痺が重度なのは上肢，下肢？
    A. **下肢**
- [ ] アテトーゼ型の不随意運動は精神的緊張によりどうなる？
    A. **増強する**
- [ ] Down症候群の筋緊張は？
    A. **低緊張**
- [ ] Down症候群の運動発達は？
    A. **遅れる**
- [ ] Down症候群でみられやすい脱臼は？
    A. **環軸関節亜脱臼，股関節脱臼，膝蓋骨脱臼**
- [ ] Down症候群でみられやすい合併症は？
    A. **先天性心疾患，精神発達遅滞**
- [ ] Down症候群の関節拘縮は？
    A. **生じにくい**
- [ ] Down症候群にみられる足部変形は？
    A. **外反扁平足**
- [ ] 1対の染色体が3本ある場合を何という？
    A. **トリソミー**
- [ ] 染色体が1本少ない場合を何という？
    A. **モノソミー**
- [ ] 染色体転座によるDown症候群の発症は？
    A. **少ない**
- [ ] 脳溝が減少し，脳の表面に脳回がなく平滑であることを特徴とする疾患は？
    A. **滑脳症**
- [ ] 神経管の腹側化障害により左右の大脳半球（前脳）に分離不全が生じ，正中部で大脳皮質，基底核，視床の癒合が認められるのは？
    A. **全前脳胞症**
- [ ] 小脳，延髄，橋の発生異常を基盤とする奇形で，小脳と脳幹の一部が大後頭孔を越えて脊柱管内に陥入するのは？
    A. **Arnold-Chiari奇形**
- [ ] 第4脳室と連続した後頭蓋窩正中の嚢胞と小脳虫部の完全あるいは部分欠損を認める先天的病変で，後頭蓋窩の拡大がみられるのは？
    A. **Dandy-Walker症候群**
- [ ] 二分脊椎に合併することが多いのは？
    A. **水頭症**

Summaries …要点を覚えよう！

3-14 脳性麻痺

主な病型
脳性麻痺の代表的な病型を以下に示します．

病型	原因・発生機序	症状
痙直型	・遷延分娩などによる低酸素の持続が原因で脳室周囲白質軟化症をきたすことが原因の1つ． ・帝王切開で出生した児に多い． ・これにより錐体路が障害される．	・症状は痙性麻痺だが，出生直後はむしろ筋緊張が低下していることが多い． ・痙直型両麻痺では上肢より下肢の麻痺が重度である．
アテトーゼ型	・核黄疸などで錐体外路が障害され，錐体外路症状の1つとしてアテトーゼをきたす．	・不随意運動が特徴的．これは精神的緊張により増強する． ・下肢よりも上肢の障害が強い．
失調型	・小脳に器質的病変をきたすもののほか，小脳以外の錐体路系，錐体外路系，深部感覚系に病変を重複していることも多い．	・筋緊張が低く，低緊張と正常の間を動揺する． ・発達とともに運動失調が明らかになる．

危険因子
出産時の低酸素，妊娠初期での感染，核黄疸，脳室周囲白質軟化症，新生児仮死，低血糖，帝王切開などが危険因子にあげられます．

32 脊髄損傷

問題-1 中心性頸髄損傷で正しいのはどれか．2つ選べ．〔44PM079〕
1. 高齢者に多い．
2. 骨傷を伴うことが多い．
3. 灰白質の損傷は少ない．
4. 上肢よりも下肢の症状が強い．
5. 後縦靱帯骨化症があると生じやすい．

中心性頸髄損傷 ①

❗ ここがポイント

中心性頸髄損傷は，その名のとおり脊髄の中心部に位置する**灰白質**が損傷されます．**高齢者**に好発し，頸部の**過伸展**により受傷します．**骨傷は明らかでないことが多く，下肢よりも上肢の運動障害が強く**現れます．脊柱管を前方から狭窄する**後縦靱帯骨化症**があると生じやすく，予後はあまりよくありません．

解答…1, 5

問題-2 中心性頸髄損傷の特徴はどれか．〔45PM089〕
1. 20歳代に多い．
2. 大きな外力によって生じる．
3. 頸椎の脱臼骨折を伴う．
4. 知覚障害は重度である．
5. 下肢よりも上肢の運動障害が著しい．

中心性頸髄損傷 ②

1. **高齢者**に多い．
2. **軽微な**外力によって生じる．頸部の過伸展により受傷することが多い．
3. 頸椎の脱臼骨折は**みられない**．骨傷はみられないことが多い．
4. 知覚障害は**軽度**である．
5. **下肢**よりも**上肢**の運動障害が著しい．第5頸髄以下の麻痺が強く，特に手の巧緻運動が障害される．

解答…5

問題-3 中心性頸髄損傷の特徴で正しいのはどれか．〔40PM073〕
1. 小児に多い．
2. 頸部過屈曲によって生じる．
3. 頸椎の脱臼骨折を伴う．
4. 運動障害は上肢よりも下肢のほうが著しい．
5. 会陰部の感覚は残存する．

> **解法ポイント**
>
> 中心性頸髄損傷③
> 1. **高齢者**に多い．
> 2. **頸部過伸展**によって生じる．
> 3. 頸椎の脱臼骨折はみられない．
> 4. 運動障害は下肢よりも**上肢**のほうが著しい．
> 5. 知覚障害は**軽度**であり，会陰部の感覚は残存する．
>
> 解答…5

問題-4 中心性頸髄損傷の特徴で正しいのはどれか．2つ選べ．〔52AM082〕
1. 高齢者に多い．
2. 骨傷に伴って生じることが多い．
3. 頸椎の過屈曲によって発生することが多い．
4. 肛門括約筋の収縮が障害されることが多い．
5. 下肢より上肢機能が強く障害されることが多い．

> **解法ポイント**
>
> 中心性頸髄損傷④
> 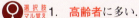1. **高齢者**に多い．
> 2. **骨傷はみられない**ことが多い．
> 3. 頸椎の**過伸展**によって発生することが多い．
> 4. 肛門括約筋の収縮は**障害されない**．第4～5仙髄節の機能は**残存**する．
> 5. **下肢**より**上肢**機能が強く障害されることが多い．
>
> 解答…1, 5

問題-5 第5胸髄レベルの脊髄横断面の模式図に損傷部位を斜線で示す．右下肢にみられる症状はどれか．
〔46PM088〕
1. 運動麻痺
2. 痛覚鈍麻
3. 位置覚異常
4. 振動覚低下
5. 腱反射亢進

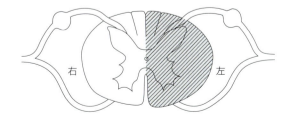

脊髄半側損傷〔Brown-Séquard（ブラウン・セカール）症候群〕

1. 運動麻痺は**左**側にみられる（左側の**錐体路**が障害されるため）.
2. 痛覚麻痺は**右**側にみられる（右側の痛覚を伝える**左外側脊髄視床路**が障害されるため）.
3. 位置覚異常は**左**側にみられる（左側の位置覚を伝える**左後索路**が障害されるため）.
4. 振動覚低下は**左**側にみられる（左側の振動覚を伝える**左後索路**が障害されるため）.
5. 腱反射亢進は**左**側にみられる（左側の**錐体路**が障害されるため）.

ここがポイント

脊髄半側損傷（Brown-Séquard 症候群）では，同側の**運動障害**（**錐体路**の障害），**深部感覚障害**（**後索路**の障害）と対側の**表在感覚**（温度覚・痛覚を伝える**外側脊髄視床路**）の障害がみられます．右下肢の痛覚は，反対側の外側脊髄視床路を上行するため，第5胸髄レベルで左側の脊髄が障害されると，右下肢の痛覚が障害され，痛覚鈍麻がみられます．

解答…2

問題-6 脊髄損傷の感覚障害について正しいのはどれか．〔50AM083〕
1. 馬尾神経症候群ではみられない．
2. 中心性頸髄損傷では上肢より下肢に強い．
3. 脊髄円錐症候群では肛門周囲が障害される．
4. 前脊髄動脈症候群では位置覚が障害される．
5. Brown-Séquard 症候群では病巣の反対側の位置覚が障害される．

脊髄損傷の感覚障害

1. 馬尾神経症候群では**サドル状感覚障害**が認められる．
2. 中心性頸髄損傷では感覚障害が下肢より上肢に**強く**出現する．
3. 脊髄円錐症候群では**肛門周囲**が障害される．
4. 前脊髄動脈症候群では**温痛覚障害**がみられるが，位置覚などの深部覚は障害されない．
5. Brown-Séquard 症候群では病巣側（同側）の**深部感覚障害**と反対側の**温痛覚**が障害される．

ここがポイント

末梢の感覚情報は，感覚神経を介して後根から脊髄に入ります．その後，温・痛覚は**対側を上行**し，位置覚・振動覚は**同側を上行**します．したがって，あるレベルで脊髄が損傷されると，損傷レベルより下の対側の温・痛覚と同側の位置覚・振動覚が障害されます．また，位置覚・振動覚を伝える後索は脊髄の後方に位置することから，脊髄の**前 2/3** を支配する前脊髄動脈の異常では障害されません．

解答…3

問題-7 頸髄損傷患者でみられる脊髄ショック期の徴候はどれか．〔49PM083〕
1. 温痛覚解離　　2. 腱反射亢進　　3. 痙性四肢麻痺
4. 自律神経過反射　　5. 肛門括約筋反射消失

脊髄ショック期の徴候 ①

! ここがポイント

脊髄が損傷されると，損傷部以下の機能が一時的にすべて停止します．この時期を**脊髄ショック期**といい，24時間〜3週間持続します．この時期には**弛緩性麻痺**，**感覚脱失**，**尿閉**，**血圧低下**，**脊髄反射消失**（例：肛門括約筋反射消失）がみられます．

解答…5

問題-8 脊髄ショック期の徴候として正しいのはどれか．〔53AM083〕

1. 温痛覚解離
2. 痙性四肢麻痺
3. 肛門括約筋反射消失
4. 深部腱反射亢進
5. 排尿反射亢進

脊髄ショック期の徴候 ②

1. 温痛覚は**脱失**する．
2. **弛緩性四肢麻痺**を呈する．
3. 肛門括約筋反射は**消失**する．
4. 深部腱反射は**消失**する．
5. 排尿反射は**消失**する．

解答…3

問題-9 脊髄損傷の自律神経過反射でみられるのはどれか．2つ選べ．〔52PM082〕

1. 頻脈
2. 高血圧
3. 低血糖
4. 顔面紅潮
5. 損傷レベルより下の発汗

脊髄損傷の自律神経過反射

1. 頻脈ではなく，**徐脈**がみられる．
2. **高血圧**がみられる．
3. 低血糖は**みられない**．
4. **顔面紅潮**がみられる．
5. **損傷レベルより上での発汗**がみられる．

! ここがポイント

自律神経過反射は，主として第5〜6胸髄（T5〜T6）より高位の脊髄損傷患者にみられる自律神経の異常反射で，麻痺部に生じるさまざまな刺激によって誘発されます．症状は，**高血圧**，**徐脈**，**発汗**，鼻づまり，頭痛，鳥肌，皮膚の紅潮などです．

解答…2, 4

CHECK LIST

〈中心性頸髄損傷〉
- □ どのような人に好発する？
  A. **高齢者**
- □ 損傷するのは白質，灰白質？
  A. **灰白質**
- □ 頸部のどのような動きで受傷する？
  A. **過伸展**
- □ 骨傷はどうか？
  A. **明らかでないことが多い**
- □ 運動障害が強いのは上肢，下肢？
  A. **上肢**
- □ どの程度の外力によって生じる？
  A. **軽微な外力**
- □ 頸椎の脱臼骨折は？
  A. **みられないことが多い**
- □ 知覚障害の程度は？
  A. **軽度**
- □ 会陰部の感覚は？
  A. **残存する**

〈脊髄半側損傷（Brown-Séquard 症候群）〉
- □ 運動麻痺が出現する側は？
  A. **同側**
- □ 温度覚・痛覚障害が出現する側は？
  A. **対側**
- □ 位置覚異常が出現する側は？
  A. **同側**
- □ 振動覚低下が出現する側は？
  A. **同側**
- □ 腱反射亢進が出現する側は？
  A. **同側**

〈その他〉
- □ 馬尾神経症候群でみられる感覚障害は？
  A. **サドル状感覚障害**
- □ 脊髄円錐症候群ではどの領域に感覚障害がみられる？
  A. **肛門周囲**
- □ 前脊髄動脈症候群で障害される感覚は？
  A. **温痛覚障害**
- □ 脊髄の前 2/3 を支配する動脈は？
  A. **前脊髄動脈**
- □ 脊髄が損傷されたとき，損傷部以下の機能が一時的にすべて停止する時期を何という？
  A. **脊髄ショック期**
- □ 脊髄ショックの持続時間（期間）は？
  A. **24 時間～3 週間**
- □ 脊髄ショック期にみられる症状は？
  A. **弛緩性麻痺，感覚脱失，尿閉，血圧低下，脊髄反射消失**（例：肛門括約筋反射消失）

Summaries …要点を覚えよう！

3-15 脊髄障害の症状

脊髄障害では障害部位・範囲により以下のような症状を呈します．

脊髄障害	障害部位・範囲	症状
横断性脊髄障害	後脊髄小脳路　後索　外側皮質脊髄路／前脊髄小脳路　前皮質脊髄路	・病変髄節より下位での全感覚脱失，痙性麻痺，腱反射亢進をきたす． ・病変髄節においては全感覚脱失，弛緩性麻痺，腱反射消失を認める．
前側索障害		・病変髄節より下位で，病側の痙性麻痺・腱反射亢進（錐体路）と対側の温痛覚障害（外側脊髄視床路）をきたす． ・後索路は障害されないので，深部感覚は保たれる． ・病変髄節では，病側の弛緩性麻痺を認める． ・前脊髄動脈症候群はこのパターンである．
半側障害		・病変髄節より下位で，病側の痙性麻痺・腱反射亢進（錐体路），深部感覚障害（後索路の障害）と対側の温痛覚障害（外側脊髄視床路）の障害をきたす． ・病変髄節においては，病側の弛緩性麻痺，全感覚脱失，腱反射消失を認める． ・Brown-Séquard（ブラウン・セカール）症候群という．
後索障害		・病変髄節より下位で深部感覚障害をきたす．
後角障害		・病変髄節で全感覚脱失をきたす．
中心灰白質部障害		・高齢者に多く，軽微な外力によって生じる．頸髄の場合は頸部の過伸展により受傷することが多い． ・下肢よりも上肢の運動障害が著しい． ・感覚障害は軽度である．

臨床医学 33 重症筋無力症

問題 - 1 重症筋無力症について正しいのはどれか．2つ選べ．〔48AM090〕
1. 筋電図検査において末梢神経の連続刺激で振幅の増大がみられる．
2. 抗アセチルコリン受容体抗体陽性率は10%である．
3. 症状の日内変動がある．
4. 嚥下障害の合併はない．
5. 眼瞼下垂がみられる．

重症筋無力症①

1. 筋電図検査において末梢神経の連続刺激で振幅が**減少**する**ウエイニング（waning）現象（漸減現象）**がみられる．
2. 抗アセチルコリン受容体抗体陽性率は，眼筋型で約**50**％，全身型で約**80**％である．
3. 症状の日内変動があり，症状は**朝**よりも**夕方**に出現しやすい．
4. 全身型では**構音障害**，**嚥下障害**，**舌筋運動障害（球麻痺）**がみられる．
5. **眼瞼下垂**，**複視**が初発症状となることが多い．

⚠️ **ここがポイント**

重症筋無力症は，**神経筋接合部**において，**アセチルコリン受容体**に対する自己抗体が存在するために，神経筋伝達障害が生じる**自己免疫疾患**です．有病率は10万人に5.1人で，筋の**易疲労性**や**脱力**がみられます．筋力低下が眼筋にみられる**眼筋型**（眼瞼下垂，複視）と，全身の筋に及ぶ**全身型**があります．全身型では**構音障害**，**嚥下障害**，**舌筋運動障害（球麻痺）**がみられます．症状は運動により**増悪**し，休息により**改善**します〔 3-16 ▶参照〕．

解答…3, 5

問題 - 2 重症筋無力症で正しいのはどれか．〔49AM089〕
1. 女性より男性に多く発症する．
2. 四肢では遠位筋の筋力低下がおきやすい．
3. 夕方にかけて症状は軽快する．
4. 末梢神経の連続刺激で振幅の増大がみられる．
5. コリンエステラーゼ阻害剤が用いられる．

重症筋無力症②

1. **男性**より**女性**に多く発症する（男女比は**1：2**）．小児，20〜40歳代の女性，50〜60歳代の男性に好発する．
2. 四肢では**近位筋**に筋力低下や易疲労性がみられる．
3. 症状は**朝**よりも**夕方**に出現しやすく，運動により**増悪**し，休息により**改善**する．
4. 随意収縮または末梢神経の連続刺激により，10％以上の振幅の減少がみられる（**ウエイニング現象**）．
5. 胸腺腫を伴わない眼筋型や，ステロイド投与ができない全身型の一部には**コリンエステラーゼ阻害薬**（抗コリンエステラーゼ薬）が用いられる．

重症筋無力症

ここがポイント

重症筋無力症では，顔面筋，眼瞼挙筋，外眼筋，四肢近位筋，体幹筋に筋力低下，易疲労感がみられますが，**筋萎縮はみられません**．嚥下障害，咀嚼障害，構音障害が認められ，重症例では**呼吸筋障害**がみられます（右の重症度分類参照）．

重症筋無力症の**約15％**（特に中高年の男性）に**胸腺腫**が合併し，約65％に**胸腺過形成**などの胸腺異常が認められ，胸腺腫の約30％に重症筋無力症が合併します．

治療は，眼筋型に対しては，対症的に**抗コリンエステラーゼ薬**（クリーゼに注意），**低用量ステロイド投与**が行われ，全身型に対しては，**拡大胸腺摘除術**，**ステロイド大量療法**，**免疫抑制薬投与**が行われます．クリーゼに対しては，対症的に**血液浄化療法**が行われます．

・**クリーゼ**：感染（特に気道感染），過労，禁忌薬の投与，手術ストレス，妊娠などの誘因によって，急激な筋力低下，呼吸困難がみられることを**クリーゼ**（筋無力性クリーゼ）と呼びます．

重症筋無力症の重症度分類

Class 0	無症状
Class Ⅰ	眼筋のみの筋力低下
Class Ⅱ	眼筋以外の軽度の筋力低下
Ⅱa	主に四肢筋，体幹筋
Ⅱb	主に口咽頭筋，呼吸筋
Class Ⅲ	眼筋以外の中等度の筋力低下
Ⅲa	主に四肢筋，体幹筋
Ⅲb	主に口咽頭筋，呼吸筋
Class Ⅳ	眼筋以外の高度の筋力低下
Ⅳa	主に四肢筋，体幹筋
Ⅳb	主に口咽頭筋，呼吸筋
Class Ⅴ	気管挿管された状態

解答…5

問題-3 重症筋無力症について正しいのはどれか．〔52PM088〕

1. 起床時に症状が強い．
2. 悪性腫瘍の合併が多い．
3. 自己免疫性疾患である．
4. 女性よりも男性に多い．
5. 40歳以前の発症は稀である．

解法ポイント

重症筋無力症③

選択肢マル覚え
1. 症状は朝よりも**夕方に出現しやすい**．
2. **15％**に胸腺腫を合併する．15％であるので多いとはいえない．
3. **自己免疫性疾患**である．
4. **男性**よりも**女性**に多い（男女比＝1：2）．
5. **20〜40歳代**の女性に多い．男性は**50〜60歳代**に多い．

解答…3

CHECK LIST

- □ 男女比は？
  - A. 1：2
- □ 男女の好発年齢は？
  - A. 女性：20～40歳代，男性：50～60歳代
- □ 初発症状として多いのは？
  - A. 眼瞼下垂，複視
- □ アセチルコリン受容体に対する自己抗体が存在する部位は？
  - A. 神経筋接合部
- □ 1日のなかで症状が出現しやすいのは？
  - A. 夕方
- □ 随意収縮または末梢神経の連続刺激で振幅が減少する現象を何という？
  - A. ウエイニング現象（漸減現象）
- □ 何％以上の振幅の現象がみられる？
  - A. 10％以上
- □ 全身型の抗アセチルコリン受容体抗体陽性率は？
  - A. 約80％
- □ 症状は運動によりどうなる？
  - A. 増悪する
- □ 構音障害，嚥下障害，舌筋運動障害(球麻痺)がみられるのは何型？
  - A. 全身型
- □ 筋力低下や易疲労性がみられるのは近位筋，遠位筋？
  - A. 近位筋
- □ 筋萎縮はみられる？
  - A. みられない
- □ 呼吸筋麻痺はみられる？
  - A. 重症例ではみられる
- □ 合併しやすい腫瘍は？
  - A. 胸腺腫
- □ 過労などにより急激な筋力低下，呼吸困難がみられること何という？
  - A. クリーゼ(筋無力性クリーゼ)
- □ 主に四肢筋，体幹筋に軽度の筋力低下がみられる場合の重症度分類のClassは？
  - A. Class Ⅱa

Summaries …要点を覚えよう！

3-16 重症筋無力症

▶ **病態・特徴**

　重症筋無力症は，神経筋接合部でアセチルコリンの**ニコチン受容体**に対しての自己抗体が生じ，そのため筋力低下をきたす自己免疫疾患．

　筋力低下が眼筋にみられる眼筋型（眼瞼下垂，複視）と，全身の筋に及ぶ全身型に分類されます．

▶ **症状**

　初発症状は**眼瞼下垂**や**複視**が多くみられます（それぞれ眼瞼挙筋，外眼筋の麻痺による）．このほかにも顔面筋，四肢近位筋，体幹筋の筋力低下，嚥下障害，咀嚼障害，構音障害が認められ，重症例では**呼吸筋麻痺**もきたします．

　症状は**運動**により増悪し，休息により改善します．また，**朝よりも夕方**に症状が出現しやすい傾向があります．胸腺腫や赤芽球癆を合併することもあります．

▶ **検査**

　テンシロン試験（エドロホニウム試験）で一過性に筋力が回復します．また，誘発筋電図で反復刺激を行うと筋電図の**振幅が漸減**します．この現象を**ウエイニング（waning）**と呼びます．

▶ **治療**

　軽症例では**コリンエステラーゼ阻害薬**を対症的に用います．重症例では，副腎皮質ステロイドも早期から使われます．

▶ **クリーゼ**

　感染・ストレスなどが誘因となって，重症筋無力症が急性増悪し，急激な筋力低下，呼吸困難を呈した状態を**クリーゼ**と呼びます．クリーゼに陥った場合，ただちに**気管挿管**，**人工呼吸管理**を行いながら原因・誘因を検索します．

　コリンエステラーゼ阻害薬を投与すると気道分泌過多などの副作用のため，かえって症状が悪化してしまい治療効果を得にくいので，まずはコリンエステラーゼ阻害薬を中止します．

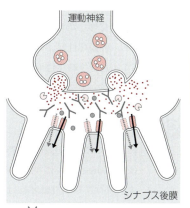

Y　アセチルコリン受容体抗体
※　アセチルコリン
▯　アセチルコリン受容体
◎　シナプス小胞
◔　アセチルコリンエステラーゼ
●　補体

34 その他の神経疾患

問題-1 女性に多いのはどれか．〔43PM077, 41PM085〕
1. 筋萎縮性側索硬化症
2. 晩発性小脳皮質萎縮症
3. Alzheimer病
4. 進行性核上性麻痺
5. Parkinson病

女性に好発する疾患

1. 筋萎縮性側索硬化症は40〜60歳代の**男性**に多い．
2. 晩発性小脳皮質萎縮症は50〜70歳代の**男性**に多い．
3. Alzheimer病は**女性**に多い．
4. 進行性核上性麻痺には**性差はみられない**．
5. Parkinson病には**性差はみられない**．

解答…3

問題-2 家族性が孤発性よりも多いのはどれか．〔52PM087〕
1. Parkinson病
2. 多系統萎縮症
3. Huntington病
4. Lewy小体型認知症
5. 筋萎縮性側索硬化症

Huntington（ハンチントン）病

!ここがポイント
　家族性が孤発性よりも多いのは**Huntington病**です．Huntington病は，30〜50歳代で発症する常染色体優性遺伝疾患であり，**舞踏運動**（素早い不随意運動）と**精神症状**（性格変化，認知症，妄想，幻覚など）を特徴とします．

解答…3

問題-3 特発性正常圧水頭症で誤っているのはどれか．〔51PM099〕
1. 脳室拡大がみられる．
2. 小刻み歩行がみられる．
3. 自発性の低下がみられる．
4. 髄液で細胞増加がみられる．
5. 腰椎-腹腔シャント術が用いられる．

特発性正常圧水頭症

1. 髄液循環障害により**脳室拡大**が認められる．
2. **小刻み歩行**などの歩行障害がみられる．
3. **自発性の低下**がみられる．
4. 髄液の細胞増加は**みられない**．
5. 腰椎-腹腔シャント術が用いられる．

> **ここがポイント**
> 正常圧水頭症はくも膜下出血、髄膜炎、頭部外傷などにみられる **続発性正常圧水頭症**（70〜80%）と、原因不明の **特発性正常圧水頭症** に区分されます。特発性正常圧水頭症は、中高年に多く、① **歩行障害**、② **尿失禁**、③ **認知症（計算力低下、自発性低下）** の **三大症状** がみられます。初発症状は歩行障害で、症状はゆっくりと進行します。

解答…4

問題-4 正常圧水頭症の症状でないのはどれか．〔44PM084〕
1. 複視　　2. 尿失禁　　3. 計算力低下
4. 自発性低下　　5. 歩行不安定

正常圧水頭症の症状

> **ここがポイント**
> 正常圧水頭症では複視はみられません．正常圧水頭症は ① **歩行障害**、② **尿失禁**、③ **認知症（計算力低下，自発性低下）** を特徴とする成人の慢性水頭症です．くも膜下腔で髄液通過障害が生じ，脳室が拡大しますが，髄液圧は正常範囲にあります．複視は正常圧水頭症の症状ではありません．

解答…1

問題-5 認知症をきたす疾患で脳外科的手術によって認知機能が改善する可能性があるのはどれか．2つ選べ．〔51AM092〕
1. Lewy 小体型認知症　　2. 進行性核上性麻痺　　3. 慢性硬膜下血腫
4. Wernicke 脳症　　5. 正常圧水頭症

脳外科的手術によって認知機能が改善する可能性がある疾患

> **ここがポイント**
> 認知症をきたす疾患で脳外科的手術によって認知機能が改善する可能性があるのは、**慢性硬膜下血腫** と **正常圧水頭症** です．正常圧水頭症では、脳室拡大が慢性的に持続し、脳（特に前頭葉）の機能が次第に障害されるため、上記のような多彩な症状が出現し、ゆっくり進行します．続発性正常圧水頭症では **シャント術** により症状が著明に改善し、特発性正常圧水頭症でも有効な場合が多くみられることから、"**治療可能な認知症**（treatable dementia）" といわれることもあります．

解答…3, 5

問題-6
歩行障害がある患者の頭部 MRI の T1 強調冠状断像を示す．腰椎穿刺を行い髄液を排出させたところ，歩行障害が改善した．最も考えられるのはどれか．〔53AM076〕

1. Parkinson 病
2. 正常圧水頭症
3. 脳梗塞
4. 脳出血
5. 慢性硬膜下血腫

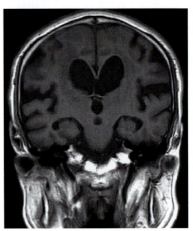

解法ポイント

髄液を排出後に歩行障害が改善した症例

⚠️ **ここがポイント**

頭部 MRI で，正常圧水頭症の特徴である ① 脳溝の狭小化，② 側脳室の拡大，③ Sylvius（シルビウス）裂の拡大が認められ，腰椎穿刺（髄液排除試験）により歩行障害が改善したことから**正常圧水頭症**が考えられます．**髄液排除試験**は正常圧水頭症の診断に有用な検査の 1 つであり，腰椎穿刺により約 20～40 mL の髄液を排除して歩行障害などの症状改善の有無をみます．髄液排除により症状が改善した場合は**シャント手術**の効果が期待されます．

解答…2

問題-7
発症早期の多系統萎縮症で頻度が低いのはどれか．〔47AM083〕

1. 認知症
2. 尿失禁
3. 動作緩慢
4. 起立性低血圧
5. 姿勢反射障害

解法ポイント

多系統萎縮症

⚠️ **ここがポイント**

小脳やその連絡線維の変性により，主として運動失調がみられる変性疾患を総称して**脊髄小脳変性症**（SCD）といいます〔3-17 参照〕．脊髄小脳変性症は**孤発性**と**遺伝性**に区分されますが，孤発性のなかで最も多いのが**多系統萎縮症**です．

多系統萎縮症は，① **オリーブ橋小脳萎縮症**，② **線条体黒質変性症**，③ **Shy-Drager（シャイ・ドレーガー）症候群**の 3 疾患からなります．わが国で最も多いのは**オリーブ橋小脳萎縮症**です．オリーブ橋小脳萎縮症は**小脳症状**，線条体黒質変性症は**パーキンソニズム（錐体外路症状）**，Shy-Drager 症候群は**自律神経症状**を主症状としますが，進行するにつれて 3 疾患とも ① 小脳症状，② パーキンソニズム（錐体外路症状），③ 自律神経症状がみられるようになります．発症早期の多系統萎縮症で頻度が低いのは**認知症**です．多系統萎縮症では大脳皮質が障害されないため，認知症はみられません．

解答…1

問題 - 8 皮膚筋炎で誤っているのはどれか．〔46AM091〕
1. 女性に多い．
2. 四肢近位筋の筋力が低下する．
3. 赤沈が亢進する．
4. 血中 CK 値が低下する．
5. 悪性腫瘍を高率に合併する．

多発性筋炎・皮膚筋炎 ①

1. **女性**に多い．
2. **四肢近位や体幹**の筋力が低下する．
3. 赤沈が**亢進**する．
4. 血中 CK 値が**上昇**する．
5. 高齢者では約半数に**悪性腫瘍**を合併する．

❗ ここがポイント ……………………………………………………………………
筋細胞の壊死による筋力低下と関節痛を主症状とする膠原病(自己免疫疾患)を**多発性筋炎**といい，皮膚症状を伴う場合を**皮膚筋炎**といいます．

症状	体幹や四肢近位部の筋力低下，発熱，関節痛，筋痛がみられる．嚥下障害が認められることもある．高齢者では約半数に悪性腫瘍の合併がみられる．
検査	血中クレアチンキナーゼ(creatine kinase；CK)の高値，リウマチ反応，抗核抗体が陽性，筋電図で筋原性変化，筋生検で筋細胞の壊死と再生，リンパ球浸潤がみられる．
治療	副腎皮質ホルモン製剤が投与される．筋力強化や歩行練習などの負荷がかかる練習は筋痛が軽減してから行う．
予後	半年以内に治療が開始されないと予後不良．治療に反応しても再発することもある．

解答…4

問題 - 9 皮膚筋炎について正しいのはどれか．〔53PM089〕
1. 先行感染を伴う．
2. 悪性腫瘍を伴う．
3. 胸腺腫を合併する．
4. 嚥下障害はきたさない．
5. 遠位筋優位の筋力低下をきたす．

多発性筋炎・皮膚筋炎 ②

1. 先行感染を**伴わない**．
2. 高齢者では約半数に**悪性腫瘍を合併する**．
3. 胸腺腫を**合併しない**．
4. 嚥下障害を**きたすことがある**．
5. **四肢近位や体幹の筋力低下**をきたす．

解答…2

問題 - 10 びまん性軸索損傷が最もおこりやすい部位はどれか．〔44PM086〕
1. 脳梁
2. 側頭極
3. 側頭葉外側面
4. 側頭葉内側面
5. 前頭葉眼窩面

びまん性軸索損傷がおこりやすい部位

❗ ここがポイント ……………………………………………………………………
びまん性軸索損傷は，回転加速度により大脳皮質の神経線維が多発性に断裂した状態です．組織に

よって回転速度が異なることにより各組織間にズレが生じて，神経組織が損傷を受けます〔3-18 参照〕．各組織の境界(大脳皮質，脳梁，脳幹など)に好発します．

解答…1

問題−11 外傷性脳損傷後にみられやすい症状はどれか．〔46AM089〕

1. 運動失語
2. 着衣失行
3. 相貌失認
4. 全般性注意障害
5. 左半側空間無視

外傷性脳損傷後にみられやすい症状

❗ここがポイント
外傷性脳損傷により，主として前頭葉や側頭葉が損傷されたり，びまん性軸索損傷が生じたりすると全般性注意障害が出現します．

解答…4

問題−12 一側性大脳損傷による顔面神経麻痺で障害をきたすのはどれか．〔45AM084を改題〕

1. 前頭筋
2. 眼輪筋
3. 口輪筋
4. 側頭筋
5. 咬筋

中枢性顔面神経麻痺の特徴

1. 上部の顔面筋である前頭筋は両側性支配のため，一側が障害されても影響を受けない．
2. 上部の顔面筋である眼輪筋は両側性支配のため，一側が障害されても影響を受けない．
3. 下部の顔面筋である口輪筋は一側性支配のため，影響を受け閉口が障害される．
4. 側頭筋は三叉神経第3枝(V_3)支配であるため，障害されない．
5. 咬筋は三叉神経支配であるため，障害されない．

❗ここがポイント
顔面神経麻痺では，中枢性の顔面神経麻痺と末梢性の顔面神経麻痺を区別する必要があります．上部に位置する顔面筋(前頭筋，眼輪筋など)は両側の大脳から支配を受ける両側性支配ですが，下部に位置する顔面筋(口輪筋など)は一側性支配になっています．したがって，一側の大脳損傷では対側の口輪筋は影響を受けますが，前頭筋，眼輪筋は影響を受けません〔3-19 参照〕．
これに対して，末梢性顔面神経麻痺の場合は，障害部位と同側の上部・下部の顔面筋が麻痺します．

解答…3

CHECK LIST

- □ 筋萎縮性側索硬化症はどのような人に好発する？
  A. 40～60歳代の男性
- □ 晩発性小脳皮質萎縮症はどのような人に好発する？
  A. 50～70歳代の男性
- □ Alzheimer病に多いのは男性，女性？
  A. 女性
- □ 進行性核上性麻痺に多いのは男性，女性？
  A. 性差はみられない

- ☐ Parkinson病に多いのは男性，女性？
  - A. **性差はみられない**
- ☐ Huntington病で多いのは家族性，孤発性？
  - A. **家族性**
- ☐ Huntington病の好発年齢は？
  - A. **30〜50歳代**
- ☐ Huntington病の特徴は？
  - A. **舞踏運動と精神症状(性格変化，認知症，妄想，幻覚など)**
- ☐ くも膜下出血，髄膜炎，頭部外傷などにみられる水頭症は？
  - A. **続発性水頭症**
- ☐ 原因不明の正常圧水頭症は？
  - A. **特発性正常圧水頭症**
- ☐ 特発性正常圧水頭症の三大症状は？
  - A. **歩行障害，尿失禁，認知症(計算力低下，自発性低下)**
- ☐ 正常圧水頭症での脳室拡大の原因は？
  - A. **くも膜下腔で髄液通過障害**
- ☐ 認知症をきたす疾患で脳外科的手術によって認知機能が改善する可能性があるのは？
  - A. **慢性硬膜下血腫，正常圧水頭症**
- ☐ 正常圧水頭症で特に障害されるの脳領域は？
  - A. **前頭葉**
- ☐ "治療可能な認知症"といわれる疾患は？
  - A. **正常圧水頭症**
- ☐ 正常圧水頭症で有効な手術は？
  - A. **シャント術**
- ☐ 正常圧水頭症の頭部MRI所見の特徴は？
  - A. **① 脳溝の狭小化，② 側脳室の拡大，③ Sylvius裂の拡大**
- ☐ 正常圧水頭症の診断に有用な腰椎穿刺による検査は？
  - A. **髄液排除試験**
- ☐ 主として運動失調がみられる小脳やその連絡線維の変性疾患を総称して何という？
  - A. **脊髄小脳変性症(SCD)**
- ☐ 孤発性の脊髄小脳変性症で最も多いのは？
  - A. **多系統萎縮症**
- ☐ 多系統萎縮症に分類される3疾患は？
  - A. **オリーブ橋小脳萎縮症，線条体黒質変性症，Shy-Drager症候群**
- ☐ わが国で最も多い多系統萎縮症は？
  - A. **オリーブ橋小脳萎縮症**
- ☐ 多系統萎縮症にみられる3症状は？
  - A. **小脳症状，パーキンソニズム(錐体外路症状)，自律神経症状**
- ☐ 皮膚筋炎が多いのは男性，女性？
  - A. **女性**
- ☐ 皮膚筋炎ではどの領域の筋力低下がみられる？
  - A. **四肢近位や体幹**
- ☐ 皮膚筋炎では赤沈はどうなる？
  - A. **亢進する**
- ☐ 皮膚筋炎では血中CK値はどうなる？
  - A. **上昇する**
- ☐ 高齢の皮膚筋炎患者の約半数に合併するのは？
  - A. **悪性腫瘍**
- ☐ 多発性筋炎の主症状は？
  - A. **筋細胞の壊死による筋力低下と関節痛**
- ☐ 回転加速度により大脳皮質の神経線維が多発性に断裂した状態を何という？
  - A. **びまん性軸索損傷**
- ☐ びまん性軸索損傷の好発部位は？
  - A. **各組織の境界(大脳皮質，脳梁，脳幹など)**
- ☐ びまん性軸索損傷により生じやすい症状は？
  - A. **全般性注意障害**
- ☐ 中枢性の顔面神経麻痺で前頭筋，眼輪筋はどうなる？
  - A. **影響を受けない**
- ☐ 中枢性の顔面神経麻痺で口輪筋はどうなる？
  - A. **対側が麻痺する**
- ☐ 側頭筋を支配する神経は？
  - A. **三叉神経第3枝(V_3)**
- ☐ 咬筋を支配する神経は？
  - A. **三叉神経**
- ☐ 末梢性顔面神経麻痺の場合，顔面筋はどうなる？
  - A. **障害側が麻痺する**

Summaries …要点を覚えよう！

3-17 脊髄小脳変性症

脊髄小脳変性症は，**運動失調**あるいは**痙性対麻痺**を主症状とする疾患で，原因として外因性，血管障害，自己免疫などを除くものを指します．

脊髄小脳変性症は**孤発性**と**遺伝性**に分けられ，日本では脊髄小脳変性症の約 70% が**孤発性**です．孤発性はさらにその大多数を占める**多系統萎縮症**と，**皮質性小脳萎縮症**とに分けられます．遺伝性には SCA3〔脊髄小脳失調症 3 型，Machado-Joseph（マシャド・ジョセフ）病〕，SCA6（脊髄小脳失調症 6 型），DRPLA（歯状核赤核淡蒼球ルイ体萎縮症）などの疾患があります．なお，遺伝性では多くの場合，**表現促進現象**（次世代の発症年齢が若年化すること）がみられます．

脊髄小脳変性症の分類	
孤発性	多系統萎縮症 ・オリーブ橋小脳萎縮症 ・線条体黒質変性症 ・Shy-Drager 症候群 皮質性小脳萎縮症
遺伝性	SCA3 SCA6 DRPLA　など

▶ 孤発性

孤発性は，小脳以外の病変もきたす**多系統萎縮症**と小脳症候のみが特徴的な**皮質性小脳萎縮症**とに分けられます．多系統萎縮症は以下の 3 つの病型に分類されます．
① **オリーブ橋小脳萎縮症**：日本で最も多い病型．脳幹オリーブ，橋，小脳が障害され，主に小脳症状が出現する．
② **線条体黒質変性症**：大脳基底核や中脳黒質が障害され，主にパーキンソニズム（錐体外路症状）が出現する．
③ **Shy-Drager（シャイ・ドレーガー）症候群**：自律神経系が障害され，これに伴う自律神経症状を主症状とする．

なお，それぞれの症状は互いにオーバーラップしていることも少なくありません．また，多系統萎縮症では大脳皮質は障害されないため，認知症はきたしません．

▶ 遺伝性

① SCA3（脊髄小脳失調症 3 型，Machado-Joseph 病）：脊髄小脳失調症のなかで，最も頻度が高く，小脳性運動失調以外にジストニア，錐体路症候など多彩な臨床像を示します．「びっくり眼」などがみられれば診断的価値が高いとされます．
② SCA6（脊髄小脳失調症 6 型）：わが国では SCA3 に次いで頻度が高い病型で，症状は純粋な小脳性運動失調のみ．
③ DRPLA：わが国に特有の疾患．小児期発病ではミオクローヌス，てんかん，知能障害がみられ，青年期発病では小脳性運動失調，舞踏運動などを呈します．

3-18 脳外傷（頭部外傷）の病態

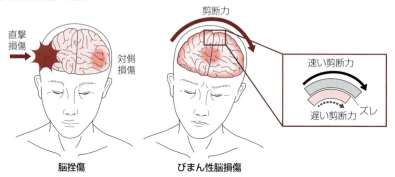

▶ 局所性脳損傷（脳挫傷）

局所性脳損傷（脳挫傷）とは，限局した脳損傷であり，**急性硬膜下血腫**や**硬膜外血腫**などがこれに含まれます．

局所性脳損傷では多くの場合，受傷側に直撃損傷（coup injury）として**血腫**が生じ，受傷衝撃で反対側には対側損傷（contre-coup injury）として**脳挫傷**がおこります．

▶ びまん性脳損傷

びまん性脳損傷とは，脳挫傷のような頭蓋内占拠病変がないにもかかわらず，広範な脳損傷をきたしている状態で，損傷が軽微な**脳震盪**や意識障害の持続する**びまん性軸索損傷**などがこれに含まれます．

びまん性軸索損傷は，回転角加速度による**剪断力**が原因で（組織によって回転速度が異なることにより各組織間にズレが生じる），大脳皮質の神経線維が多発性に断裂した状態．各組織の境界（大脳皮質，脳梁，脳幹など）に好発し，重度例では**除皮質硬直**や**除脳硬直**といった特徴的な肢位を呈します．いずれも錐体路障害だが，以下の点で異なります．

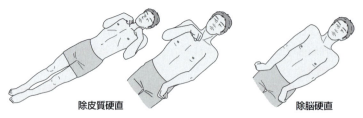

- **除皮質硬直**：上肢は屈曲位となり，下肢は伸展する．広範な大脳皮質の障害により出現する．
- **除脳硬直**：上肢，下肢ともに強く伸展する．中脳病変が原因となる．

3-19 顔面神経麻痺

顔面神経麻痺は中枢性と末梢性とに鑑別されます．

▶ 中枢性・末梢性の違い

口輪筋の麻痺がみられるものの，眼輪筋・前頭筋の麻痺がみられない場合は，中枢性顔面神経麻痺とされます．一方，片側の顔面全体の麻痺がみられる場合には末梢性顔面神経麻痺です．末梢性顔面神経麻痺では，障害部位によって顔面筋の運動麻痺，味覚障害，唾液分泌低下，聴覚過敏などを認めることがあります．

▶ 症状発生のメカニズム

下部顔面筋は対側の皮質球路によって一側性に支配されるのに対して，上部顔面筋は両側性の支配であるため，損傷部位によって出現する症状が異なります．

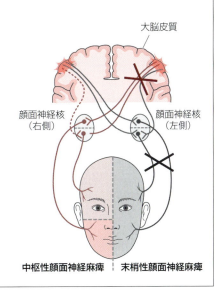

第4章

内科学

㉟〜㊻

臨床医学 35 循環器疾患 ① ─ 急性心筋梗塞

問題-1 急性心筋梗塞で誤っているのはどれか．〔45PM093〕
1. 喫煙は危険因子である．
2. 不整脈を伴うことが多い．
3. 心電図ではST上昇がみられる．
4. 血中の白血球数の増加がみられる．
5. ニトログリセリンの舌下投与が治療に有効である．

急性心筋梗塞①

1. 喫煙，高血圧は急性心筋梗塞の危険因子である．
2. 不整脈を伴うことが多い．
3. 心電図ではST上昇，異常Q波，陰性T波が認められる．
4. 血中の白血球数が増加する．
5. ニトログリセリンの舌下投与は無効である．ニトログリセリンの舌下投与が有効なのは狭心症である．

! ここがポイント
急性心筋梗塞は心筋の栄養動脈である冠動脈の粥状硬化などによる閉塞や狭窄が原因となります．激しい胸痛を伴い，ショックに陥ります〔4-1 参照〕．

解答…5

問題-2 急性心筋梗塞で誤っているのはどれか．〔42PM071〕
1. 高血圧は危険因子である．
2. 冠動脈の閉塞でおこる．
3. 胸痛のない心筋梗塞が存在する．
4. 心電図上，異常Q波が最も早期の変化である．
5. 血中CK値が上昇する．

急性心筋梗塞②

1. 喫煙，高血圧は危険因子である．
2. 粥状硬化による冠動脈の閉塞でおこる．
3. 胸痛のない心筋梗塞が存在し，無痛性梗塞と呼ばれる．
4. 心電図上，T波増高が最も早期の変化である〔4-2 参照〕．
5. 血中CK（クレアチンキナーゼ）値が上昇する．

解答…4

問題-3 急性心筋梗塞で誤っているのはどれか．〔41PM054〕
1. 冠動脈の粥状硬化が原因となる．
2. 血栓付着による冠動脈の閉塞で発症する．
3. 胸痛に伴ってショックに陥ることが多い．
4. 心電図所見ではST低下を特徴とする．
5. 発症早期の再灌流療法によって救命率が改善する．

急性心筋梗塞 ③

1. 冠動脈の**粥状硬化**が原因となる．
2. **血栓**付着による**冠動脈の閉塞**でおこる．
3. 胸痛に伴って**ショック**に陥ることが多い．
4. 心電図上，**ST上昇**が早期に認められる．
5. 発症早期の**再灌流療法**によって救命率が改善する．

！ここがポイント
心電図所見では ST 上昇，異常 Q 波，陰性 T 波が認められます〔**4-2** ▶参照〕．

解答…4

問題 - 4 急性心筋梗塞で適切でないのはどれか．〔40PM074〕
1. 胸痛
2. 心電図所見の異常
3. 心筋逸脱酵素の高値
4. 冠動脈造影所見の異常
5. ニトログリセリンの著効

急性心筋梗塞 ④

！ここがポイント
急性心筋梗塞に対して<u>ニトログリセリンは有効ではありません</u>．ニトログリセリンの舌下投与が有効なのは**狭心症**です．

解答…5

問題 - 5 急性心筋梗塞の発症後の血液検査所見でないのはどれか．〔50AM091〕
1. 白血球数増加
2. トロポニンⅠ上昇
3. クレアチニン上昇
4. 乳酸脱水素酵素(LD)上昇
5. クレアチンキナーゼ(CK)上昇

急性心筋梗塞の発症後の血液検査所見

！ここがポイント
クレアチニンとクレアチンキナーゼ(CK)は紛らわしいので注意しましょう！
急性心筋梗塞の発症後に上昇するのは**クレアチンキナーゼ**です．クレアチニンは腎臓の濾過機能を示す指標です．
急性心筋梗塞の発症後に増加・上昇する血液検査項目を以下に示します．

- **白血球数**
- **トロポニンⅠ**
- **乳酸脱水素酵素(LD)**
- **クレアチンキナーゼ(CK)**
- CK-MB
- AST(GOT)
- トロポニンT
- ミオグロビン
- ミオシン軽鎖1

解答…3

問題-6 右冠動脈が閉塞した場合に虚血がおこりやすい部位はどれか．〔47PM075〕

1. 心室前壁
2. 心室後壁
3. 心室中隔
4. 左心房
5. 心尖部

右冠動脈閉塞での虚血部位

1. 心室前壁は左冠動脈に栄養される．
2. 心室後壁は右冠動脈に栄養される．
3. 心室中隔の大部分は左冠動脈に栄養される．
4. 左心房は左冠動脈に栄養される．
5. 心尖部は左冠動脈に栄養される．

ここがポイント

心臓を栄養する左右の冠動脈〔 4-3 参照〕は上行大動脈根部から分岐します．右冠動脈は冠状溝を右回りに走行して心臓後面に達し，後室間枝（後下行枝）となって心尖に向かい，① 右心房，② 右心室の側壁・後壁，③ 心室中隔の後 1/3 に分布します．一方，左冠動脈は回旋枝と前室間枝（前下行枝）に分岐し，① 左心房，② 左心室，③ 心室中隔の大部分に分布します．

解答…2

問題-7 冠血流を減少させる要因はどれか．〔50AM076〕

1. 収縮期血圧の低下
2. 心拍数の低下
3. 大動脈弁狭窄
4. 心房中隔欠損
5. 僧帽弁狭窄

冠血流の減少要因

ここがポイント

冠血流を減少させる要因は大動脈弁狭窄です．一般に，冠血流量は拡張期に増加しますが，大動脈弁狭窄症では駆出時間が延長するだけでなく，心肥大により心筋弛緩が不十分となるため，拡張期の冠血流量が減少します．

解答…3

問題-8 急性心筋梗塞で左冠動脈閉塞に比べて右冠動脈閉塞に特徴的なのはどれか．〔51PM091〕

1. 房室伝導ブロック
2. 心原性ショック
3. 心室中隔穿孔
4. 心室性頻脈
5. 肺うっ血

右冠動脈閉塞の特徴

ここがポイント

急性心筋梗塞で左冠動脈閉塞に比べて右冠動脈閉塞に特徴的なのは房室伝導ブロックです．右冠動脈（RCA）閉塞により，伝導経路が障害されるため，房室伝導ブロックがみられます．これは房室結節がRCAによって栄養されるためです．

解答…1

問題-9 虚血性心疾患の病態と最も関連があるのはどれか. 〔51PM076〕

1. 心筋炎
2. 心臓弁膜症
3. 肺高血圧症
4. 冠動脈硬化
5. 深部静脈血栓症

虚血性心疾患の病態

ここがポイント

虚血性心疾患は，心臓を栄養する冠動脈に病変があり，心筋に血液を供給できないことにより心臓の機能が低下する疾患です．原因として，①冠動脈疾患（動脈硬化症，動脈炎，攣縮など），②冠動脈以外の疾患（大動脈炎，弁膜疾患，高度な貧血）があります．選択肢のなかで最も関連があるのは冠動脈硬化です．

解答…4

問題-10 心筋梗塞の合併症として誤っているのはどれか. 〔49AM075〕

1. 心室頻拍
2. 下肢静脈瘤
3. 肩手症候群
4. 僧帽弁逆流
5. 心室中隔穿孔

心筋梗塞の合併症

ここがポイント

心筋梗塞は冠動脈の血流障害により心筋組織が壊死する疾患です．下肢静脈瘤は心筋梗塞の合併症ではありません．心筋梗塞の合併症として，心室頻拍，肩手症候群，僧帽弁逆流，心室中隔穿孔，乳頭筋断裂があります．

解答…2

問題-11 急性心筋梗塞後の運動療法の効果として正しいのはどれか. 〔52AM093〕

1. 梗塞範囲の減少
2. 心室破裂の減少
3. 心嚢液貯留の減少
4. 左室駆出率の増加
5. 急性期心臓死の減少

急性心筋梗塞後の運動療法の効果

1. 梗塞範囲の減少：発症後6時間以内の再灌流療法の効果である．
2. 心室破裂の減少：発症後6時間以内の再灌流療法の効果である．
3. 心嚢液貯留の減少：心嚢液が貯留した際の心嚢穿刺による効果である．
4. 左室駆出率の増加：発症24時間以内の薬物療法（アンジオテンシン変換酵素阻害）による効果である．
5. 運動療法により心筋梗塞の再発が減少し，急性期心臓死が減少する．

解答…5

CHECK LIST

- ☐ 急性心筋梗塞の危険因子は？
  A. 喫煙，高血圧
- ☐ 急性心筋梗塞の心電図所見は？
  A. ST 上昇，異常 Q 波，陰性 T 波
- ☐ 急性心筋梗塞の心電図で最も早期の変化は？
  A. T 波増高
- ☐ 急性心筋梗塞に対してニトログリセリンの舌下投与は？
  A. 無効である
- ☐ 舌下投与が有効なのは？
  A. 狭心症
- ☐ 急性心筋梗塞で冠動脈の閉塞や狭窄の原因は？
  A. 粥状硬化や血栓付着
- ☐ 胸痛のない心筋梗塞を何という？
  A. 無痛性梗塞
- ☐ 急性心筋梗塞では血中の白血球数はどうなる？
  A. 増加する
- ☐ 心筋梗塞では血中 CK（クレアチンキナーゼ）値はどうなる？
  A. 上昇する
- ☐ 心筋梗塞の発症早期の救命率が改善する治療は？
  A. 再灌流療法
- ☐ 心室前壁を栄養する動脈は？
  A. 左冠動脈
- ☐ 心室後壁を栄養する動脈は？
  A. 右冠動脈
- ☐ 心室中隔の大部分を栄養する動脈は？
  A. 左冠動脈
- ☐ 左心房を栄養する動脈は？
  A. 左冠動脈
- ☐ 心尖部を栄養する動脈は？
  A. 左冠動脈
- ☐ 左右の冠動脈はどこから分岐する？
  A. 上行大動脈根部（のバルサルバ洞）
- ☐ 右冠動脈は何に分岐する？
  A. 後室間枝（後下行枝）
- ☐ 右冠動脈はどこに分布する？
  A. ① 右心房，② 右心室の側壁・後壁，③ 心室中隔の後 1/3
- ☐ 左冠動脈は何に分岐するか？
  A. 回旋枝と前室間枝（前下行枝）
- ☐ 左冠動脈はどこに分布する？
  A. ① 左心房，② 左心室，③ 心室中隔の大部分
- ☐ 冠血流量が増加するのは収縮期，拡張期？
  A. 拡張期
- ☐ 大動脈弁狭窄で冠血流量が減少する理由は？
  A. 心肥大により心筋弛緩が不十分となり拡張期の冠血流量が減少するため
- ☐ 急性心筋梗塞で左冠動脈閉塞に比べて右冠動脈閉塞に特徴的なのは？
  A. 房室伝導ブロック
- ☐ 房室伝導ブロックがみられる理由は？
  A. 右冠動脈閉塞による伝導経路が障害されるため
- ☐ 心筋梗塞の合併症は？
  A. ① 心室頻拍，② 肩手症候群，③ 僧帽弁逆流，④ 心室中隔穿孔，⑤ 乳頭筋断裂
- ☐ 急性心筋梗塞後の運動療法の効果は？
  A. 急性期心臓死の減少

Summaries …要点を覚えよう！

4-1 急性心筋梗塞

▶ **病態・特徴**
心筋梗塞は冠動脈の閉塞によって心筋組織が不可逆的に壊死する疾患．冠動脈閉塞の原因として，**動脈硬化**や**冠攣縮**などがあります．

▶ **症状**
持続する胸痛が主症状で，胸部が圧迫されるような痛さ（圧迫感，絞扼感）と表現されます．また，頸部や左肩への**放散痛**を伴うこともあります．

▶ **診断**
冠動脈造影や心電図所見，血液検査での心筋逸脱酵素高値の確認などによって診断されます．

▶ **治療**
治療法は，3枝病変や左冠動脈主幹部病変がある場合には**冠動脈バイパスグラフト術**を，それ以外には**経皮的冠動脈インターベンション**（カテーテル治療）が行われます．

4-2 急性心筋梗塞と心電図の経時的変化

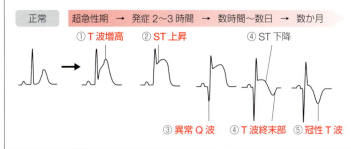

急性心筋梗塞の典型例では，心筋虚血部の誘導で左図のような心電図の経時的変化がおこります．
① 超急性期：**T波増高**
② 発症2〜3時間後：**ST上昇**
③ 数時間〜12時間後：**異常Q波**
④ 2日後以降：**T波陰性化**
⑤ 1週間後以降：STは正常化
冠性T波や**異常Q波**は残存

4-3 冠動脈の走行と栄養血管の支配領域

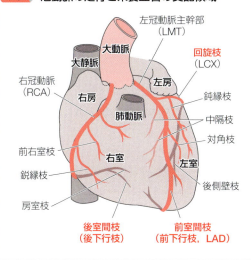

心臓を栄養する左右の冠動脈は上行大動脈根部の**Valsalva（バルサルバ）洞**から始まります．
右冠動脈は冠状溝を走行して心臓後面に達し，**後室間枝（後下行枝）**となり心室中隔の後1/3を栄養しながら心尖に向かい，**心臓の後下壁**を栄養するとともに，**洞房結節，房室結節**も栄養します．
一方，左冠動脈は**回旋枝**と**前室間枝（前下行枝）**に分岐し，回旋枝は**側壁**を，前下行枝は**心室中隔の前2/3**を栄養します．

臨床医学 36 循環器疾患 ② ― 心不全

問題 - 1 心不全でみられにくい所見はどれか．〔46AM094〕
1. 胸水の出現
2. 左室前壁の不動化
3. 心胸郭比(CTR)：70%
4. 左室駆出率(LVEF)：60%
5. 脳性ナトリウム利尿ペプチド(BNP)の増加

心不全の所見

 1. **胸水**が出現する．
2. **左室前壁の不動化**がみられる．
3. 心胸郭比(CTR)は胸部正面 X 線画像での心臓の幅と胸郭の幅の比率で男性 50% 以下，女性 55% 以下が正常である．70% は心拡大と判定される．
4. 左室駆出率の正常値は 50〜80% であり，一般的に心不全では左室駆出率が低下する．しかし近年，高齢者を中心に左室駆出率の低下よりも拡張不全が前景に立つ心不全が多くみられることが指摘されており，予後も不良であることから注目を集めている．
5. 脳性ナトリウム利尿ペプチド(BNP)が**増加**する．

⚠️ **ここがポイント**
心不全は，循環障害，炎症，変性により**心筋の収縮・拡張機能**(ポンプ機能)が障害された状態です．心臓のポンプ機能が低下すると，① 心拍出量低下，② 末梢循環不全，③ 肺や肺静脈のうっ血がおこります．心不全の分類として **NYHA(ニューヨーク心臓協会)分類**があります．

解答…4

問題 - 2 心不全で正しいのはどれか．〔49PM085〕
1. 左心不全では肝腫大をきたす．
2. 左心不全では頸静脈怒張がみられる．
3. 右心不全では肺動脈圧が上昇する．
4. 右心不全では下腿浮腫がみられる．
5. 脳性ナトリウム利尿ペプチドが低下する．

左心不全と右心不全

 1. 肝腫大は**右心不全**でみられる．
2. 頸静脈怒張は**右心不全**でみられる．
3. 右心不全では**中心静脈圧**が上昇する．
4. 右心不全では**下腿浮腫**がみられる．
5. 脳性ナトリウム利尿ペプチドが**増加**する．

⚠️ **ここがポイント**
心不全は**左心不全**と**右心不全**に分類されます〔 4-4 参照〕．左心不全では，左心室の収縮力が低下するため，左心室から拍出されない血液が左心房に貯留し，**左心房圧**が上昇します．左心房圧が上昇すると**肺静脈圧**が上昇し，肺に組織間液が貯留するため，毛細血管と肺胞間のガス交換が障害されて，① **呼吸困難**，② **起坐呼吸**，③ **肺水腫**がみられます．

循環器疾患②—心不全

これに対して右心不全では ① 肝腫大, ② 頸静脈怒張, ③ 下腿浮腫, ④ 中心静脈圧上昇がみられます.

解答…4

問題-3 左心不全の症状はどれか. 〔47AM092〕

1. 高血圧
2. 肝脾腫
3. 起坐呼吸
4. 下腿浮腫
5. 頸静脈怒張

左心不全の症状

⚠ ここがポイント

左心不全の症状である① 呼吸困難, ② 起坐呼吸, ③ 肺水腫を覚えましょう.
肝脾腫, 下腿浮腫, 頸静脈怒張は右心不全の症状です. 右心不全の直接的原因は原発性肺高血圧症です.

解答…3

問題-4 右心不全の症候として正しいのはどれか. 2つ選べ. 〔52PM065〕

1. 肺水腫
2. 肝脾腫
3. 起坐呼吸
4. 下腿浮腫
5. チアノーゼ

右心不全の症状

⚠ ここがポイント

右心不全の主な症状は, ① 肝脾腫(肝腫大), ② 頸静脈怒張, ③ 下腿浮腫, ④ 中心静脈圧上昇です.
右心不全では, 以下のような体静脈系のうっ血による症状がみられます.

- 頸静脈怒張
- 肝うっ血(肝腫大, 右季肋部痛, 肝胆道系酵素上昇)
- 食欲不振
- 悪心・嘔吐
- 便秘
- 胸水
- 腹部膨満感(腹水)
- 浮腫
- 体重増加(2〜3 kg)

解答…2, 4

問題-5 心不全に特徴的な呼吸はどれか. 〔51AM088〕

1. 下顎呼吸
2. 陥没呼吸
3. 奇異呼吸
4. 起坐呼吸
5. 鼻翼呼吸

心不全に特徴的な呼吸

⚠ ここがポイント

心不全に特徴的な呼吸は起坐呼吸です. 起坐呼吸は左心不全(左心系の機能低下, 僧帽弁膜症など)の主要徴候として出現します. 左心不全の状態で臥位をとると, 右心系への静脈還流が増加し, 肺血流が増加することにより, 肺うっ血, 肺コンプライアンスの減少がみられ, 呼吸仕事量が増加します. このような変化を軽減するために起坐位をとろうとします. なお, 起坐呼吸は左心不全に特異的なものではなく, 気管支喘息や肺炎, 気管支炎などでもみられます.

解答…4

問題 - 6 右心不全の直接的原因として正しいのはどれか. 〔50PM095〕

1. 高血圧
2. 肥大型心筋症
3. 僧帽弁閉鎖不全症
4. 原発性肺高血圧症
5. 大動脈弁閉鎖不全症

右心不全の直接的原因

 ここがポイント

右心不全の直接的原因は**原発性肺高血圧症**です．左心不全をきたす疾患はすべて右心不全の原因となりますが，特に右心不全をきたしやすいのは，① **肺動脈狭窄症**，② **心房中隔欠損症**，③ **肺性心**です．

解答…4

問題 - 7 誤っているのはどれか. 〔43PM052〕

1. 心不全の分類として NYHA 分類がある．
2. 右心不全では末梢血管の虚脱が著明となる．
3. 左心不全では左室拡張終期圧が上昇する．
4. 肺高血圧症は右心不全の原因となる．
5. 大動脈弁狭窄は左心不全の原因となる．

心不全 ①

1. 心不全の分類として **NYHA 分類**がある．
2. 右心不全では**末梢血管の虚脱**はみられない．
3. 左心不全では**左室拡張終期圧**が上昇する．
4. 肺高血圧症は**右心不全**の原因となる．
5. 大動脈弁狭窄は**左心不全**の原因となる．

解答…2

問題 - 8 誤っているのはどれか. 〔作成問題〕

1. 心不全とは心疾患による循環不全を指す．
2. 右心不全では体循環系のうっ血が著明となる．
3. 左心不全では左室拡張終期圧が上昇する．
4. 心タンポナーデは右心不全の原因となる．
5. 大動脈弁狭窄は左心不全の原因となる．

心不全 ②

1. 心不全とは，循環障害，炎症，変性により**心筋の収縮・拡張機能（ポンプ機能）**が障害された状態である．
2. 右心不全では体循環系の**うっ血**が著明となる．
3. 左心不全では**左室拡張終期圧**が上昇する．
4. 心タンポナーデは**右心不全**の原因となる．
5. 大動脈弁狭窄は**左心不全**の原因となる．

循環器疾患②—心不全

> **ここがポイント**
> 心不全は，循環障害，炎症，変性により**心筋のポンプ機能**が障害された状態です．心臓のポンプ機能が低下すると，①心拍出量低下，②末梢循環不全，③肺や肺静脈のうっ血がおこります．

解答…1

CHECK LIST

- □ 循環障害，炎症，変性により心筋の収縮・拡張機能（ポンプ機能）が障害された状態を何という？
  - A. **心不全**
- □ 心臓のポンプ機能が低下するとどうなる？
  - A. **①心拍出量低下，②末梢循環不全，③肺や肺静脈のうっ血がおこる**
- □ 心不全では胸水はどうなる？
  - A. **出現する**
- □ 心不全では左室前壁はどうなる？
  - A. **不動化**
- □ 心不全では心胸郭比（CTR）は？
  - A. **増加する**
- □ 心不全では左室駆出率はどうなる？
  - A. **正常であることが多い**
- □ 心不全では脳性ナトリウム利尿ペプチド（BNP）はどうなる？
  - A. **増加する**
- □ 肝腫大がみられるのは右心不全，左心不全？
  - A. **右心不全**
- □ 頸静脈怒張がみられるのは右心不全，左心不全？
  - A. **右心不全**
- □ 中心静脈圧が上昇するのは右心不全，左心不全？
  - A. **右心不全**
- □ 下腿浮腫がみられるのは右心不全，左心不全？
  - A. **右心不全**
- □ 左室拡張終期圧が上昇するのは右心不全，左心不全？
  - A. **左心不全**
- □ 心タンポナーデが原因となるのは右心不全，左心不全？
  - A. **右心不全**
- □ 大動脈弁狭窄が原因となるのは右心不全，左心不全？
  - A. **左心不全**
- □ 体循環系のうっ血が著明となるのは右心不全，左心不全？
  - A. **右心不全**
- □ 左心室の収縮力が低下するのは右心不全，左心不全？
  - A. **左心不全**
- □ 左心房圧が上昇するのは右心不全，左心不全？
  - A. **左心不全**
- □ 左心不全の主な症状は？
  - A. **①呼吸困難，②起坐呼吸，③肺水腫**
- □ 右心不全の主な症状は？
  - A. **①肝腫大，②頸静脈怒張，③下腿浮腫，④中心静脈圧上昇**
- □ 右心不全の直接的原因は？
  - A. **原発性肺高血圧症**
- □ 特に右心不全をきたしやすい疾患は？
  - A. **①肺動脈狭窄症，②心房中隔欠損症，③肺性心**

Summaries …要点を覚えよう！

4-4 左心不全と右心不全

心不全による病態は，前方への拍出が減少することによって生じる**前方不全**と，後方へのうっ血によって生じる**後方不全**の2つに分けることができます．

▶ 左心不全
- **原因**：心不全の原因としては**心臓への負荷**（前負荷，後負荷）の増大や心筋梗塞などがあげられます．左心不全の原因として左室後負荷が増大する大動脈弁狭窄症や高血圧の持続などがあります．
- **症状**：前方不全の結果として**末梢冷感**や**尿量減少（乏尿・無尿）**などをきたします．また，後方不全の結果として**肺うっ血（肺水腫）**やそれに伴う**夜間呼吸困難（起坐呼吸）**などを認めます．

▶ 右心不全
- **原因**：右心不全の原因として右室後負荷の増大する肺動脈弁狭窄症や肺高血圧の持続などがあります．
- **症状**：後方不全の結果として**全身浮腫**，**肝腫大**，**頸静脈怒張**，**胸水**などをきたします．

臨床医学 37 循環器疾患 ③ ―その他の疾患

問題-1 僧帽弁狭窄症による心不全で初期からみられるのはどれか．〔49AM092〕

1. 頸静脈怒張
2. 呼吸困難
3. 肝脾腫
4. 高血圧
5. 浮腫

僧帽弁狭窄症による心不全

！ここがポイント

僧帽弁狭窄症は，左房と左室の間の僧帽弁が癒着し，弁が十分に開かない状態です．乾性咳嗽と労作時呼吸困難が初期から出現します．

解答…2

問題-2 心尖部の聴診で心室収縮期に持続する逆流性雑音を聴取するのはどれか．〔作成問題〕

1. 大動脈弁狭窄症
2. 心室中隔欠損症
3. 心房中隔欠損症
4. 肺動脈弁狭窄症
5. 僧帽弁狭窄症

逆流性雑音を聴取する疾患

！ここがポイント

逆流性収縮期雑音を生じる疾患は，① **心室中隔欠損症**，② 僧帽弁逆流症，③ 三尖弁逆流症の3疾患です．

解答…2

問題-3 心原性脳塞栓症の原因として最も多い不整脈はどれか．〔47PM088〕

1. 心室性期外収縮
2. 上室性期外収縮
3. 房室ブロック
4. 心房細動
5. 洞性徐脈

心原性脳塞栓症の原因

！ここがポイント

高齢者に多くみられる心原性脳塞栓症の原因として最も多い不整脈は **心房細動** です〔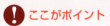 参照〕．

解答…4

問題-4 アテローム(粥状)硬化が関与する病態はどれか．〔49PM075〕

1. 慢性収縮性心膜炎
2. 慢性閉塞性肺疾患
3. 内頸動脈狭窄症
4. 椎骨動脈解離
5. 肝硬変

アテローム硬化が関与する病態①

 ここがポイント
　アテローム(粥状)硬化は動脈の血管内膜に脂質が沈着することによる**隆起性病変**です．選択肢のなかで，アテローム硬化が関与するのは**内頸動脈狭窄症**です．

解答…3

問題-5 アテローム(粥状)硬化と関係するのはどれか．〔46AM075〕
1．Buerger 病　　　　　2．肥大型心筋症　　　　　3．悪性腎硬化症
4．僧帽弁狭窄症　　　　5．腹部大動脈瘤

アテローム硬化が関与する病態②

1．Buerger(バージャー)病(閉塞性血栓性血管炎)は，青壮年の**男性**の**下肢動脈**に好発する．
2．肥大型心筋症は，遺伝子異常による**左室壁**の不均一な肥大がみられ，心腔の拡大が困難となる．
3．悪性腎硬化症は**高血圧**と関連する．**透析導入**患者に多い．
4．僧帽弁狭窄症は**リウマチ熱**と関連する．**僧帽弁**の開口が不十分である．
5．腹部大動脈瘤は**アテローム硬化**により動脈壁が拡大する．

解答…5

問題-6 Fallot 四徴症でおこる血管異常はどれか．〔53AM085〕
1．大動脈騎乗　　　　2．大動脈狭窄　　　　3．冠動脈狭窄
4．肺静脈閉塞　　　　5．肺動脈弁逆流

Fallot(ファロー)四徴症

ここがポイント
　Fallot 四徴症は，胎生期に円錐動脈幹中隔が偏位することにより，肺動脈流出路の狭窄，円錐中隔下の心室中隔欠損が生じ，大動脈が右室に騎上する疾患であり，①**肺動脈狭窄**，②**心室中隔欠損**，③**大動脈騎乗**(大動脈が右室と左室にまたがる)，④**右室肥大**の四徴を特徴とします．「右室肥大」は肺動脈狭窄や心室中隔欠損に伴う右心系負荷の結果として生じます．

解答…1

循環器疾患③――その他の疾患

CHECK LIST

- ☐ 僧帽弁狭窄症による心不全で初期からみられる症状は？
  - A. 呼吸困難
- ☐ 逆流性収縮期雑音を生じる3つの疾患は？
  - A. ① 心室中隔欠損症, ② 僧帽弁逆流症, ③ 三尖弁逆流症
- ☐ 心臓内で生じた血栓が血流に乗り，脳内の動脈で閉塞をきたす疾患は？
  - A. 心原性脳梗塞
- ☐ 心原性脳塞栓症の原因として最も多い不整脈は？
  - A. 心房細動
- ☐ 内頸動脈狭窄症に関与する病態は？
  - A. アテローム硬化
- ☐ 青壮年の男性の下肢動脈に好発する閉塞性血栓性血管炎を何という？
  - A. Buerger 病
- ☐ 透析導入患者に多く，高血圧と関連する疾患は？
  - A. 悪性腎硬化症
- ☐ 遺伝子異常による左室壁の不均一な肥大がみられ，心腔の拡大が困難となる疾患は？
  - A. 肥大型心筋症
- ☐ リウマチ熱と関連し，僧帽弁の開口が不十分である疾患は？
  - A. 僧帽弁狭窄症
- ☐ アテローム硬化により動脈壁が拡大する疾患は？
  - A. 腹部大動脈瘤
- ☐ Virchow（ウィルヒョウ）の三要素とは？
  - A. ① 血液組成（凝固能亢進，線溶能低下），② 血管壁障害，③ 血流（うっ血，乱流）
- ☐ Fallot 四徴とは？
  - A. ① 肺動脈狭窄，② 心室中隔欠損，③ 大動脈騎乗，④ 右室肥大

Summaries …要点を覚えよう！

4-5 ▶ 心原性脳梗塞がおこるメカニズム

心原性脳梗塞とは，心臓内で生じた血栓が血流に乗り，脳内の動脈で閉塞をきたす疾患を指します．一般的に血栓形成を促進する要因として以下の3つの要素が知られており，これを Virchow（ウィルヒョウ）の三要素といいます．
① 血液組成（凝固能亢進，線溶能低下）
② 血管壁障害
③ 血流（うっ血，乱流）
心房細動では心房壁の同期した収縮が不能になっており，細動が生じます．この結果，左房内で血流がうっ滞し，特に左心耳で血栓が生じやすくなります．このため，心房細動で脳塞栓の合併がおこります．

38 呼吸器疾患 ① ―換気障害

問題-1 閉塞性換気障害を呈するのはどれか．2つ選べ．〔44AM072〕

1. 肺気腫
2. 肺線維症
3. 慢性気管支炎
4. うっ血性心不全
5. 筋ジストロフィー症

閉塞性換気障害を呈する疾患

1. 肺気腫は**閉塞性換気障害**に分類される．
2. 肺線維症は，肺実質の容量低下や肺・胸郭のコンプライアンス低下により**吸気**が障害される（**拘束性換気障害**）．
3. 慢性気管支炎は**閉塞性換気障害**に分類される．
4. うっ血性心不全は肺のうっ血により**呼吸障害**が生じる（**拘束性換気障害**）．
5. 筋ジストロフィーでは**呼吸筋**の低下により呼吸障害が生じる（**拘束性換気障害**）．

ここがポイント

換気障害は，右図のように，%肺活量（%VC=実測肺活量÷予測肺活量×100%）と1秒率（FEV_1%=1秒量FEV_1÷努力肺活量FVC×100%）から**閉塞性換気障害**と**拘束性換気障害**に分類されます〔 4-6 参照〕．

閉塞性換気障害は，炎症，腫瘍，気道内異物などにより**気道**が閉塞し，**気流**が制限された状態です．代表的な疾患として，**COPD**（**肺気腫**，**慢性気管支炎**），**気管支喘息**，**びまん性汎細気管支炎**などがあります．

拘束性換気障害は，肺が正常に膨らまない状態であり，肺内病変（肺線維症，塵肺症，間質性肺炎，肺腫瘍など）や肺外病変（胸膜疾患，胸郭変形，気胸，神経・筋疾患など）が原因となります．

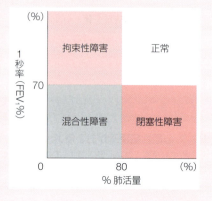

解答…1, 3

問題-2 拘束性肺疾患はどれか．2つ選べ．〔43PM072〕

1. 肺気腫
2. 肺線維症
3. 気管支喘息
4. びまん性汎細気管支炎
5. 塵肺症

拘束性換気障害を呈する疾患

1. 肺気腫は**閉塞性肺疾患**に分類される．
2. 肺線維症は**拘束性肺疾患**に分類される．
3. 気管支喘息は**閉塞性肺疾患**に分類される．
4. びまん性汎細気管支炎は**閉塞性肺疾患**に分類される．
5. 塵肺症は**拘束性肺疾患**に分類される．

呼吸器疾患①—換気障害

> **!** ここがポイント
> 拘束性肺疾患と閉塞性肺疾患の代表的な疾患を覚えましょう！

拘束性肺疾患	閉塞性肺疾患
• 肺線維症 • 塵肺症 • 間質性肺炎 • 肺腫瘍 • 急性呼吸窮迫症候群（ARDS）	• 肺気腫 ⎤ • 慢性気管支炎 ⎦ COPD • 気管支喘息 • びまん性汎細気管支炎

解答…2, 5

CHECK LIST

- ☐ 炎症，腫瘍，気道内異物などにより気道が閉塞し，気流が制限された換気障害を何という？
  - A. **閉塞性換気障害**
- ☐ 肺が正常に膨らまない換気障害を何という？
  - A. **拘束性換気障害**
- ☐ ％肺活量の計算式は？
  - A. **％VC＝実測肺活量÷予測肺活量×100％**
- ☐ 1秒率の計算式は？
  - A. **FEV1％＝1秒量FEV1÷努力肺活量FVC×100％**
- ☐ ％肺活量何％以下を拘束性換気障害という？
  - A. **80％以下**
- ☐ 1秒率何％以下を閉塞性換気障害という？
  - A. **70％以下**
- ☐ 肺気腫はどちらの障害？
  - A. **閉塞性換気障害**
- ☐ 肺線維症はどちらの障害？
  - A. **拘束性換気障害**
- ☐ 気管支喘息はどちらの障害？
  - A. **閉塞性肺疾患**
- ☐ びまん性汎細気管支炎はどちらの障害？
  - A. **閉塞性肺疾患**
- ☐ 塵肺症はどちらの障害？
  - A. **拘束性肺疾患**
- ☐ 慢性気管支炎はどちらの障害？
  - A. **閉塞性換気障害**
- ☐ うっ血性心不全はどちらの障害？
  - A. **拘束性換気障害**
- ☐ 間質性肺炎はどちらの障害？
  - A. **拘束性換気障害**
- ☐ 急性呼吸窮迫症候群（ARDS）はどちらの障害？
  - A. **拘束性換気障害**
- ☐ 筋ジストロフィーはどちらの障害？
  - A. **拘束性換気障害**
- ☐ 閉塞性換気障害の代表的疾患は？
  - A. **① COPD（肺気腫，慢性気管支炎），② 気管支喘息，③ びまん性汎細気管支炎**
- ☐ 肺内病変による拘束性換気障害は？
  - A. **肺線維症，塵肺症，間質性肺炎，肺腫瘍など**
- ☐ 肺外病変による拘束性換気障害は？
  - A. **胸膜疾患，胸郭変形，気胸，神経・筋疾患など**

Summaries …要点を覚えよう！

4-6 拘束性障害と閉塞性障害

簡潔には，拘束性障害が「吸えない疾患」であり，閉塞性障害は「吐けない疾患」と考えられます．

▶ 拘束性障害

%肺活量とは，年齢，性別，身長から求めた予測肺活量に対する肺活量実測値の割合のことで，これが80%以下の場合は拘束性障害といい，肺の膨張障害が原因．肺間質の炎症・線維化をきたす間質性肺疾患などが拘束性となります．肺の間質が線維化により硬くなることで肺胞が膨らまず，その結果として肺活量が低下します．

▶ 閉塞性障害

1秒率は，1秒量（FEV_1）÷努力肺活量（FVC）により計算される値であり，これが70%以下の場合には末梢気道閉塞などで呼気が障害されている閉塞性障害と考えられます．具体的には，慢性閉塞性肺疾患（COPD；すなわち肺気腫と慢性気管支炎の合併），気管支喘息，びまん性汎細気管支炎などがこれに相当します．これらはいずれも末梢気道が狭窄している状態です．

▶ 混合性障害

拘束性障害と閉塞性障害を併発した状態が混合性障害です．

臨床医学 39 呼吸器疾患 ② ─ 慢性閉塞性肺疾患

問題-1 慢性閉塞性肺疾患で正しいのはどれか．2つ選べ．〔48AM091（類似問題 45PM077）〕

1. 喫煙は危険因子である．
2. 片肺に発症することが多い．
3. 静肺コンプライアンスが低下する．
4. 肺気腫は肺胞壁の破壊を特徴とする．
5. 肺の換気時の気道抵抗が低下している．

解法ポイント

慢性閉塞性肺疾患（COPD）

1. 長年の**喫煙**（外因性因子）や遺伝的素因（内因性因子）が危険因子と考えられている．COPD 患者の**約90％**に喫煙歴があるといわれている．
2. **両肺**に発症することが多い．
3. 静肺コンプライアンスが**上昇**する．
4. 肺気腫では**肺胞壁が破壊**され，気腔が拡大する．肺胞に分布する毛細血管網も破壊される．
5. 肺の換気時の気道抵抗が**増加**している〔 4-7 ▶参照〕．

⚠ ここがポイント

喫煙は，①がん（肺癌，喉頭癌，口腔癌，食道癌，膵臓癌など），② COPD，③**冠動脈疾患**，④**胃・十二指腸潰瘍**，⑤ **Alzheimer 病**などの危険因子となります．

静肺コンプライアンスは，**肺の膨らみやすさ**の指標です．コンプライアンスは弾性の逆数で表され，コンプライアンスが高いほど膨らみやすく，コンプライアンスが小さいほど肺は膨らみにくいことを意味します．COPD（肺気腫など）では肺胞壁が破壊され，肺の支持組織がなくなるため，肺が膨らみやすい状態となっています（簡単に膨らむが，縮みにくい：弾性が低下している状態）．逆に，間質性肺炎，肺水腫，うっ血性心不全，肺炎，無気肺，胸膜の肥厚などでは，コンプライアンスが低下し，肺が膨らみにくい状態となっています．

解答…1, 4

問題-2 肺気腫でみられるのはどれか．〔47AM094〕

1. 横隔膜高位
2. 1秒率の増加
3. 機能的残気量の増加
4. 解剖学的死腔の減少
5. 心胸郭比（CTR）の増加

解法ポイント

肺気腫

1. 肺が過膨張することにより，横隔膜は平坦化し，**低位**となる．
2. 1秒率は**減少**する．
3. 機能的残気量は**増加**する．
4. 解剖学的死腔は**増加**する．
5. 心胸郭比（CTR）は**減少**する．

CHECK LIST

- ☐ 喫煙が危険因子となる疾患は？
  - A. がん，COPD，冠動脈疾患，胃・十二指腸潰瘍，Alzheimer 病など
- ☐ 喫煙歴は COPD 患者の何％にみられる？
  - A. 約 90％
- ☐ 肺の膨らみやすさの指標を何という？
  - A. 静肺コンプライアンス
- ☐ コンプライアンスが高いということは肺が膨らみやすい，膨らみにくい？
  - A. 膨らみやすい
- ☐ COPD の静肺コンプライアンスはどうなる？
  - A. 上昇する
- ☐ COPD の発症が多いのは両肺，片肺？
  - A. 両肺
- ☐ COPD の気道抵抗はどうなる？
  - A. 増加する
- ☐ 肺気腫では肺胞壁や肺胞に分布する毛細血管網はどうなる？
  - A. 破壊される
- ☐ 肺気腫では横隔膜はどうなる？
  - A. 平坦化し，低位となる（肺が過膨張するため）
- ☐ 肺気腫では 1 秒率はどうなる？
  - A. 減少する
- ☐ 肺気腫では機能的残気量はどうなる？
  - A. 増加する
- ☐ 心胸郭比とは？
  - A. 胸郭横径に対する心横径の比率を百分率で表した指標（心拡大の程度がわかる）
- ☐ 肺気腫では心胸郭比（CTR）はどうなる？
  - A. 減少する
- ☐ 肺気腫で肺が過膨張することにより，心臓が水滴のような陰影を示すことを何という？
  - A. 滴状心
- ☐ 血中の pH が低下する病態を何という？
  - A. アシドーシス
- ☐ 血中の pH が上昇する病態を何という？
  - A. アルカローシス
- ☐ 呼吸性アシドーシスでは pH はどうなる？
  - A. 低下する
- ☐ 呼吸性アシドーシスでは $PaCO_2$ はどうなる？
  - A. 上昇する（血中の CO_2 が増加するため）
- ☐ 慢性閉塞性肺疾患では PaO_2 はどうなる？
  - A. 上昇しない（低下することが多い）
- ☐ 呼吸性アシドーシスで血中の HCO_3^- はどうなる？
  - A. 上昇する（腎性代償で HCO_3^- の再吸収がおこる）
- ☐ 慢性閉塞性肺疾患では SaO_2 はどうなる？
  - A. 上昇しない（低下することが多い）
- ☐ CO_2 の変化をきっかけとする代償を何という？
  - A. 呼吸性代償
- ☐ HCO_3^- の変化をきっかけとする代償を何という？
  - A. 代謝性代償
- ☐ pH の正常値は？
  - A. 7.35〜7.45
- ☐ 酸血症を何という？
  - A. アシデミア
- ☐ アルカリ血症を何という？
  - A. アルカレミア
- ☐ 動脈血ガスの酸素分圧（PaO_2）の正常値は？
  - A. 80〜100 Torr
- ☐ 動脈血ガスの $PaCO_2$ の正常値は？
  - A. 35〜45 Torr
- ☐ COPD の急性増悪時の動脈血（液）ガスはどうなる？
  - A. 酸素分圧が低下し，二酸化炭素分圧が上昇する
- ☐ 慢性閉塞性肺疾患（肺気腫）の胸部 X 線写真の特徴は？
  - A. ①胸郭の拡大，②末梢血管の狭小化，③横隔膜の低位・平坦化，④滴状心による心胸郭比の減少，⑤肋間腔の開大
- ☐ 胸部 X 線写真で異常陰影が臓器に接したときにその境界に見えるはずの線を消失させることを何という？
  - A. シルエットサイン

Summaries …要点を覚えよう！

4-7 慢性閉塞性肺疾患（COPD）

▶ 病態・原因
COPDは，慢性気管支炎と肺気腫を合併した状態で，症状としては慢性的な咳嗽，喀痰や労作時呼吸困難などがみられます．長年の喫煙（外因性因子）や遺伝的素因（内因性因子）が危険因子となります．COPDでは肺胞壁が不可逆的に破壊され，弾性収縮力が低下することで過膨張となります．このとき，肺コンプライアンス（肺と胸郭の膨らみやすさ）は上昇します．肺胞壁の弾性収縮力は末梢気道の牽引力でもあり，これが低下することで末梢気道は閉塞します．

▶ 検査・診断
COPDに特徴的な胸部X線所見としては ① 肺野透過性亢進，② 横隔膜の平低化，③ 滴状心 などがあります．
スパイロメトリーでは1秒率（FEV$_1$%）が70%以下の閉塞性を示します．

▶ 治療
長時間作用性抗コリン薬または長時間作用性β刺激薬が用いられます．急性増悪時には，短時間作用性β刺激薬吸入，ステロイド経口投与を行い，感染が原因であれば抗菌薬が投与されます．

4-8 酸塩基平衡の異常

アルカローシスとは，血液のpHがアルカリ側へ偏ろうとする動きを，アシドーシスは酸性側へ偏ろうとする動きをそれぞれ意味します．アシドーシスとアルカローシスはそれぞれ，① 呼吸状態の変化に起因する二酸化炭素（CO_2）の変化をきっかけとする呼吸性と，② 腎機能，代謝状態の変化に起因する重炭酸イオン（HCO_3^-）の変化をきっかけとする代謝性に分類されます．

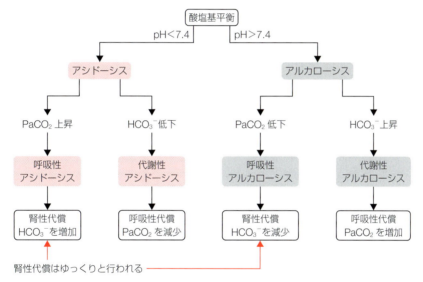

▶ 呼吸性アシドーシス
呼吸性アシドーシスとは，COPDや低換気などが原因で，動脈血中二酸化炭素濃度（$PaCO_2$）が上昇し，pHが7.4の正常から低下する状態を指します（このとき「一次性変化として呼吸性アシドーシスが生じている」といいます）．これが慢性的に持続すると二次性に代謝性代償が生じ，腎でのHCO$_3^-$再吸収・H$^+$分泌が促進される結果，pHの低下が最小限に抑えられます．すなわち，二次性変化として代謝性アルカローシスを合併することになります．

▶ 呼吸性アルカローシス
呼吸性アルカローシスとは，過換気などが原因で，$PaCO_2$が低下し，pHが7.4の正常から上昇する状態を指します（このとき「一次性変化として呼吸性アルカローシスが生じている」といいます）．これが慢性的に持続すると二次性に代謝性代償が生じ，腎でのHCO$_3^-$再吸収・H$^+$分泌が抑制される結果，pHの上昇が最小限に抑えられます．すなわち，二次性変化として代謝性アシドーシスを合併することになります．

▶ アシデミア（酸血症）とアルカレミア（アルカリ血症）
上記の結果として血液が酸性側になればアシデミア（酸血症），アルカリ側になればアルカレミア（アルカリ血症）と表現します．

40 呼吸器疾患 ③ ——その他の疾患

問題 - 1 呼吸器疾患で正しいのはどれか. 〔47PM094〕
1. 肺線維症は閉塞性肺疾患である.
2. 気管支拡張症では乾性咳嗽がみられる.
3. 気管支喘息の発作時は1秒率が低下する.
4. 過換気症候群では呼吸性アシドーシスになる.
5. CO_2 ナルコーシスは低 CO_2 血症によって生じる.

呼吸器疾患 ①

1. 肺線維症は肺実質の容量低下や肺・胸郭のコンプライアンス低下により吸気が障害される**拘束性肺疾患**である.
2. 気管支拡張症では**血痰**や**喀血**を伴う**湿性咳嗽**がみられる.
3. 気管支喘息の発作時は1秒率が**低下**する.
4. 過換気症候群では,二酸化炭素が過剰に排泄されて**呼吸性アルカローシス**になる.
5. CO_2 ナルコーシスは**高 CO_2 血症**によって生じる. CO_2 ナルコーシスでは,急激な高炭酸ガス血症により脳内 pH が急激に低下し,意識障害がおこる.

解答…3

問題 - 2 呼吸器疾患で正しいのはどれか. 〔45AM093〕
1. 間質性肺炎は湿性咳嗽が多い.
2. 気管支拡張症は血痰が出ることは少ない.
3. 肺気腫は初期からチアノーゼが出やすい.
4. 過換気症候群はばち指を呈しやすい.
5. 睡眠時無呼吸症候群は急に眠気に襲われることが多い.

呼吸器疾患 ②

1. 間質性肺炎は**乾性咳嗽**が多い.
2. 気管支拡張症では**血痰**や喀血を伴う**湿性咳嗽**がみられる.
3. 肺気腫の初期症状は**息切れ**である.
4. 過換気症候群では,心血管系症状(動悸,頻脈,不整脈など)に加え,疲労感,不眠などの全身症状がみられる.ばち指は**慢性の低酸素血症**や**肝硬変**,**肺癌**などでみられる.
5. 睡眠時無呼吸症候群は急に眠気に襲われることが多い.

解答…5

問題 - 3 呼吸器疾患で正しいのはどれか. 〔40PM090〕
1. 肺線維症は閉塞性肺疾患である.
2. 閉塞性換気障害では肺活量比が低下する.
3. 肺気腫では全肺気量が減少する.
4. CO_2 ナルコーシスは低 CO_2 血症で生じる.
5. Hugh-Jones の分類は呼吸困難の程度を示す.

呼吸器疾患③

1. 肺線維症は**拘束性肺疾患**である．
2. 閉塞性換気障害では**1秒率**が低下する．肺活量比が低下するのは拘束性換気障害である．
3. 肺気腫では1秒率が減少し，機能的残気量や解剖学的死腔が**増加**する．
4. CO_2ナルコーシスは**高CO_2血症**で生じる．
5. Hugh-Jones（ヒュー・ジョーンズ）の分類は呼吸困難の程度を示す〔 4-9 ▶参照〕．

解答…5

問題-4 胸部で聴取される捻髪音について正しいのはどれか．〔46PM092〕
1. 吸気終末に聴取できる．
2. 肺尖部で聴取しやすい．
3. 太い気管支由来の音である．
4. 閉塞性肺疾患で聴取しやすい．
5. 喀痰が多い場合に聴取しやすい．

胸部で聴診される捻髪音

1. **吸気終末**に聴取できる．
2. **肺底部**で聴取しやすい．
3. 開きにくい**肺胞が開く音**である．
4. **拘束性肺疾患（間質性肺炎，肺線維症など）**で聴取しやすい．
5. 喀痰が多い場合に聴取しやすいわけではない．

⚠️ ここがポイント
　捻髪音は，**断続性ラ音**（持続時間の短い不連続なラ音）に分類され，肺間質の肥厚により閉じやすく開きにくい（コンプライアンスが低下した）肺胞が開くとき，あるいは吸気時に胸腔内圧の陰圧が強くなり，正常な肺胞が開いた後で，**障害された肺胞が開く音**と考えられています．
　喀痰が多い場合に聴取されやすいのは，もう1つの断続性ラ音である**水泡音**です〔 4-10 ▶参照〕．

解答…1

問題-5 呼吸状態と病態の組み合わせで誤っているのはどれか．〔48AM094〕
1. Cheyne-Stokes（チェイン・ストークス）呼吸 ── 気管支喘息
2. Kussmaul（クスマウル）呼吸 ── 糖尿病性ケトアシドーシス
3. Biot（ビオー）呼吸 ── 髄膜炎
4. 下顎呼吸 ── 脳幹障害
5. 起坐呼吸 ── 心不全

呼吸状態と病態

 ここがポイント

呼吸状態と病態	
Cheyne-Stokes 呼吸	呼吸中枢の異常により1回換気量の増減が繰り返される呼吸(**交代性無呼吸**).中枢神経系の異常,心不全,腎疾患,肺炎,モルヒネ中毒などでみられる.
Kussmaul 呼吸	規則正しい深い呼吸が続く.**糖尿病性ケトアシドーシス**,腎不全に伴う尿毒症,昏睡時などでみられる.
Biot 呼吸	無換気状態から急に深い呼吸を開始する.**髄膜炎**でみられる(**間欠髄膜炎性呼吸**).
下顎呼吸	下顎の動きを伴ったあえぐような呼吸.呼吸中枢の機能が失われた状態.**脳幹障害**でみられる.
起坐呼吸	座位のほうが呼吸しやすい状態.**心不全**などでみられる.

解答…1

問題-6 高齢者の肺炎の特徴として正しいのはどれか. 〔52AM092〕

1. 高熱がみられる.
2. 誤嚥性肺炎が多い.
3. 肺尖部の病巣が多い.
4. 咳反射の亢進がみられる.
5. 死因となる例は減少している.

誤嚥性肺炎

 ここがポイント

高齢者に多い肺炎は**誤嚥性肺炎**です.免疫力が低下する高齢者では発症率,死亡率が急激に増加します.肺炎はわが国の死亡原因の第5位〔平成29年(2017年)人口動態統計〕となっています.

解答…2

問題-7 間質性肺炎の特徴はどれか. 〔49PM091〕

1. 単純X線写真ですりガラス陰影
2. 肺コンプライアンスの上昇
3. 水泡音の聴診
4. 横隔膜低位
5. 湿性の咳嗽

間質性肺炎

 1. 胸部単純X線検査では,左右の肺にガラス様の陰影(**すりガラス陰影**),粒状,網目状,リング状などのさまざまな異常影がみられる.かつて,すりガラス陰影(病変部で肺血管陰影が透見できるような淡く白い陰影)は間質性陰影と考えられていたが,肺胞性病変でもみられる非特異的な所見とされている.
2. 肺コンプライアンスが**低下**し,肺が膨らみにくい状態となっている.
3. **捻髪音**が聴取される.
4. X線写真では横隔膜の陰影が挙上している像(横隔膜**高位**)が観察される.
5. **乾性咳嗽**がみられる.

> **ここがポイント**
> 間質性肺炎（間質性肺疾患）は，肺間質に炎症や線維化がみられる疾患の総称です．間質性肺炎では，拘束性換気障害や肺拡散能力低下がみられ，息切れ，呼吸困難などの症状が出現します．原因が不明な**特発性間質性肺炎**と，それ以外の**間質性肺炎**に大別されます.

解答…1

問題-8 訓練開始時に熱感があり，体温は 38.5℃ であった．胸部を聴診したところ右下肺野に水泡音が聞かれた．この患者の胸部 X 線写真を別に示す．最も考えられるのはどれか．〔53PM076〕

1. 喘息
2. 大葉性肺炎
3. 特発性肺線維症
4. 慢性閉塞性肺疾患
5. びまん性汎細気管支炎

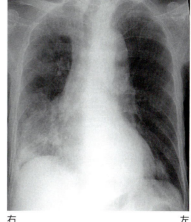

右　　　　　　左

解法ポイント

大葉性肺炎

> **ここがポイント**
> ① 発熱，② 右下肺野の水泡音，③ 右下肺野の広範な浸潤影から，**大葉性肺炎**が最も考えられます．大葉性肺炎では，細菌感染によって病原体を含む滲出物が肺胞腔内に充満し，ときに一葉を占める病変を形成するため，特徴的な広範な浸潤影が認められます．代表的な細菌として，肺炎球菌やレジオネラなどがあります.

解答…2

問題-9 重症急性呼吸器症候群（SARS）で誤っているのはどれか．〔41PM072〕

1. 飛沫感染である．
2. 病因はウイルスである．
3. 微熱で発症する．
4. 高齢者では致死率が高い．
5. 患者の隔離が感染拡大防止策である．

解法ポイント

重症急性呼吸器症候群（SARS）

1. **飛沫感染**である．
2. 病因は**ウイルス**である．
3. 38℃以上での**高熱**で発症し，頭痛，倦怠感，筋肉痛が出現する．
4. 高齢者では致死率が高い．

5. 患者の隔離が感染拡大防止策である.

! ここがポイント

重症急性呼吸器症候群(severe acute respiratory syndrome；SARS)は，SARSコロナウイルスに起因する呼吸器症状を中心とした全身性感染性疾患です．主として，飛沫感染，接触感染が考えられています．

SARSは，2〜10日の潜伏期を経て，突然の発熱，悪寒，戦慄，筋肉痛などのインフルエンザ様症状で発症します．その後，非定型肺炎がみられ，咳嗽，呼吸困難が出現します．重症例では呼吸管理が必要となります．

感染性が最も高いのは発症10日目ころの肺炎のピーク時であり，治療中の患者から医療従事者への二次感染も多くみられます．根治的な治療は確立されていません．

解答…3

問題-10 スパイロメトリーで計測できないのはどれか．〔53AM086〕

1. 1秒量
2. 予備吸気量
3. 1回換気量
4. 最大吸気量
5. 機能的残気量

スパイロメトリー

! ここがポイント

肺に出入りする空気量を測定する検査をスパイロメトリーといいます．機能的残気量はガス希釈法などの特殊な検査法が必要となります．スパイロメトリーと機能的残気量を測定することにより下図のような肺気量分画が得られます．

スパイロメトリーで計測できないのは，① 機能的残気量，② 残気量，③ 全肺気量です．

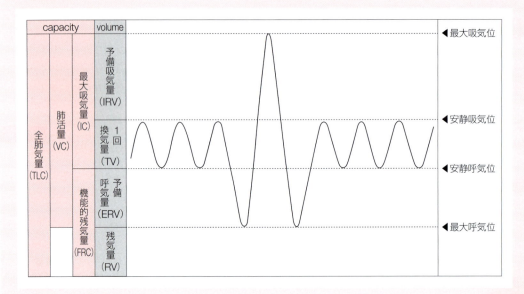

解答…5

CHECK LIST

- ☐ 肺実質の容量低下や肺・胸郭のコンプライアンス低下により吸気が障害される拘束性肺疾患は？
  A. 肺線維症
- ☐ 血痰や喀血を伴う湿性咳嗽がみられる疾患は？
  A. 気管支拡張症
- ☐ 過換気症候群では，二酸化炭素が過剰に排泄されて何になるか？
  A. 呼吸性アルカローシス
- ☐ 急激な高炭酸ガス血症により脳内pHが急激に低下し，意識障害がおこることを何という？
  A. CO_2 ナルコーシス
- ☐ 間質性肺炎の咳嗽は？
  A. 乾性咳嗽
- ☐ 肺気腫の初期症状は？
  A. 息切れ
- ☐ ばち指はどのようなときにみられるか？
  A. 慢性の低酸素血症や肝硬変，肺癌など
- ☐ 肺気腫では機能的残気量や解剖学的死腔はどうなる？
  A. 増加する
- ☐ 呼吸困難の程度を示す分類は？
  A. Hugh-Jonesの分類
- ☐ 捻髪音は呼吸のどのタイミングで聴取されるか？
  A. 吸気終末
- ☐ 捻髪音はどの領域で聴取しやすい？
  A. 肺底部
- ☐ 捻髪音は何を表しているか？
  A. 開きにくい肺胞が開く音
- ☐ 捻髪音が聴取されやすい疾患は？
  A. 拘束性肺疾患（間質性肺炎，肺線維症など）
- ☐ 捻髪音や水泡音はどのように分類される？
  A. 断続性ラ音
- ☐ 呼吸中枢の異常により1回換気量の増減が繰り返される呼吸（交代性無呼吸）を何という？
  A. Cheyne-Stokes呼吸
- ☐ 糖尿病性ケトアシドーシスなどにみられる規則正しい深い呼吸を何という？
  A. Kussmaul呼吸
- ☐ 無換気状態から急に深い呼吸を開始する髄膜炎でみられる呼吸を何という？
  A. Biot呼吸（間欠髄膜炎性呼吸）
- ☐ 下顎呼吸はどのような障害でみられる？
  A. 脳幹障害（呼吸中枢の機能が失われた状態）
- ☐ 心不全などでみられる，座位のほうが呼吸しやすい状態を何という？
  A. 起坐呼吸
- ☐ 高齢者に多い肺炎は？
  A. 誤嚥性肺炎
- ☐ 間質性肺炎のX線写真では横隔膜の陰影はどうなる？
  A. 横隔膜高位（横隔膜の陰影が挙上している像）
- ☐ 肺間質に炎症や線維化がみられる疾患の総称を何という？
  A. 間質性肺炎（間質性肺疾患）
- ☐ 特徴的な広範な浸潤影を認める肺炎は？
  A. 大葉性肺炎
- ☐ 重症急性呼吸器症候の感染経路は？
  A. 飛沫感染，接触感染
- ☐ 重症急性呼吸器症候の原因は？
  A. SARSコロナウイルス
- ☐ 肺に出入りする空気量を測定する検査を何という？
  A. スパイロメトリー
- ☐ スパイロメトリーで計測できないのは？
  A. 機能的残気量，残気量，全肺気量

Summaries …要点を覚えよう！

4-9 呼吸困難の発生機序と Hugh-Jones（ヒュー・ジョーンズ）の分類

▶ 呼吸困難の発生機序
呼吸困難感は低酸素血症の結果生じます．低酸素血症は，以下が要因となります．
① 環境中の酸素濃度の低下
② 肺胞低換気〔筋ジストロフィー，筋萎縮性側索硬化症（ALS）など〕
③ 拡散障害
④ 換気血流比不均衡
⑤ 右左シャント

▶ Hugh-Jones の分類
Hugh-Jones の分類は，呼吸器疾患患者の運動機能と呼吸困難からみた重症度分類です．

Ⅰ度	同年齢の健常者とほぼ同様の運動ができ，歩行や階段昇降も健常者なみである．
Ⅱ度	同年齢の健常者とほぼ同様の労作ができるが，階段昇降は健常者なみにはできない．
Ⅲ度	平地でさえ健常者なみには歩けないが，自分のペースでなら 1 マイル（1.6 km）歩ける．
Ⅳ度	休みながらでなければ 50 ヤード（46 m）も歩けない．
Ⅴ度	会話・衣服の着脱にも息切れを自覚する．

4-10 肺の聴診

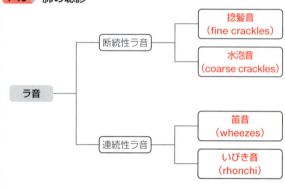

肺胞呼吸音由来の副雑音を**ラ音**といい，断続性ラ音（湿性ラ音），連続性ラ音（乾性ラ音）に大別されます．断続性ラ音には**捻髪音**や**水泡音**があり，連続性ラ音には**いびき音**（rhonchi）や**笛音**（wheezes）などがあります．

- **捻髪音**：吸気の終末に発生する高調性の音．コンプライアンスの低下した肺胞が拡張するときに生じる．間質性肺疾患（特発性肺線維症，過敏性肺炎など）で聴取される．
- **水泡音**：吸気の初期に発生する低調性の音．気道において分泌液がある場合にその水泡が破裂するときに生じる．気管支拡張症，肺炎，肺水腫などで聴取される．

41 消化器疾患 ① ─消化管疾患

問題-1 胃癌について正しいのはどれか．〔53PM091〕
1. 噴門部に好発する．
2. 放射線療法が有効である．
3. 組織型で最も多いのは腺癌である．
4. わが国では発症率が増加している．
5. わが国の悪性腫瘍による死因の第1位である．

胃癌

1. **幽門前庭部**に最も多く，次いで**胃体部**，**胃上部**である．
2. 放射線療法は**有効ではない**．**手術**が第一選択であり，進行癌，再発した胃癌などに対する補助的な治療として放射線療法が用いられる．
3. 組織型で最も多いのは**腺癌**である．胃粘膜に発生する悪性腫瘍で組織型の**90% 以上**が腺癌である．
4. わが国では発症率(罹患率)が**減少**している．
5. わが国の悪性腫瘍による死因の第2位である．第1位は**肺癌**である．

解答…3

問題-2 胃全摘出術後におこりやすいのはどれか．〔51PM085〕
1. 脱水　　2. 貧血　　3. 脂肪便
4. 出血傾向　　5. 低蛋白血症

胃全摘出術後におこりやすい症状

 ここがポイント
胃切除後には以下のような**胃切除後症候群**がみられやすくなります．

胆嚢炎	迷走神経切離により胆嚢収縮能が低下し，**逆行性感染**が生じる．
胃切除後胆石症	胆嚢の収縮能低下や長期間の絶食により胆汁がうっ滞し，**黒色石**や**ビリルビンカルシウム石**が生じる．
輸入脚症候群	胃空腸吻合後に残存した十二指腸の癒着や屈曲により腹痛や嘔吐がおこる．
吻合部潰瘍	胃酸に対して弱い空腸との吻合の際におこりやすい．
貧血	吸収障害により**鉄欠乏性貧血**や**巨赤芽球性貧血**が生じる．
骨障害	ビタミンDやカルシウム不足により，**骨軟化症**や**骨粗鬆症**がおこりやすい．
術後逆流性食道炎	噴門や幽門の機能喪失により**胃酸**，**膵液**，**胆汁**の逆流がおこる．
ダンピング症候群	**胃の貯留能**の低下により食物が小腸内に急激に流入するため，食後20～30分で嘔吐，動悸，発汗などの症状が出現する．
小腸症状	胃容量の減少によりもたれ感や早期膨満感が生じる．
残胃癌	胃酸分泌量の低下と十二指腸液の胃内逆流により発癌しやすい．
便通異常	腸内細菌叢の変化により下痢や便秘をきたす．

解答…2

| 問題 − 3 | 消化管出血で誤っているのはどれか．〔作成問題〕 |

1. 吐血は Treitz 靱帯より肛門側の消化管出血によりおこることが多い．
2. 胃・十二指腸潰瘍では吐血がみられる．
3. 胃酸にさらされる時間が長いほどコーヒー残渣様となる．
4. 喀血は鮮紅色である．
5. 黒色便は右側結腸より口側の消化管出血でみられることが多い．

消化管出血

1. 吐血は Treitz（トライツ）靱帯より**口側**の消化管出血によりおこることが多い．出血量により下血を伴うことがある．
2. **吐血**の原因としては，胃・十二指腸潰瘍や急性胃粘膜病変の頻度が高い．
3. 胃酸にさらされる時間が長いほどコーヒー残渣様となる．
4. **喀血**（肺，気管支からの出血）は**鮮紅色**で，気泡を含み，咳，痰，発熱を伴う．少量の喀血であっても，窒息により死に至ることがある．
5. **黒色便（タール便）**は右側結腸より口側の消化管出血でみられることが多い．

⚠ ここがポイント

吐血の性状は，吐血部位，出血量，時間経過により変化します．胃酸にさらされる時間が長いほど，鮮血 → 黒褐色 → コーヒー残渣様となります．
赤色便は左側結腸より肛門側の消化管出血でみられることが多いですが，大量出血がみられる場合には，上部消化管由来の出血でも赤色便になりうるので注意が必要です．また，下血は下部消化管だけでなく，すべての消化管出血によりおこる可能性があります．

解答…1

| 問題 − 4 | 食道静脈瘤について正しいのはどれか．〔51AM086〕 |

1. 食道の中下部に好発する．
2. 吐血はコーヒー残渣様である．
3. 門脈圧の低下が原因で形成される．
4. 治療は食道離断術が第一選択である．
5. 初期のものは内視鏡で観察すると赤色にみえる．

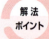

食道静脈瘤

1. 食道の**下部**に好発する．
2. 吐血は**鮮血**である．
3. 肝硬変などによる門脈圧の**上昇**が原因で形成される．
4. 治療は**内視鏡治療**（食道静脈瘤硬化療法，内視鏡的静脈瘤結紮術）が第一選択である．
5. 初期のものは内視鏡で観察すると**白色**にみえる．

⚠ ここがポイント

食道静脈瘤は，肝硬変などにより**門脈圧が上昇**することにより，門脈系と体循環系の間に側副血行路が形成され，食道の静脈が拡張した状態となります．食道下部に好発し，無症状ですが，破裂すると大量出血し，致死的となります．

解答…1

問題-5 大腸癌について誤っているのはどれか．〔50AM094〕

1. 食生活が発症に影響する．
2. 組織型は腺癌が最も多い．
3. 転移は肺転移が最も多い．
4. わが国では胆管癌より有病率が高い．
5. 便潜血陽性が診断上重要な所見である．

解法ポイント

大腸癌

1. 大腸癌の危険因子は，**食事**，**遺伝的素因（体質）**，**炎症性腸疾患**などである．
2. 組織型はほとんどが**腺癌**である．
3. **肝転移**が最も多い．
4. わが国では胆管癌より有病率が高い．男性では1位：胃，2位：肺，3位：前立腺，4位：**大腸**，5位：肝臓，女性では1位：乳房，2位：**大腸**，3位：胃，4位：肺，5位：子宮となっている（2017年の罹患数；国立がん研究センターサイトの最新がん統計による）．
5. 便潜血陽性は便中に含まれる微量な消化管からの出血を示唆し，診断上重要な所見である．

ここがポイント

大腸癌は**大腸粘膜**から生じる悪性腫瘍であり，**S状結腸**や**直腸**に好発します．組織型はほとんどが**腺癌**であり，癌の浸潤が粘膜下層までにとどまる**早期癌**と，固有筋層以下に達する**進行癌**に分けられます．**50〜70歳**に多く，60歳代にピークがみられます．早期癌では症状は明らかではありませんが，進行するにつれて便秘，下痢，血便，便柱狭小化などの症状が出現します．

大腸の血流が門脈を介して肝臓へ流入するため，**肝臓**への転移が最も多くみられます．下部直腸癌では，静脈血が下大静脈へ直接流入するため**肺転移**がみられます．

解答…3

問題-6 虚血性大腸炎について正しいのはどれか．〔46PM094〕

1. 初発症状は腹痛である．
2. 大半が手術適応となる．
3. 好発部位は上行結腸である．
4. 発症のピークは50歳代である．
5. 頻回の下痢が発症の誘因となる．

解法ポイント

虚血性大腸炎

1. 突然の**左下腹部痛**に続き，**下痢**，**下血**がみられる．
2. **保存的治療**で1〜2週のうちに軽快することが多い．**壊疽型**や**狭窄型**では腸管切除を行うことがある．
3. **左側結腸**に好発する．この領域は，血管吻合が少なく，虚血に陥りやすい．
4. **高齢者**や**便秘がちの人**に好発する．
5. **便秘**や**動脈硬化**が誘因と考えられている．

ここがポイント

虚血性大腸炎は大腸の小血管の**血流障害**により，大腸粘膜に限局性の虚血性変化がみられ，大腸に**炎症**や**潰瘍**を生じる疾患です．多くの場合，**高血圧**，**動脈硬化**，**糖尿病**などの基礎疾患がみられます．**高齢者**に好発し，突然の**腹痛**，**下痢**，**下血**がみられます．**左側結腸**に生じることが多く，粘膜から粘膜下層までの可逆的障害が多くみられますが，腸管の狭窄をきたす狭窄型や腸管壁の全層性壊死に至る壊疽型もあります．

> **虚血性大腸炎の特徴**
> - 初発症状は**腹痛**である．
> - 突然の**激しい腹痛**や**下血**がみられることが多い．
> - **狭窄型**では手術が必要となる．
> - 好発部位は**左側結腸**である．
> - 発症のピークは男性：**70歳代**，女性：**60歳代**である．
> - **便秘**や動脈硬化が誘因となる．

解答…1

問題-7 絞扼性イレウスの特徴はどれか．〔48AM093〕
1. 保存療法で治癒することが多い．
2. 腸管の血流障害を伴う．
3. 腹痛は軽度である．
4. 下血がみられる．
5. 結腸に好発する．

絞扼性イレウス

1. 腸管壊死や穿孔の危険があるため**緊急手術**が必要となる．
2. **腸管の血流障害**を伴う．
3. 突発する持続性の**強い腹痛**を伴う．
4. 下血はみられない．
5. **小腸**に好発する．

ここがポイント

　腸管の肛門側への通過障害をイレウス（腸閉塞）といいます．イレウスは，腸管が物理的に閉塞する**機械的イレウス**と，腸管の血流や神経障害による**機能的イレウス**に分類されます．また，機械的イレウスは**単純性（閉塞性）イレウス**と**複雑性（絞扼性）イレウス**に分類され〔**4-11**▶参照〕，機能的ウイルスは**麻痺性イレウスとけいれん性イレウス**に分類されます．
　複雑性（絞扼性）イレウスでは，腸管壊死や穿孔の危険があるため**緊急手術**が必要となります．術後の癒着，腸重積，腸軸捻転，嵌頓ヘルニアが原因となります．

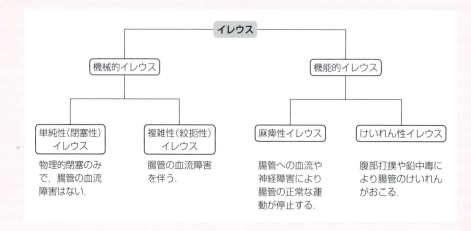

解答…2

問題-8 腸重積の特徴はどれか. 〔49PM092〕

1. 高齢者に多い.
2. 左側結腸に多い.
3. 腸雑音は亢進する.
4. 腸管の血流は保たれる.
5. 鼠径ヘルニアの嵌頓でおこる.

腸重積

1. **乳幼児**に多い.
2. **回盲部**に多い.
3. 腸雑音は，単純性(閉塞性)イレウスでは亢進するが，複雑性(絞扼性)イレウスでは低下する.
4. 腸管の**血流障害**が生じる.
5. 腸管の一部が肛門側の腸管内に**嵌入**する.

!ここがポイント

腸重積は，腸管の一部が肛門側の腸管内に嵌入する疾患です．乳幼児の場合は，**風邪ウイルス**が**小腸内リンパ節を肥大**させ，小腸が大腸の中に入り込んで腸閉塞(イレウス)をおこします．**乳幼児(生後4か月〜2歳)**の**回盲部**に好発します．成人の場合は，**腫瘍**(大腸癌，リンパ腫など)，**ポリープ**などが原因となります．いずれも通過障害，血流障害がみられます．

解答…3

CHECK LIST

- □ 胃癌の好発部位は？
  - A. **幽門前庭部**
- □ 胃癌に対する放射線療法の有効性は？
  - A. **有効ではない**
- □ 胃癌で最も多い組織型は？
  - A. **腺癌**
- □ わが国の胃癌発症率(罹患率)はどう変化している？
  - A. **減少している**
- □ わが国の悪性腫瘍による死因の第1位，第2位は？
  - A. 第1位：**肺癌**，第2位：**胃癌**
- □ 胃切除後症候群でみられるのは？
  - A. **胆嚢炎，胃切除後胆石症，輸入脚症候群，吻合部潰瘍，貧血，骨障害，術後逆流性食道炎，ダンピング症候群，小腸症状，残胃癌，便通異常**
- □ Treitz靱帯のどちら側の消化管出血で吐血が多い？
  - A. **口側**
- □ 吐血の原因として頻度が高いのは？
  - A. **胃・十二指腸潰瘍や急性胃粘膜病変**
- □ 消化管出血は胃酸にさらされる時間が長いとどうなる？
  - A. **鮮血 → 黒褐色 → コーヒー残渣様となる**
- □ 喀血(肺，気管支からの出血)はどのような色？
  - A. **鮮紅色**
- □ 右側結腸より口側の消化管出血で多い便は？
  - A. **黒色便(タール便)**
- □ 左側結腸より肛門側の消化管出血で多い便は？
  - A. **赤色便**
- □ 食道静脈瘤の好発部位は？
  - A. **食道の下部**
- □ 食道静脈瘤による吐血は？
  - A. **鮮血**
- □ 食道静脈瘤の原因は？
  - A. **肝硬変などによる門脈圧の上昇**
- □ 食道静脈瘤の治療の第一選択は？
  - A. **食道静脈瘤硬化療法，内視鏡的静脈瘤結紮術**
- □ 食道静脈瘤の症状は？
  - A. **無症状**

- ☐ 初期の食道静脈瘤は内視鏡で何色にみえる？
  - A. 白色
- ☐ 大腸癌の危険因子は？
  - A. 食事，遺伝的素因（体質），炎症性腸疾患など
- ☐ 大腸癌で多い組織型は？
  - A. 腺癌
- ☐ 大腸癌の転移で最も多いのは？
  - A. 肝転移
- ☐ 大腸癌の有病率は第何位か？
  - A. 男性4位（1位：胃，2位：肺，3位：前立腺），女性2位（1位：乳房，3位：胃）
- ☐ 大腸癌の診断上重要な所見は？
  - A. 便潜血陽性
- ☐ 虚血性大腸炎の好発部位は？
  - A. 左側結腸
- ☐ 虚血性大腸炎の誘因は？
  - A. 便秘や動脈硬化
- ☐ 虚血性大腸炎の初発症状は？
  - A. 突然の左下腹部痛に続く，下痢，下血
- ☐ 虚血性大腸炎の好発年齢は？
  - A. 男性：70歳代，女性：60歳代
- ☐ 虚血性大腸炎の予後は？
  - A. 多くは保存的治療で1～2週のうちに軽快
- ☐ 腸管切除が必要となる虚血性大腸炎の型は？
  - A. 壊疽型や狭窄型
- ☐ 絞扼性イレウスの症状は？
  - A. 突発する持続性の強い腹痛
- ☐ 絞扼性イレウスの好発部位は？
  - A. 小腸
- ☐ 絞扼性イレウスの治療は？
  - A. 緊急手術（腸管壊死や穿孔の危険があるため）
- ☐ 腸管の一部が肛門側の腸管内に嵌入する疾患は？
  - A. 腸重積
- ☐ 腸重積の好発年齢は？
  - A. 乳幼児（生後4か月～2歳）
- ☐ 腸重積の好発部位は？
  - A. 回盲部

Summaries …要点を覚えよう！

4-11 単純性（閉塞性）イレウスと複雑性（絞扼性）イレウス

▶ **病態・発生機序**
単純性イレウスは腸管内が腫瘍などにより物理的に閉塞することで通過障害をきたした状態であり，血流障害は伴いません．一方，複雑性イレウスは腸管の絞扼などにより血流障害をきたした状態を指します．

▶ **症状**
単純性イレウスも複雑性イレウスも，共通して腹痛，悪心・嘔吐，腹部膨満感，排便・排ガスの停止などの症状があります．腹痛は多くの場合，単純性イレウスでは間欠的で，複雑性では持続的です．腹部は膨隆します．

▶ **検査・診断**
画像所見としては立位X線検査にて腸管内ガス貯留，鏡面像（ニボー）の形成を認めます．また，複雑性イレウスでは，造影CT検査にて血流のない壊死腸管が確認できます．

▶ **治療**
治療法としては，絶食・補液を行い，イレウス管や胃管の留置で減圧を図ります．原因である腫瘍などは外科的切除などを行い，複雑性イレウスの場合には外科的に絞扼を解除するか，もしくは腸管の壊死部分を切除する必要があります．

42 消化器疾患 ② ─ 肝胆膵疾患

問題-1 正しいのはどれか．〔41PM075〕

1. A 型肝炎の主要感染経路は輸血である．
2. 慢性肝炎の半数以上は B 型肝炎を原因とする．
3. C 型肝炎は自然治癒する．
4. 肝硬変の原因はアルコールが最も多い．
5. 肝癌の半数以上は肝硬変から進展する．

肝炎・肝硬変・肝癌

1. A 型肝炎の主要感染経路は**糞便-経口感染**である．感染者の糞便中に排泄された A 型肝炎ウイルス（HAV）を経口摂取した場合に感染する．
2. 慢性肝炎の半数以上は **C 型肝炎**が原因である．
3. C 型肝炎は自然治癒**しにくい**．約 70% が慢性化する．
4. 肝硬変の原因は**肝炎ウイルス**によるものが最も多い（C 型肝炎：53%，B 型肝炎：12%）．欧米に多いアルコール性肝硬変は日本では 18% である．
5. 肝癌の半数以上は**肝炎ウイルス**による**慢性肝炎**，**肝硬変**を経て発症する．

> **ここがポイント**
> ウイルス性肝炎の原因である**肝炎ウイルス**は，肝細胞内に侵入し，急性・慢性肝炎，肝硬変，劇症肝炎などを引きおこします．肝炎ウイルスは A～E 型の 5 種類がありますが，日本では A，B，C 型が多くみられます．それぞれの特徴については，4-12 を参照してください．

解答…5

問題-2 肝硬変の患者が多量の吐血をした場合の原因として可能性が高いのはどれか．
〔50AM095（類似問題 43PM074）〕

1. 出血性胃炎　　2. 吻合部潰瘍　　3. 食道静脈瘤
4. アカラシア　　5. 逆流性食道炎

肝硬変患者の合併症

> **ここがポイント**
> 肝硬変などが原因で，門脈圧が亢進し，門脈系と体循環系の間に側副血行路が形成され，食道や胃粘膜下層の静脈が拡張・怒張した状態を**食道・胃静脈瘤**といい，食道下部に好発します．
> 肝硬変患者に突然の吐血，下血，ショックがみられる場合は，**食道・胃静脈瘤破裂**が疑われます．食道・胃静脈瘤自体の症状はみられませんが，破裂による大量の出血により死に至るので，予防的治療が重要となります．

解答…3

問題-3 肝硬変の症状で誤っているのはどれか．〔41PM053〕

1. 黄疸
2. 高アンモニア血症
3. 脾腫
4. 食道静脈瘤
5. 血小板増多

肝硬変の症状

 ここがポイント

肝硬変は，慢性の肝障害が進行し，肝細胞が死滅・減少し，線維組織によって置換されることにより肝臓が硬くなり，肝機能が著しく低下した状態です．以下のような症状が出現します．肝硬変では血小板が減少します．

肝硬変の症状	
● 黄疸	● 意識障害（肝性脳症）
● 高アンモニア血症	● 低アルブミン血症
● 脾腫	● 出血傾向
● 食道静脈瘤	● 消化管出血
● 腹水	● 腎不全

解答…5

問題-4 肝臓の機能不全によっておこる病態でないのはどれか．〔49PM076〕

1. 黄疸
2. 腹水
3. 出血傾向
4. 意識障害
5. 高コレステロール血症

肝機能不全の病態

 ここがポイント

高コレステロール血症は**脂質異常症**でみられます．

解答…5

問題-5 アルコール性肝障害について正しいのはどれか．〔51AM087〕

1. アルコール性肝炎は自覚症状に乏しい．
2. アルコール性脂肪肝では腹痛がみられる．
3. アルコール積算飲酒量と肝障害の発生率は無関係である．
4. アルコール性肝硬変では断酒を続けても組織病変は正常化しない．
5. アルコール性肝硬変では肝細胞癌の発症率が健常者の3倍以上である．

アルコール性肝障害

1. アルコール性肝炎では発熱，黄疸，腹痛，嘔吐などの**自覚症状がみられる**．
2. アルコール性脂肪肝では自覚症状は**みられない**．
3. アルコールの**積算飲酒量**と肝障害の発生率には関係がある（ほぼ比例して増加する）．
4. アルコール性肝硬変では断酒を続けても組織病変は正常化しない．
5. アルコール性肝硬変と肝細胞癌の発症率との関係は明確ではない．

 ここがポイント

アルコール性肝障害は大量かつ常習的なアルコール摂取による肝障害であり，**男性**に多くみられま

す．女性は男性よりも短期間に，少量のアルコールで肝障害を生じます．多くの場合，アルコール性脂肪肝 → アルコール性肝線維症 → アルコール性肝炎 → アルコール性肝硬変 → アルコール性肝癌へと進行しますが，それぞれの病態は独立して出現することもあります．

解答…4

問題 - 6 急性膵炎の特徴はどれか．〔48PM092〕
1. 細胞感染が原因となる．
2. 尿アミラーゼが上昇する．
3. 膵癌を合併することが多い．
4. 糖尿病を合併することが多い．
5. 触診によって腫大した膵臓を触れる．

急性膵炎 ①

選択肢マル覚え
1. 男性では**アルコール**，女性では**胆石**が原因となる．
2. 血中や尿中の膵酵素（**膵アミラーゼ，リパーゼ**など）が上昇する．
3. 膵癌を合併することが多いのは**慢性膵炎**である．
4. 糖尿病を合併するのは**慢性膵炎**である．
5. 触診によって腫大した膵臓を触れるのは**慢性膵炎**である．

ここがポイント

急性膵炎は，膵臓内で活性化された膵酵素が膵臓および周囲の臓器を自己消化する疾患です．以下の3項目中2項目以上を満たし，他の膵疾患を除外したものを**急性膵炎**と診断します．慢性膵炎の急性増悪も急性膵炎に含まれます〔4-13 参照〕．

急性膵炎の診断基準
• 上腹部の**急性腹痛発作**と**圧痛**
• 血中または尿中の膵酵素（**膵アミラーゼ，リパーゼ**など）上昇
• 超音波，CT，MRIでの膵臓の異常所見

〔厚生労働省難治性膵疾患に関する調査研究班 2008 より〕

解答…2

問題 - 7 急性膵炎について正しいのはどれか．〔50PM094〕
1. 膵石がみられる．
2. 60歳以上の女性に多い．
3. アルコール性が最も多い．
4. 初期から糖尿病を合併する．
5. 重症での死亡率は1%未満である．

急性膵炎 ②

選択肢マル覚え
1. 男性では**アルコール**，女性では**胆石**が原因となることが多い．膵石は慢性膵炎でみられる．
2. 中高年の**男性**に多い．
3. **アルコール性**が最も多い．
4. **糖尿病**は慢性膵炎の合併症である．

5．重症での死亡率は50〜70%である．

> **！ここがポイント**
>
> 急性膵炎は，重症度によって**軽症膵炎**と**重症膵炎**に区分されます．軽症急性膵炎では，入院治療で軽快しますが，重症急性膵炎では，活性化した膵酵素や自己消化によって生じた化学物質やサイトカインが全身に及び，**ショック**，**呼吸不全**，**急性腎不全**などの多臓器障害をおこします．
> 慢性膵炎では，触診により腫大した膵臓を触れ，膵癌を合併します〔 4-13 ▶参照〕．

解答…3

問題-8 直接ビリルビンが増加するのはどれか．〔作成問題〕

1．新生児の生理的黄疸　　2．遺伝性球状赤血球症　　3．自己免疫性溶血性黄疸
4．Rh血液型の不適合　　5．先天性胆道閉塞症

解法ポイント

直接ビリルビンが増加する疾患

1〜4．いずれも溶血をきたす疾患であるため，**間接ビリルビン**が増加する．
5．先天性胆道閉塞症では**直接ビリルビン**が増加する．

> **！ここがポイント**
>
> 血中ビリルビン濃度は正常では 1.0 mg/dL 以下ですが，2.0〜3.0 mg/dL 以上になると眼球結膜に**黄疸**(皮膚が黄染する)がみられるようになります．黄疸はビリルビン代謝の障害により生じますが，障害部位により，間接ビリルビン生成過剰による**肝前性黄疸**，肝臓自体の障害による**肝細胞性黄疸**，胆管の閉塞による**肝後性黄疸**の3つに分類されます〔 4-14 ▶参照〕．**肝前性黄疸**では**間接ビリルビン**が増加し，**肝細胞性黄疸**，**肝後性黄疸**では**直接ビリルビン**が増加します．ただし，肝性黄疸では，肝障害の程度によっては間接ビリルビンも上昇し，劇症肝炎や肝硬変の末期では，間接ビリルビンが優位になることもあります．
> 選択肢のなかで，直接ビリルビンが増加するのは**先天性胆道閉塞症**です．この疾患は先天的に肝外胆管が閉塞する原因不明の疾患です．欧米よりも日本に多く，**男児**に好発します．肝機能低下，貧血，低蛋白血症，脂溶性ビタミン吸収障害による出血傾向や骨代謝異常，発育不良がみられます．
> ほとんどの新生児では，① ビリルビン産生の亢進，② 未熟なグルクロン酸抱合能，③ 腸肝循環の亢進により，出生後に一過性に血中**間接ビリルビン**濃度が上昇し，黄疸が生じる**生理的黄疸**がみられます．

解答…5

消化器疾患 ②—肝胆膵疾患

CHECK LIST

- □ A型肝炎の主要感染経路は？
  - A. 経口感染
- □ 自然治癒しにくく，約70％が慢性化する肝炎は？
  - A. C型肝炎
- □ 肝硬変の原因で最も多いのは？
  - A. 肝炎ウイルス
- □ 欧米に多い肝硬変は？
  - A. アルコール性肝硬変
- □ 肝癌の半数以上は何から進展する？
  - A. 肝硬変
- □ 肝硬変患者に突然の吐血，下血，ショックがみられる場合は何が疑われるか？
  - A. 食道・胃静脈瘤破裂
- □ 肝硬変では血小板はどうなる？
  - A. 減少する
- □ 肝不全の症状は？
  - A. 黄疸，高アンモニア血症，脾腫，食道静脈瘤，腹水，意識障害(肝性脳症)，低アルブミン血症，出血傾向，消化管出血，腎不全
- □ アルコール性肝炎の自覚症状は？
  - A. 発熱，黄疸，腹痛，嘔吐など
- □ アルコール性脂肪肝の自覚症状は？
  - A. みられない
- □ アルコールの積算飲酒量と肝障害の発生率の関係は？
  - A. ほぼ比例して増加する

- □ 断酒を続けた場合，アルコール性肝硬変の組織病変はどうなる？
  - A. 正常化しない
- □ アルコール性肝硬変と肝細胞癌の発症率との関係は？
  - A. 明確ではない
- □ アルコール性肝障害が多いのは男性，女性？
  - A. 男性
- □ 急性膵炎の原因は？
  - A. 男性はアルコール，女性は胆石
- □ 急性膵炎では血中や尿中の膵酵素(膵アミラーゼ，リパーゼなど)はどうなる？
  - A. 上昇する
- □ 糖尿病や膵癌を合併することが多い膵炎は？
  - A. 慢性膵炎
- □ 触診によって腫大した膵臓を触れる膵炎は？
  - A. 慢性膵炎
- □ 急性膵炎が発症しやすい人は？
  - A. 中高年の男性
- □ 急性膵炎の重症での死亡率は？
  - A. 50〜70％
- □ 先天性胆道閉塞症で増加するのは？
  - A. 直接ビリルビン

Summaries …要点を覚えよう！

4-12 ウイルス性肝炎の種類と特徴

肝炎ウイルスは A〜E 型の5種類があり，感染経路，経過，症状の出方などが異なります．

- **A 型肝炎**：急性肝炎として発症し，ほとんどが慢性化することなく自然治癒する．生牡蠣の摂食などが原因となる（経口感染）．感冒様症状を呈する．
- **B 型肝炎**：成人感染（血液・体液感染による）と乳幼児感染（垂直感染による）がある．成人感染は急性肝炎として発症し劇症化することもある．乳幼児感染では，免疫応答が不十分なため，90% が持続感染（無症候性キャリア）となる．
- **C 型肝炎**：ウイルス性肝炎のなかで最も慢性化しやすく，肝硬変や肝細胞癌に移行する．肝細胞癌の原因の 70% を占める．
- **D 型肝炎**：D 型肝炎ウイルスは B 型肝炎ウイルスと共感染し，B 型慢性肝炎の増悪・劇症化をもたらす．
- **E 型肝炎**：急性肝炎として発症し死亡することもある．シカ，イノシシ，ブタ肉の摂食などが原因となる（経口感染）．

4-13 膵炎

▶ 急性膵炎

- **病態・症状**：急性膵炎とは膵臓の自己融解を伴う急性炎症．症状としては，上腹部痛，嘔吐，発熱などがあり，血中白血球増加，膵酵素増加を認める．
- **合併症**：重症度によって軽症膵炎と重症膵炎に区分される．重症急性膵炎では，活性化した膵酵素や自己消化によって生じた化学物質やサイトカインが全身の血管透過性を亢進させ，脱水に伴う循環不全を早期に合併する．このため早期にはショック，呼吸不全，急性腎不全などの多臓器障害がおこる．一方，後期合併症としては，腸内細菌が病巣へ移行することで感染性膵壊死に伴う重症感染症を合併する．

▶ 慢性膵炎

- **病態・症状**：慢性的に膵組織が炎症をおこすことで膵内部の線維化，炎症細胞浸潤，肉芽組織形成を生じ，その結果，内分泌能が低下した状態を慢性膵炎という．症状として腹痛や腹部圧痛を伴う．
- **膵内合併症**：仮性嚢胞，膵石，膵癌があげられる．
- **膵外合併症**：内分泌能の低下による糖尿病，仮性嚢胞の破綻による膵性胸水・腹水，そして消化管・胆管狭窄などがある．

4-14 ビリルビン代謝

ビリルビンは以下のように代謝されます．
① 寿命を迎えた赤血球は脾臓で破壊され，そのヘモグロビンが分解されることで間接ビリルビンが生成される．
② 間接ビリルビンは門脈血流に乗って肝臓へ行き，そこでグルクロン酸抱合を受ける．
③ こうして水溶性の直接ビリルビンへ変化し，これが毛細胆管，肝管，総胆管を通って十二指腸へ排出される．

▶ 黄疸の種類

黄疸はビリルビン代謝の障害により生じますが，障害部位により，間接ビリルビン生成過剰による肝前性黄疸，肝臓自体の障害による肝細胞性黄疸，胆管の閉塞による肝後性黄疸の3つに分類されます．

- **肝前性黄疸**：溶血が主な原因であり，したがって間接ビリルビンが上昇する．
- **肝細胞性黄疸**：肝障害が軽度の場合には肝細胞から毛細胆管への直接ビリルビン分泌が障害されるため，直接ビリルビンが上昇する．しかし，劇症肝炎や肝硬変の末期では，肝細胞内でのグルクロン酸抱合が障害されるため間接ビリルビンが優位になる．
- **肝後性黄疸**：胆道閉塞が主な原因であり，直接ビリルビンが上昇する．

臨床医学 43 代謝性疾患

問題-1 糖尿病で正しいのはどれか．〔45PM076〕
1. 膵臓からのインスリンの分泌亢進によっておこる．
2. 糖尿病性腎症では血尿が特徴的である．
3. 診断のために経口ブドウ糖負荷試験を行う．
4. 血糖値が正常ならば尿糖陽性にならない．
5. HbA1c はインスリン抵抗性の指標になる．

糖尿病

1. 膵臓からのインスリンの分泌**低下**によっておこる．
2. 糖尿病性腎症では**蛋白尿**が特徴的である．
3. 診断のために**経口ブドウ糖負荷試験**を行う．
4. 血糖値が正常でも**尿糖陽性**となることがある．
5. インスリン抵抗性の指標は **HOMA-R 指数**である．

ここがポイント

糖尿病では膵臓からのインスリン分泌が**低下**することによって，血糖を低下させる機能が障害されるため**高血糖**となります．インスリン抵抗性の指標は **HOMA-R 指数**であり，設問の **HbA1c**（ヘモグロビン・エイワンシーと読む）は，その日から1〜2か月前の血糖の状態を推定でき，1か月間の血糖コントロールを反映する指標となります．**HOMA-R 指数**の計算式を以下に示します．

$$\text{HOMA-R} = 空腹時血糖値 \times 空腹時インスリン濃度 \div 405$$

解答…3

問題-2 糖尿病の合併症で誤っているのはどれか．〔43PM075〕
1. 腎症
2. 緑内障
3. 網膜症
4. ニューロパチー
5. 下肢壊疽

糖尿病の合併症 ①

 ここがポイント

緑内障は糖尿病の合併症ではありません．緑内障は眼圧上昇や循環障害によって視神経が障害されます．糖尿病の主な合併症を以下に示します．

糖尿病の合併症		
• 腎症	• 白内障	• 網膜症
• 脂質異常症	• 心筋梗塞（虚血性心疾患）	• 脳血管障害（脳梗塞）
• 末梢神経障害（ニューロパチー）	• 下肢の閉塞性動脈硬化症	• 糖尿病性壊疽（下肢壊疽）
• 慢性感染症	• 胆石	

解答…2

問題 - 3 糖尿病に合併しやすい疾患で誤っているのはどれか．〔41PM076〕

1. 閉塞性動脈硬化症　　2. 脳血管障害　　3. 虚血性心疾患
4. 白内障　　5. 急性膵炎

糖尿病の合併症 ②

❗ここがポイント

急性膵炎は糖尿病の合併症ではありません．急性膵炎の主な原因は胆道疾患（特に胆石症）とアルコール過飲です．

解答…5

問題 - 4 糖尿病に合併しやすい疾患として誤っているのはどれか．〔49PM094〕

1. 白内障　　2. 尿路結石　　3. 脳血管障害
4. 虚血性心疾患　　5. 閉塞性動脈硬化症

糖尿病の合併症 ③

❗ここがポイント

尿路結石は糖尿病の合併症ではありません．尿路結石はカルシウム，リン酸，シュウ酸などが固まり，尿路に石が形成される疾患です．

解答…2

問題 - 5 糖尿病で最も眼病変がおこりやすい部位はどれか．〔47AM093〕

1. 角膜　　2. 網膜　　3. 視神経
4. 水晶体　　5. ぶどう膜

糖尿病でおこりやすい眼病変の部位

❗ここがポイント

糖尿病で最も眼病変がおこりやすい部位は網膜です．高血糖が持続すると細い動脈が障害されるため，血管の細い網膜が障害されやすくなっています．

解答…2

問題 - 6 低血糖症状でないものはどれか．〔47PM093（類似問題 40PM086）〕

1. 頻脈　　2. 生あくび　　3. 意識消失
4. 激しい口渇　　5. 計算能力の低下

低血糖症状

❗ここがポイント

血糖値は70 mg/dL 以上に保たれています．血糖値が低下するとカテコールアミン（インスリン拮抗ホルモン）の分泌が上昇し，交感神経刺激症状（発汗，手指振戦，動悸，不安感，顔面蒼白，頻脈）が出現します．さらに，血糖値が低下すると，ブドウ糖へのエネルギー依存度の高い中枢神経系の代謝が低

下し，中枢神経症状(頭痛，空腹感，生あくび，計算能力低下，眼のかすみ，意識消失，傾眠)が出現するようになります．さらに，血糖値が低下し続けると昏睡に陥ります．
激しい口渇は高血糖の症状です．

解答…4

問題-7　代謝性疾患で誤っている組み合わせはどれか．〔44PM052〕

1. 糖尿病 ── グリコーゲン
2. 痛風 ── 尿酸
3. アミロイドーシス ── グルコース
4. Wilson病 ── 銅
5. ポルフィリン症 ── ヘム

代謝性疾患

ここがポイント

アミロイドーシスは，アミロイドと呼ばれる蛋白が全身の臓器の細胞外に沈着する代謝障害です．ポルフィリン症は，ヘモグロビンを作るヘムの合成経路に異常がみられる疾患です．ポルフィリン代謝経路の産生物質が皮膚に沈着し，その光毒性反応により日光誘発性皮膚障害を生じます．主な代謝性疾患とその原因については 4-15 を参照してください．

解答…3

問題-8　痛風について正しいのはどれか．〔51PM086を改変〕

1. 女性に多い．
2. るいそうに合併しやすい．
3. 多臓器に症状をおこす．
4. 上肢関節に激痛が出現することが多い．
5. ピロリン酸カルシウム結晶が関節に沈着する．

痛風

1. 30～50歳代の男性に好発する．
2. 肥満した成人男性に合併しやすい．
3. 急性関節炎，痛風結節，尿路結石，腎障害，虚血性心疾患など多臓器に症状がみられる．
4. 下肢関節(特に第1中足指節関節)に激痛，発赤，腫脹が出現する(痛風発作)．
5. 尿酸塩結晶が関節内に析出する．

ここがポイント

痛風は尿酸塩結晶が関節内に析出することにより生じる，強い痛みを伴う急性関節炎発作(痛風発作)を主症状とします．尿酸代謝異常による高尿酸血症(血清尿酸値＞7.0 mg/dL)が根底にあり，進行すると皮下結節や腎機能障害がみられます．遺伝的因子(尿酸排泄低下)と環境因子(過食，大量飲酒，肥満，ストレス，激しい運動)が原因として考えられています．

痛風発作は数日～1週間ほどで軽快しますが，放置すると足趾，手指，耳介などに痛風結節が出現します．尿酸は低温，低pHの状況下で結晶が析出しやすくなるため，血流に乏しく(冷えやすい，酸素が届きにくい)，運動量の多い(pHが低下しやすい)足趾部が好発部位となります．

鑑別が必要な疾患として偽痛風があります．偽痛風には高尿酸血症がみられませんが，関節のX線検査で，ピロリン酸カルシウム沈着による点状または線状の軟骨石灰化像がみられます．

	痛風	偽痛風
原因物質	尿酸	ピロリン酸カルシウム
男：女	20：1	1：3
好発年齢	30〜50歳	60歳以上
好発部位	第1中足趾節関節	膝関節
高尿酸血症	あり	なし

解答…3

CHECK LIST

- □ 糖尿病では膵臓からのインスリン分泌はどうなる？
  - A. 低下する
- □ 糖尿病性腎症で特徴的なのは？
  - A. 蛋白尿
- □ 糖尿病の診断のため行う負荷試験は？
  - A. 経口ブドウ糖負荷試験
- □ 血糖値が正常でも尿糖陽性になることはある？
  - A. ある
- □ インスリン抵抗性の指標は？
  - A. HOMA-R指数
- □ 1か月間の血糖コントロールを反映する指標は？
  - A. HbA1c（ヘモグロビン・エイワンシー）
- □ 糖尿病の合併症は白内障，緑内障？
  - A. 白内障
- □ 眼圧上昇や循環障害で視神経が障害されるのは？
  - A. 緑内障
- □ 糖尿病の合併症は？
  - A. 腎症，脂質異常症，末梢神経障害（ニューロパチー），慢性感染症，白内障，心筋梗塞（虚血性心疾患），下肢の閉塞性動脈硬化症，胆石，網膜症，脳血管障害（脳梗塞），糖尿病性壊疽（下肢壊疽）
- □ 糖尿病で最も眼病変がおこりやすい部位は？
  - A. 網膜
- □ なぜ網膜が障害されやすい？
  - A. 高血糖が持続すると細い動脈が障害されるため，血管の細い網膜が障害されやすい
- □ アミロイドと呼ばれる蛋白が全身の臓器の細胞外に沈着する代謝障害は？
  - A. アミロイドーシス
- □ ヘモグロビンをつくるヘムの合成経路に異常がみられる疾患は？
  - A. ポルフィリン症
- □ 痛風を発症しやすい人は？
  - A. 30〜50歳代の肥満男性
- □ 痛風の症状は？
  - A. 急性関節炎，痛風結節，尿路結石，腎障害，虚血性心疾患などの多臓器症状
- □ 痛風で痛風発作（激痛，発赤，腫脹）の好発部位は？
  - A. 下肢関節（特に第1中足指節関節）
- □ 痛風で関節内に析出するのは？
  - A. 尿酸塩結晶
- □ 高尿酸血症の血清尿酸値は？
  - A. 血清尿酸値＞7.0 mg/dL
- □ 偽痛風の原因物質は？
  - A. ピロリン酸カルシウム
- □ 偽痛風の好発部位は？
  - A. 膝関節
- □ 全身の諸臓器に銅が沈着する疾患は？
  - A. Wilson病

Summaries …要点を覚えよう！

4-15 主な代謝性疾患とその原因

▶ 糖尿病
インスリンの作用低下により慢性的に**高血糖**である状態．インスリンは骨格筋や脂肪組織で糖（グルコース）の細胞内への取り込みを**促進**し，肝臓でのグリコーゲン合成を**促進**します．1型糖尿病はインスリンの絶対的な不足，2型糖尿病は**インスリン抵抗性**がそれぞれ原因となりインスリン作用が低下します．この結果，細胞内へのグルコース取り込みが障害され，慢性的な高血糖を生じます．

▶ 痛風
高尿酸血症の持続により全身の**関節炎**や**腎障害**，**尿路結石**をきたす状態．発作時には関節に**尿酸結晶**が出現し，それに反応した炎症細胞がサイトカインを産生することで好中球の集積と活性化が誘発され，**急性の関節炎**を生じます．

▶ アミロイドーシス
アミロイドは水に不溶性の蛋白質であり，分子内に β シート構造の層を有します．このアミロイドが全身に沈着する状態を**全身性**アミロイドーシス，局所に沈着する状態を**限局性アミロイドーシス**と呼びます．全身性アミロイドーシスには，沈着するアミロイドの種類によって AL アミロイドーシス，AA アミロイドーシス，Aβ2M アミロイドーシス，ATTR アミロイドーシスなどがあります．
- AL アミロイドーシス：多発性骨髄腫によって，もしくは原発性に免疫グロブリンの軽鎖がアミロイドとして沈着するもの
- AA アミロイドーシス：炎症性疾患に続発してアミロイド A が沈着するもの

▶ Wilson（ウィルソン）病
肝臓から胆汁中への銅排泄が障害される結果，全身の諸臓器に銅が沈着する疾患．特に角膜，肝臓，大脳基底核に沈着することで，角膜の Kayser-Fleischer（カイザー・フライシャー）**輪**，**肝硬変**，**不随意運動**を認めます．

▶ ポルフィリン症
ヘム代謝の酵素の活性低下による代謝性疾患．**急性間欠性ポルフィリン症**や**晩発性皮膚ポルフィリン症**などがあります．急性間欠性ポルフィリン症では腹痛，中枢神経症状（けいれんなど），末梢神経障害をきたし，晩発性皮膚ポルフィリン症は皮膚症状が主であり，水疱を伴う光過敏性を呈します．

▶ ヘモクロマトーシス
全身に諸臓器に**鉄**が沈着し，さまざまな臓器障害をきたした状態．特に**皮膚**，**肝臓**，**膵臓**に沈着することで，皮膚の青銅色，肝硬変，糖尿病をきたします．

臨床医学 44 内分泌疾患

問題-1 内分泌異常と病態との組合せで正しいのはどれか. 〔46AM093〕
1. 抗利尿ホルモン分泌亢進 —— 尿崩症
2. 副甲状腺機能低下 —— テタニー
3. 甲状腺機能低下 —— Basedow 病
4. 下垂体前葉ホルモン欠損 —— 先端巨大症
5. 副腎皮質機能低下 —— Cushing 症候群

解法ポイント

内分泌機能と疾患①

1. 尿崩症は抗利尿ホルモン分泌**低下**により生じる.
2. テタニーは副甲状腺機能**低下**により生じる.
3. Basedow 病は甲状腺機能**亢進**により生じる.
4. 先端巨大症は下垂体前葉ホルモン(成長ホルモン)の**過剰分泌**により生じる.
5. Cushing 症候群は副腎皮質機能**亢進**により生じる.

❗ ここがポイント

内分泌機能と代表的疾患を 4-16 にまとめます. 以下, 本文の選択肢の順に分泌異常と病態の関係について解説します.

1. 下垂体後葉ホルモンの1つである**バソプレシン(抗利尿ホルモン)**は, 腎臓の集合管における水の再吸収を促進し, 体の水分を維持し, 血漿浸透圧を一定に保っています. 分泌が亢進すると体内に水分が貯留し, 血液が希釈されて**低ナトリウム(Na)血症**などが出現します〔バソプレシン分泌過剰症(SIADH)〕. 逆に, 分泌が低下すると腎集合管における水の再吸収が低下し, **多尿(希釈尿)**となる**尿崩症**がみられます.

2. 副甲状腺(上皮小体)はカルシウム(Ca)代謝に重要な**副甲状腺ホルモン(PTH)**を産生しています. Ca 代謝は, PTH と活性型ビタミン D により調節されています. 副甲状腺機能が亢進すると**高 Ca 血症・低リン(P)血症**となり, 機能が低下すると**低 Ca 血症・高 P 血症**となります〔4-17 参照〕. テタニーは**低 Ca 血症**による症状で, 四肢の**強直性けいれん**などが出現します.

3. 甲状腺機能が亢進すると甲状腺ホルモンの分泌が増加し, 全身の代謝や各臓器の働きが亢進します〔**Basedow(バセドウ)病**, 機能性腺腫〕. 逆に, 機能が低下すると代謝や各臓器の働きが低下します(**橋本病, クレチン病**).

4. 下垂体前葉ホルモンの1つである**成長ホルモン**の分泌が増加すると, **高身長**や**四肢末端肥大**がみられ, 分泌が低下すると**低身長, 骨年齢遅延**がみられます〔4-18 参照〕.

5. 副腎皮質機能が亢進すると**Cushing(クッシング)症候群**が生じます. Cushing 症候群は, 40〜50歳代の女性に多く, 満月様顔貌, 中心性肥満, 水牛様肩(バッファローハンプ), 赤色皮膚線条などの症状が出現します. 副腎皮質機能が低下すると**Addison(アジソン)病**に罹患します.

解答…2

内分泌疾患

問題-2 内分泌機能と疾患との組み合わせで正しいのはどれか．〔45PM094〕
1. 甲状腺機能低下 ── 尿崩症
2. 下垂体前葉機能亢進 ── クレチン病
3. 下垂体後葉機能亢進 ── 糖尿病
4. 副腎皮質機能亢進 ── Cushing 症候群
5. 副腎髄質機能亢進 ── Basedow 病

内分泌機能と疾患 ②

1. 甲状腺機能が亢進すると Basedow 病になり，低下するとクレチン病になる．
2. 下垂体前葉機能が亢進すると先端(末端)肥大症になり，低下すると低身長になる〔4-18 参照〕．
3. 下垂体後葉機能が亢進するとバソプレシン分泌過剰症（SIADH）になり，低下すると尿崩症になる〔4-19 参照〕．
4. 副腎皮質機能が亢進すると Cushing 症候群になり，低下すると Addison 病になる．
5. 褐色細胞腫では副腎髄質機能が亢進する．

!ここがポイント
褐色細胞腫は，30～50 歳代に好発する副腎髄質または傍神経節細胞から発生するカテコールアミン産生腫瘍で，副腎髄質機能が亢進し，高血圧や代謝亢進がみられます．

解答…4

問題-3 正しい組み合わせはどれか．2 つ選べ．〔44PM074〕
1. 性腺刺激ホルモン ── Cushing 病
2. 甲状腺ホルモン ── Basedow 病
3. プロラクチン ── Addison 病
4. オキシトシン ── 尿崩症
5. 成長ホルモン ── 末端肥大症

内分泌機能と疾患 ③

1. Cushing 病(症候群)は副腎皮質刺激ホルモン(ACTH)の分泌過剰が原因である．
2. Basedow 病は甲状腺機能亢進が原因である．
3. Addison 病は副腎皮質機能低下が原因である．
4. 尿崩症は下垂体後葉から分泌されるバソプレシン(抗利尿ホルモン)分泌の低下が原因である．
5. 末端肥大症は成長ホルモン(下垂体前葉ホルモン)の過剰分泌が原因である．

!ここがポイント
甲状腺機能が亢進すると Basedow 病になり，低下するとクレチン病になります．甲状腺ホルモンは，全身の臓器に作用して，エネルギー産生や代謝，循環器系の調節などに関与しています．また，個体の成長・発育にも重要な役割を果たしています．

解答…2, 5

問題-4 内分泌異常と病態の組み合わせで正しいのはどれか．〔52AM094〕

1. 下垂体前葉ホルモン欠損 ── 先端巨大症
2. 甲状腺機能低下 ── Basedow 病
3. 抗利尿ホルモン分泌亢進 ── 尿崩症
4. 副甲状腺機能低下 ── テタニー
5. 副腎皮質機能低下 ── Cushing 症候群

内分泌機能と疾患 ④

1. 先端巨大症は**下垂体前葉ホルモンの過剰分泌**が原因である．
2. Basedow 病は**甲状腺機能亢進**が原因である．
3. 尿崩症は**抗利尿ホルモン（バソプレシン）分泌低下**が原因である．
4. テタニーは**副甲状腺機能低下**が原因である．
5. Cushing 症候群は**副腎皮質機能亢進**が原因である．

解答…4

CHECK LIST

- 腎臓の集合管における水の再吸収を促進し，体の水分を維持し，血漿浸透圧を一定に保っているのは？
  - A. 下垂体後葉ホルモンの1つであるバソプレシン（抗利尿ホルモン）
- 抗利尿ホルモンの分泌が増加するとどうなる？
  - A. 体内に水分が貯留し，血液が希釈されて低 Na 血症などが出現する〔バソプレシン分泌過剰症（SIADH）〕
- Ca 代謝を調節しているのは？
  - A. 副甲状腺ホルモン（PTH）と活性型ビタミン D
- 低 Ca 血症による症状で，四肢の強直性けいれんなどが出現するのは？
  - A. テタニー
- 30〜50 歳代に好発する副腎髄質または傍神経節細胞から発生するカテコールアミン産生腫瘍は？
  - A. 褐色細胞腫
- 褐色細胞腫では副腎髄質機能はどうなる？
  - A. 亢進する
- 全身の臓器に作用して，エネルギー産生や代謝，循環器系の調節などに関与しているホルモンは？
  - A. 甲状腺ホルモン
- 下垂体前葉機能亢進により生じるのは？
  - A. 高身長，先端（末端）肥大症
- 下垂体前葉機能低下により生じるのは？
  - A. 低身長，骨年齢遅延
- 下垂体後葉機能亢進により生じるのは？
  - A. バソプレシン分泌過剰症（SIADH）
- 下垂体後葉機能低下により生じるのは？
  - A. 尿崩症
- 副腎皮質機能亢進により生じるのは？
  - A. Cushing 症候群
- 副腎皮質機能低下により生じるのは？
  - A. Addison 病
- 甲状腺機能亢進により生じるのは？
  - A. Basedow 病
- 甲状腺機能低下により生じるのは？
  - A. 橋本病，クレチン病
- 原発性副甲状腺機能亢進症により生じる電解質異常は？
  - A. 高 Ca 血症・低 P 血症
- 副甲状腺機能低下により生じるのは？
  - A. テタニー
- バソプレシン（下垂体後葉ホルモン）の機能低下により生じるのは？
  - A. 尿崩症
- 副腎皮質刺激ホルモン（ACTH）の分泌過剰により生じるのは？
  - A. Cushing 症候群

Summaries …要点を覚えよう！

4-16 内分泌機能と代表的疾患

内分泌機能の亢進あるいは低下によってどのような疾患がおこるかについて，以下の表にまとめました．

分泌器官		機能亢進	機能低下
下垂体	前葉	高身長，先端(末端)肥大症	低身長，骨年齢遅延
	後葉	バソプレシン分泌過剰症(SIADH)	尿崩症
副腎	皮質	Cushing(クッシング)症候群	Addison(アジソン)病
	髄質	高血圧，代謝亢進	
甲状腺		Basedow(バセドウ)病	クレチン病
副甲状腺		高 Ca 血症・低 P 血症	テタニー

4-17 Ca 代謝における甲状腺ホルモン(PTH)と活性型ビタミン D の関係

	分泌器官	血中 Ca	血中 P	作用
副甲状腺ホルモン (PTH)	副甲状腺	↑	↓	① 破骨細胞を活性化して骨吸収を促し，骨から Ca^{2+} を遊離させる． ② 骨からの Ca^{2+} とともに血中に遊離した P，OH^- の腎臓(近位尿細管)からの排泄を促進する． ③ 腎臓(遠位尿細管)での Ca^{2+} の再吸収を促進する． ④ 腎臓(近位尿細管)での活性型ビタミン D の産生を促進する．
活性型ビタミン D	腎臓	↑	↑	① 小腸からの Ca^{2+}，P の吸収を促進する． ② 骨吸収，骨形成ともに促進し，骨代謝を促す． ③ 腎臓(遠位尿細管)での PTH の Ca^{2+} 再吸収を増強する．

4-18 下垂体前葉ホルモン

下垂体前葉ホルモンは視床下部ホルモンの刺激を受けて分泌されます．

ホルモン	作用		分泌過剰症状	分泌低下症状
成長ホルモン (GH)	代謝作用	抗インスリン作用 (血糖上昇)	高血糖，糖尿病	低血糖(小児)
		脂肪分解作用	脂質異常症	体脂肪増加
		電解質再吸収促進	高血圧，高 P 血症	
	成長促進作用	骨端軟骨形成促進	高身長(小児) 四肢末端肥大(成人)	低身長 骨年齢遅延
		蛋白合成促進	軟部組織肥厚	筋力低下
プロラクチン (PRL)	乳腺発育の促進		乳房肥大	乳房萎縮
	乳汁産生・分泌の促進		乳汁漏出	乳汁分泌不全
	性腺機能の抑制		無排卵，無月経，精子産生障害	
甲状腺刺激ホルモン(TSH)	甲状腺ホルモンの合成促進 甲状腺の形態・重量の維持		甲状腺腫，甲状腺機能亢進症状(頻脈，発汗過多，手指振戦，筋力低下，体重減少)	甲状腺機能低下症状(耐寒性低下，精神活動低下，便秘，皮膚乾燥，徐脈，脱毛)
副腎皮質刺激ホルモン(ACTH)	副腎皮質ホルモンの合成促進		コルチゾール過剰症状(中心性肥満，満月様顔貌，高血圧，糖尿病，易感染性，筋萎縮)	コルチゾール欠乏症状(易疲労感，低血糖，低血圧，水利尿不全)
	副腎皮質の形態・重量の維持 血流増加		副腎アンドロゲン過剰症状(性腺機能低下)	副腎アンドロゲン欠乏症状(腋毛・恥毛の脱落)
	メラニン細胞刺激作用(高濃度)		色素沈着	

(つづく)

Summaries …要点を覚えよう！

4-18 下垂体前葉ホルモン（つづき）

ホルモン		作用	分泌過剰症状	分泌低下症状
性腺刺激ホルモン ● 黄体形成ホルモン（LH） ● 卵胞刺激ホルモン（FSH）	女性	エストロゲン・プロゲステロンの分泌促進	思春期の早期発現，骨端線早期閉鎖	無月経，不妊，生殖器・乳房の萎縮
		卵胞発育・排卵・黄体形成の促進		
	男性	テストステロンの分泌促進		男性不妊，性欲低下，精巣萎縮
		精巣発育・精子形成の促進		

LHとFSHを総称してゴナドトロピン（性腺刺激ホルモン）という．

4-19 下垂体後葉ホルモン

下垂体後葉ホルモン（**オキシトシン**と**バソプレシン**）は，視床下部の視索上核と室傍核の神経細胞で産生されます．これらのホルモンは長く伸びた軸索を通って下垂体後葉に貯蔵された後，血管に放出されます．バソプレシンは**抗利尿ホルモン**とも呼ばれます．

ホルモン	作用	分泌過剰症状	分泌低下症状
オキシトシン	乳腺腺房の平滑筋を収縮させ，乳汁を腺房から乳管，乳頭へ放出させる（射乳作用）	臨床症状は出現しない	臨床症状は出現しない
	子宮平滑筋を収縮させ，分娩の進行を早め，胎盤娩出後の出血を少なくする		
バソプレシン	腎集合管における水の再吸収を促進することによる水分保持作用（尿量減少作用）	希釈性低Na血症，低浸透圧血症	多尿，口渇，多飲，高張性脱水傾向

臨床医学 45 腎・泌尿器疾患

問題-1 慢性腎不全による血液透析患者の病態で**適切でない**のはどれか． 〔43PM076〕

1. 多血症
2. 骨軟化症
3. 出血傾向
4. 不均衡症候群
5. 末梢神経障害

腎不全による血液透析患者の病態①

❗ ここがポイント

血液透析を必要とする慢性腎不患者〔 4-20 参照〕には，以下のような臨床症状がみられます．

腎機能が低下すると，造血ホルモンであるエリスロポエチンの分泌が低下し，**貧血**がおこりやすくなります．**多血症**はエリスロポエチンの分泌過剰により生じます．また，腎機能が低下すると，腎臓での活性型ビタミン D_3 産生の低下，小腸での Ca 吸収の低下が生じ，骨の石灰化が障害されるため**骨軟化症**（形成途中の骨組織である類骨が障害され，骨表面が未石灰化類骨に覆われる）が出現します．

体液貯留	全身性浮腫，高度の低蛋白血症，肺水腫
体液異常	電解質・酸塩基平衡異常
消化器症状	悪心・嘔吐，食思不振，下痢
循環器症状	高血圧，心不全，心膜炎
神経症状	**中枢・末梢神経障害**，精神障害
血液異常	**貧血，出血傾向**
視力障害	尿毒症性網膜症，糖尿病網膜症

また，血液透析では，体液組成が急激に変化するため，透析中や透析直後に**不均衡症候群**や**低血圧**がおこりやすく，血液中の電解質の急激な変化により不整脈，全身倦怠感，筋けいれんが生じることがあります．

透析治療の合併症

- **不均衡症候群**：初回の透析時や急速な透析により血漿の浸透圧が低下し，脳浮腫症状が出現する．
- **低血圧**：透析時の除水量が多いことにより生じる．

解答…1

問題-2 腎不全における透析療法について正しいのはどれか．2つ選べ． 〔53AM092〕

1. 透析対象者数は年々増加傾向にある．
2. 血液透析よりも腹膜透析の割合が多い．
3. 昼間透析よりも夜間透析の割合が多い．
4. 透析導入の原因疾患は糖尿病腎症が最も多い．
5. 透析対象者の死亡原因として肝不全が最も多い．

腎不全による血液透析患者の病態②

1. 透析対象者数は**年々増加傾向**にある．わが国には約 30 万人の透析患者が存在し，年間約 5,000～6,000 人増加している．

2. 腹膜透析よりも血液透析の割合が多い．末期腎不全患者の97％が血液透析を，3％が腹膜透析を受けている．
3. 夜間透析よりも昼間透析の割合が多い．
4. 透析導入の原因疾患の第1位は糖尿病腎症で，第2位は慢性糸球体腎炎である．
5. 透析対象者の死亡原因の第1位は心不全で，第2位は感染症である．

解答…1，4

CHECK LIST

- □ 腎機能が低下した際に分泌が低下する造血ホルモンは？
  - A. エリスロポエチン
- □ エリスロポエチンの分泌過剰により生じるのは？
  - A. 多血症
- □ 初回の透析時や急速な透析により血漿の浸透圧が低下し，脳浮腫症状が出現する症候群は？
  - A. 不均衡症候群
- □ 透析時の除水量が多いことにより生じるのは？
  - A. 低血圧
- □ 透析対象者数は年々どのように推移している？
  - A. 増加傾向にある
- □ 腹膜透析と血液透析，割合が多いのは？
  - A. 血液透析
- □ 昼間透析と夜間透析，割合が多いのは？
  - A. 昼間透析
- □ 末期腎不全患者の97％が受けている透析は？
  - A. 血液透析
- □ 透析導入の原因疾患の第1位，第2位は？
  - A. 第1位：糖尿病腎症，第2位：慢性糸球体腎炎
- □ 透析対象者の死亡原因の第1位，第2位は？
  - A. 第1位：心不全，第2位：感染症

Summaries …要点を覚えよう！

4-20 慢性腎不全（慢性腎臓病）

慢性腎不全（慢性腎臓病）とは，以下の①②のいずれかが3か月以上持続するものを指します．
① 明らかな腎障害の存在（蛋白尿や腎臓病理所見）
② 推算糸球体濾過量（eGFR）60 mL/分/1.73 m² 未満の腎機能低下

病態としては，慢性的な腎機能不全により老廃物が体内に蓄積し，電解質バランスや酸塩基平衡などの体液恒常性を持続できなくなった状態です．

合併症としては以下のような症状が出現することがあります．

症状	症状出現の原因
夜間尿，多尿	尿濃縮力障害
腎性貧血	エリスロポエチン分泌低下
二次性副甲状腺機能亢進症（骨軟化症，線維性骨炎）	低Ca血症
消化器症状（悪心・嘔吐，下血） 出血傾向 高血圧 うっ血性心不全 肺水腫 中枢神経症状（記銘力低下，意識障害）	尿毒症

臨床医学 46 その他の内科疾患

問題-1 結核について正しいのはどれか. 〔50PM085〕
1. 病変は肺に限局する.
2. 菌は胃酸の中では死滅する.
3. 初期から閉塞性換気障害を呈する.
4. わが国では新規発症は年間100例未満である.
5. 診断した医師は保健所に届け出なければならない.

結核

1. 結核病変は肺に限局されず, これを**肺外結核**と呼ぶ.
2. 結核菌は胃酸で死滅しない.
3. 初期から閉塞性換気障害を呈するわけではない.
4. わが国では新規発症は年間**2万人**を超える.
5. 診断した医師は**保健所**に届け出なければならない.

❗ ここがポイント
結核の約9割は**肺結核**ですが, それ以外の肺外結核として, **腎臓**, **リンパ節**, **骨**, **脳**などに病巣がみられることがあります.

解答…5

問題-2 血友病に関して誤っているのはどれか. 〔40PM082〕
1. 遺伝性疾患である.
2. 男子に発病する.
3. 出血の初発は新生児期が多い.
4. 出血時間は正常である.
5. 関節内の出血が痛みを引きおこす.

血友病①

1. **遺伝性疾患**である.
2. **伴性劣性遺伝**であり, **男性**に多い.
3. **幼児期**から深部組織の出血がみられる.
4. 血小板の数や機能は正常で, **出血時間は正常**である.
5. 関節内や筋内出血による**疼痛性腫脹**がみられる.

❗ ここがポイント
血友病は**出血傾向**をきたす遺伝性疾患であり, 第Ⅷ因子の活性低下によるものを**血友病A**, 第Ⅸ因子の活性低下によるものを**血友病B**といいます. 5：1で血友病Aが多くみられます. 血友病では**第Ⅷ因子**や**第Ⅸ因子**の活性が低下しているため, 凝固反応系で最も重要な**第Ⅹ因子**の活性化が進まず, **フィブリン血栓**の形成が不十分のため, 出血傾向となります. 血友病は**伴性劣性遺伝**のため, 患者の多くは**男性**であり, 先天性凝固異常症のなかで最も多くみられます.

関節や筋などの深部の出血を特徴とします. 歩行可能となり関節の動きが活発化する1歳以降に**関節内出血**が出現します. 関節内出血は膝, 足, 肘のような大関節に好発し, 熱感を伴います. また, 筋

内の出血は，外傷や激しい運動後に**大腿四頭筋**，**腸腰筋**，**前腕屈筋群**に生じやすく，関節内出血と同じように疼痛性腫脹や運動障害をおこします．

筋内出血により血管や神経が圧迫されると，コンパートメント症候群がみられることもあります．骨膜下の出血では，壊死組織と凝血塊が嚢胞を形成し，偽腫瘍と呼ばれます．

解答…3

問題-3 血友病について正しいのはどれか．〔52PM094〕
1. 脾腫がみられる．
2. 血小板数が減少する．
3. 点状紫斑がみられる．
4. 膝に関節症をきたす．
5. 自己免疫性疾患である．

血友病②

1. 脾腫はみられない．
2. 血小板数は減少しない．
3. 点状紫斑はみられない．
4. 膝に関節症をきたす．関節内出血は膝，足，肘のような大関節に好発し，熱感を伴う．
5. 出血傾向をきたす遺伝性疾患である．

解答…4

問題-4 膝関節血腫を生じやすいのはどれか．〔49AM088〕
1. 偽痛風
2. 血友病
3. 滑膜ヒダ障害
4. ジャンパー膝
5. 変形性膝関節症

膝関節血腫を生じやすい疾患

 ここがポイント

膝関節血腫をおこしやすい疾患は**血友病**です．血友病A（第Ⅷ因子欠乏症）や血友病B（第Ⅸ因子欠乏症）を原因とする関節障害を**血友病性関節症**といいます．軽度の外傷により関節内出血を繰り返し，滑膜炎や軟骨変性が進行し，関節破壊がおこります．膝関節に好発し，肘，足関節にもみられます．治療として，凝固因子の補充療法が行われます．

解答…2

問題-5 くる病の症状でないのはどれか．〔48AM078を改変〕
1. 低身長
2. 漏斗胸
3. 筋緊張亢進
4. 脊柱側弯
5. O脚

くる病

 ここがポイント

- 概要：くる病は，生後3か月〜6歳までの骨端線閉鎖前に発症する骨の発育障害（石灰化障害）で，**ビタミンDやリン（P）の欠乏**により生じます．

- **症状**：くる病では以下のような症状が出現します．
  低身長（長管骨の長軸成長障害），関節の腫大，**筋緊張低下**，けいれん，頭蓋癆（頭蓋骨の石灰化が不十分であるため，圧を加えると容易にくぼむ状態），大泉門閉鎖遅延，くる病念珠（肋軟骨接合部の腫大），**脊柱側弯**，鳩胸，**漏斗胸**，Harrison（ハリソン）溝（胸骨下縁に沿った水平に走行する陥没溝），内反膝（O脚）または外反膝（X脚）
- **診断**：血液検査では，血清カルシウム，血清リンが低下し，ALPが上昇し，X線像では，骨端軟骨拡大，骨端線の不規則化，骨幹端中央部の杯状陥凹（cupping），骨幹端横径の開大（flaring）がみられます．ALPはリン酸化合物を分解する酵素．肝臓，小腸，胎盤，骨などに多く含まれ，これらの臓器・組織に異常が生じると，数値が高くなります．
- **骨軟化症**：成人期（骨端線閉鎖後）に発症する骨の石灰化障害を**骨軟化症**といいます．骨軟化症では，骨の自発痛や圧痛，筋力低下，骨折がみられ，骨変形が進むと歩行困難となります．くる病や骨軟化症では，**全骨量は正常ですが類骨**が増加した状態となります．骨量が減少する**骨粗鬆症**との違いに注意してください〔 4-21 参照〕．

解答…3

問題-6 ビタミンB_1（チアミン）欠乏によるのはどれか．2つ選べ．〔46AM096〕

1. 脚気
2. 痛風
3. ペラグラ脳症
4. Mallory-Weiss（マロリー・ワイス）症候群
5. Wernicke-Korsakoff（ウェルニッケ・コルサコフ）症候群

解法ポイント

ビタミンB_1（チアミン）欠乏による疾患

選択肢マル覚え
1. 脚気：多発性末梢神経障害が強い乾性脚気と，浮腫に伴う心不全の所見が強い湿性脚気があるが，多くは混合型．ビタミン欠乏症のなかでは脚気の発症頻度が高く，①**偏食**，②**過労**，③**アルコール常用**が三大誘因となる．
2. 痛風：血中の**尿酸**が増加し，関節で結晶化する．
3. ペラグラ脳症：**ナイアシン欠乏**が原因である．
4. Mallory-Weiss症候群：**暴飲暴食**が原因．嘔吐する際の胃内圧上昇により食道と胃の境界部の粘膜が縦に裂け，出血する．
5. Wernicke脳症：ビタミンB_1欠乏による脳症．①**眼球運動障害**，②**失調性失行**，③**精神症状**がみられる．**アルコール多飲者**に多くみられ，Wernicke脳症に記憶障害や作話の症状が加わったものをWernicke-Korsakoff症候群と呼ぶ．

!**ここがポイント**
ビタミンB_1（チアミン）は豚肉や玄米に多く含まれます．
ビタミンB_1には，①炭水化物をエネルギーに変換する反応の補酵素としての作用，②神経機能を正常に保つ作用の2つがあり，欠乏すると**脚気**（末梢神経症状）や**Wernicke脳症**（中枢神経症状）になります．

解答…1，5

問題 - 7 ビタミン欠乏症で誤っている組み合わせはどれか．〔41PM050〕

1. ビタミンA —— 夜盲症
2. ビタミンB_1 —— 脚気
3. ニコチン酸 —— ペラグラ
4. ビタミンD —— 骨軟化症
5. ビタミンK —— 血栓症

ビタミン欠乏症

! ここがポイント

ビタミンKが欠乏すると**血液凝固作用**が障害され，**出血傾向**となります〔**4-22** 参照〕．

解答…5

問題 - 8 生活習慣と疾患との組み合わせで誤っているのはどれか．〔41PM070〕

1. 喫煙 —— 肺癌
2. 脂肪の過剰摂取 —— 痛風
3. 食塩の過剰摂取 —— 高血圧症
4. 運動不足 —— 高脂血症
5. アルコール過剰摂取 —— 肝障害

生活習慣と疾患

! ここがポイント

脂肪の過剰摂取は**肥満**や**糖尿病**などと関連します．痛風はプリン体代謝異常による**高尿酸血症**であり，急性関節症や腎障害が生じます．

解答…2

問題 - 9 わが国におけるメタボリックシンドロームの診断基準に含まれないのはどれか．〔53PM093〕

1. 中性脂肪
2. 空腹時血糖
3. 収縮期血圧
4. ウエスト周囲径
5. LDL コレステロール

メタボリックシンドロームの診断基準

! ここがポイント

わが国におけるメタボリックシンドロームの診断基準に含まれないのは「LDL コレステロール」です．わが国の診断基準では，**腹部肥満**が必須条件であり，このほかに ① **血圧高値**，② **血糖高値**，③ **脂質異常症**（高トリグリセライド血症・低 HDL コレステロール血症）の3つのうち，2つ以上あることが条件となっています．

☐ **中性脂肪**（トリグリセライド）≧150 mg/dL
☐ **空腹時血糖**≧110 mg/dL
☐ **収縮期血圧**≧130 mmHg
☐ **ウエスト周囲径**：男性≧85 cm，女性≧90 cm
☐ **HDL コレステロール**＜40 mg/dL

解答…5

その他の内科疾患

問題-10 褥瘡発生の要因でないのはどれか．〔43PM051, 41PM051〕
1. 低栄養
2. 高血圧
3. 浮腫
4. 筋萎縮
5. 末梢神経障害

褥瘡発生の要因

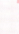 **ここがポイント**

高血圧は褥瘡発生の要因ではありません．褥瘡の発生要因として，① **低栄養**，② **浮腫**，③ **筋萎縮**，④ **神経障害**があげられます．

解答…2

問題-11 眼疾患とその病態との組み合わせで正しいのはどれか．〔42PM069, 52PM090〕
1. 白内障 —— 硝子体の混濁
2. 緑内障 —— 眼圧の低下
3. ベーチェット病 —— ぶどう膜の炎症
4. 流行性角結膜炎 —— 色素上皮の剥離
5. 麦粒腫 —— 眼瞼の悪性腫瘍

眼疾患の病態

1. 白内障：**水晶体**の混濁が認められる．
2. 緑内障：**眼圧**の上昇が認められ，視機能（視野・視力）が低下する．
3. Behçet（ベーチェット）病：**虹彩毛様体炎型**と**網膜ぶどう膜炎型**がある．
4. 流行性角結膜炎：色素上皮の剥離はみられない．**アデノウイルス8型**が原因となる．
5. 麦粒腫：**黄色ブドウ球菌**による感染症である．

解答…3

問題-12 乳癌について正しいのはどれか．〔53AM094〕
1. 月経前に疼痛が増悪する．
2. 好発部位は乳房の外側上部である．
3. 好発年齢は20歳代である．
4. 5年生存率は40％前後である．
5. わが国における発症率は欧米の3倍である．

乳癌

1. 月経周期に関係なく痛みがある．
2. 好発部位は乳房の**外側上部**である．
3. 好発年齢は**40～60歳代**（閉経期前後）である．
4. ステージⅠの5年生存率は**90％以上**である．
5. 欧米における発症率はわが国の**3倍**である．

解答…2

Summaries …要点を覚えよう！

4-21 くる病・骨軟化症と骨粗鬆症の違い

くる病・骨軟化症と骨粗鬆症には以下のような違いがあります．

		くる病・骨軟化症	骨粗鬆症
病態の違い (類骨と石灰化骨の割合の差など)		全骨量は減少しない． 骨の石灰化の障害のため，類骨（石灰化されていない骨）の割合が増加し，石灰化骨の割合が減少する．	全骨量が減少する． 骨の石灰化は保たれているため，類骨と石灰化骨の割合は正常である．
検査値	血清Ca	低下	正常
	血清P	低下	正常
	ALP	上昇	正常

4-22 ビタミン欠乏症

ビタミンは生体内の生化学反応に必要な微量栄養素です．大部分のビタミンは生体内で合成されないため，食事から摂取する必要があります．主なビタミンの働き，欠乏症を示します．

	名称		作用	欠乏症
脂溶性	ビタミンA		視覚，上皮組織の機能維持	夜盲症
	ビタミンD		Ca，Pの吸収増加 副甲状腺ホルモンの分泌抑制	くる病（小児） 骨軟化症（成人） 骨粗鬆症，低Ca血症
	ビタミンE		抗酸化作用	溶血性貧血 脂漏性皮膚炎（未熟児）
	ビタミンK		血液凝固因子の生合成	出血傾向
水溶性	ビタミンB群	ビタミンB_1 （チアミン）	糖質の代謝 神経細胞の正常な作用	脚気 Wernicke（ウェルニッケ）脳症
		ビタミンB_2 （リボフラビン）	脂質，蛋白質，糖質の代謝	口内炎，口角炎，口唇炎，舌炎など
		ナイアシン	糖質・脂質の代謝	ペラグラ
		ビタミンB_6 （ピリドキシン）	蛋白質の代謝	口内炎，口角炎 脂漏性皮膚炎など
		ビタミンB_{12} （コバラミン）	赤血球の生成 拡散の生成	巨赤芽球貧血（悪性貧血） 粘膜障害〔Hunter（ハンター）舌炎〕
		パントテン酸	糖質，脂質，蛋白質の代謝に関与する補酵素	足の灼熱感，四肢のしびれ，心拍数増加，起立性低血圧
		葉酸	赤血球の生成 拡散の合成	神経管閉鎖障害（二分脊椎，無脳症） 粘膜再生不良（下痢，舌炎など） 巨赤芽球貧血
		ビオチン	糖質・脂質・蛋白質の代謝	脂漏性皮膚炎，萎縮性舌炎，悪心・嘔吐，筋肉痛
	ビタミンC （アスコルビン酸）		コラーゲンの生合成 抗酸化作用	壊血病

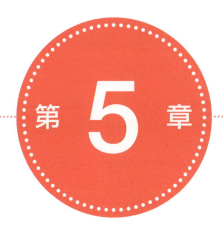

第5章

精神医学

㊼〜㊶

臨床医学 47 精神症状

問題-1 せん妄をきたすのはどれか．〔43PM091〕

1. 解離性健忘
2. パニック発作
3. ナルコレプシー
4. アルコール離脱
5. 睡眠時遊行症（夢中遊行症）

せん妄①

1. 解離性健忘：解離（現実逃避）と関係する健忘症状．最近の重要な出来事に関する記憶喪失を主症状とする．健忘の範囲と程度は日ごとに異なる．完全な健忘は稀で，部分的・選択的である．健忘は事故や近親との死別のようなトラウマ的出来事と関係する．
2. パニック発作：予期できない強い感情が，一過性，急激かつ反復性におこる状態．発作性に自律神経症状が現れ，死の恐怖を伴うことがある．神経症性障害のパニック障害でみられる．
3. ナルコレプシー：笑いなどの強い情動で全身の力が抜けてしまう情動脱力発作，昼間の耐えがたい眠気，金縛りのような症状である睡眠麻痺，夢体験による入眠時幻覚を主症状とする慢性疾患．
4. アルコール離脱：飲酒をやめることによりアルコール離脱症候群が生じる．① 離脱後7時間から始まり20時間ごろにピークを迎える早期症候群（小離脱）と，② 離脱後72〜96時間にみられる後期症候群（大離脱）がある．後期症候群では振戦せん妄がみられる．
5. 睡眠時遊行症（夢中遊行症）：夢遊病．睡眠と覚醒が組み合わさった意識の変容状態．夜間睡眠の初めに起き上がり，周囲を歩き回る．

⚠ ここがポイント

せん妄とは，脳疾患や全身疾患，外因性物質などによって出現する意識障害のことです．軽度〜中等度の意識混濁が短時間のうちに変化し，錯覚（錯視が多い），幻覚（幻視），強い不安，不穏，精神興奮，徘徊，状況の誤認がみられます．多くの場合，1〜2週以内に消失しますが，より短時間で消失することもあります．この間の記憶はまったくないこともありますし，部分的に想起できることもあります．

せん妄はしばしば夜間に出現するために夜間せん妄と呼ばれ，老年期に多くみられます．作業せん妄（職業や日常で慣れている動作を行うこと）がみられることもあります．

せん妄は ① 脳血管性認知症，② Alzheimer（アルツハイマー）病，③ アルコール依存症（アルコール離脱），④ 頭部外傷，⑤ 症状性精神障害，⑥ 高齢者の発熱時や術後・入院直後などの身体的・環境的変化で生じます．

解答…4

問題-2 虫や小動物の幻視が特徴的なのはどれか．〔48PM097〕

1. てんかん
2. 振戦せん妄
3. 統合失調症
4. Huntington 病
5. ナルコレプシー

226

せん妄②

 ここがポイント ....

　虫や小動物の幻視が特徴的なのは**振戦せん妄**です．振戦せん妄は日ごろ多量に飲酒をしている人が突然飲酒を中断したときにみられます（**アルコール離脱**）．振戦せん妄はアルコール離脱後72〜96時間の**後期症候群**（**大離脱**）でみられ，① 粗大な振戦，② 精神運動興奮，③ 幻覚，④ 意識変容，⑤ 自律神経機能亢進を特徴とします．

　アルコール依存症者の振戦せん妄では，① ネズミのような小動物や虫などが多数動き回る**動物幻視**，② 考えている内容が目の前に書かれて見える**考想可視**，③ 通常の感覚可能領域を超えて自分の背後や壁の向こう側に人の姿が見える**域外幻覚**などの症状がみられます．

解答…2

問題-3　せん妄に関して誤っているのはどれか．〔40PM095〕

1. 意識障害である．
2. 日内変動がある．
3. 健忘症状を伴う．
4. 非可逆的である．
5. 睡眠障害を伴う．

せん妄③

 1. 軽度の**意識障害**がみられる．
2. 軽度〜中等度の意識混濁が短時間のうちに変動しやすい（**日内変動**）．
3. 記憶がまったくないこともあれば，部分的に想起できることもある（**健忘症状**）．
4. せん妄は**可逆的**で，多くの場合1〜2週以内に消失する（より短時間のこともある）．
5. 強い不安，不穏，精神運動興奮のために**睡眠障害**を伴う．

解答…4

問題-4　「細部に拘泥して重要なことを要領よく話すことができない」症状はどれか．〔45AM097〕

1. 保続
2. 迂遠
3. 思考制止
4. 思考途絶
5. 観念奔逸

思考進行（思路）の障害

 ここがポイント ....

　「細部に拘泥して重要なことを要領よく話すことができない」のは**迂遠**の症状です．

　迂遠は**思考進行（考えの進み方）の障害**に分類されます．思考進行（思路）は，正常では，1つの観念から次の観念へと連続的で統一性のある流れ（連合）を形成しながら，適度なスピードで思考の目標に達しますが，迂遠では思考の目標は失われていないものの，目標とは関係のない枝葉の観念にとらわれて要点が不明確となり，目標に達するまで遠回りする"回りくどい"状態となります．迂遠は**知能障害**や**てんかん性人格変化**でみられます．思考進行（思路）の障害を **5-1** に要約します．

解答…2

> **問題-5** いつも右足から踏み出さねばならないという思考の異常はどれか．〔46PM096〕
> 1. 保続
> 2. 迂遠
> 3. 作為体験
> 4. 思考化声
> 5. 強迫観念

解法ポイント

思考の異常

1. 1つの概念だけが繰り返し出現し，先に進まない状態を**保続**という．
2. 目標とは関係のない枝葉の観念にとらわれて要点が不明確な状態を**迂遠**という．
3. 自分の考え，感情，行為が他人に操られているという異常体験（させられ体験）を**作為体験**という（統合失調症の症状）．
4. 自分の思考が声になって現れることを**思考化声**という（統合失調症の症状）．
5. 本人の意思に反して，不合理な考えやイメージが反復して頭に浮かび（**強迫思考**），それを振り払おうと同じ行動を繰り返してしまう**強迫行為**の中心になる観念のことを**強迫観念**という．

❗ ここがポイント

「いつも右足から踏み出さねばならないという」思考の異常は**強迫観念**です．自分ではどうすることもできないある種の考えにとらわれて（**強迫思考**），種々の行動の障害（**強迫行為**）がおこり，日常生活が困難な状況を強迫性障害（**強迫神経症**）といいます（例：不合理と思いながらも繰り返し手を洗ってしまう）．このような状態の中心になるのが**強迫観念**であり，以下のような特徴があります．
① 自己の意図や信念に抗して常同的な形で繰り返し浮かんでくる．
② 苦痛をもたらすものであり，そのように考えることが不合理であることがわかっている．
③ 不安を伴い，押さえつけようとすると不安はさらに増加する．
④ 本人の意思に反しているが，自身の思考として認識される．

強迫観念が進行すると，ある種の行為を実行しないではいられないようになります（**強迫行為**）．このような強迫行為は，何度も繰り返され（**常同行為**），一定の順序に従って儀式的に行われることもあります（**強迫儀式**）．患者はこのような行為を無意味で効果がないと認識し，繰り返し抵抗しようとします．

ICD-10では確定診断のためには，強迫症状，強迫行為，あるいは両者が少なくとも2週間連続してほぼ毎日存在することを前提とします．頻度に性差はなく，基礎となっている人格には，**強迫的特徴**が存在します．多くの場合，**小児期～成人早期**に発症し，慢性化します．

解答…5

> **問題-6** 強迫性障害について誤っているのはどれか．〔50AM099〕
> 1. 曝露反応妨害法が用いられる．
> 2. 強迫行為はさせられ体験による．
> 3. 対称性へのこだわりがみられる．
> 4. 不合理な観念が繰り返し浮かぶ．
> 5. 選択的セロトニン再取り込み阻害薬が用いられる．

解法ポイント

強迫性障害

1. 治療として**曝露反応妨害法**（認知行動療法の1つ）が用いられる．
2. 強迫行為はさせられ体験ではなく**強迫観念**による．
3. **対称性**や**正確性**へのこだわりがみられる（**強迫観念・強迫行為**）．
4. 不合理な観念が繰り返し浮かぶ（**強迫観念**）．
5. 薬物療法として，**選択的セロトニン再取り込み阻害薬（SSRI）**が用いられる．

精神症状

> **! ここがポイント**
>
> 　強迫性障害は，繰り返し同じことを考えたり(強迫観念)，行動したりするため(強迫行動)，患者が苦痛を感じる障害です．不安障害のなかでは最も治療が困難な障害で，10～20年継続する場合もあります．生涯有病率は2～3%で，性差はなく，平均発症年齢は20歳です．
>
> 　強迫観念では，「汚れることへの恐怖」「病的なほどの疑い」「体へのとらわれ」「対称であることの要求」「攻撃的観念」「性的観念」がみられ，強迫行動では，「何度も確認すること」「洗うこと」「数を数えること」「何度も聞いてしまうこと」「何度も告白してしまうこと」「対称性や正確さにとらわれて行動してしまうこと」「何らかのものを貯めてしまうこと」などがあります．
>
> 　治療としては，薬物療法や曝露反応妨害法が行われます．薬物療法では，原因物質である脳内ホルモン(セロトニン)を増やす選択的セロトニン再取り込み阻害薬(SSRI)が用いられます．脳内のセロトニンが不足すると不安や気分の落ち込み，無気力などといった症状が現れますが，脳内に一度放出された神経伝達物質などが細胞内へ回収される「再取り込み」を阻害することによって脳内のセロトニンの量が増加すると，神経伝達が改善され，症状が改善されます．
>
> 　強迫性障害では，強い不安を強迫行為によって一時的に沈静化しますが，何かのきっかけで再び強い不安が生じ，また強迫行為をしてしまうという悪循環(パターン)が成立していますが，そのパターンを変えるのが曝露反応妨害法です．曝露反応妨害法は，曝露法(強い不安が生じてもすぐに鎮静化しようとせずに不安にさらす方法)と反応妨害法(不安を鎮静化するための強迫行為を行わせないようにする方法)を組み合わせる方法です．強迫行為をしなくても不安が軽減する体験を繰り返すことにより，強迫行為が徐々に減少し，強迫観念も改善されます．

解答…2

問題-7 厳粛な場所で「バカヤロー」と叫んでしまわないか，繰り返し気にしている患者の病態はどれか．

〔43PM097〕

1. 広場恐怖　　　　2. 社会恐怖　　　　3. 解離性障害
4. 身体化障害　　　5. 強迫性障害

解法ポイント

強迫観念

1. **広場恐怖**：広い開放空間や雑踏，公共の場所，すぐに逃げ出せない空間に対する恐怖とその回避がみられる．雑踏の中で強い不安が生じ，その場所を避けるようになるのは広場恐怖である．

2. **社会(社交)恐怖**：人前で発言することへの恐怖と回避がみられる．人前で発言することを恐れ，それを回避するのは社会恐怖である．

3. **解離性障害**：ストレスによって感覚や情動，意識や記憶，自己同一性といったものが切り離されてしまう状態．自分の体や周囲の現実世界に対して距離ができてしまったように感じる離人感・現実感喪失症，ストレスに感じたことの記憶をなくしてしまう解離性健忘，いわゆる多重人格と呼ばれるような解離性同一性障害がある．

4. **身体化障害**：症状に身体的基盤がないにもかかわらず，医学的探索を執拗に要求し，繰り返し身体症状を訴える状態．症状は多発性で変化する．

5. **強迫性障害**：不安を引きおこす思考やイメージが意思に反して繰り返し頭に浮かび，その強迫観念により反復的行為（強迫行為）をしてしまう状態．「厳粛な場所で『バカヤロー』と叫んでしまわないか，繰り返し気にしている」患者の病態は**強迫性障害**である．

解答…5

問題-8 人前で発言することを恐れ，それを回避する場合に可能性が高いのはどれか．〔44PM099〕
1. 適応障害　　2. 解離性障害　　3. 強迫性障害
4. 社会恐怖症　　5. 広場恐怖症

社会恐怖（症）

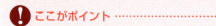 ここがポイント

　人前で発言することを恐れ，それを回避する場合に可能性が高いのは**社会恐怖**です．社会恐怖は**対人恐怖**とも呼ばれ，一定の対人的状況に対する恐怖がみられます．比較的少人数の集団内で他人から注視される恐怖があり，そうした状況を回避するようになります．パニック発作へと発展したり，社会的孤立に至ることもあります．青年期に好発し，性差は認められません．

　なお，選択肢1の**適応障害**とは，心理社会的ストレスを体験した後に，適応できずに抑うつや不安などの症状がみられる状態を指します．

解答…4

問題-9 雑踏の中で強い不安が生じ，その場所を避けるようになるのはどれか．〔48AM098〕
1. 適応障害　　2. 解離性障害　　3. 強迫性障害
4. 広場恐怖症　　5. 社交恐怖症

広場恐怖（症）

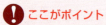 ここがポイント

　雑踏の中で強い不安が生じ，その場所を避けるようになるのは，**広場恐怖**です．広場恐怖は，恐怖を中心とする神経症性障害であり，開放された空間に対する恐怖だけでなく，群衆がいる場所，安全な場所に逃げ出すことが困難な場所など，空間に関連する状況（家を離れること，店や雑踏・公衆の場所に入ること，列車・バス・飛行機に1人で乗ることなど）に対する恐怖を含みます．**成人早期の女性**に発症することが多く，抑うつ症状，強迫症状，社会恐怖を伴うことがあります．しばしば慢性に経過します．

解答…4

問題-10 パニック発作に関して正しいのはどれか．〔46AM099〕
1. 健忘を残す．　　2. 予期不安がある．　　3. 転換症状である．
4. 脳波で棘徐波を認める．　　5. フラッシュバックを伴う．

パニック発作

選択肢マル覚え 1. 健忘を残すのは**解離性障害**や**Korsakoff（コルサコフ）症候群**である．

2. 「また発作がおこるのでは」という予期不安がみられる．
3. 転換症状（解離に伴う身体症状）は転換性障害でみられる．
4. 脳波で棘徐波を認めるのはてんかんである．
5. フラッシュバックは外傷後ストレス障害（PTSD）でみられる．

ここがポイント

パニック発作は，予期できない強い恐れの感情が，一過性，急激かつ反復性におこる状態です．発作が反復すると，また発作がおこるのではないかという持続的な恐れ（予期不安）があり，発作がおこる場所を避けようとします（空間恐怖）．パニック発作，予期不安，空間恐怖が存在し，生活に支障をきたす状態をパニック（恐慌性）障害といいます．

パニック発作では，①動悸・頻脈，②息苦しさ・過呼吸，③このまま死んでしまうのでないかという強い恐れがみられ，めまいや吐き気，手足のしびれ，冷感，胸痛，非現実感（離人感や現実感喪失）などもみられます．多くの場合，発作は数分間です．発作は1か月に数回おこり，発作への恐怖から，1人で外出できなくなります．

長期経過のなかで，うつ病を発症することがあり，抗うつ薬が有効であることから，うつ病との関連性も考えられています（共病性）．人口の1〜3%にみられ，特に30歳代の女性に多くみられます．性格や心因との関連は認められていません．乳酸や炭酸ガスを曝露することによって引きおこされたり，睡眠中におこることから脳の機能障害や，青斑核におけるノルアドレナリン作動性神経活動の過剰が関係すると考えられています．

解答…2

問題-11 笑いなどの強い情動で突然に筋緊張が低下し脱力する．このような症状がみられるのはどれか．
〔51AM098〕

1. 欠神てんかん
2. 側頭葉てんかん
3. ナルコレプシー
4. 血管迷走神経失神
5. Jackson型てんかん

精神症状①

ここがポイント

笑いなどの強い情動で突然に筋緊張が低下し脱力する症状がみられるのはナルコレプシーです．ナルコレプシーは，①日中に生じる短時間の睡眠発作，②驚きや笑いなどの情動によって誘発される脱力発作，③入眠時幻覚，④入眠時に生じる一過性の脱力（睡眠麻痺）を特徴とする原因不明の疾患です．

解答…3

問題-12 驚きなどの情動によって脱力発作が誘発されるのはどれか．〔53PM097〕

1. 睡眠時驚愕症
2. ナルコレプシー
3. むずむず脚症候群
4. レム睡眠行動障害
5. 睡眠時無呼吸症候群

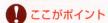

ここがポイント

驚きなどの情動によって脱力発作が誘発されるのはナルコレプシーである．

解答…2

問題-13 葛藤が麻痺や失声などの神経症状となって現れるのはどれか．〔48AM079〕

1. 解離
2. 昇華
3. 心気
4. 転換
5. 抑圧

精神症状③

1. **解離**：葛藤によって意識や人格の統合性が一時的に失われること．
2. **昇華**：社会的に実現不可能な目標・葛藤や満たすことができない欲求を，高度で社会に認められる目標に目を向け，その実現によって自己実現をはかろうとすること．
3. **心気**：病気への過度の心配や思い込みをすること．
4. **転換**：内的な葛藤を身体症状に移し換えて一応の解決をはかること．したがって，「葛藤が麻痺や失声などの神経症状となって現れる」のは転換である．
5. **抑圧**：自我を脅かす願望や衝動を意識から締め出して意識下に押しとどめること．

解答…4

問題-14 「見るものや聞くものがピンとこない」という精神状態はどれか．〔40PM092〕

1. 離人
2. 不安
3. 昏迷
4. 心気
5. 強迫

精神症状④

ここがポイント

「見るものや聞くものがピンとこない」という精神状態を**離人状態（離人感・現実感喪失症候群）**といいます．「自分が自分でないような」「外界との間に薄い膜があるような」「周囲としっくりいかない感じ」と表現される**離人感**や，「外界でおこっていることが生き生きと感じられない」という**非現実感**を特徴とします．

解答…1

問題-15 「自分がやっていることなのに，自分がやっている感じがしない」と訴える患者の症状はどれか．〔53AM099〕

1. 恐怖症
2. 拒絶症
3. 離人症状
4. 心気症状
5. 感情鈍麻

精神症状⑤

ここがポイント

「自分がやっていることなのに，自分がやっている感じがしない」と訴える患者の症状は，**離人症状**です．

解答…3

問題-16 転換性障害で正しいのはどれか．〔42PM099〕

1. 身体症状がある．
2. 脳波異常がある．
3. 死の恐怖を伴う．
4. 作為体験の一種である．
5. フラッシュバックがある．

転換性障害

 ここがポイント
転換性障害は葛藤や心理的問題が身体症状に置き換えられる障害です．DSM-5では，<u>精神症状を示すものを解離性障害</u>，<u>身体症状を示すものを変換性（転換性）障害</u>として区別していますが，ICD-10では，<u>解離性（転換性）障害</u>にまとめられています．

解答…1

問題-17 自我の障害はどれか．〔50PM097〕

1. アンヘドニア　　2. 観念奔逸　　3. 妄想気分
4. 離人症　　5. 連合弛緩

自我の障害

1. **アンヘドニア**：すべての行動が快楽への欲求と結びつかないこと．
2. **観念奔逸**：考えがよどみなく浮かぶこと．
3. **妄想気分**：具体的な対象をもたない，漫然とした不安感．
4. **離人症（離人感・現実感喪失症）**：能動性の意識が減退ないし喪失したと感じる状態．<u>感情喪失</u>（自分の感情が失われた）や<u>行動感喪失</u>（自分が存在していると感じられない）が含まれる．離人症は<u>自我の障害</u>である．
5. **連合弛緩**：談話内容のまとまりが乏しくなること．

解答…4

問題-18 家族がすぐにでも病気になるのではないか，という心配を繰り返し訴えるのはどれか．

〔50PM098〕

1. 解離性障害　　2. 強迫性障害　　3. 社交（社会）不安障害
4. 全般性不安障害　　5. 広場恐怖

神経症性障害①

 ここがポイント
「家族がすぐにでも病気になるのではないか」という心配を繰り返し訴えるのは<u>全般性不安障害</u>です．全般性不安障害は，不安により生活に支障をきたす状態で，女性に多く，持続的，環境的なストレス（嫁と姑，上司と部下のような逃げられない人間関係など）と関係しています．自身や身内が病気になるのではないか，事故に遭うのではないかという恐れを訴え，これからおこることに対して不安をもち，悩みます．

不安は全般的，持続的で，周囲の状況に左右されません．絶えず，イライラし，集中困難で，そわそわして落ち着けず，くつろげません．振戦，筋緊張，緊張性頭痛，身震い，めまい，口渇などの身体的訴えがあり，頭のふらつき，発汗，頻脈，呼吸促進などの自律神経性の過活動が認められます．

解答…4

問題-19 神経症性障害について正しいのはどれか．2つ選べ．〔49AM099〕

1. 全般性不安障害では疾病利得がみられる．
2. 強迫行為では不合理と思いながらも繰り返し手を洗う．
3. 離人症では自分がとても重い病気ではないかと心配する．
4. 社交恐怖では自分が見捨てられるのではないかと心配する．
5. 予期不安ではパニック発作がまた起きるのではないかと心配する．

神経症性障害②

1. 全般性不安障害は，不安を抱き，生活上の支障をきたす状態で，疾病利得（病気であることにより得られる利益のこと）はみられない．
2. 強迫行為では不合理と思いながらも繰り返し手を洗う．
3. 離人症は能動性の意識が減退ないし喪失し，自分が自分から離れて外部の観察者となったように感じる状態である．自分がとても重い病気ではないかと心配するのは心気症である．
4. 社会（社交）恐怖は一定の対人的状況に対する恐怖である．
5. 予期不安ではパニック発作がまたおこるのではないかと心配する．

解答…2, 5

問題-20 突然子どもを亡くし，その悲しい思い出が頭を離れず，それ以外のことが考えられない状態はどれか．〔44PM091〕

1. 強迫観念
2. 虚無妄想
3. 思考干渉
4. 思考制止
5. 支配概念

神経症性障害③

1. **強迫観念**：本人の意思に反して不合理な考えやイメージが反復して頭に浮かぶこと．
2. **虚無妄想**：自分や外界にあるものすべての存在を否定する妄想．
3. **思考干渉**：自分の考えが他人に干渉されると考えること．作為思考（させられ思考）の1つ．統合失調症の症状．
4. **思考制止**：考えが先に進まない状態．
5. **支配概念**：ある観念が常に意識を占有している状態．突然子どもを亡くし，その悲しい思い出が頭を離れず，それ以外のことが考えられない状態は支配概念である．

解答…5

問題-21 「自分の周辺でただならぬ事件がおこっている気配がして不気味だ」という訴えはどれか．〔46AM098〕

1. 強迫観念
2. 社会恐怖
3. 妄想気分
4. 作為体験
5. 支配観念

妄想気分

❗ **ここがポイント**
「自分の周辺でただならぬ事件がおこっている気配がして不気味だ」という訴えは**妄想気分**です．思考

内容の異常に分類される「妄想」は，**真性妄想（一次妄想）**と**妄想的観念（二次妄想）**に区分されます．
　真性妄想（一次妄想）は直感的に不合理な確信を抱くもので，それに至る動機が心理学的に理解できません．**妄想気分**，**妄想知覚**，**妄想着想**などがあり，主に統合失調症にみられます．

- **妄想気分**：「何かがおこっている」あるいは「おこりそうだ」と確信するが，その内容は明確にはわからない．動機なしに生じる不気味な恐怖感，不安感である．「世界が滅亡する」「地球が破滅する」などの**世界没落体験**を感じることもある．**統合失調症**の初期にみられる．妄想気分から特定の内容を有する妄想（被害妄想，関係妄想など）へ発展することが多い．
- **妄想知覚**：正常に知覚された内容に対して，理由のない不合理な確信をもつこと．通りすがりの人を見て恋人であると思い込む，車のブレーキ音を聞いて殺されると確信する，などである．対象の知覚と知覚した内容とは無関係な確信である．**統合失調症**の診断に重要な症状である．
- **妄想着想**：「自分は神である」「世界を統治する使命を与えられた」など，突然に現れる不合理な確信をもつことである．妄想知覚と異なり，外界の知覚に意味づけしたものではない．統合失調症以外でもおこるため，診断的意義は乏しい．

　一方，妄想的観念（二次妄想）は，精神的状態や特定の性格に基づいた環境への反応として了解可能であり，①双極性障害（躁うつ病）のような感情状態の変化に基づくもの，②器質性精神障害に基づくもの，③作為体験や幻覚に対する意味づけとして出現するもの，④特定の性格者の環境に対する反応に基づくものなどに分類できます．

解答…3

問題-22　認知症の記銘力低下と関連して出現する妄想はどれか．〔45PM097〕

1. 被毒妄想
2. 心気妄想
3. 罪業妄想
4. 憑きもの妄想
5. もの盗られ妄想

記銘力低下と関連する妄想

1. **被毒妄想**：「食物に毒を入れられ，殺される」と確信する．幻味や幻嗅を伴うことが多い．**統合失調症**でみられる．
2. **心気妄想**：身体的に健康であるが，「重大な病気であり，治療しても治らない」と確信する．**うつ病**，**抑うつ状態**，**統合失調症**，器質精神障害でみられる．
3. **罪業妄想**：過去の些細な行為について「大きな罪を犯した」と確信する．**うつ病**，**抑うつ状態**，**統合失調症**，器質精神障害でみられる．
4. **憑きもの妄想**：キツネ，イヌ，神仏，霊などが自分に乗り移ったと確信し，言動が支配される．**統合失調症**，心因性精神障害でみられる．
5. **もの盗られ妄想**：しまい忘れたにもかかわらず「財布（など）を盗まれた」と確信する．Alzheimer型認知症などの記銘力低下と関連して出現する．

ここがポイント

　認知症の記銘力低下と関連して出現する妄想は，**もの盗られ妄想**です．認知症のなかで最も多い**Alzheimer型認知症**[注]では，「いつ，どこで，何をした」という一連の記憶（**エピソード記憶**）が欠落します．このような**記銘力低下**のため，財布などをタンスにしまったという体験を忘れ，欠落した記憶を取り繕うために「盗まれた」という体験を作り上げる**作話（Korsakoff症候群）**によってもの盗られ妄想が出現します．
　Alzheimer型認知症患者では，覚えていないことやわからないことを質問された場合，「わからない」

と答えるのではなく，なんらかの言い訳をしてうまく取り繕おうとします（取り繕い）．これは記憶の欠落（記銘力低下）によるもので，本人は嘘をついているつもりはありません．

注）Alzheimer 型認知症：認知症を主体とし，大脳の全般的萎縮，老人斑，神経原線維変化の出現を特徴とする．64 歳以下で発病した場合を Alzheimer 病，65 歳以上で発病した場合を Alzheimer 型認知症という．

解答…5

問題-23 高齢者の心理と関連するのはどれか． 〔40PM059〕

1. 血統妄想
2. 恋愛妄想
3. 被毒妄想
4. つきもの妄想
5. もの盗られ妄想

妄想の種類

❗ ここがポイント

高齢者の心理と関係する妄想は，**もの盗られ妄想**です．Alzheimer 型認知症などの記銘力低下と関連して出現します．

主な妄想を以下に示します．詳細については 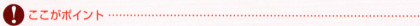 を参照してください．

被害的内容	関係妄想，注察妄想，追跡妄想，被毒妄想，物理的被害妄想，被害妄想
自己過小評価	貧困妄想，罪業妄想，心気妄想，微小妄想
自己過大評価	誇大妄想，発明妄想，血統妄想，恋愛妄想，宗教妄想
その他	嫉妬妄想，憑きもの（憑依）妄想，赦免妄想，好訴妄想，虚無妄想

解答…5

問題-24 障害受容に至る心理状態で誤っているのはどれか． 〔45AM083〕

1. 否定
2. 保続
3. 後悔
4. 悲嘆
5. 葛藤

障害受容に至る心理状態

❗ ここがポイント

障害受容に至る心理状態で誤っているのは「保続」です．「保続」は，言語性・運動性に1つのことを病的に繰り返すことをいい，**器質性精神障害**でみられます．

障害を受容する過程は以下のように5段階に区分することができます．この過程のなかで，否定，後悔，悲嘆，葛藤がみられます．

①ショック期	現実に対して対応できず，実感として感じられない時期（離人状態）．
②否認期	障害という現実に対して「否認」という心理的防衛反応が働く時期．
③混乱期	現実を否定しきれなくなって反発する時期．
④解決への努力期	新しい価値観を形成しようとする時期．
⑤受容（克服）期	新しい価値観を獲得する時期．

解答…2

問題-25　正しい組み合わせはどれか．〔41PM091〕

1. 統合失調症 ── 情動失禁
2. パニック障害 ── 思考散乱
3. 解離性障害 ── 作為体験
4. 摂食障害 ── 被毒妄想
5. 躁病 ── 行為心迫

主な精神疾患と症状①

1. **情動失禁**：わずかな刺激に対して泣いたり笑ったりする感情反応がみられる状態で，**血管性認知症**や**過度の心労**でみられる．
2. **思考散乱**：軽い意識混濁があり，思考がまとまらなく状態であり，**アメンチア**注)を特徴づける症状である．産褥期，中毒性，内分泌性の精神障害でみられる．
3. **作為体験（させられ体験）**：思考，感情の動き，行動などが「他人に……させられている」と感じる病的体験で，**統合失調症**でみられる．
4. **被毒妄想**：「食物に毒を入れられ，殺される」という妄想で，**統合失調症**でみられる．
5. **行為心迫**：**多弁・多行為**になり，書く，話す，買うなどの行為をし続けることで，**躁病（相）**の症状である．

注）アメンチア：軽度なせん妄で，強い思考障害と困惑を特徴とする．患者は周囲の状況を認識し，外界と接触しようとするが，思考散乱のため，注意の集中が困難で，困惑した状態である．

解答…5

問題-26　正しい組み合わせはどれか．〔42PM092〕

1. 統合失調症 ── もうろう状態
2. うつ病 ── 感情鈍麻
3. パニック障害 ── 思考散乱
4. ナルコレプシー ── 睡眠麻痺
5. アルコール精神病 ── 自生思考

主な精神疾患と症状②

1. **もうろう状態**：軽度〜中等度の意識混濁があり，意識狭窄が著しい状態．室内を意味なく歩き回ったり，精神運動興奮や衝動行動がみられる．急性アルコール中毒，てんかん，症候性精神障害，解離性障害でみられる．
2. **感情鈍麻**：感情の動きが鈍くなり，感情の表出が失われてしまう状態（感情の平坦化）で，統合失調症でみられる．
3. **思考散乱**：軽い意識混濁があり，思考がまとまらない状態で，産褥期，中毒性，内分泌性の精神障害でみられる．
4. **ナルコレプシー**：日中の短時間の睡眠発作，驚きや笑いなどの情動に誘発される脱力発作，入眠時幻覚，入眠時に生じる一過性の脱力（**睡眠麻痺**）を特徴とする原因不明の疾患である．
5. **自生思考**：とりとめもない考えが次々と浮かんできて，まとまらなくなる状態で，統合失調症にみられる．

ここがポイント

ナルコレプシーは日中の居眠りの反復と特異な情動脱力発作を主症状とする**睡眠障害**です．多くの場合，**睡眠麻痺**注)や**入眠時幻覚**を伴います．

注）睡眠麻痺：覚醒と睡眠の移行期に動いたり，口をきいたりすることができなくなる状態（いわゆる"金縛り"）をいう．

解答…4

問題-27 正しい組み合わせはどれか. 〔40PM091〕

1. 統合失調症 ── 昏睡
2. 解離性障害 ── 健忘
3. 強迫性障害 ── 迂遠
4. パニック障害 ── 保続
5. 双極性感情障害 ── 粘着

主な精神疾患と症状 ③

1. 昏睡：最も高度な意識混濁であり，統合失調ではみられない．
2. 健忘：過去のある一定期間の体験に関する追想障害．解離性障害では解離性健忘がみられる．
3. 迂遠：思考の目標と関係のない枝葉の観念にとらわれて要点が定まらず，回り道が目立つ状態．知能障害やてんかん性性格変化でみられる．
4. 保続：限られた1つの観念や言語が繰り返し現れること．前頭葉の広範な障害や失語にみられる．
5. 粘着：1つの思考課題に著しくこだわり，同じ思考が繰り返される状態．てんかん，精神遅滞でみられる．

解答…2

問題-28 ACT〈assertive community treatment〉について正しいのはどれか．2つ選べ． 〔53PM099〕

1. 医師を中心としたチームを組む．
2. 毎日24時間のサービス提供体制である．
3. 短時間であっても頻回に利用者への訪問を行う．
4. スタッフ1人当たりのケースを50人程度にする．
5. 地域生活が安定した軽度に精神障害者を対象とする．

ACT（assertive community treatment）

1. 医師を中心としたチームではなく，看護師，精神保健福祉士，作業療法士，精神科医などからなる多職種チームアプローチである．
2. 365日，24時間のサービスを提供する．
3. 短時間であっても頻回に利用者への訪問を行う．利用者の生活の場へ行くアウトリーチ（訪問）が支援の中心である．
4. スタッフ1人当たりのケースを10人以下にする．
5. 病状や障害が重度であるために安定した地域生活が困難な精神障害者を対象とする．

❗ ここがポイント
ACTは1970年代に米国ウィスコンシン州マジソンで開始された包括型地域生活支援（包括型地域生活支援プログラム）で，病状や障害が重度なために安定した生活が困難な精神障害者の地域生活を積極的に支援する方法をいいます．精神科医を含む多職種からなるチームが訪問し，医療から生活支援，就労支援までの幅広いサービスを24時間対応で集中的に提供します．精神科病院の入院日数を減少させる効果があることが確認されています．

解答…2, 3

精神症状

CHECK LIST

- ☐ 解離(現実逃避)と関係する健忘症状は？
  - A. 解離性健忘
- ☐ 予期できない強い感情が一過性，急激かつ反復性におこる状態は？
  - A. パニック発作
- ☐ 笑いなどの強い情動で全身の力が抜けてしまう情動脱力発作は？
  - A. ナルコレプシー
- ☐ 離脱後7時間から始まり20時間ごろにピークをむかえるアルコール離脱症候群は？
  - A. 早期症候群(小離脱)
- ☐ 離脱後72〜96時間にみられるアルコール離脱症候群は？
  - A. 後期症候群(大離脱)
- ☐ 脳疾患や全身疾患，外因性物質などによって出現する意識障害のことを何という？
  - A. せん妄
- ☐ 老年期に多くみられるせん妄は？
  - A. 夜間せん妄
- ☐ 職業や日常で慣れている動作を行うせん妄は？
  - A. 作業せん妄
- ☐ 虫や小動物の幻視が特徴的なせん妄は？
  - A. 振戦せん妄
- ☐ 振戦せん妄はみられるのは？
  - A. アルコール離脱後の後期症候群(大離脱)
- ☐ 細部に拘泥して重要なことを要領よく話すことができないのは？
  - A. 迂遠
- ☐ 1つの概念だけが繰り返し出現し，先に進まない状態は？
  - A. 保続
- ☐ 自分の考え，感情，行為が他人に操られているという異常体験(させられ体験)は？
  - A. 作為体験
- ☐ 自分の思考が声になって現れることを何という？
  - A. 思考化声
- ☐ 人の意思に反して，不合理な考えやイメージが反復して頭に浮かぶことを何という？
  - A. 強迫思考
- ☐ 「いつも右足から踏み出さねばならないという」思考の異常を何という？
  - A. 強迫観念
- ☐ 強迫性障害の治療で，認知行動療法の1つであるのは？
  - A. 曝露反応妨害法
- ☐ 強迫性障害の薬物療法は？
  - A. 選択的セロトニン再取り込み阻害薬(SSRI)
- ☐ 強迫性障害の平均発症年齢は？
  - A. 20歳
- ☐ 広い開放空間や雑踏，公共の場所，すぐに逃げ出せない空間に対する恐怖とその回避がみられるのは？
  - A. 広場恐怖
- ☐ 雑踏の中で強い不安が生じ，その場所を避けるようになるのは？
  - A. 社会恐怖
- ☐ 人前で発言することを恐れ，それを回避するのは？
  - A. 社会恐怖
- ☐ ストレスによって感覚や情動，意識や記憶，自己同一性といったものが切り離されてしまう状態は？
  - A. 解離性障害
- ☐ ストレスに感じたことの記憶をなくしてしまうことを？
  - A. 解離性健忘
- ☐ いわゆる多重人格と呼ばれる障害は？
  - A. 解離性同一性障害
- ☐ 症状に身体的基盤がないにもかかわらず，医学的探索を執拗に要求し，繰り返し身体症状を訴える状態は？
  - A. 身体化障害
- ☐ 厳粛な場所で「バカヤロー」と叫んでしまわないか，繰り返し気にしている患者の病態は？
  - A. 強迫性障害
- ☐ 「また発作がおこるのでは」という不安を何という？
  - A. 予期不安

第 5 章 精神医学

- ☐ 葛藤によって意識や人格の統合性が一時的に失われることを何という？
  A. 解離
- ☐ 社会的に実現不可能な目標・葛藤や満たすことができない欲求を，高度で社会に認められる目標に目を向け，その実現によって自己実現を図ろうとすることを何という？
  A. 昇華
- ☐ 病気への過度の心配や思い込みをすることを何という？
  A. 心気妄想
- ☐ 内的な葛藤を身体症状に移し換えて一応の解決を図ることを何という？
  A. 転換
- ☐ 自我を脅かす願望や衝動を意識から締め出して意識下に押し留めることを何という？
  A. 抑圧
- ☐ すべての行動が快楽への欲求と結びつかないことを何という？
  A. アンヘドニア
- ☐ 考えがよどみなく浮かぶことを何という？
  A. 観念奔逸
- ☐ 具体的な対象をもたない，漫然とした不安感を何という？
  A. 妄想気分
- ☐ 能動性の意識が減退ないし喪失したと感じる状態は何？
  A. 離人症
- ☐ 談話内容のまとまりが乏しくなることを何という？
  A. 連合弛緩
- ☐ 「家族がすぐにでも病気になるのではないか」という心配を繰り返し訴えるのは？
  A. 全般性不安障害
- ☐ 自分や外界にあるものすべての存在を否定する妄想を何という？
  A. 虚無妄想
- ☐ 自分の考えが他人に干渉されると考えることを何という？
  A. 思考干渉
- ☐ 考えが先に進まない状態を何という？
  A. 思考制止

- ☐ 「自分の周辺でただならぬ事件がおこっている気配がして不気味だ」と訴えるのは？
  A. 妄想気分
- ☐ 「食物に毒を入れられ，殺される」と確信する妄想は？
  A. 被毒妄想
- ☐ 身体的に健康であるが，「重大な病気であり，治療しても治らない」と確信する妄想は？
  A. 心気妄想
- ☐ 過去の些細な行為について「大きな罪を犯した」と確信する妄想は？
  A. 罪業妄想
- ☐ キツネ，イヌ，神仏，霊などが自分に乗り移ったと確信し，言動が支配される妄想は？
  A. 憑きもの妄想
- ☐ しまい忘れたにもかかわらず「財布(など)を盗まれた」と確信する妄想は？
  A. もの盗られ妄想
- ☐ 「いつ，どこで，何をした」という一連の記憶のことを何という？
  A. エピソード記憶
- ☐ わずかな刺激に対して泣いたり笑ったりする感情反応がみられる状態は？
  A. 情動失禁
- ☐ 軽い意識混濁があり，思考がまとまらなくなる状態は？
  A. 思考散乱
- ☐ 思考，感情の動き，行動などが「他人に……させられている」と感じる病的体験を何という？
  A. 作為体験(させられ体験)
- ☐ 多弁・多行為になり，書く，話す，買うなどの行為をやり続けることを何という？
  A. 行為心迫
- ☐ 軽度なせん妄で，強い思考障害と困惑を特徴とするのは？
  A. アメンチア
- ☐ 感情の動きが鈍くなり，感情の表出が失われてしまう状態(感情の平坦化)を何という？
  A. 感情鈍麻
- ☐ とりとめもない考えが次々と浮かんできて，まとまらなくなる状態を何という？
  A. 自生思考

□ 最も高度な意識混濁のことを何という？
A. 昏睡

□ 限られた1つの観念や言語が繰り返し現れることを何という？
A. 保続

□ 1つの思考課題に著しくこだわり，同じ思考が繰り返される状態を何という？
A. 粘着

□ 1970年代に米国ウィスコンシン州マジソンで開始された包括型地域生活支援を何という？
A. ACT

Summaries …要点を覚えよう！

5-1 思考進行（思路）の障害

保続	1つの概念だけが繰り返し出現し，先に進まない状態．失語や前頭葉の広範な障害でみられる．例：最初の質問に「鉛筆」と答えると，次の質問にも「鉛筆」と答えてしまう．
迂遠	思考の目標は失われていないが，目標とは関係のない枝葉の観念にとらわれて要点が不明確となり，目標に達するまで遠回りする"回りくどい"状態．知能障害やてんかん性人格変化でみられる．
思考制止（抑制）	思考の進行が遅く，浮かんでくる観念も乏しい状態．「考えようとしても考えが先に進まない」「頭が空になったようだ」「考えが浮かんでこない」状態．うつ病や抑うつ状態でみられる．
思考途絶	思考の進行が突然中断し，話が急に止まってしまう状態．「考えが急に途切れた」「考えが突然なくなる」「考えが急に抜き取られる」などと訴える．統合失調症に特有な症状である．
観念奔逸	思考進行が速く，次から次へと豊富な観念が浮かび，思考の目標が変わり，無選択な観念の表面的な結びつきが目立ち，全体として統一性に欠ける状態．高度の場合には語呂合わせのような観念の結びつきが認められ（音連合），単語を並べるだけの談話内容や文章表現となる．躁状態に特有な症状である．
思考滅裂	思考の流れに前後の関連性と統一性に欠け，思考目標も定まらず，無関係な主題が入ったり，途中が省略されたりしてまとまりがなく，意味が理解できない状態．軽度の場合には談話内容にまとまりがなくなり（連合弛緩），高度の場合には相互に無関係な単語を並べるだけで意味がまったく理解できない（言葉のサラダ）．統合失調症に特有な症状である． （観念奔逸では話のまとまりが部分的にあるが，思考滅裂ではまったくまとまりがなく理解不能な状態である）
思考散乱	軽い意識混濁があり思考がまとまらない状態．アメンチア（p.237参照）に特徴的な症状
冗長	浮かび上がる観念は豊富であるが，思考の言語的表出の選択が適切でないため，要領を得ず理解しにくい状態．冗長は軽度の観念奔逸あるいは迂遠と同義であるとする考えもある．
粘着	1つの思考課題にこだわるため思考が進まず，同じ思考内容が繰り返される状態．てんかんや精神遅滞でみられる．

Summaries …要点を覚えよう！

5-2 被害的内容の妄想

被害的内容の妄想には以下のようなものがあり，**統合失調症**に特有です．

① 関係妄想	周囲の人の態度，表情，話し声や出来事などを自分と関連づけて，「自分のうわさや悪口を言っている」「テレビで自分のことを報じている」と確信する．
② 注察妄想	「他人から観察されている」という妄想．
③ 追跡妄想	「誰かにあとをつけられている」「自分の様子が探られている」という妄想．周囲の人や特定の団体・組織などから迫害されると確信する迫害妄想と同義．
④ 被毒妄想	「食物に毒を入れられ，殺される」という妄想．幻味や幻嗅を伴う．
⑤ 物理的被害妄想	電波，テレパシーなどの物理的手段によって「考えが乱される」「体がしびれる」などという妄想．体感幻覚，作為体験，幻聴を伴う．
⑥ 被害妄想	特定の個人や組織などから被害を受けているという妄想．上述の妄想の総称．

5-3 自己の過小評価が内容の妄想

自己の過小評価が内容の妄想には以下のようなものがあります．主として**うつ病**や**抑うつ状態**でみられますが，統合失調症や器質精神障害でもみられます．

① 微小妄想	自己を過小評価し，健康，能力，財力，社会的地位などが他人より劣り，無価値な人間であると確信する．微小妄想には，貧困妄想，罪業妄想，心気妄想も含まれる．
② 貧困妄想	経済的に安定しているにもかかわらず，貧困であると確信する．深刻な絶望感や不安焦燥感を伴う．例：「明日の米を買うお金がない」「妻子が路頭に迷っている」「治療費を払うことができない」
③ 罪業妄想	過去の些細な行為について，罪深いことを行ったと思い込み，強い自責感をもつ．例：「取り返しのつかないことをしてしまい，家族に顔向けができない」「大きな罪を犯したので生きていては申し訳ない」
④ 心気妄想	身体的に健康であるが，重大な病気であるなどと思い込む．**体感症（セネストパチー）**では，「腸が腐っている」というような奇妙な訴えがみられる．例：「がんやエイズに罹患し，治療しても治らない」

5-4 自己の過大評価が内容の妄想

自己の過大評価が内容の妄想には以下のようなものがあります．**躁病**(相)でしばしばみられるが，統合失調症や器質精神障害でもみられます．

① 誇大妄想	自己を過大評価し，健康，能力，財力などが他人より優れていると確信する．「自分は全知全能である」「大金持ちになった」と思い込み，大事業を計画したりする．下記の発明妄想，血統妄想，恋愛妄想，宗教妄想なども誇大妄想のなかに含まれる．
② 発明妄想	現実には考えられないような大発見や偉大な発明をしたと確信し，発明した装置などの設計図を提示したりする．
③ 血統妄想	「自分は天皇の子である」など，血統を誇大的に考える妄想．
④ 恋愛妄想	異性から愛されていると一方的に信じ込む妄想．相手に結婚を申し込んだり，しつこくつけ回したりする．
⑤ 宗教妄想	「宗教上の使命をもっている」「悟りをひらいた」「神である」という妄想．この確信に基づいて宗教活動を行ったりする．

5-5 その他の妄想

① 嫉妬妄想	配偶者が浮気をしていると思い込む．統合失調症，老年期の精神障害，アルコール依存症にみられる．
② 憑きもの妄想（憑依妄想）	キツネやイヌ，神仏，霊などが自分に乗り移ったと確信し，言動が支配される妄想．統合失調症，心因性精神障害でみられる．
③ 赦免妄想	恩赦や仮釈放によってやがて釈放されると確信する．拘禁されている受刑者，特に重刑の者に多い．釈放妄想ともいう．
④ 好訴妄想	法的権利や金銭的利益が不当に侵害されたと確信し，繰り返し訴訟をおこして不利益を回復しようとする妄想．
⑤ 虚無妄想	自分や外界にあるものすべての存在を否定する妄想．「自分には胃や腸もない」「自分は存在しない」「地球も存在しない」などの確信を抱く．主として，うつ病にみられるが，統合失調症や器質性精神障害でもみられる．

臨床医学 48 統合失調症

問題-1 統合失調症について正しいのはどれか．〔49AM097〕
1. 男性が女性より3倍多い．
2. 緊張型では昏迷がみられる．
3. 病前性格は循環気質が多い．
4. 死亡率は健常者と同じである．
5. 妄想型は破瓜型より発症年齢が低い．

統合失調症の特徴

1. 男性にやや多い（男女比＝1.4：1）．
2. 緊張型では**昏迷**，興奮，保持，拒絶症，硬直，蝋屈症（カタレプシー），命令自動症がみられる．
3. 病前性格は**分裂気質**が多い．
4. 死亡率は健常者の**2〜3倍**である．
5. 発症年齢が低いのは**破瓜型**である（妄想型：30歳前後，破瓜型：思春期）．

ここがポイント

① **妄想型**，② **破瓜型**，③ **緊張型**を統合失調症の古典的3病型といいます．それぞれの特徴を以下に示します．

病型	特徴
妄想型	内的体験の異常（妄想，幻覚）がみられる．発病が遅く，陰性症状は軽い．
破瓜型	感情・意思の鈍麻（無感情，無為）がみられる．若年者に多く，緩徐な発症で経過が長く，障害が著しい．
緊張型	意思発動の異常（興奮，**昏迷**）がみられる．急激に発症し，寛解しやすい．

統合失調症では自殺が多く（健常者の20〜30倍），① 病的体験に支配され衝動性の亢進している**急性増悪期**，② 不安・抑うつ・焦燥感など情動が不安定な**軽快・寛解期**，③ 種々の社会的重圧にさらされる**慢性期**にみられます．

解答…2

問題-2 統合失調症の発生頻度で正しいのはどれか．〔41PM094〕
1. うつ病より低い．
2. 女性より男性が低い．
3. 20歳代より30歳代が高い．
4. 先進国より発展途上国で高い．
5. 社会経済的地位の高い階層で高い．

統合失調症の発生頻度

1. 統合失調症の発生頻度はうつ病より**低い**．
2. **男性**に多い（男女比＝1.4：1）．
3. **20歳代**に好発する（男性：15〜25歳，女性：25〜35歳）．主として青年期に発症し，児童期に発症する**児童統合失調症**や40歳以降に発症する**遅発性統合失調症**は稀である．
4. 先進国と発展途上国の発生頻度には差はみられない．
5. 社会経済的地位の高い階層で高いとはいえない．

統合失調症

> **ここがポイント**
> 世界各国の統計によると，生涯のうちに統合失調症に罹患する生涯罹患率は人口の **0.7%**（0.3〜2.0%）で，うつ病の生涯有病率（**13〜17%**）よりも低くなっています．

解答…1

問題-3 統合失調症の成因に関連がないのはどれか．〔48PM098〕
1. 遺伝素因
2. ドパミン仮説
3. アミロイド仮説
4. 神経発達障害仮説
5. 脆弱性-ストレスモデル

統合失調症の成因

> **ここがポイント**
> 統合失調症の成因に関連がないのは**アミロイド仮説**です．アミロイド仮説は **Alzheimer 型認知症**の発症機序です．

解答…3

問題-4 統合失調症の前駆期にみられるのはどれか．〔51AM097〕
1. 聴覚過敏
2. 奇異な妄想
3. 滅裂な思考
4. 感情の平板化
5. 緊張病症候群

統合失調症の前駆期にみられる症状

1. 音や人の声に敏感になる聴覚過敏は**前駆期**にみられる．
2. 奇異な妄想は**増悪期**にみられる．
3. 滅裂な思考（思考滅裂）は**増悪期**にみられる．
4. 感情の鈍麻・平板化は**慢性期**にみられる．
5. 緊張病症候群（緊張病状態）は**増悪期**にみられる．

> **ここがポイント**
> 統合失調症の急性期は ① **前駆期**，② **増悪期**，③ **寛解期**に区分されます．
> 前駆期では，周囲に対する違和感が増し，**音や人の声**に敏感となり，漠然とした不安が強く，考えがまとまらなくなり，自分の部屋に引きこもります．神経衰弱様症状や抑うつ気分を訴えることもあります．増悪期（急性エピソード）に，幻覚・妄想や精神運動不穏などがみられ，入院となります．入院後は集中的な**薬物療法**が開始され，精神症状は徐々に軽減・消失し，寛解期に至ります．

解答…1

問題-5 統合失調症に特徴的な訴えはどれか．2つ選べ．〔44PM096〕
1. 「考えが伝わっている」
2. 「考えが抜き取られる」
3. 「考えがまとまらない」
4. 「考えが先に進まない」
5. 「考えがよどみなく浮かぶ」

統合失調症に特徴的な訴え

1. 「考えが伝わっている」(思考伝播)は統合失調症に特徴的な訴えである．
2. 「考えが抜き取られる」(思考奪取)は統合失調症に特徴的な訴えである．
3. 「考えがまとまらない」(思考散乱)はアメンチア(軽度のせん妄で，強い思考障害と困惑を示す)に特徴的な訴えである．
4. 「考えが先に進まない」(思考制止)はうつ病や抑うつ状態の訴えである．
5. 「考えがよどみなく浮かぶ」(観念奔逸)は躁状態(躁病相)の訴えである．

ここがポイント

自分の思考，感情の動き，行動などが「他人に……させられている」と感じる病的体験をさせられ体験(作為体験)といいます．思考面での作為体験である作為思考は，統合失調症の基本症状の1つとなっています．作為思考には以下のような種類があります．

- 思考伝播(考想伝播)：自分の考えが他人に伝わる．
- 思考奪取(考想奪取)：自分の考えが誰かに抜き取られる．
- 思考吹入(考想吹入)：他人の考えが吹き込まれる．
- 思考干渉　　　　　：自分の考えが他人に干渉される．
- 考想察知　　　　　：自分の考えが他人に見抜かれる．

解答…1，2

問題-6 統合失調症の症状で誤っているのはどれか． 〔40PM097〕

1. 連合弛緩
2. 思考制止
3. 思考吹入
4. 自生思考
5. 考想化声

統合失調症でみられる症状

1. 連合弛緩：談話内容にまとまりがない．
2. 思考制止：思考の進行が遅くなり，浮かんでくる観念も乏しくなり，「考えようとしても考えが先に進まない」「頭が空になったようだ」「考えが浮かんでこない」状態．うつ病や抑うつ状態でみられる．
3. 思考吹入(考想吹入)：他人の考えが吹き込まれる．
4. 自生思考：考えが次々に浮かんで止まらない．
5. 考想化声：考えていることが声になる．

ここがポイント

選択肢のうち，思考制止はうつ病や抑うつ状態でみられ，その他は統合失調症でみられます．

解答…2

問題-7 統合失調症で障害されない精神機能はどれか． 〔44PM097(類似問題 41PM096)〕

1. 意識
2. 知覚
3. 感情
4. 意欲
5. 思考

統合失調症で障害されない精神機能

 ここがポイント
統合失調症では，知覚，思考，感情，意欲が障害されますが，**意識障害**はみられません．

解答…1

問題-8 統合失調症で現れにくいのはどれか．〔43PM095〕
1. 関連性を欠いた会話
2. 夜間の意識変容
3. 持続的な支配観念
4. 過敏な聴覚
5. 両価的な感情

統合失調症で現れにくいもの①

 ここがポイント
統合失調症では，①関連性を欠いた会話(**連合弛緩**)，②幻聴や妄想による持続的な**支配観念**，③過敏な聴覚，④同一対象に向けられた愛情と憎しみのような**両価的な感情**，がみられますが，夜間の意識変容(意識障害)はみられません．夜間の意識障害(もうろう状態，せん妄，錯乱，幻覚症など)は，認知症，アルコール依存症，物質依存による精神障害でみられます．

解答…2

問題-9 統合失調症で現れにくいのはどれか．〔47AM097〕
1. 幻声
2. 思考奪取
3. 被影響体験
4. 解体した会話
5. 夜間の意識変容

統合失調症で現れにくいもの②

1. **対話性幻聴**(幻声)が特徴で「幻の声」「腹の中から聞こえる声」などと患者が表現する．
2. **思考奪取**(自分の考えが誰かに抜き取られる)がみられる．
3. **被影響体験**(なんらかの外力によってコントロールされるという体験)がみられる．
4. **連合弛緩**がみられ，会話はまとまりがない(解体した会話)．
5. 夜間の意識変容はみられない．

 ここがポイント
統合失調症では夜間の**意識障害(意識変容)**はみられません．

解答…5

問題-10 統合失調症を診断する根拠とならない発言はどれか．〔42PM097〕
1. 「電波をかけられている」
2. 「誰かに見られている」
3. 「誰かに操られている」
4. 「自分のことを噂している」
5. 「自分はなんでもできる」

統合失調症の診断

1. 「電波をかけられている」(**体感幻覚**)は統合失調症の症状である．

2. 「誰かに見られている」(注察妄想)は統合失調症の症状である.
3. 「誰かに操られている」(作為体験)は統合失調症の症状である.
4. 「自分のことを噂している」(関係妄想)は統合失調症の症状である.
5. 「自分はなんでもできる」「考えがよどみなく浮かぶ」(観念奔逸)は躁状態でみられる症状である.

⚠ ここがポイント

Schneider(シュナイダー)は，統合失調症にみられる症状を診断的価値が高い**一級症状**と，それほどでもない**二級症状**に分けています.

一級症状には，① 思考化声(考えていることが声になって聞こえてくる)，② 対話性幻聴(対話や議論の形をとる声が聞こえる)，③ **自分の行為を批判する幻聴**(自分の行動にいちいち言葉をはさむ声が聞こえる)，④ **身体的被影響体験**(誰かに操られている)，⑤ **思考奪取**(考えが抜き取られる)，⑥ **思考干渉**(他人によって考えが干渉される)，⑦ **思考伝播**(自分の考えが不特定多数の他人に知れわたってしまう)，⑧ **妄想知覚**(知覚された現象に妄想的な意味づけをする)，⑨ 感情，意欲，意思の領域における他からの作為や被影響などが分類されます.

これに対して妄覚，妄想着想，困惑，抑うつ性，上機嫌性気分変調，感情貧困化などは二級症状に分類されます.

解答…5

問題-11 統合失調症で通院中の女性が壁を凝視したまま動かない. 両上肢を挙上させるとそのままの姿勢をとり続けた. 考えられるのはどれか. 〔50AM097〕

1. アカシジア 2. 悪性症候群 3. 急性ジストニア
4. 緊張病症候群 5. 薬剤性パーキンソニズム

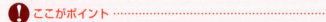

統合失調症の症状

⚠ ここがポイント

「壁を凝視したまま動かない」(**緊張病性昏迷**)，「両上肢を挙上させるとそのままの姿勢をとり続けた」(**カタレプシー**)ことから，**緊張病症候群**が考えられます. 他の選択肢(アカシジア，悪性症候群，急性ジストニア，薬剤性パーキンソニズム)は抗精神病薬の副作用です(後述).

緊張病症候群(緊張病状態ともいう)は，統合失調症の**緊張型**でみられ，**緊張病性興奮**や**緊張病性昏迷**(意識はあるのに刺激に反応しない状態)を特徴とし，カタレプシー(他人に取らされた姿勢を長時間保つ)，反響症，拒絶症，常同症(廊下を規則正しく往復する)，命令自動症(外からの命令のままに動く)，衒奇症(わざとらしい奇怪な動作をする)などがみられます. これらの症状は不自然で，奇妙かつ了解困難な印象を与えるのが特徴です. 緊張型統合失調症の特徴的な症状を右の表に示します.

昏迷	周囲への反応の著明な低下, 自発運動や活動の減退
興奮	外的刺激とは無関係, 無目的な興奮
保持	不適切, 奇異な姿勢の自発的な保持
拒絶症	指示や意図に対する動機のない抵抗
硬直	患者を動かそうとする努力に抗する固い姿勢の保持
蝋屈症	カタレプシー, 外的にとらされた位置での手足や身体の保持
命令自動症	指示への自動的な服従, 単語や語句の保続など

解答…4

統合失調症

問題-12 統合失調症の予後について正しいのはどれか. 〔49PM096（類似問題 45PM096）〕

1. 男性のほうが良い.
2. 若年発症のほうが良い.
3. 陰性症状が優位なほうが良い.
4. 緩徐に発症したもののほうが良い.
5. 発症から治療開始までの期間が短いほうが良い.

統合失調症の予後

1. **女性**のほうが予後良好である.
2. 発症年齢が**遅い**ほうが予後良好である.
3. **陽性症状**が優位なほうが予後良好である.
4. **急性発症**のほうが予後良好である.
5. 発症から治療開始までの期間が**短い**ほうが予後良好である.

ここがポイント

統合失調症の予後に影響する因子を以下にまとめます.

家系	重い遺伝負因のないもののほうが，あるものに比べて**予後良好**である.
病前性格	社交的で快活，情味があるもの（**循環気質**）のほうが非社交的で内気，鈍感なもの（**統合失調気質**）より予後良好である.
誘因	発病や再発の誘因が**明らか**なほうが**誘因不明**なものより予後良好である.
発症の状況	**急激な発症（急性の発症）**のほうが**緩徐な発症**より予後良好である.
病型	**緊張型**の予後が最も良好で，**破瓜型**が最も不良である.
病像	**躁うつ気分障害**の色彩をもつもののほうが予後良好である.
治療までの期間	発症から治療までの期間が**短い**ほうが予後良好である.
既往	何回か**寛解**しているもののほうが予後良好である
年齢	発症年齢が**遅く**，社会経験を有するもののほうが，学業途中で早くに発症したものより予後良好である.
症状	**陽性症状**が優位のほうが予後良好である.
性別	**女性**のほうが予後良好である.
その他	積極的に物事を切り開いていこうとするもの（能動型）のほうが，何事にも受け身的な者（受動型）に比べ予後良好とは限らない.

解答…5

問題-13 統合失調症の急性期治療で最も重要なのはどれか. 〔46PM100〕

1. 薬物療法
2. 精神療法
3. 環境調整
4. 生活指導
5. 心理教育

統合失調症の急性期治療

 ここがポイント

統合失調症の急性期治療で最も重要なのは**薬物療法**です.

解答…1

> 問題 - 14　統合失調症の薬物療法で正しいのはどれか．〔42PM096〕
> 1. 1日の服薬回数が少ないと服薬遵守を得やすい．
> 2. 陰性症状は陽性症状より薬物反応性がよい．
> 3. 非定型抗精神病薬には錐体外路系副作用がない．
> 4. 数種類の薬剤を少量ずつ投与すると副作用が少ない．
> 5. 症状が改善したら薬物療法を終了する．

解法ポイント

統合失調症の薬物療法

選択肢マル覚え
1. 1日の服薬回数が**少ない**と服薬遵守を得やすい．
2. **陽性症状**は**陰性症状**より薬物反応性が**よい**．
3. 非定型抗精神病薬は**錐体外路系副作用**がおこりにくいが，まったくないわけではない．
4. 数種類の薬剤を少量ずつ投与した場合に副作用が少ないとはいえない．
5. 症状が改善しても**有効最少量の投薬**が必要である．

!　ここがポイント
薬物療法に反応し，改善しやすいのは**陽性症状**ですが，非定型抗精神病薬は**陰性症状**にも有効です．

解答…1

> 問題 - 15　統合失調症の症状で，薬物療法によって比較的改善しやすいのはどれか．〔47PM097〕
> 1. 1日中何もしない．
> 2. 喜怒哀楽を表さない．
> 3. 自分の殻に閉じこもる．
> 4. 身だしなみを気にしない．
> 5. 他人の声が自分に呼びかけてくる．

解法ポイント

薬物療法によって改善しやすい症状（陽性症状と陰性症状）

!　ここがポイント
統合失調症の症状で，薬物に反応しやすいのは**陽性症状**です．陽性症状，陰性症状の特徴と，本問の選択肢を陽性症状，陰性症状とに分類した表を示します．選択肢のなかで陽性症状であるのは，「他人の声が自分に呼びかけてくる」（幻聴）です．

	特徴	本問の選択肢
陽性症状	**急性統合失調症**に特異的な症状で，**幻覚，妄想，思考障害**などがあげられる．	・他人の声が自分に呼びかけてくる
陰性症状	**慢性統合失調症**に出現しやすい症状で，思考の貧困，感情の平坦化，意欲の低下，社会性欠如，注意の障害などがある．	・1日中何もしない（無為） ・喜怒哀楽を表さない（感情の平坦化） ・自分の殻に閉じこもる（自閉） ・身だしなみを気にしない（生活障害）

解答…5

> 問題 - 16　治療関係における感情疎通性を表すのはどれか．〔42PM094〕
> 1. カタルシス
> 2. ラポール
> 3. リエゾン
> 4. コンプレックス
> 5. モデリング

精神科領域における用語

1. カタルシス：抑圧された感情を解放すること．
2. ラポール：治療関係における感情疎通性のこと．
3. リエゾン：他科のスタッフと連携すること．
4. コンプレックス：なんらかの感情によって統合されている心的内容の集まり．
5. モデリング：対象物をモデルに，そのものの動作や行動を見て，同じような動作や行動をすること．

解答…2

問題-17 急性ジストニアを生じやすい向精神薬はどれか．〔41PM093 を改変〕

1. 気分安定薬
2. 抗不安薬
3. 抗認知症薬
4. 抗精神病薬
5. 抗てんかん薬

急性ジストニアを生じやすい向精神薬

❗ここがポイント

急性ジストニアを生じやすい向精神薬は**抗精神病薬**です．広く精神疾患に対して用いられる薬のことを**向精神薬**といい，右の表のように分類されます．このほかに精神科では，**抗てんかん薬**やアルコール依存症に対する**抗酒薬**が用いられます．

抗精神病薬は主に統合失調症，躁病(相)，妄想状態に用いられる向精神薬ですが，副作用としてさまざまな症状が出現します．抗精神病薬の副作用については，5-6 を参照してください．

向精神薬の種類	対象となる疾患・病態
抗精神病薬	統合失調症，躁病(相)，妄想状態
抗うつ薬	うつ病，抑うつ状態
気分安定薬	双極性障害(躁うつ病)
抗不安薬	神経症性障害，心身症
睡眠薬	不眠

解答…4

問題-18 悪性症候群の原因となる可能性が最も高いのはどれか．〔47AM100〕

1. 抗うつ薬
2. 抗不安薬
3. 気分安定薬
4. 抗精神病薬
5. 抗てんかん薬

悪性症候群の原因

❗ここがポイント

悪性症候群の原因となる可能性が最も高いのは**抗精神病薬**です．悪性症候群は，多量の**抗精神病薬**を服用した場合に出現する症状(副作用)であり，①**自律神経症状**(突然の高熱，頻脈，異常発汗)，②**錐体外路症状**(筋硬直，筋痙縮，嚥下障害)，③**意識障害**が出現します．重篤な場合は死に至ることもあります．**血清クレアチンキナーゼ(CK)値**の著明な上昇がみられます．

解答…4

第5章 精神医学

問題 - 19 悪性症候群の症状はどれか．〔51PM100〕
1. 筋弛緩
2. 高血糖
3. 高熱
4. 徐脈
5. 白血球減少

悪性症候群の症状

> **ここがポイント**
> 大量の抗精神病薬を用いたときに出現する症状を**悪性症候群**といい，①突然の高熱，②自律神経症状（頻脈，発汗，流涎など），③意識障害，④筋硬直，⑤筋攣縮，⑥血清 CK 値の上昇といった症状が出現します．

解答…3

問題 - 20 抗精神病薬を服用中の統合失調症患者．意識障害，37.5℃以上の発熱，発汗および身体のこわばりが出現した．最も考えられるのはどれか．〔48AM100〕
1. アカシジア
2. 悪性症候群
3. 急性ジストニア
4. 遅発性ジスキネジア
5. 薬剤性 Parkinson 症候群

抗精神病薬の副作用①

> **ここがポイント**
> 抗精神病薬の副作用を考えます．①意識障害，②発熱，発汗（自律神経症状），③身体のこわばり（筋硬直＝錐体外路症状の1つ）がみられることから**悪性症候群**が考えられます．

解答…2

問題 - 21 治療中の統合失調症患者で眼球が上転し戻らない場合，最も可能性が高いのはどれか．〔46PM097〕
1. 転換症状
2. 悪性症候群
3. アカシジア
4. 急性ジストニア
5. 遅発性ジスキネジア

抗精神病薬の副作用②

> **ここがポイント**
> 治療中の統合失調症患者で眼球が上転し戻らない場合，最も可能性が高いのは**急性ジストニア**です．
> 転換症状は，心的な葛藤が身体に現れるものをいい，解剖学的に説明できない運動麻痺やけいれん発作，感覚障害がみられます．失立，失歩，失声などの身体症状に逃れることで精神的葛藤を一時的に回避します．ヒステリーにみられます．悪性症候群，アカシジア，急性ジストニア，遅発性ジスキネジアは抗精神病薬の副作用です．

解答…4

問題 - 22 抗精神病薬の副作用で治療しても遷延する可能性が高いのはどれか．〔44PM092〕
1. 突進歩行
2. アカシジア
3. 悪性症候群
4. 全身倦怠感
5. 遅発性ジストニア

抗精神病薬の副作用③

> **ここがポイント**
> 抗精神病薬の副作用で治療しても遷延する可能性が高いのは**遅発性ジストニア**です．

解答…5

問題-23 抗精神病薬の副作用でないのはどれか．〔40PM094〕

1. 低血圧
2. 歯肉過形成
3. 麻痺性イレウス
4. ジストニア
5. パーキンソニズム

抗精神病薬の副作用④

1. 循環器症状として**低血圧**，頻脈，心電図異常などがみられる．
2. 歯肉過形成はけいれんを止める抗てんかん薬の**フェニトイン**の副作用である．
3. 麻痺性イレウスや**尿閉**がみられる．
4. **ジストニア**（首が横に向いたり，身体を反転させたり，舌を突出させたりする）がみられる．
5. 錐体外症状として**パーキンソニズム**が出現する．

> **ここがポイント**
> 抗精神病薬の副作用としては，①**ドパミン抑制による症状として錐体外路症状**（アカシジア，アキネジア，振戦，急性ジストニア，遅発性ジスキネジア），②**抗コリン作用による症状**（アセチルコリンが抑制されて生じる症状）として口渇，便秘・排尿障害，③その他の症状として，眠気，性ホルモン異常，循環器症状（血圧低下，頻脈，心電図異常），悪性症候群，体重増加，血糖値上昇がみられます．

解答…2

問題-24 気分安定薬はどれか．〔42PM093〕

1. クロルプロマジン
2. ジアゼパム
3. ハロペリドール
4. フェノバルビタール
5. リチウム

気分安定薬

1. **クロルプロマジン**：抗精神病薬
2. **ジアゼパム**：抗不安薬
3. **ハロペリドール**：抗精神病薬
4. **フェノバルビタール**：睡眠薬
5. **炭酸リチウム**：気分安定薬

> **ここがポイント**
> 双極性障害（躁うつ病）の治療（主に躁病相）や予防に用いられる薬物を**気分安定薬**といいます．炭酸リチウムは，双極性障害の躁・うつ両病相の精神症状の安定を目的として使用されますが，躁・うつ両病相の動揺の安定にも有効であると考えられています．抗てんかん薬であるカルバマゼピン，バルプロ酸ナトリウム，クロナゼパムなども気分安定薬として用いられています．

解答…5

問題-25 薬剤とその典型的副作用との組み合わせで正しいのはどれか．〔45PM100〕

1. 抗うつ薬 ―― 不安発作
2. 抗不安薬 ―― 脱力
3. 抗精神病薬 ―― 幻覚
4. 抗てんかん薬 ―― 錐体外路症状
5. Parkinson病治療薬 ―― 無月経

薬剤の副作用

1. 抗うつ薬：口渇，排尿・排便障害などの副作用がある．
2. 抗不安薬：脱力，眠気，ふらつきなどの副作用がある．
3. 抗精神病薬：Parkinson症候群，アカシジア，ジストニア，ジスキネジア，悪性症候群，起立性低血圧，便秘などの副作用がある．
4. 抗てんかん薬：眠気，発疹，多毛症，歯肉肥厚などの副作用がある．
5. Parkinson病治療薬：せん妄，ジスキネジア，消化器症状などの副作用がある．

解答…2

問題-26 幻覚妄想症状に最も関係があると考えられている神経伝達物質はどれか．〔43PM092〕

1. アセチルコリン
2. グルタミン酸
3. セロトニン
4. ドーパミン
5. ノルアドレナリン

幻覚妄想症状に最も関係がある神経伝達物質

ここがポイント

幻覚妄想症状に最も関係があると考えられている神経伝達物質は**ドーパミン**（ドパミン）です．

解答…4

問題-27 再発に高EE〈Expressed Emotion〉が深く関与している統合失調症患者の治療に有効なのはどれか．〔52AM100〕

1. 自律訓練法
2. 認知行動療法
3. 生活技能訓練
4. 家族心理教育
5. レクリエーション

高EEと統合失調症患者の治療

ここがポイント

患者に対して強い感情表出が向けられることを「高EE」といい，このような状況と再発には関連があるため，**家族心理教育**が重要となります．

解答…4

統合失調症

CHECK LIST

- [ ] 統合失調症に多い性別は？
  A. **男性（男女比＝1.4：1）**
- [ ] 統合失調症の古典的3病型とは？
  A. **① 妄想型, ② 破瓜型, ③ 緊張型**
- [ ] 昏迷がみられる統合失調症の型は？
  A. **緊張型**
- [ ] 若年者に多い統合失調症の型は？
  A. **破瓜型**
- [ ] 統合失調症に多い病前性格は？
  A. **分裂気質**
- [ ] 統合失調症の死亡率は健常者と比較してどうか？
  A. **健常者の2～3倍多い**
- [ ] 統合失調症とうつ病，発生頻度が高いのは？
  A. **うつ病**
- [ ] 統合失調症の好発年齢は？
  A. **20歳代**
- [ ] 統合失調症の急性期はどのように区分される？
  A. **① 前駆期, ② 増悪期, ③ 寛解期**
- [ ] 聴覚過敏はどの時期にみられる？
  A. **前駆期**
- [ ] 奇異な妄想はどの時期にみられる？
  A. **増悪期**
- [ ] 滅裂な思考（思考滅裂）はどの時期にみられる？
  A. **増悪期**
- [ ] 感情の鈍麻・平板化はどの時期にみられる？
  A. **慢性期**
- [ ] 緊張病症候群（緊張病状態）はどの時期にみられる？
  A. **増悪期**
- [ ] 考えが伝わっていると訴えるのは？
  A. **思考伝播**
- [ ] 考えが抜き取られると訴えるのは？
  A. **思考奪取**
- [ ] 考えがまとまらないと訴えるのは？
  A. **思考散乱**
- [ ] 考えが先に進まないと訴えるのは？
  A. **思考制止**
- [ ] 考えがよどみなく浮かぶのは？
  A. **観念奔逸**
- [ ] 談話内容にまとまりがないのは？
  A. **連合弛緩**
- [ ] 人の考えが吹き込まれると訴えるのは？
  A. **思考吹入**
- [ ] 考えが次々に浮かんで止まらないのは？
  A. **自生思考**
- [ ] 考えていることが声になると訴えるのは？
  A. **考想化声**
- [ ] 電波をかけられていると訴えるのは？
  A. **体感幻覚**
- [ ] 誰かに見られていると訴えるのは？
  A. **注察妄想**
- [ ] 誰かに操られていると訴えるのは？
  A. **作為体験**
- [ ] 自分のことを噂していると訴えるのは？
  A. **関係妄想**
- [ ] 観念奔逸がみられるのはどのような状態？
  A. **躁状態**
- [ ] 統合失調症では意識障害はどうか？
  A. **意識障害はみられない**
- [ ] 夜間の意識障害がみられるのは？
  A. **認知症，アルコール依存症，物質依存による精神障害**
- [ ] 「幻の声」「腹の中から聞こえる声」などと患者が表現する幻聴は？
  A. **対話性幻聴（幻声）**
- [ ] コントロールされるという体験は？
  A. **被影響体験**
- [ ] 男性と女性，統合失調症で予後が良好なのは？
  A. **女性**
- [ ] 発症年齢が遅い場合の予後は？
  A. **予後良好**
- [ ] 陽性症状が優位な場合の予後は？
  A. **予後良好**
- [ ] 急性発症の場合の予後は？
  A. **予後良好**
- [ ] 発症から治療開始までの期間が短い場合の予後は？
  A. **予後良好**

- ☐ 統合失調症の急性期治療で最も重要なのは？
  - A. 薬物療法
- ☐ 症状が改善して場合，投薬はどうする？
  - A. 有効最少量の投薬を継続する
- ☐ 陽性症状と陰性症状，薬物療法に反応し，改善しやすいのは？
  - A. 陽性症状
- ☐ 陰性症状にも有効な薬物は？
  - A. 非定型抗精神病薬
- ☐ 「他人の声が自分に呼びかけてくる」(幻聴) のは陽性症状，陰性症状？
  - A. 陽性症状
- ☐ 抑圧された感情を解放することを何という？
  - A. カタルシス
- ☐ 治療関係における感情疎通性を何という？
  - A. ラポール
- ☐ 他科のスタッフと連携することを何という？
  - A. リエゾン
- ☐ 悪性症候群の原因となる可能性が最も高いのは？
  - A. 抗精神病薬
- ☐ 悪性症候群の症状は？
  - A. ①自律神経症状，②錐体外路症状，③意識障害
- ☐ 治療中の統合失調症患者で眼球が上転し戻らない場合，最も可能性が高いのは？
  - A. 急性ジストニア
- ☐ 抗精神病薬の副作用で治療しても遷延する可能性が高いのは？
  - A. 遅発性ジストニア
- ☐ クロルプロマジンはどのような薬物か？
  - A. 抗精神病薬
- ☐ ジアゼパムはどのような薬物か？
  - A. 抗不安薬
- ☐ ハロペリドールはどのような薬物か？
  - A. 抗精神病薬
- ☐ フェノバルビタールはどのような薬物か？
  - A. 睡眠薬
- ☐ 炭酸リチウムはどのような薬物か？
  - A. 気分安定薬
- ☐ 双極性障害 (躁うつ病) の治療 (主に躁病相) や予防に用いられる薬物は？
  - A. 気分安定薬
- ☐ 抗うつ薬の副作用は？
  - A. 口渇，排尿・排便障害など
- ☐ 抗不安薬の副作用は？
  - A. 脱力，眠気，ふらつきなど
- ☐ 抗精神病薬の副作用は？
  - A. Parkinson 症候群，アカシジア，ジストニア，ジスキネジア，悪性症候群，起立性低血圧，便秘など
- ☐ 抗てんかん薬の副作用は？
  - A. 眠気，発疹，多毛症，歯肉肥厚など
- ☐ Parkinson 病治療薬の副作用は？
  - A. せん妄，ジスキネジア，消化器症状など
- ☐ 幻覚妄想症状に最も関係があると考えられている神経伝達物質は？
  - A. ドーパミン (ドパミン)
- ☐ 患者に対して強い感情表出が向けられることを？
  - A. 高 EE
- ☐ 高 EE と再発に関連がある際の統合失調症の治療に有効なのは？
  - A. 家族心理教育

Summaries …要点を覚えよう！

5-6 抗精神病薬の副作用

錐体外路症状	・Parkinson 症候群 ・アカシジア ・急性ジストニア ・遅発性ジスキネジア ・遅発性ジストニア
その他の副作用	・眠気 ・自律神経症状[注]（起立性低血圧，頻脈，口渇，便秘） ・食欲増進，肥満，脂質異常症 ・皮膚症状（日光皮膚炎，薬疹） ・肝機能障害 ・全身けいれん ・悪性症候群 ・血糖値上昇，糖尿病の増悪

注）抗精神病薬には自律神経遮断作用があるため，自律神経症状が出現します．

抗精神病薬による錐体外路症状

- **Parkinson（パーキンソン）症候群**：筋固縮，前屈姿勢，寡動，流涎がみられる．抗精神病薬服用者の 15～45% にみられる．高齢者に多い．
- **アカシジア（正座不能症）**：じっと静かに座っていられず，立ったり，歩き回ったりする．「身体がイライラする」「じっとしているとつらい．人と話したり，歩き回っていると楽になる」と訴える．精神症状が軽快し，抗精神病薬が相対的に過量になった場合などにおこる．
- **急性ジストニア**：投薬後 2～3 日でおこる．比較的多量の服薬で頸部や体幹の捻転と筋緊張の亢進，眼球上転，舌の突出などが急激に出現する．眼球が上転して戻らない症状は，急性ジストニアに伴う眼球上転発作である．
- **遅発性ジスキネジア**：長期服用後にみられる．舌を左右に動かしたり，出し入れしたり，食べるような動きをする．口周囲，頬，舌，下顎などのジスキネジアが多い．
- **遅発性ジストニア**：長期服用後に，頸部や体幹の捻転などが出現する．

臨床医学 49 気分障害

問題-1 気分（感情）障害の特徴について正しいのはどれか．2つ選べ．〔48PM096〕
1. うつ病は男性に多い．
2. うつ病の生涯有病率は約1％である．
3. 身体疾患を有する患者でうつ病の有病率が高い．
4. 双極性感情障害はうつ病より遺伝的素因の関与が強い．
5. 双極性感情障害はうつ病より平均初発年齢が高い．

気分（感情）障害の特徴

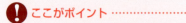
1. うつ病は**女性**に多い（男性の約2倍）．
2. うつ病の生涯有病率は**13～17％**である．
3. **身体疾患**や**手術**などの身体的ストレスが誘因となる．
4. 双極性（感情）障害（躁うつ病）はうつ病より遺伝的素因の関与が**強い**．
5. 双極性（感情）障害の平均初発年齢は**約20歳**であり，うつ病の平均初発年齢より5～6歳若い．

❗ ここがポイント
気分（感情）障害は，気分または感情の障害を主症状とする精神障害であり，**意思**や**欲動**，**思考**の障害を伴います．気分（感情）障害は，① **うつ病**（単極性感情障害）と ② **躁うつ病**（双極性感情障害）に分類されます．

解答…3, 4

問題-2 わが国で生涯有病率が最も高いのはどれか．〔45AM096〕
1. うつ病　　2. てんかん　　3. 強迫性障害
4. 統合失調症　　5. パニック障害

生涯有病率が最も高い精神疾患

❗ ここがポイント
わが国で生涯有病率が最も高いのは**うつ病**です．うつ病の生涯有病率は約10％（男性：5～12％，女性：10～25％）です．うつ病は**女性**に多くみられます（男性の2倍）．その他の疾患の生涯有病率は右の表のとおりです．

生涯有病率	
・強迫性障害	：3％
・パニック障害	：3％
・てんかん	：0.3～1％
・統合失調症	：0.1～1.8％

解答…1

気分障害

問題-3 うつ病に特徴的な症状はどれか．2つ選べ．〔44PM098〕
1. 感情鈍麻
2. 激越症状
3. 早朝覚醒
4. 滞続言語
5. 滅裂思考

うつ病の症状①

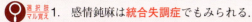

1. 感情鈍麻は**統合失調症**でもみられる．
2. **激越症状**(不安や焦燥が強いうつ状態でみられる．落ち着きなく室内を歩き回ったり，立ったり座ったりを繰り返したり，胸内苦悶などの身体感覚の異常を執拗に訴えたりする)はうつ病に特徴的な症状である(激越性うつ病，興奮性うつ病)．
3. うつ病では睡眠障害がみられ，不眠となり，**早朝覚醒**や浅眠(寝ついても間もなく覚めてしまい，眠れないまま悶々とし，起床時の気分が重い)がみられる．
4. 滞続言語は，何を聞いても会話の途中に質問と無関係な同じ文節を反復する症状で，**Alzheimer型認知症**でみられる．
5. **滅裂思考**(思考の流れに前後の関連性と統一性がみられず，思考目標が定まらず，無関係な主題が入ったり，途中で省略されたりして意味が理解できない状態)は統合失調症に特有な症状である．うつ病でみられるのは**思考制止**(「考えることができない」「頭が空っぽになった」「何も頭に浮かばない」などと訴え，質問しても応答が遅く，内容も乏しい)である．

ここがポイント

うつ病では**激越症状**や**早朝覚醒(睡眠障害)**のほか，食欲不振，胃腸障害，易刺激性，生殖器症状(性欲減退や月経異常)，妄想，昏迷などがみられます〔5-7 参照〕．
滅裂思考(思考滅裂)は**統合失調症**に特有な症状であり，軽度の場合には話の内容にまとまりがなくなり(**連合弛緩**)，高度の場合には無関係な単語を羅列し，意味がまったく理解できない状態となります(**言葉のサラダ**)．なお，躁状態でみられる**観念奔逸**(思考進行が異常に速く，次から次へと豊富な観念が浮かんでくる状態)の場合には，滅裂思考とは異なり，部分的には話の内容にまとまりがあります．観念奔逸が高度な場合は，語呂合わせのような観念の結びつきがみられ(**音連合**)，単語を並べるだけの談話内容や文章表現となります．

解答…2, 3

問題-4 うつ病でみられる症状はどれか．2つ選べ．〔45PM098〕
1. 自閉
2. 幻視
3. 妄想
4. 昏迷
5. 途絶

うつ病の症状②

ここがポイント

選択肢のなかで，うつ病でみられる症状は**妄想**(思考内容の異常を代表する症状)と**昏迷**(意思の発動が高度に障害され，意識は清明で外界は認知されているのに，精神的・身体的に反応することができない状態)です．自閉，幻視，途絶は統合失調症の症状です．
うつ病では，自己を過小評価する内容の妄想，すなわち，**貧困妄想**(経済的に安定しているにもかかわらず，貧困であると確信する妄想)，**罪業妄想**(過去の些細な行為について，罪深いことをしたと思い，強い自責感をもつ妄想)，**心気妄想**(健康であるにもかかわらず，重大な病気であると確信する妄想)，**微小妄想**[注](自己を過小評価し，健康，能力，財力，社会的地位などがすべて他人より劣り，無価

値な人間であると確信する妄想）がみられます．これらの妄想はうつ病だけでなく，統合失調症や器質性精神障害でもみられます．

うつ病でみられる昏迷（うつ病性昏迷）では，精神運動抑止が高度なために無動状態となります．しかし，表情には抑うつ状態の悲哀感がみられ，多くの場合，周囲からの働きかけに反応しようとする様子が認められます．

注）微小妄想には，貧困妄想，罪業妄想，心気妄想が含まれます．

解答…3, 4

問題‒5 うつ病でみられない症状はどれか． 〔42PM098〕

1. 睡眠障害
2. 食欲不振
3. 胃腸障害
4. 行為心迫
5. 易刺激性

うつ病の症状 ③

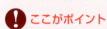

うつ病でみられない症状は**行為心迫**（作業心迫）です．行為心迫は，何かやることを見つけ，あたかも何かに追いかけられているかのように，落ち着きなく活動し続けるが，作業にはまとまりがなく，疲れ果て消耗しているように見えても活動をやめることができない状態で，**双極性障害（躁病相）**にみられる症状です．

易刺激性は，些細な動機でイライラし，不機嫌で，時には興奮しやすい感情状態で，過度の疲労や神経衰弱状態，双極性障害，てんかん，情緒不安定性パーソナリティ障害などでみられます．

解答…4

問題‒6 うつ病でみられやすい訴えはどれか． 〔47AM098〕

1. 「テレビカメラで見張られている」
2. 「何か恐ろしいことがおこりそうだ」
3. 「新しいアイディアが次々と沸いてくる」
4. 「自分の考えがみんなに知れ渡っている」
5. 「取り返しのつかない罪を犯してしまった」

うつ病の症状 ④

1. 「テレビカメラで見張られている」という訴えは**注察妄想**と呼ばれ，**統合失調症**でみられる．
2. 「何か恐ろしいことがおこりそうだ」という訴えは**妄想気分**と呼ばれ，**統合失調症**でみられる．
3. 「新しいアイディアが次々と沸いてくる」という訴えは**観念奔逸**と呼ばれ，**双極性障害（躁うつ病）**でみられる．
4. 「自分の考えがみんなに知れ渡っている」という訴えは**関係妄想**と呼ばれ，**統合失調症**でみられる．
5. 「取り返しのつかない罪を犯してしまった」という訴えは**罪業妄想**と呼ばれ，**うつ病**でみられる．

解答…5

問題-7 うつ病で現れにくい訴えはどれか．〔41PM097〕
1. 「取り返しのつかない過ちを犯してしまった」
2. 「不治の病にかかってしまい，もう死ぬしかない」
3. 「からだがだるくてしかたがない．今までの罰だ」
4. 「まわりから死ねと言ってくる．食事に毒を盛られている」
5. 「お金がなくなってしまい，もう生きていけない」

うつ病の症状⑤

1. 「取り返しのつかない過ちを犯してしまった」という訴えは**罪業妄想**と呼ばれ，**うつ病**でみられる．
2. 「不治の病にかかってしまい，もう死ぬしかない」という訴えは**心気妄想**と呼ばれ，**うつ病**でみられる．
3. 「からだがだるくてしかたがない．今までの罰だ」という訴えは**罪業妄想**の一種で，**うつ病**でみられる．
4. 「まわりから死ねと言ってくる」という訴えは**幻聴**，「食事に毒を盛られている」という訴えは**被毒妄想**と呼ばれ，ともに**統合失調症**でみられる．
5. 「お金がなくなってしまい，もう生きていけない」という訴えは**貧困妄想**と呼ばれ，**うつ病**でみられる．

解答…4

問題-8 うつ病の患者への対応として適切でないのはどれか．〔53PM100〕
1. 急性期には休息をとらせる．
2. 自殺しないように約束させる．
3. 重要な問題の決定を先延ばしさせる．
4. 抗うつ薬の副作用について説明する．
5. うつ病であることを伝えずに伏せておく．

うつ病患者への対応

❗ここがポイント

うつ病の患者への対応として適切でないのは，「うつ病であることを伝えずに伏せておく」ことです．
うつ病患者に対しては，うつ病であることを伝え，この状態が脳の代謝や機能の低下によって生じているため，症状の改善には**休息・休養**と**抗うつ薬**の服用が必要で，**必ず回復する**ことを説明し，不安をやわらげる必要があります．

解答…5

問題-9 　双極性障害と比較した場合のうつ病の特徴はどれか．〔52AM096〕
1. 有病率が低い．
2. 平均初発年齢が低い．
3. 有病率の男女差が小さい．
4. 一卵性双生児の罹患一致率が低い．
5. 状況要因が誘因となって発症することが少ない．

双極性障害と比較した場合のうつ病の特徴

1. うつ病の有病率のほうが**高い**．
2. うつ病の平均初発年齢のほうが**高い**．双極性（感情）障害の平均初発年齢は約20歳であり，うつ病の平均初発年齢より5～6歳若い．
3. うつ病は女性に**多い**（男性の2倍）．
4. 一卵性双生児の罹患一致率が低い．
5. うつ病はストレスなど状況要因が誘因となって発症することが**多い**．うつ病では遺伝的素因の関与は弱いが，双極性（感情）障害では遺伝的素因の関与が強い．

解答…4

問題-10 　統合失調症になく，躁病にあるのはどれか．〔42PM091〕
1. 病識欠如　　2. 精神運動興奮　　3. 観念奔逸
4. 思考途絶　　5. 誇大妄想

躁病に特徴的な症状

 ここがポイント

　躁病の思考障害の特徴は**観念奔逸**です．思考速度が増加し，次から次へと考えが浮かび，**多弁**となります．話題が次々に移り，話がまとまらなくなりますが，話題と話題の間の文脈や論理的なつながりは保たれます．この点は統合失調症でみられる思考障害である**滅裂思考**とは異なります．

解答…3

CHECK LIST

- ☐ 気分または感情の障害を主症状とする精神障害は何？
  - A. 気分(感情)障害
- ☐ 気分(感情)障害を分類すると？
  - A. ①うつ病(単極性感情障害)と②躁うつ病(双極性感情障害)
- ☐ うつ病に罹患しやすいのは男性，女性？
  - A. 女性(男性の約2倍)
- ☐ うつ病の生涯有病率は？
  - A. 13～17％
- ☐ うつ病と双極性障害，遺伝的素因の関与が強いのは？
  - A. 双極性障害
- ☐ 双極性障害の平均初発年齢は？
  - A. 約20歳
- ☐ うつ病と双極性障害，平均初発年齢が低いのは？
  - A. 双極性障害(うつ病より5～6歳若い)
- ☐ わが国で生涯有病率が最も高いのは？
  - A. うつ病
- ☐ 落ち着きなく室内を歩き回ったり，立ったり座ったりを繰り返したり，胸内苦悶などの身体感覚の異常を執拗に訴えたりする症状は？
  - A. 激越症状
- ☐ 滅裂思考を特徴とするのは？
  - A. 統合失調症
- ☐ 思考制止がみられるのは？
  - A. うつ病
- ☐ 躁病の思考障害の特徴は？
  - A. 観念奔逸
- ☐ 経済的に安定しているにもかかわらず，貧困であると確信する妄想は？
  - A. 貧困妄想
- ☐ 過去の些細な行為について，罪深いことをしたと思い，強い自責感をもつ妄想は？
  - A. 罪業妄想
- ☐ 健康であるにもかかわらず，重大な病気であると確信する妄想は？
  - A. 心気妄想
- ☐ 自己を過小評価し，健康，能力，財力，社会的地位などがすべて他人より劣り，無価値な人間であると確信する妄想は？
  - A. 微小妄想
- ☐ 何かやることを見つけ，あたかも何かに追いかけられているかのように，落ち着きなく活動し続けるが，作業にはまとまりがなく，疲れ果て消耗しているように見えても活動をやめることができない状態は？
  - A. 行為心迫(作業心迫)
- ☐ 「テレビカメラで見張られている」という妄想は？
  - A. 注察妄想
- ☐ 「何か恐ろしいことがおこりそうだ」という訴えは？
  - A. 妄想気分
- ☐ 「新しいアイディアが次々と沸いてくる」という訴えは？
  - A. 観念奔逸
- ☐ 「自分の考えがみんなに知れ渡っている」という妄想は？
  - A. 関係妄想
- ☐ 「取り返しのつかない罪を犯してしまった」という妄想は？
  - A. 罪業妄想
- ☐ 「不治の病にかかってしまい，もう死ぬしかない」という妄想は？
  - A. 心気妄想
- ☐ 「体がだるくてしかたがない．今までの罰だ」という妄想は？
  - A. 罪業妄想
- ☐ 「食事に毒を盛られている」という妄想は？
  - A. 被毒妄想
- ☐ 「お金がなくなってしまい，もう生きていけない」という妄想は？
  - A. 貧困妄想
- ☐ うつ病患者にはうつ病であることを伝える？
  - A. うつ病であることを伝える

Summaries …要点を覚えよう！

5-7 躁状態とうつ状態

以下に躁状態とうつ状態の対比を表にまとめました．

	躁状態	うつ状態
妄想	自尊心が肥大し，自己を過大評価するという誇大妄想	心気妄想（自分は病気だと思ってしまう），罪業妄想（罪悪感を抱いてしまう），貧困妄想，微小妄想
意欲・関心	亢進	減退
思考の特徴	観念奔逸（次々に考えが浮かんでくる）	思考制止（努力しても考えが浮かんでこない）
睡眠	不眠	不眠または睡眠過剰
その他の特徴	注意散漫，多弁になる	死について反復的に思考する

臨床医学 50 小児期の精神障害

問題-1 小児の精神障害で正しいのはどれか．〔43PM100〕
1. 多動性障害は女児よりも男児に多い．
2. 選択性緘黙は言語理解の障害を伴う．
3. 吃音は複雑性音声チックに分類される．
4. 乳児期の虐待は自閉症の原因となる．
5. 周産期の脳損傷はDown（ダウン）症の原因となる．

解法ポイント

小児の精神障害①

1. 多動性障害は**女児**よりも**男児**に数倍多い．
2. **選択性緘黙**は言語理解や話す能力に障害はなく，家族や親しい友達とは話すが，学校の中や見知らぬ人に対してはほとんど話さない状態である．
3. 話の流暢さの障害を呈する**吃音**は，状況に合わない特定の単語を繰り返す**複雑性音声チック**とは異なる．
4. 自閉症は**先天性要素**の強い疾患であり，**後天性要素**（しつけや経験，虐待など）は原因とならない．
5. Down症候群の原因は**染色体異常**（21トリソミーで染色体数が47個ある）であり，周産期の脳損傷とは無関係である〔**5-8**参照〕．

⚠️ ここがポイント

多動性障害は**注意欠陥/多動性障害**（attention-deficit hyperactive disorder；ADHD）とも呼ばれ，学齢時の数％にみられます．5歳以前に発症し，注意障害のため持続的課題ができず，次から次へと活動が目まぐるしく移り，活動をコントロールできません．社会的関係でも抑制に欠け，危険な状況を感知しなかったり，社会的な規制を衝動的に無視したりします．走り回る，座ったままでいるべきときに席から立ち上がる，過度に騒ぐ，順番を待てない，もじもじそわそわしているなどがみられ，しばしば学習の障害や不器用さを伴います．

このような注意の障害と多動，衝動などの行動特徴は，学齢期を通して持続し，3割程度は成人期までに改善します．学童期に学習障害が次第に明確になることもあり，成人期になっても生活に支障をきたす症状が持続したり，パーソナリティ障害などの精神障害を合併することもあります．多動性障害と行為障害（反社会的，攻撃的あるいは反抗的な行動パターンが反復し持続する）を合併する場合を**多動性行為障害**といいます．

解答…1

問題-2 注意欠如・多動性障害について正しいのはどれか．2つ選べ．〔53PM096〕
1. 薬物療法は行わない．
2. 男児よりも女児に多い．
3. 生育歴の聴取が重要である．
4. 二次性の精神症状に注意が必要である．
5. 成人期において診断されることはない．

小児の精神障害 ②

 1. 6歳以上に対して薬物療法を行う．
2. 男児に多い（男女比＝4〜5：1）．
3. 社会環境が経過に大きな影響を与えていることから生育歴の聴取が重要である．
4. 二次性の精神症状に注意が必要である．
5. 成人期において診断されることもある．

解答…3, 4

問題-3 小児の精神障害で正しいのはどれか．〔41PM099〕
1. 選択性緘黙は言語発達の遅れによって生じる．
2. 多動性障害では課題への注意集中が困難となる．
3. アスペルガー症候群は言語発達の遅れを伴う．
4. 吃音は単純音声チックに分類される．
5. 児童期に統合失調症が発症することはない．

小児の精神障害 ③

 1. 選択性緘黙は言語発達の遅れによって生じるのではない．選択性緘黙は，他人の話を理解し，話す能力があるが，知らない人とは話さない状態である．
2. 多動性障害では注意障害のため課題への注意集中が困難である．
3. Asperger（アスペルガー）症候群は言語や認知の発達の遅れはみられない．
4. 吃音は，咳払い，鼻すすり，吠えるなどの症状を呈する単純性音声チックとは異なる．
5. 稀ではあるが，児童期に発症する児童期統合失調症がある．

 ここがポイント
Asperger症候群では，言語や認知の発達の遅れがみられません．知能は正常ですが，著しく不器用で，男児に多くみられます．

解答…2

問題-4 小児の精神障害で正しいのはどれか．〔50PM100〕
1. 吃音は女児に多い． 2. 分離不安障害は学童期に多い．
3. 反応性愛着障害は過度に警戒的である． 4. 反抗挑戦性障害の症状は家庭内に限局する．
5. 注意欠陥/多動性障害では成長につれて多動よりも不注意が軽快しやすい．

小児の精神障害 ④

 1. 一般に吃音は男性に多くみられるが，幼児期には性差は認められない．
2. 分離不安障害は幼児期に多い．
3. 反応性愛着障害では他者への恐れと過度な警戒がみられる．
4. 反抗挑戦性障害の症状は家庭内に限局しない．
5. 注意欠陥/多動性障害では成長につれて不注意よりも多動が軽快しやすい．

小児期の精神障害

> **❗ ここがポイント**
>
> 　一般に，小児が親と別れたり，別れそうになると不安になり，泣いたりしますが，この程度がひどい場合を**分離不安障害**といい，不登校の原因となります．
> 　反応性愛着障害は，長期にわたる**虐待**や**ネグレクト**により信頼関係の形成に障害が生じ，社会的関係を築けないことをいいます．①他者への恐れと過度の警戒，②友だちとの交流の乏しさ，③抱かれても視線を合わせない，④近づこうとしない，⑤自分や他人への攻撃性，⑥励ましへの無反応，⑦みじめさ，無感情，恐怖などの情緒障害がみられます．

解答…3

問題-5 小児の精神障害で正しいのはどれか．〔47AM099〕
1. 吃音は行動障害に分類される．
2. 児童期に恐怖症を発症することはない．
3. 虐待を原因として反応性愛着障害がおこる．
4. 小児自閉症は約半数が統合失調症に移行する．
5. 選択性緘黙は脳の器質的病変を原因とすることが多い．

小児の精神障害⑤

解法ポイント

1. 吃音は行動障害ではない．**行動障害**は自身や他人を損なうような行為を反復することであり，病的賭博，病的放火，病的窃盗，抜毛症（抜毛することによって満足感を得る）などである．
2. 児童期にも恐怖症を発症することがある（学校恐怖症，パニック障害）．
3. 反応性愛着障害は**虐待**や**ネグレクト**が原因となる．
4. 小児自閉症と統合失調症はまったく別の疾患である．
5. 選択性緘黙の原因は脳の器質的病変ではない．原因は明確ではないが，**脳の扁桃体**の過剰刺激による先天性の内向的性格が，人とのかかわりに強い不安を感じてしまうことが要因と考えられている．

> **❗ ここがポイント**
>
> 　小児自閉症と統合失調症はまったく別の疾患です．統合失調症にみられる「自分の殻に閉じこもり，他者との接触を避ける」陰性症状が，自閉症の症状と似ていますが，統合失調症に特有な症状である**妄想**や**幻聴**は自閉症にはみられず，自閉症に特有な症状である**知的障害**や**コミュニケーション障害**は統合失調症にはみられません．

解答…3

問題-6 小児自閉症でみられるのはどれか．〔44PM100〕
1. ごっこ遊びをする．　　2. 人見知りをしない．　　3. 新しい環境を好む．
4. おとぎ話を聞きたがる．　5. 身振りで意思を伝える．

小児自閉症①

1. 発展性に乏しい遊びを反復し，ごっこ遊びのような社会性のある遊びはしない．
2. 他人への関心が乏しく，人見知りをしないことが多い．

3. 身の回りの状況の変化を極度に嫌い，同じ状態を保つことを強迫的に執拗に要求する．
4. 生後早期から母親などに正常な感情的反応を示さず，極端な自閉と孤立の状態にあるため，おとぎ話を聞きたがることはない．
5. 身振りで意思を伝えることはない．

> **！ここがポイント**
>
> 小児自閉症〔 5-9 ▶参照〕は，①生後早期から母親などに感情的反応を示さず，極端な自閉と孤立の状態にある，②コミュニケーション手段としての言語機能が低下し，通常の会話ができない，③身の回りの状況の変化を嫌い，同じ状態を保つことを強迫的に執拗に要求し，④機械的物体にこだわりがあるなどを特徴とします．
> ICD-10では，3歳以前に現れ，①相互的な社会的関係，②コミュニケーション，③限局した反復運動の3領域に障害があるほか，女児に比べ男児に3〜4倍多く発現すること，恐怖症や睡眠障害，摂食の障害，かんしゃく発作，自傷行為なども一般的な症状として伴うこと，著しい精神遅滞が約75%に認められることをあげています．知能が正常な場合を高機能自閉症といいます．

解答…2

問題-7 自閉症で正しいのはどれか．〔42PM100〕
1. 乳児期の虐待（ネグレクト）が原因となる．
2. 20%に精神遅滞の合併がある．
3. 言語の意味理解が障害される．
4. 家庭ではほぼ問題なく会話できる．
5. 特定のものに対するこだわりがある．

小児自閉症②

> 選択肢マル覚え
> 1. 先天的な原因であり，乳児期の虐待（ネグレクト）などの後天的要因が原因ではない．
> 2. 約75%に精神遅滞の合併がある．知能が正常な場合を高機能自閉症という．
> 3. 言語機能は意味理解だけでなく，全般的に障害される．
> 4. 家庭でも会話ができない．
> 5. 特定のもの（機械的物体など）に対するこだわりがあるのが特徴である．

> **！ここがポイント**
>
> 自閉症では，①社会性の発達障害，②コミュニケーション障害，③活動と興味の偏りが認められます．自閉症の原因は未解明ですが，出生前，胎内での中枢神経系の発育になんらかの問題が生じる先天的要因が有力で，親の接し方や幼少時の体験などの後天的な影響は関係しないと考えられています．

解答…5

問題-8 小児自閉症について正しいのはどれか．〔52AM097〕
1. 学童期に発症する．
2. 脊椎変形を生じる．
3. 女児より男児に多く出現する．
4. 精神遅滞を伴うことは稀である．
5. 大部分の症例でてんかんを認める．

小児自閉症③

1. 3歳以前に発症する．
2. 脊椎変形は生じない．

3. **男児**に多く出現する(男女比＝4：1)．
4. **約75%** に著しい**精神遅滞**が認められる．
5. てんかんは**典型的な症状ではない**．恐怖症，睡眠障害，摂食障害，かんしゃく発作，自傷行為などが認められる．

解答…3

問題-9 男性(男児)に多いのはどれか．〔41PM092〕

1. 小児自閉症
2. 小児欠神てんかん
3. 摂食障害
4. うつ病
5. ピック病

男性(男児)に多い精神疾患

1. 小児自閉症は**男児**に多い(男女比は4：1)．
2. 小児欠神てんかんは**女児**に多い(男女比は1：1.5〜2)．
3. 摂食障害は**女児**に多い(男女比は1：10)．
4. うつ病は**女性**に多い(男女比は1：2)．
5. Pick(ピック)病には**性差はみられない**．

解答…1

問題-10 「全般的な知能に大きな低下がなく，文字を読めばわかるが，書くことができない」のはどれか．

〔46AM081, 51AM100を組み合わせて作成〕

1. 学習障害
2. Rett症候群
3. Tourette症候群
4. 広汎性発達障害
5. 注意欠陥多動性障害

学習障害

1. 全般的な知的発達の遅れはないが，聞く，話す，読む，書く，計算する，推論するなどの特定の能力の習得と使用に著しい困難を示すさまざまな障害を**学習障害**という．
2. Rett(レット)症候群では重度の**知的障害**が認められる．
3. Tourette(トゥレット)症候群は，**チック**(突然に出現し，素早く，繰り返される運動または音声)を特徴とする．
4. 広汎性発達障害は，**コミュニケーションパターン**の質的障害(歪み，遅れなど)と，奇妙な限局した**常同的反復的な活動**などを特徴とする．
5. 注意欠陥/多動性障害では，高度の注意障害のため持続的な課題ができず，次から次へと活動が目まぐるしく移り，コントロールできない**過動**を伴う．

ここがポイント

- **学習障害**：中枢神経系の機能障害で，障害に起因する学習上の困難は学童期に顕在化しますが，その時期を過ぎても明らかにならないこともあります．
- **Rett症候群**：女児にみられるX連鎖優性遺伝の進行性脳障害です．生後7〜24か月までは正常に発達しますが，それまでに獲得された手の動きや言葉が失われ，頭囲増加が減少します．手をもむ常同運動，過呼吸，目的をもった手の動きの消失を特徴とし，次第に体幹失調，失行，脊柱変形(側弯など)，舞踏様運動などが出現するようになります．青年期以降に約半数に脊髄萎縮が認められ，重度

☐ 広汎性発達障害に分類されるのは？
A. 小児自閉症，Asperger症候群，Rett症候群，小児期崩壊性障害など

☐ 広汎性発達障害において姿勢異常は？
A. みられない

☐ 言葉を認識する能力に障害があり，書かれた文字をうまく読むことができないのは？
A. 読字障害

Summaries …要点を覚えよう！

5-8 ▶ Down（ダウン）症候群

1,000人に1〜2人の割合でみられ，高齢出産で頻度が増加します．常染色体G群の21番が3個あり（21トリソミー），全染色体数が47個（正常では46個）ある染色体異常が原因です．

特徴的な顔貌がみられます（眼裂が狭く，内下方から外上方につり上がって斜位を呈し，両眼の間隔が広い）．約80％にエピカントス（epicanthus；内眼角の皮膚のひだ）が認められ，しばしば，斜視，眼球振盪，結膜炎などが認められます．耳介は薄く小さく，舌は大きく，ひだが多く，歯列が不整です．短頭型で，頸部は太く短く，身長も低いです．手指は短く，第5指は内方に弯曲していることが多いです．屈曲線が1本で，中指骨の形成がよくありません．手掌は扁平で，母指球，小指球の発達が悪く，猿線がみられます．

全身の筋緊張は低下し，関節は過伸展します．約半数に心奇形の合併を認めます．抗体産生能の低下のため，感染しやすく，40歳以降，てんかん発作を認めることがあります．早期に老化して，Alzheimer（アルツハイマー）病に類似した脳病理所見を呈します．精神遅滞は中〜重度のことが多いが，人なつこく従順な性格のため社会生活に適応しやすいです．

5-9 ▶ 小児自閉症の診断基準と症状

▶ 診断基準

1. 以下の2〜4に示す3領域の障害あるいは異常行動に該当するものが，すべて3歳以前から存在する．
2. 全体的な精神発達に相応しない社会的相互作用の発達の質的障害．
   例：他人への関心が乏しい，視線が合わない，他人への共感性が欠如する，かかわられることを嫌がる，模倣あるいは社会性のある遊びの欠如あるいは異常
3. 言語を含むコミュニケーション能力の発達の質的障害．
   例：喃語，ジェスチャー，指さし，あるいは話し言葉の発達障害，反響音の存在する時期が長い
4. ①反復的または常同的な行動，あるいは②執着的な行動，興味および活動のパターン．
   例：①横目を使って見る，手をヒラヒラさせる，体をゆする，グルグルと回る
   　　②もののにおいを嗅ぐ，感触を楽しむ，回転運動を好む，特定のものを持つことに執着する，習慣などのささいな変化に対する抵抗，発展性の乏しい遊びの反復

▶ 症状

主に**認知**に関係すると思われるもの	特異な単純記憶，手鏡，部分模倣，特定の模様，手順，並び順への執着，奇妙な眺め方，横目にらみ，字義どおりの理解
主に**言語**に関係すると思われるもの	言葉をしゃべらない，オウム返し，耳が聞こえないようにふるまう，奇妙な発語，状況と無関係な言葉の常同的反復，語用の主客逆転
主に**社会情緒面**に関係すると思われるもの	視線が合わない，指さしができない，クレーン現象，パニック，特定の人やものへの奇異な愛着行動，一方的な強迫的なかかわり方，羞恥感情，優劣に関係する情緒的反応の欠如
主に**感覚**に関係すると思われるもの	きわめて強い偏食，醤油やソースを飲む，痛覚・触覚や聴覚の過敏あるいは鈍麻，飛び跳ねるなどの感覚運動，羽ばたくような腕の動き，特定の音や場所での耳ふさぎ，自傷，反復する単純な発声

51 物質依存

臨床医学

問題-1 アルコール依存症で正しいのはどれか．〔47PM096〕

1. 女性に多い．
2. 病期の進行に伴い，以前よりも少量の飲酒で酔いが回る．
3. 振戦せん妄は飲酒中止後12時間以内にみられることが多い．
4. Wernicke脳症はアルコールの毒性が原因である．
5. 集団療法が有効である．

解法ポイント

アルコール依存症

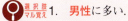
1. **男性**に多い．
2. 病期の進行に伴い**耐性**のため**飲酒量が増加**する．
3. 振戦せん妄は飲酒中止後(離脱後)**72～96時間**にみられる．
4. Wernicke(ウェルニッケ)脳症はアルコールの毒性ではなく，**ビタミンB_1欠乏**によって生じる．
5. アルコール依存症の治療では**集団療法**が有効である．

解答…5

問題-2 アルコールによる精神障害について正しいのはどれか．〔49PM098〕

1. 振戦せん妄は酩酊中に生じる．
2. Wernicke脳症はビタミンB_{12}の欠乏による．
3. 急性中毒は長期のアルコール摂取により生じる．
4. アルコール依存症の治療には集団療法が有効である．
5. アルコール摂取を続けると，少量の酒でも酔いやすくなる．

解法ポイント

アルコールによる精神障害①

1. 振戦せん妄は酩酊中ではなく，離脱後に**離脱症候群**の症状に1つとして生じる．
2. Wernicke脳症は**ビタミンB_1**の欠乏による．
3. 急性中毒は**大量のアルコール摂取**によって生じる．
4. アルコール依存症の治療には**集団療法**が有効である．
5. アルコール摂取を続けると，**耐性**が生じ少量の酒では酔わなくなる．

 ここがポイント

耐性とは，同量の飲酒をしても以前より酔いが軽くなること，あるいは同じ程度の酔いを獲得するために以前より大量の飲酒をしなければならない状態をいいます．耐性には，①肝臓におけるアルコール代謝促進により血中アルコール濃度が低下して生じる**代謝耐性**と，②**機能耐性**に区分されます．機能耐性には，さらに，神経機能の代償機能の発達による**組織耐性**と，行動遂行能力の回復による**行動耐性**に区分されます．

解答…4

問題-3 アルコールによる精神障害に関連がないのはどれか．〔42PM095, 40PM096を組み合わせて作成〕

1. 幻覚
2. 妄想
3. 解離
4. 健忘
5. せん妄

アルコールによる精神障害②

解法ポイント

1. アルコール幻覚症がみられる．
2. 嫉妬妄想，被害妄想，追跡妄想，関係妄想などがみられる．
3. 解離は記憶，意識，知覚，自我同一性の統合能力が失われた状態であり，ストレスや心的外傷が関係している．
4. 記銘力障害・失見当識・作話症からなる Korsakoff（コルサコフ）症候群（健忘症候群）がみられる．
5. 離脱に伴い振戦せん妄がみられる．

❗ ここがポイント

アルコールによる精神障害では，① アルコール幻覚症（幻視，幻聴），② 嫉妬妄想，③ 記銘力障害・失見当識・作話症からなる健忘（Korsakoff）症候群，④ 離脱に伴う振戦せん妄がみられます．
アルコール幻覚症では，夜間などに突然幻聴や被害的な内容や自己の行為を批判する人の声などが聞こえ，幻聴に引き続き，被害妄想，追跡妄想，関係妄想などが生じます．身体症状は一過性で，多くの場合数日〜数週で消退します．アルコール幻覚症では主として幻聴がみられ，意識混濁がないのに対して，振戦せん妄では幻視が多く，意識障害がみられます．

解答…3

問題-4 酔うまでの飲酒量が徐々に増加するのはどれか．〔51PM097〕

1. 渇望
2. 耐性
3. 身体依存
4. 飲酒中心性
5. 山型飲酒サイクル

アルコール依存の症状

1. 強い飲酒欲求を渇望という．
2. 酩酊効果を得るための量が増えることを耐性という．
3. アルコールや薬物に順応した後，それらの効果が失われた際に適応することができずに離脱症候群がみられることを身体依存という．
4. すべての関心が飲酒に集中することを飲酒中心性という．
5. 連続飲酒発作と断酒期間が交互におこることを山型飲酒サイクルという．

❗ ここがポイント

アルコールや薬物が長時間体内にあり効果を発現し続けると，生体がその効果が存在する状態に適応するようになります．その後，アルコールや薬物の効果が減弱したり，消失したりすると，適応できずに病的症候である離脱症候群が生じるようになります．このような身体的状態を身体依存といいます．

解答…2

問題-5 Korsakoff症候群の症状はどれか．2つ選べ．〔44PM094〕

1. 作話
2. 解離
3. 語健忘
4. 失見当識
5. もうろう状態

Korsakoff症候群の症状

ここがポイント

Korsakoff症候群は，①**記銘力障害**，②**作話**，③**見当識障害**を特徴とする健忘症候群です．認知症，アルコール依存，ビタミンB_1欠乏症，頭部外傷に伴う意識障害からの回復期にみられます．アルコール依存症では，アルコール大量摂取による**ビタミンB_1（チアミン）の欠乏**が原因と考えられています．

解答…1, 4

問題-6 アルコール依存症患者が急激に断酒したときにおこりやすいのはどれか．2つ選べ．〔44PM095〕

1. せん妄
2. 躁状態
3. 嫉妬妄想
4. けいれん発作
5. 被害関係妄想

アルコール離脱症候群 ①

ここがポイント

アルコール依存症患者が急激に断酒すると**アルコール離脱症候群**が出現します．アルコール離脱症候群は**早期症候群**（小離脱）と**後期症候群**（大離脱）に分けられます．

- **早期症候群**：離脱後7時間から始まり20時間ごろにピークとなる．イライラ感，不安，抑うつ気分などの不快感情や，心悸亢進，発汗，体温変化などの自律神経症状，手指・眼瞼・体幹の振戦，一過性の幻覚，**けいれん発作**がみられる．軽度の見当識障害が出現することもある．
- **後期症候群**：離脱後72〜96時間にみられる．粗大な振戦，精神運動亢進，幻覚，見当識障害，自律神経機能亢進を主徴とする**振戦せん妄**がみられる．前駆症状として，不穏，過敏，不眠，食欲低下，振戦などが出現し，振戦せん妄に移行することが多い．

解答…1, 4

問題-7 アルコールの離脱症候群はどれか．2つ選べ．〔52AM098〕

1. 病的酩酊
2. けいれん発作
3. 複雑酩酊
4. 振戦せん妄
5. Wernicke脳症

アルコール離脱症候群 ②

ここがポイント

前述したようにアルコール離脱症候群では，**けいれん発作**や**振戦せん妄**がみられます．

解答…2, 4

問題-8 アルコール依存に関連が少ないのはどれか．〔43PM094〕

1. ペラグラ脳症
2. Wernicke（ウェルニッケ）脳症
3. Liepmann（リープマン）現象
4. Korsakoff（コルサコフ）症候群
5. ミュンヒハウゼン症候群

アルコール依存に関連する疾患①

!ここがポイント

アルコール依存に関連が少ないのはMünchausen（ミュンヒハウゼン）症候群です．Münchausen症候群は，入院するために身体疾患や精神疾患の徴候を意図的に演出し，患者の役割を演じる疾患です．他の選択肢はアルコール依存と関連します〔 5-10 参照〕．

解答…5

問題-9 アルコール依存症に関連が少ないのはどれか．〔50PM096〕

1. ペラグラ脳症
2. Cotard症候群
3. Wernicke脳症
4. Liepmann現象
5. Korsakoff症候群

アルコール依存に関連する疾患②

!ここがポイント

アルコール依存症に関連が少ないのはCotard（コタール）症候群です．Cotard症候群は重症のうつ病にみられる症候群であり，「自分はすでに死んでしまっている．感覚をもった肉体ではない」という妄想を訴えます．初老期うつ病，老年期の精神障害でも認められます．

Wernicke脳症やKorsakoff症候群は，以下のような理由によりビタミンB_1が欠乏し，脳が障害されます．ビタミンB_1は糖代謝に必須で，特に脳内では糖質のみがエネルギーに変換されるため，ビタミンB_1欠乏により脳内での糖-エネルギー代謝が破綻し，脳症が生じます．

- **アルコール依存でビタミンB_1が欠乏する理由**
  ① 食事を摂らずに飲酒するため，栄養失調になる．
  ② 下痢をおこし，ビタミンB_1の吸収が低下する．
  ③ アルコールがビタミンB_1の活性化を阻害する．
  ④ アルコール分解にビタミンB_1が使われる．

解答…2

問題-10 アルコール離脱せん妄でみられるのはどれか．2つ選べ．〔45AM098〕

1. 作話
2. 幻覚
3. 振戦
4. 嫉妬妄想
5. 動眼神経麻痺

アルコール離脱せん妄

1. 作話はアルコール性Korsakoff症候群（症状：記銘力障害，失見当識，作話）でみられる．
2. アルコール離脱せん妄では幻覚がみられる．
3. アルコール離脱せん妄では粗大な振戦がみられる．
4. 嫉妬妄想はアルコール依存症でみられる．
5. 動眼神経麻痺はWernicke脳症でみられる．

ここがポイント

アルコール離脱せん妄（振戦せん妄）では，① 粗大な振戦，② 精神運動亢進，③ 幻覚（特に小動物や虫の幻視），④ 見当識障害，⑤ 自律神経機能亢進症がみられます．

Wernicke脳症はビタミンB_1の不足によって脳が障害され，意識障害・運動失調・眼球運動障害（動眼神経麻痺）がみられます．アルコールの過剰摂取，栄養不足などが原因となります．

解答…2，3

問題-11 物質依存についての組み合わせで適切なのはどれか．〔46AM097〕

1. カフェイン ── 共依存
2. ベンゾジアゼピン ── 離脱症状
3. トルエン ── 嫉妬妄想
4. 大麻 ── 身体依存
5. 覚せい剤 ── 滞続言語

物質依存

1. 特定の人間関係に依存する対人関係を共依存と呼ぶ．カフェインと共依存は無関係である．
2. ベンゾジアゼピンを長期に服用すると離脱症状がみられる．
3. トルエンの急性被曝では悪心，嘔吐，耳鳴り，めまいが出現する．被曝が続くと大脳皮質が抑制されて意識喪失がおこる．トルエンと嫉妬妄想とは無関係である．
4. 大麻や覚せい剤は薬物依存である．身体依存とはアルコールや薬物を長期間摂取することにより，物質を必要とする身体的変化が生じることである．
5. 滞続言語はPick病でみられ，質問の内容とは無関係に同じ話を繰り返す状態をいう（反復言語）．覚せい剤と滞続言語は無関係である．

ここがポイント

ベンゾジアゼピン系薬物は，抗不安薬，筋弛緩薬，睡眠薬，抗けいれん薬として広く臨床で用いられていますが，長期あるいは大量に服薬すると記憶障害などの認知症が生じます．

一方で，酩酊感を求めて乱用されることもあり，青少年の乱用が社会問題となっています．ベンゾジアゼピン系薬物の長期使用では，耐性，精神依存，身体依存がみられます．この薬物を減量あるいは中止すると，離脱症状として，睡眠障害，気分障害，不安障害，幻覚，大発作型けいれん発作，せん妄などが出現します．

精神依存と身体依存は混同しやすい概念ですが，精神依存は薬物摂取を適量にやめることができない状態を指す一方，身体依存は薬物使用に適応して身体機能のバランスが保たれ，使用をやめると身体的症状が出現してしまう状態を意味します．

解答…2

第5章 精神医学

CHECK LIST

- □ アルコール依存症が多いのは男性，女性？
  - A. 男性
- □ 振戦せん妄がみられるのはいつ？
  - A. 飲酒中止後（離脱後）72～96時間
- □ ビタミンB_1欠乏によって生じる脳症は？
  - A. Wernicke脳症
- □ アルコール依存症の治療に有効なのは？
  - A. 集団療法
- □ 大量のアルコール摂取によって生じるのは？
  - A. 急性中毒
- □ 強い飲酒欲求を何という？
  - A. 渇望
- □ 酩酊効果を得るための量が増えることを何という？
  - A. 耐性
- □ アルコールや薬物の効果が失われた際に適応することができずに離脱症候群がみられることを何という？
  - A. 身体依存
- □ すべての関心が飲酒に集中することを何という？
  - A. 飲酒中心性
- □ 連続飲酒発作と断酒期間が交互におこることを何という？
  - A. 山型飲酒サイクル
- □ 離脱に伴う振戦を何という？
  - A. 振戦せん妄
- □ Korsakoff症候群の症状は？
  - A. ①記銘力障害，②作話，③見当識障害，④病識欠如
- □ アルコール依存症患者が急激に断酒したときにみられるのは？
  - A. アルコール離脱症候群
- □ 離脱後72～96時間にみられる症候群を何という？
  - A. 後期症候群
- □ アルコール離脱せん妄でみられるのはどんな振戦？
  - A. 粗大な振戦
- □ うつ病にみられる症候群で，「自分はすでに死んでしまっている．感覚をもった肉体ではない」という妄想を訴えるのは？
  - A. Cotard症候群
- □ 特定の人間関係に依存する対人関係を何という？
  - A. 共依存
- □ ベンゾジアゼピンを長期に服用するとどうなる？
  - A. 離脱症状がみられる
- □ アルコールや薬物を長期間摂取することにより，物質を必要とする身体的変化が生じることを何という？
  - A. 身体依存
- □ 質問の内容とは無関係に同じ話を繰り返す状態を何という？
  - A. 滞続言語（反復言語）
- □ 薬物摂取を適量にやめることができない状態を何という？
  - A. 精神依存
- □ ペラグラの3Dの主徴とは？
  - A. ①皮膚炎(Dermatitis)，②下痢(Diarrhea)，③認知症(Dementia)
- □ Wernicke脳症の主徴は？
  - A. ①意識障害，②歩行障害(小脳失調歩行)，③眼症状(眼振)
- □ 眼を閉じた状態で，上眼瞼を軽く圧迫して言語的な暗示を与えると幻視が生じる現象は？
  - A. Liepmann現象
- □ 入院するために身体疾患や精神疾患の徴候を意図的に演出し，患者の役割を演じる疾患は？
  - A. Münchausen症候群

Summaries …要点を覚えよう！

5-10 アルコール依存と関連する疾患

ペラグラ	① 皮膚炎（Dermatitis），② 下痢（Diarrhea），③ 認知症（Dementia）の 3D を主徴とするナイアシン（ビタミン B_3）欠乏性の全身性疾患．アルコール依存症に合併する．
Wernicke（ウェルニッケ）脳症	① 意識障害，② 歩行障害（小脳失調歩行），③ 眼症状（眼振）を主徴とする中枢神経疾患．アルコール依存症と関連する．アルコール依存に起因するビタミン B_1 欠乏が原因．
Liepmann（リープマン）現象	「眼を閉じた状態で，上眼瞼を軽く圧迫して言語的な暗示を与えると幻視が生じる」現象（人工的な幻覚状態）．アルコール依存症の振戦せん妄の初期にみられる．
Korsakoff（コルサコフ）症候群	① 記銘力障害（近い過去に関する想起障害），② 作話，③ 見当識障害，④ 病識欠如を特徴とする中枢神経疾患．アルコール依存に起因するビタミン B_1 欠乏が原因（アルコール性 Korsakoff 症候群）．

52 てんかん

問題-1 てんかんで正しいのはどれか．〔41PM100〕
1. 部分発作は全般発作より治療によって抑制されやすい．
2. ミオクロニー発作は全般発作に分類される．
3. 単純部分発作は数秒間の意識減損を伴う．
4. 熱性けいれんの半数以上はてんかんに移行する．
5. てんかん患者の自動車運転は生涯禁止されている．

てんかん

1. **全般**発作は**部分**発作より治療によって抑制されやすい．
2. ミオクロニー発作は**全般発作**に分類される．
3. 単純部分発作では**意識減損はみられない**．
4. 熱性けいれんからてんかんに移行するリスクは**数%**である．
5. てんかん患者の自動車運転は生涯禁止されているわけではない．

⚠ ここがポイント

てんかんは，「さまざまな原因でおこる**慢性の脳障害**で，大脳神経細胞の過剰な放電に由来する**反復性発作**を主な特徴とし，これに多様な臨床症状および検査所見を伴うもの」（WHOの定義）とされています．てんかんは発生原因によって，①**特発性てんかん**（素因以外に発作をおこす原因が不明なもの）と，②**症候性てんかん**（脳炎，脳血管障害，脳腫瘍，外傷，胎生期や周産期の脳損傷など，脳の器質的障害によるもの）に大別されます．アルコールや高血糖，薬物などの代謝障害の中毒による状況関連性発作（機会性発作）はてんかんには含まれません．

てんかん発作は，発作の始まりから全大脳に広がる**全般発作**と，発作が大脳の一部から始まる**部分発作**に大別されます．全般発作に分類されるのは，①欠神発作（定型・非定型），②**ミオクロニー発作**，③間代発作，④強直発作，⑤強直間代発作（大発作），⑥脱力発作（失立発作）です．部分発作には，意識障害を伴わない**単純部分発作**と意識障害を伴う**複雑部分発作**があります．また，複雑部分発作のなかには，「単純部分発作で始まり，意識障害をおこすもの」と「意識障害で発症するもの」があります．

解答…2

問題-2 てんかんについて誤っているのはどれか．〔40PM100〕
1. 半数以上が20歳以前に発症する．
2. 睡眠不足によって発作はおこりやすくなる．
3. 特発性てんかんは症候性てんかんよりも予後がよい．
4. 全般発作は部分発作よりも予後がよい．
5. 発作が消失しても服薬は一生続ける．

てんかんの疫学，予後，治療①

1. 性差はみられず，幼少期から思春期までに発症するものが全体の 3/4 を占め，20 歳以降では急激に減少する．
2. 過労，過度の飲酒，**睡眠不足**，精神的ストレスにより発作はおこりやすくなる．
3. 特発性てんかんは症候性てんかんよりも予後が**良好**である．
4. 全般発作は部分発作よりも予後が**良好**である．
5. 服薬は発作が消失してもしばらく服薬を続ける必要があるが，必ずしも一生続ける必要はない．

ここがポイント

てんかんは人口の約 **0.3%** に認められ，特発性てんかんと症候性てんかんの比は**約 3：1** である．特発性てんかんは**若年者**に多く，症候性てんかんは**中高年者**に多くみられます．特発性てんかんの発症には**遺伝素因**の関与が大きくなっています．

服薬は発作が消失しても規則正しく続ける必要がありますが，発作が消失している期間が小児で 2〜3 年，成人で 5 年以上続いた場合は，**脳波**を参考にして 3〜6 か月かけて薬の量を減らし，やがて服薬を中止することが可能です．

解答…5

問題-3 てんかんについて正しいのはどれか．〔52PM089〕

1. 半数以上が遺伝性である．
2. 睡眠不足は発作の誘因である．
3. 年齢とともに発症率が減少する．
4. 成人では症候性よりも特発性が多い．
5. 発作の持続時間は後遺障害とは相関しない．

てんかんの疫学，予後，治療②

1. 遺伝性のてんかんは少ない．
2. 過労，過度の飲酒，**睡眠不足**，精神的ストレスにより発作がおこりやすくなる．
3. 幼少期から思春期までに発症するものが全体の 3/4 を占め，20 歳以降では急激に減少する．
4. 特発性てんかんは若年者に多く，症候性てんかんは**中高年者**に多くみられる．
5. 発作の持続時間は後遺障害との間には**相関関係がある**．

解答…2

問題-4 てんかんについて正しいのはどれか．2つ選べ．〔52PM099〕

1. 単純部分発作は意識障害がみられる．
2. 欠神発作は過換気によって誘発される．
3. 特発性てんかんは脳の器質的病変が特定できる．
4. 複雑部分発作は側頭葉てんかんに多くみられる．
5. 全般発作は発作開始時にてんかん放電が大脳半球の片側にとどまっている．

てんかんの疫学，予後，治療③

1. 単純部分発作では意識障害はみられない．
2. 欠神発作は過換気によって誘発される．
3. 特発性てんかんは，原因不明であり，脳の器質的病変が特定できない．
4. 複雑部分発作は側頭葉てんかんに多くみられる．
5. 全般発作は，両側大脳半球が同時に過剰放電して始まるので，発作開始時にてんかん放電が大脳半球の片側にとどまっていない．

解答…2, 4

問題-5 欠神発作について正しいのはどれか．〔49PM097〕
1. 知的障害を伴う．
2. チアノーゼを伴う．
3. 学童期の発症が多い．
4. 部分発作に分類される．
5. けいれんは一側上肢から全身に広がる．

欠神発作

1. 知的障害や性格変化はみられない．
2. チアノーゼはみられない．
3. 幼児期・学童期の女児に多い．
4. 部分発作ではなく，全般発作に分類される．
5. けいれんはみられないか，両側性に軽い間代性のけいれんがみられる．

⚠ ここがポイント

前述したように，てんかん発作は，発作の始まりから全大脳に広がる全般発作と，発作が大脳の一部から始まる部分発作に大別されます〔5-11 参照〕．

全般発作に分類される欠神発作は，短時間の意識障害を主症状とする発作で，①意識障害のみのものと，②自動症や軽い間代けいれん，脱力，強直，自律神経症などを伴うものがあります．さらに，欠神発作は，定型欠神発作と非定型欠神発作とに区分されます．欠神発作をおこすてんかんとしては，小児欠神てんかんや若年性欠神てんかんがあります．

定型欠神発作	前ぶれもなく，瞬間的あるいは数秒～数十秒間の意識消失が出現し，突然回復する．発作がおこると，会話中に急に話を中断したり，持っていた物を落としたりする．眼は固定し，茫乎とした表情をする．姿勢は一瞬崩れることがあっても，倒れることは少ない．発作が終われば，今までしていた動作を続ける．発作は頻回におこることが多く，過呼吸によって誘発されやすく，発作中は特徴的な脳波所見（3Hzの両側周期性の棘徐波複合）が脳の全域に出現する．
非定型欠神発作	筋緊張の変化が著しいものや発作の始まりや終わりが突然でないもので，不規則な棘徐波複合などの脳波がみられる．

解答…3

問題-6 学童期に発症することが多いのはどれか．〔47PM099〕
1. 欠神てんかん
2. 熱性けいれん
3. 側頭葉てんかん
4. West症候群
5. Lennox-Gastaut症候群

学童期に発症するてんかん

 1. 欠神てんかんは6～7歳の学童期に発症することが多い．
2. 熱性けいれんの初回発作は生後7か月～3歳未満の間が圧倒的に多く，1歳代にピークがあり，5歳までに95％が発症する．
3. 側頭葉てんかんは3歳ごろに発症する．
4. West（ウエスト）症候群は生後6か月～1歳までをピークとして，ほぼ乳児期に限定しておこる．
5. Lennox-Gastaut（レンノックス・ガストー）症候群は3～6歳の小児に発症する．

 ここがポイント
主なてんかんの概要については， 5-12 を参照してください．

解答…1

問題-7 光刺激で発作が誘発されるのはどれか．〔46PM099〕

1. 欠神てんかん
2. 側頭葉てんかん
3. ミオクロニーてんかん
4. West（ウエスト）症候群
5. Lennox-Gastaut（レンノックス・ガストー）症候群

光感受性てんかん

 ここがポイント
光刺激で誘発されることが多いのはミオクロニー発作です．ミオクロニー発作は，身体の一部（顔面，四肢，体幹）や全身に，突然の強い筋収縮（ミオクローヌス）が生じます．身体をピクッとさせ，四肢屈曲，頸部屈曲がみられます．意識障害はほとんどみられませんが，軽度の意識障害を伴うこともあります．新生児～小児期にみられます．光刺激により誘発されることが多く，脳波では多棘徐波複合がみられます．多くの場合，強直間代発作を伴います．

ミオクロニー発作をおこすてんかんとしては，乳児期重症ミオクロニーてんかん，若年性ミオクロニーてんかん，Lennox-Gastaut症候群，ミオクロニー欠神てんかんなどがあります．選択肢のなかでは「ミオクロニーてんかん」が最も典型的です．

解答…3

問題-8 てんかんで知的障害を伴うのはどれか．〔48PM100〕

1. 側頭葉てんかん
2. Jacksonてんかん
3. 小児欠神てんかん
4. 覚醒時大発作てんかん
5. Lennox-Gastaut症候群

知的障害を伴うてんかん

 ここがポイント
知的障害を伴うてんかんはLennox-Gastaut症候群です．Lennox-Gastaut症候群は原因不明の脳症で，3～6歳の小児に発症し，発作の抑制は困難で，重度の知的障害を残します．多くの場合，West

283

症候群から移行します．

多くの発作の型がありますが，**全身の強直性けいれん**を主症状とする発作と意識消失を主症状とする非定型欠神が多くみられます．West 症候群〔 5-13 ▶ 参照〕のようにシリーズを形成しませんが，頻度は1日に数回以上みられます．脳波は広範な 2 Hz 前後の**棘徐波複合**が特徴で，睡眠中に 1～3 秒続く律動性の多棘波がみられます．

解答…5

問題 -9 12 歳の女児．寝不足の朝，突然に顔面や上肢にぴくつきが生じて物を落とす．このときに意識消失はない．脳波で光過敏性を認める．考えられるのはどれか．〔50AM100〕

1. 覚醒時大発作てんかん　　2. 若年性ミオクロニーてんかん　　3. 小児欠伸てんかん
4. 側頭葉てんかん　　5. Lennox-Gastaut 症候群

若年性ミオクロニーてんかん

❗ **ここがポイント**

設問の女児で考えられるのは**若年性ミオクロニーてんかん**です．若年性ミオクロニーてんかんの特徴は以下のとおりです．

① **学童期の女児**(12 歳の女児)
② **ミオクロニー発作**(突然に顔面や上肢にぴくつきが生じて物を落とす)
③ 脳波で**光過敏性**を認める
④ **意識消失**はない

解答…2

問題 -10 高齢初発てんかんについて正しいのはどれか．〔53AM096〕

1. 特発性てんかんが多い．　　2. 患者数は減少傾向にある．
3. 部分発作を呈することが多い．　　4. てんかん重積状態に至ることはない．
5. 抗てんかん薬が無効であることが多い．

高齢初発てんかん

選択肢マル覚え
1. **症候性**てんかんが多い．てんかんの原因の多くは**脳血管障害**である．
2. 老年人口の急激な増加に伴い，患者数は**増加**傾向にある．
3. 部分発作(焦点発作)を呈することが多い．
4. てんかん重積状態は**約 30%** にみられる．
5. 抗てんかん薬により発作が抑制されることが**多い**．

❗ **ここがポイント**

高齢初発てんかんは**症候性部分てんかん**が多く，部分発作(焦点発作)が最も多く，**ミオクロニー発作**や**一次性の強直間代発作**も稀にみられます．

解答…3

CHECK LIST

- □ 全般発作と部分発作，抑制されやすいのは？
  - A. 全般発作
- □ ミオクロニー発作は何発作に分類される？
  - A. 全般発作
- □ 単純部分発作で意識減損はみられる？
  - A. みられない
- □ 熱性けいれんからてんかんに移行するリスクは何％？
  - A. 数％
- □ 発作の始まりから全大脳に広がる発作を何という？
  - A. 全般発作
- □ 発作が大脳の一部から始まる発作を何という？
  - A. 部分発作
- □ 全般発作に分類されるのは？
  - A. ①欠神発作（定型・非定型），②ミオクロニー発作，③間代発作，④強直発作，⑤強直間代発作（大発作），⑥脱力発作（失立発作）
- □ 特発性てんかんと症候性てんかん，予後が良好なのは？
  - A. 特発性てんかん
- □ 特発性てんかんと症候性てんかん，若年者に多いのは？
  - A. 特発性てんかん
- □ 特発性てんかんと症候性てんかん，遺伝素因が大きく関与しているのは？
  - A. 特発性てんかん
- □ 特発性てんかんと症候性てんかんの比は？
  - A. 約3：1
- □ てんかん発作にみられて，失神にみられないのは？
  - A. 脳波異常
- □ 欠神発作はどのように区分される？
  - A. 定型欠神発作と非定型欠神発作
- □ 欠神発作をおこすてんかんは？
  - A. 小児欠神てんかん，若年性欠神てんかん
- □ 前ぶれもなく，瞬間的あるいは数秒〜数十秒間の意識消失が出現し，突然回復する発作は？
  - A. 定型欠神発作
- □ 欠伸てんかんの発症時期は？
  - A. 6〜7歳の学童期
- □ 熱性けいれんの初回発作時期で多いのは？
  - A. 生後7か月〜3歳未満
- □ 側頭葉てんかんの好発年齢は？
  - A. 3歳ごろ
- □ West症候群の好発年齢は？
  - A. 生後6か月〜1歳までをピークとしてほぼ乳児期に限定しておこる
- □ Lennox-Gastaut症候群の好発年齢は？
  - A. 3〜6歳
- □ 光刺激で誘発されることが多い発作は？
  - A. ミオクロニー発作
- □ 身体の一部や全身に，突然の強い筋収縮が生じるのは？
  - A. ミオクロニー発作
- □ ミオクロニー発作をおこすてんかんは？
  - A. 乳児期重症ミオクロニーてんかん，若年性ミオクロニーてんかん，Lennox-Gastaut症候群，ミオクロニー欠神てんかんなど
- □ 知的障害を伴うてんかんは？
  - A. Lennox-Gastaut症候群
- □ West症候群から移行することが多いのは？
  - A. Lennox-Gastaut症候群
- □ 若年性ミオクロニーてんかんの特徴は？
  - A. ①学童期の女児，②ミオクロニー発作，③脳波で光過敏性を認める，④意識消失はない

Summaries …要点を覚えよう！

5-11 てんかん発作の分類

てんかん発作は、てんかん発射の出現部位により、**部分発作**と**全般発作**に分類されます．さらに、部分発作は意識障害の有無により**単純部分発作**と**複雑部分発作**に分類されます．

てんかんの分類		意識障害	けいれん	脳波の特徴	症状・特徴	好発年齢
部分発作	単純部分発作	−	＋	病巣部に棘波	身体の一部のけいれん Jackson発作	全世代
	複雑部分発作	＋	±	側頭部に棘徐波複合	自動症	学童期以降
全般発作	欠神発作	＋	−	3 Hzの棘徐波複合	突然の意識消失 数秒後に回復 過呼吸による誘発	小児期（女児）
	ミオクロニー発作	軽度＋	＋	多棘徐波複合	突然の瞬間的な筋収縮 光刺激による誘発	新生児〜小児期
	脱力発作	＋	−	多彩	突然の瞬間的な脱力	幼児期
	強直間代発作	＋	＋	強直発作時：全般性多棘波 間代発作時：全般性棘徐波複合	強直発作 →間代発作 →発作後睡眠など →正常に戻る	全世代

5-12 主なてんかん

てんかんには主に以下のようなものが含まれます．
- **側頭葉てんかん**：側頭葉にてんかん発作の焦点があり、意識消失を伴う複雑部分発作をきたすことが多い．発作時には口や手を動かす**自動症**を伴う．記憶障害や精神障害などを伴うこともある．
- **覚醒時大発作てんかん**：強直間代発作（大発作）が覚醒後数時間以内に集中して出現するてんかん．
- **小児欠神てんかん**：発作時に突然の意識消失をきたすてんかん．脳波上、**3 Hzの棘徐波複合**が特徴的．
- **若年性ミオクロニーてんかん**：思春期前後に好発し、覚醒後数時間以内に両上肢の比較的大きなぴくつきをきたす．
- **Jackson（ジャクソン）てんかん**：大脳皮質運動野にてんかん発作の焦点をもつ単純部分発作をきたす．発作時に焦点が移動するため、けいれんや感覚麻痺、運動麻痺が身体を移動していくジャクソンマーチという現象が観察される．

5-13 West（ウエスト）症候群

乳児けいれんや電撃・点頭・礼拝けいれんともいわれます．生後6か月〜1歳までをピークとして、ほぼ乳児期に限定しておこります．発作の抑制は難しく、重度な精神・神経障害を残す原因不明の脳症です．

ミオクロニー発作、強直発作、脱力発作がさまざまに組み合わさり、頻回に認められます．典型例では、全身の筋緊張が亢進し、頭部や上半身を深く前屈させ、両腕を振り上げて、両下肢を屈曲します．前屈の際に筋収縮が緩徐で持続的な場合は礼拝しているように見えます．

数秒〜10数秒間の短間隔で発作が反復する**シリーズ形成**を特徴とします．1シリーズに数回〜数10回の発作がおこります．高振幅棘波が全般性に不規則に出現する脳波異常（ヒプサリスミア；hypsarrhythmia）がみられます．

発症前に神経症状がみられず、生後発達が良好な場合は予後良好で完全回復するが、半数は器質性脳障害をもち、予後が不良です．Lennox-Gastaut（レンノックス・ガストー）症候群に移行することもあります．

53 外傷後ストレス障害（PTSD）

問題-1 PTSD（外傷後ストレス障害）について誤っているのはどれか．〔47PM098〕
1. アンヘドニアがみられる．
2. アルコール乱用の要因となる．
3. 小さな物音にも敏感に反応する．
4. 症状は外傷後1か月以内に改善する．
5. 原因となる出来事は，ほとんど誰にでも大きな苦悩を引きおこす．

外傷後ストレス障害（PTSD）の特徴①

選択肢マル覚え
1. 喜びや楽しみを感じない**アンヘドニア（無快楽症）**がみられる．
2. 恐怖の記憶などを忘れようとして**アルコール乱用**の要因となる．
3. **過覚醒**がみられ，小さな物音にも敏感に反応する．
4. 外傷後，**数週～6か月以内**の潜伏期間を経て発症する．
5. 原因となる出来事は，ほとんど誰にでも大きな苦悩を引きおこす．

ここがポイント

大きなストレス（大震災や犯罪など）を経験した後に，心気状態，不安状態，抑うつ状態が続く状態を**外傷後ストレス障害**（post-traumatic stress disorder；PTSD）といいます〔5-14 参照〕．
PTSDの特徴を以下にまとめます．

- 外傷後**6か月**以内に発症し，症状は**1か月**以上続く．
- 約半数の症例では**3か月以内**に症状が回復するが，**1年以上症状**が続く場合もある．
- **過覚醒**がみられ，小さな物音にも敏感に反応する．
- 原因となる出来事は，ほとんど誰にでも大きな苦悩を引きおこす．
- 発症は個人の主観的反応の強さに影響される．
- 自律神経の過覚醒状態を呈する．
- 外傷的出来事に遭遇した現場を避けて通る（**回避**）．
- 外傷的出来事の夢を繰り返し見る（**フラッシュバック**）．
- 慢性の経過をたどり，持続的パーソナリティ変化へ移行する場合もある．
- 喜びや楽しみを感じない**アンヘドニア（無快楽症）**がみられる．
- 恐怖の記憶などを忘れようとして**アルコール乱用**の要因となる．
- 知覚過敏，集中困難，不安焦燥がみられる．

解答…4

問題-2 外傷後ストレス障害（PTSD）で誤っているのはどれか．〔41PM098（類似問題 49PM099）〕
1. 外傷体験後6か月以上の潜伏期間を経て発症する．
2. 発症は個人の主観的反応の強さに影響される．
3. 自律神経の過覚醒状態を呈する．
4. 外傷的出来事に遭遇した現場を避けて通る．
5. 外傷的出来事の夢を繰り返し見る．

PTSDの特徴②

 ここがポイント
PTSDは**外傷後数週〜6か月以内**の潜伏期間を経て発症します．

解答…1

問題-3 外傷後ストレス障害（PTSD）の症状で誤っているのはどれか．〔43PM098〕

1. 思考途絶
2. 知覚過敏
3. 集中困難
4. 不安焦燥
5. 睡眠障害

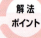

PTSDの症状

 ここがポイント
思考の進行が突然中断され，話が急に止まってしまう状態を**思考途絶**といいます．患者は「考えが急に途切れた」「考えが突然なくなる」「考えが急になくなる」などと訴えます．このような思考途絶は**統合失調症**に特有な症状です．

解答…1

問題-4 回避がみられるのはどれか．〔51PM098〕

1. 心気障害
2. 身体化障害
3. 強迫性障害
4. 全般性不安障害
5. PTSD〈外傷後ストレス障害〉

回避

ここがポイント
選択肢のなかで，「回避」がみられるのは，PTSDです．PTSDでは，外傷を想起させる活動，状況，手がかりからの**回避**がみられます．

解答…5

外傷後ストレス障害（PTSD）

CHECK LIST

- ☐ 大きなストレスを経験した後に，心気状態，不安状態，抑うつ状態が続く状態を何という？
  - A. **外傷後ストレス障害（post-traumatic stress disorder；PTSD）**
- ☐ 喜びや楽しみを感じないのは？
  - A. **アンヘドニア（無快楽症）**
- ☐ PTSDとアルコール乱用の関係は？
  - A. **恐怖の記憶などを忘れようとしてアルコール乱用の要因となる**
- ☐ 小さな物音にも敏感に反応する状態は？
  - A. **過覚醒**
- ☐ PTSDの潜伏期間は？
  - A. **外傷後，数週～6か月以内**
- ☐ PTSDの症状の持続は？
  - A. **1か月以上続く**
- ☐ 外傷的出来事に遭遇した現場を避けて通るのは？
  - A. **回避**
- ☐ 外傷的出来事の夢を繰り返し見るのは？
  - A. **フラッシュバック**

Summaries …要点を覚えよう！

5-14 外傷後ストレス障害（PTSD）

▶ **原因**

自然災害，人工災害，激しい事故，他人の変死の目撃，拷問，テロリズム，レイプ，犯罪の犠牲などによる著しく脅威的・破局的性質の出来事や状況によって引きおこされた**ストレス**が原因となり発症します．

▶ **発症**

PTSDはストレスに対する遅延した反応であり，トラウマ体験から**数週～6か月以内**の潜伏期間を経て発症します．

▶ **症状**

無感覚と**情動鈍化**，他人からの**離脱**，**周囲への鈍感さ**，**アンヘドニア（無快楽症）**，トラウマを想起させる活動・状況・手がかりからの**回避**，回想や夢のなかで反復してトラウマを再体験するエピソード（**フラッシュバック**）がみられます．ストレスや反応を想起させるような刺激に誘発されて恐怖，パニック，攻撃性が生じることもあります．また，自律神経の過覚醒状態，強い驚愕反応，不眠が認められ，不安や抑うつも伴いやすく，自殺念慮もみられます．

▶ **経過**

経過は動揺しますが，回復は期待できます．約半数の症例では3か月以内に症状が回復しますが，1年以上症状が続く場合もあります．一部は多年にわたって慢性に経過し，持続的パーソナリティ変化へ移行することもあります．

器質性精神障害（認知症など）

問題-1 Alzheimer型認知症について正しいのはどれか．〔49AM098〕
1. 段階状に増悪する．
2. 女性より男性に多い．
3. 意味記憶の障害で発症することが多い．
4. 人物の見当識より時間の見当識が障害されやすい．
5. 軽度認知障害の80％はAlzheimer型認知症に移行する．

解法ポイント

Alzheimer型認知症

選択肢マル覚え
1. Alzheimer型認知症は**徐々に進行**する．段階状に増悪するのは**脳血管性認知症**である．
2. Alzheimer型認知症は**女性**に多い．
3. Alzheimer型認知症では個人的な体験や出来事の記憶である**エピソード記憶**が障害されやすい．これに対して，体で覚えた米をとぐなどの技術の記憶である**手続き記憶**は障害されにくく，末期まで維持される〔5-15 参照〕．
4. **時間 → 場所 → 人物 → 自己**の順に見当識障害がおこる．
5. 軽度認知障害の**10％**はAlzheimer型認知症に移行する．

⚠ ここがポイント

　Alzheimer病（Alzheimer型認知症）は，大脳皮質の神経細胞が異常に老化することによって広範囲に変性・脱落する進行性の疾患です〔5-16 参照〕．多くは**孤発性**ですが，**家族性**に発現する場合もあります．発生率は**男性**より**女性**のほうが高くなっています．40歳代からの発症もみられますが，高齢になるにつれて発病率が高くなります．40～65歳の中年期・初老期に発症する**早発型**と，65歳以上に発症する**晩発型**（Alzheimer型老年認知症）があります．早発型Alzheimer病は，晩発型に比べて，前頭葉・側頭葉症状が強く，速く進行します．

　認知症を主症状とする**大脳皮質変性疾患**（原因不明で，特定部位の神経細胞に変性と脱落をもたらし，慢性または亜急性の経過をたどる一群の疾患）には，① **Alzheimer病**，② **Lewy（レヴィー）小体型認知症**，③ **前頭側頭型認知症（Pick病）**の3疾患があります．このうちAlzheimer病が最も多く，次いでLewy小体型認知症が続きます．前頭側頭型認知症の頻度は比較的少なく，Alzheimer病の**約7～10％**となっています．このほかに脳血管障害（脳梗塞，脳出血，くも膜下出血）により生じる**脳血管性認知症**があります．これら認知症を呈する4疾患の特徴を理解することが大切です〔5-17 参照〕．

解答…4

問題-2 Alzheimer型認知症と比較してLewy小体型認知症に特徴的なのはどれか．〔50AM096〕
1. 常同行動
2. 取り繕い
3. 物盗られ妄想
4. 繰り返される幻視
5. 初期からの記憶障害

Alzheimer 型認知症と Lewy 小体型認知症の比較

1. 常同行動(同じ場所を周遊する，同じ椅子に座る)は前側頭型認知症(Pick 病)の特徴である．
2. 取り繕い(言い訳をして取り繕うとする)は Alzheimer 型認知症の特徴である．
3. もの盗られ妄想(「盗られた」という嘘の体験を作り上げる)は Alzheimer 型認知症の特徴である．
4. 繰り返される幻視は Lewy 小体型認知症の特徴である．
5. 初期からの記憶障害は Alzheimer 型認知症の特徴である．

ここがポイント

　もの盗られ妄想は Alzheimer 型認知症の特徴であり，「いつどこで何をした」という体験の一連の記憶であるエピソード記憶が障害されるためにおこります．これは「大事な物をしまった」という体験自体を忘れ，欠落した記憶を取り繕うために「盗られた」という嘘の体験をつくりあげる「作話」(Korsakoff 症候群)によっておこります．また，Alzheimer 型認知症では，覚えていないことやわからないことを質問されても「わかりません」と答えるのではなく，なんらかの言い訳をしてうまく取り繕おうとしますが，このような「取り繕い」は記憶の欠落によるものです．

　記憶は ① 記銘，② 保持，③ 想起(再生)の 3 段階からなります．加齢による物忘れでは脳の生理的機能の低下によって想起が低下し，思い出すまでに時間がかかりますが，Alzheimer 型認知症では，主として記銘を行う海馬の障害により，新しいことを記憶することができなくなる記銘力障害がみられます．Alzheimer 型認知症では，少し前の体験そのものを忘れ，何度も同じことを尋ねることがありますが，これは数分前から数か月前の最近の記憶である近時記憶が障害されるためです．症状が進行すると，やがて保持，想起も障害されるようになります．

解答…4

問題-3 Lewy 小体型認知症に特徴的なのはどれか．〔49AM096〕
1. 幻視
2. 感情失禁
3. 滞続言語
4. 錐体路徴候
5. 時刻表的行動

Lewy 小体型認知症 ①

1. 現実的で詳細な内容の幻視は Lewy 小体型認知症の特徴である．
2. 感情失禁(感情や欲求のコントロールができない)は脳血管性認知症の特徴である．
3. 滞続言語(会話中に同じ言葉を繰り返す)は前頭側頭型認知症(Pick 病)の特徴である．
4. 錐体路徴候(筋緊張の亢進，病的反射の亢進，運動麻痺)は脳血管障害にみられる．Lewy 小体型認知症では，歩行障害や筋固縮などのパーキンソニズム(錐体外路徴候)がみられる．
5. 時刻表的行動(毎日同時刻に行動する)は前頭側頭型認知症(Pick 病)の特徴である．

ここがポイント

　老年期に発症する Lewy 小体型認知症(びまん性 Lewy 小体病)は，Alzheimer 病の次に多い変性性認知症疾患で，認知症高齢者の 20% 以上にみられます．

　Lewy 小体型認知症は，① 幻視やせん妄などの意識状態の変動，② 緩徐に進行する認知症，③ 歩行障害や筋固縮などの錐体外路症状(パーキンソニズム)，④ 大脳皮質から脳幹の神経細胞内にみられる

Lewy 小体(円形異常構造物)の出現, ⑤ 後頭葉を中心とした血流低下を特徴とします.
原因不明で, 予防法や治療法はありませんが, 本疾患の認知症には抗認知症薬が有効です.

解答…1

問題-4 Alzheimer 型認知症と比べて Lewy 小体型認知症で特徴的な症状はどれか. 〔44PM093〕

1. 失認
2. 幻視
3. 脱抑制
4. 反響言語
5. 感情失禁

Lewy 小体型認知症 ②

1. 失行・失認は Alzheimer 型認知症の特徴である.
2. 幻視は Lewy 小体型認知症の特徴である.
3. 脱抑制(物を盗むなどの反社会的行動, 道徳観の低下)は前頭側頭型認知症(Pick 病)の特徴である.
4. 反響言語(相手の言葉のオウム返し)は前頭側頭型認知症(Pick 病)の特徴である.
5. 感情失禁(些細な刺激で泣いたり, 笑ったりする)は脳血管性認知症の特徴である.

❗ ここがポイント
Lewy 小体型認知症では, 数分〜数日の間隔で認知機能が変動し, 傾眠やせん妄がみられます. このような認知機能の変動と連動して, 「知らない子どもが部屋で遊んでいる」など, 人, 虫, 小動物が見える臨場感のある具体的な幻視がみられます.

解答…2

問題-5 Lewy 小体型認知症に伴うことが多いのはどれか. 〔53AM089〕

1. 幻視
2. 失語症
3. 高血圧
4. 聴覚障害
5. 入眠障害

Lewy 小体型認知症 ③

❗ ここがポイント
Lewy 小体型認知症は老年期に発症し, ① 進行性の認知機能障害, ② 幻視などの特有の精神症状, ③ パーキンソニズムを特徴とする神経変性疾患です. Alzheimer 型認知症, 脳血管性認知症とともに三大認知症の1つとされています.

解答…1

問題-6 前頭側頭型認知症(Pick 病)に特徴的な症状はどれか. 2つ選べ. 〔47AM096〕

1. 幻視
2. 考え不精
3. 替え玉妄想
4. 時刻表的行動
5. 物盗られ妄想

前頭側頭型認知症(Pick 病) ①

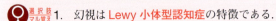
1. 幻視は Lewy 小体型認知症の特徴である.
2. 考え不精は相手の質問をはぐらかすことで, 前頭側頭型認知症(Pick 病)の特徴である.

3. 替え玉妄想は「目の前にいる家族が実は偽者で，本当の妻や娘はどこか別のところにいる」と主張するもので，**カプグラ症候群**とも呼ばれ，**Lewy 小体型認知症**に特徴的である．
4. 時刻表的行動は毎日同じ時間に行動することで，**前頭側頭型認知症（Pick 病）**の特徴である．
5. もの盗られ妄想は「盗られた」という嘘の体験を作り上げることで，**Alzheimer 型認知症**の特徴である．

> **⚠ ここがポイント**
>
> 前頭側頭型認知症（Pick 病）は，Alzheimer 病とともに**初老期認知症**の代表的疾患です．前頭側頭型認知症は**中年期・初老期（40～60 歳代）**に発症し，特徴的な人格変化，行動異常がみられ，進行すると**前頭葉**と**側頭葉**に萎縮性病変を認めます．孤発性の発症で，原因不明で，症状は 6～8 年かけて徐々に進行します．認知症はある程度進行した後に出現します．
>
> 前頭側頭型認知症の特徴は，① 相手の質問をはぐらかす**考え不精**，② 会話中に同じ言葉を繰り返す**滞続言語**，③ 毎日同じ時間に行動する**時刻表的行動**，④ 周囲の状況を気にせず悪ふざけをしたり，身勝手な行動をとったりする**脱抑制**です．

解答…**2，4**

問題-7 Alzheimer 病と比べ Pick 病で特徴的な症状はどれか．2 つ選べ．〔43PM093〕

1. 失行
2. 人格変化
3. 滞続言語
4. 記銘力障害
5. パーキンソニズム

解法ポイント

前頭側頭型認知症（Pick 病）②

1. Alzheimer 病と比べて失行・失認は**少ない**．
2. 特有な**人格変化**や**問題行動・態度**を特徴とする．
3. 会話中に同じ言葉を繰り返す**滞続言語**が特徴である．
4. 記銘力障害は **Alzheimer 病**に特徴的な症状である．
5. パーキンソニズムは Alzheimer 病にもみられ，Pick 病に特徴的な症状ではない．

> **⚠ ここがポイント**
>
> Pick 病の特徴は，① **人格変化**，② **滞続言語**，③ **時刻表的行動**です．病識は欠如し，前頭葉・側頭葉に萎縮や血流障害が認められます．病変部位では神経細胞が脱落し，残存する神経細胞内には **Pick 小体**と呼ばれる**銀染色**で染まる**封入体**が出現します．大脳皮質には**グリア線維**が増生しています．予防や治療法はありませんが，問題となる精神症状や行動に対しては対症的に**向精神薬**が投与されます．
>
> Pick 病の症状経過については 5-18 を参照してください．

解答…**2，3**

問題-8 疾患と病変の組み合わせで正しいのはどれか．〔48AM097，52PM097〕

1. Lewy 小体型認知症 ── 白質の病変
2. Alzheimer 型認知症 ── 大脳皮質の老人斑
3. 血管性認知症 ── 黒質の神経細胞脱落
4. 大脳皮質基底核変性症 ── 運動ニューロン病変
5. 前頭側頭型認知症 ── 大脳皮質の腫大神経細胞

認知症を呈する疾患とその特徴

1. Lewy 小体型認知症では大脳皮質などの中枢神経系に広範囲に Lewy 小体が出現する．
2. Alzheimer 型認知症では大脳皮質に老人斑（アミロイドベータ：Aβ の沈着像）と，Alzheimer 型神経原線維変化が広範囲にみられる．
3. 血管性認知症では灰白質，白質に広範囲にわたる虚血がみられる．
4. 大脳皮質基底核変性症では，大脳皮質と皮質下神経核（黒質と淡蒼球）の神経細胞が脱落し，Parkinson 病様症状（筋肉の固縮・動作緩慢・歩行障害など）と大脳皮質症状（失行・失語など）が同時におこるが，運動ニューロン疾患ではない．
5. 前頭側頭型認知症は，前頭葉と側頭葉の萎縮を特徴とする．

ここがポイント

Alzheimer 型認知症では，大脳皮質の神経細胞が高度に脱落し，残存する神経細胞内には針金様の異常構造物である神経原線維変化がみられます．また，大脳皮質には変性した神経終末により形成される老人斑がシミのように点在しています．これらの変化は側頭葉から頭頂葉皮質にかけて最も出現します．老人斑の中心部にあるアミロイド線維には通常の生体には存在しない β 蛋白が蓄積しています．この異常蛋白の生成には，血清蛋白の 1 つであるアポリポ蛋白 E4 の関与が指摘されています．

Lewy 小体型認知症では大脳皮質などの中枢神経系に広範囲に Lewy 小体が出現するのに対して，Parkinson 病では脳幹（特に中脳の黒質）に Lewy 小体がみられます．

解答…2

問題-9 器質性精神障害について正しいのはどれか．〔53AM097〕

1. 妄想はみられない．
2. 安定した人格を認める．
3. 記憶障害はみられない．
4. 抗精神病薬は投与しない．
5. 心理的要因の影響を受ける．

器質性精神障害

1. 妄想がみられる．
2. 人格変化を認める．
3. 記憶障害がみられる．
4. 抗精神病薬を投与する．
5. 心理的要因の影響を受ける．

ここがポイント

器質性精神障害は明らかな脳の障害に基づく精神障害の総称です．

解答…5

問題-10 精神遅滞を生じる疾患のうち，先天性代謝異常が原因であるのはどれか．〔52PM096〕

1. Down 症候群
2. 結節性硬化症
3. 神経線維腫症
4. Turner 症候群
5. フェニルケトン尿症

先天性代謝異常

ここがポイント

精神遅滞を生じる疾患のうち，先天性代謝異常が原因であるのは**フェニルケトン尿症**です．この疾患は，**フェニルアラニン**の代謝経路の障害によって引きおこされる先天性アミノ酸代謝異常症の一種です．

解答…5

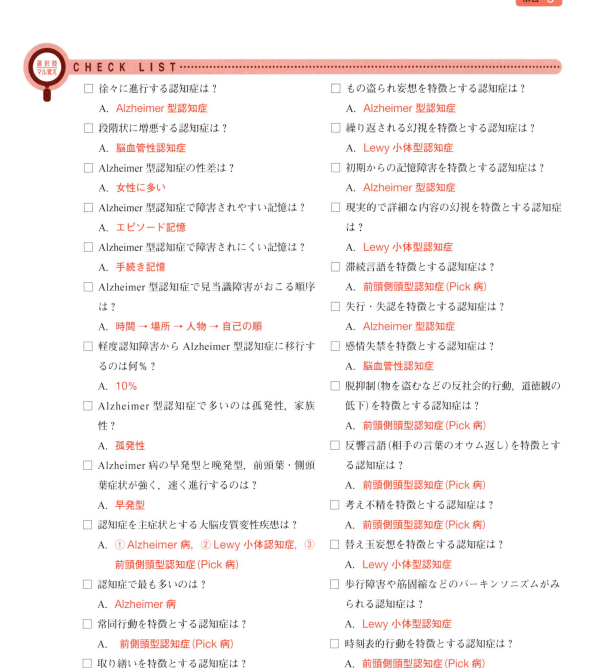

CHECK LIST

- ☐ 徐々に進行する認知症は？
  - A. Alzheimer 型認知症
- ☐ 段階状に増悪する認知症は？
  - A. 脳血管性認知症
- ☐ Alzheimer 型認知症の性差は？
  - A. 女性に多い
- ☐ Alzheimer 型認知症で障害されやすい記憶は？
  - A. エピソード記憶
- ☐ Alzheimer 型認知症で障害されにくい記憶は？
  - A. 手続き記憶
- ☐ Alzheimer 型認知症で見当識障害がおこる順序は？
  - A. 時間 → 場所 → 人物 → 自己の順
- ☐ 軽度認知障害から Alzheimer 型認知症に移行するのは何％？
  - A. 10％
- ☐ Alzheimer 型認知症で多いのは孤発性，家族性？
  - A. 孤発性
- ☐ Alzheimer 病の早発型と晩発型，前頭葉・側頭葉症状が強く，速く進行するのは？
  - A. 早発型
- ☐ 認知症を主症状とする大脳皮質変性疾患は？
  - A. ① Alzheimer 病，② Lewy 小体認知症，③ 前頭側頭型認知症（Pick 病）
- ☐ 認知症で最も多いのは？
  - A. Alzheimer 病
- ☐ 常同行動を特徴とする認知症は？
  - A. 前側頭型認知症（Pick 病）
- ☐ 取り繕いを特徴とする認知症は？
  - A. Alzheimer 型認知症
- ☐ もの盗られ妄想を特徴とする認知症は？
  - A. Alzheimer 型認知症
- ☐ 繰り返される幻視を特徴とする認知症は？
  - A. Lewy 小体型認知症
- ☐ 初期からの記憶障害を特徴とする認知症は？
  - A. Alzheimer 型認知症
- ☐ 現実的で詳細な内容の幻視を特徴とする認知症は？
  - A. Lewy 小体型認知症
- ☐ 滞続言語を特徴とする認知症は？
  - A. 前頭側頭型認知症（Pick 病）
- ☐ 失行・失認を特徴とする認知症は？
  - A. Alzheimer 型認知症
- ☐ 感情失禁を特徴とする認知症は？
  - A. 脳血管性認知症
- ☐ 脱抑制（物を盗むなどの反社会的行動，道徳観の低下）を特徴とする認知症は？
  - A. 前頭側頭型認知症（Pick 病）
- ☐ 反響言語（相手の言葉のオウム返し）を特徴とする認知症は？
  - A. 前頭側頭型認知症（Pick 病）
- ☐ 考え不精を特徴とする認知症は？
  - A. 前頭側頭型認知症（Pick 病）
- ☐ 替え玉妄想を特徴とする認知症は？
  - A. Lewy 小体型認知症
- ☐ 歩行障害や筋固縮などのパーキンソニズムがみられる認知症は？
  - A. Lewy 小体型認知症
- ☐ 時刻表的行動を特徴とする認知症は？
  - A. 前頭側頭型認知症（Pick 病）

- ☐ 大脳皮質の老人斑を特徴とする認知症は？
  - A. Alzheimer型認知症
- ☐ 「いつどこで何をした」という体験の一連の記憶を何という？
  - A. エピソード記憶
- ☐ 記憶の3段階は？
  - A. ①記銘，②保持，③想起（再生）
- ☐ 感情や欲求のコントロールができない症状を何という？
  - A. 感情失禁
- ☐ Alzheimer病の次に多い変性性認知症疾患は？
  - A. Lewy小体認知症（びまん性Lewy小体病）

Summaries …要点を覚えよう！

5-15 記憶の分類

記憶は保持時間によって短期記憶と長期記憶に分けられます．さらに，長期記憶は言語やイメージとして意識化できる陳述記憶と意識にのぼらない非陳述記憶に大別されます．

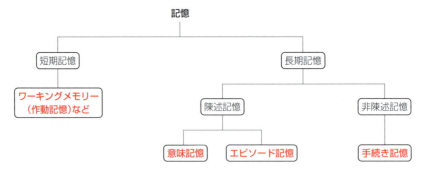

- ワーキングメモリー（作動記憶）：感覚装置から入力された情報を一時的に保持するための記憶
- 意味記憶：知識や社会的常識など学習して得た記憶
- エピソード記憶：思い出や個人の生活史など「いつ，どこで，何をした」かという記憶
- 手続き記憶：運動技能や習慣的行動のように手順や手続きを自動的に再現できる体で覚えた記憶

5-16 Alzheimer（アルツハイマー）病（Alzheimer型認知症）の病期

病期	症状・状態
第1期（初期）	徐々に進行する物忘れ（記憶障害），時間や場所に関する失見当識，理解や判断，思考力などの知的機能が全般的に低下し，意欲の減退，失行・失認がみられる．最も多いのは視空間失認で，外出しても目的の場所がわからなくなったり，自宅に帰れなくなったりする．記憶が低下し，自宅内に置いた物の場所がわからなくなり，もの盗られ妄想がみられるようになる．この時期は，表面的であっても疎通性は保たれ，会話もできる．自分の能力低下を自覚して混乱したり，抑うつ的になったり，あれこれ弁解することもできる．態度やふるまいもまとまり，人格は保たれている．
第2期（中期）	了解は悪くなり，自分の意思を表現することができなくなる．語間代，反響言語，保続などの言語異常がみられ，失行・失認などの頭頂葉・後頭葉症状が目立つようになる．着衣失行（衣服の着脱ができない），観念失行（食事や洗面，火の始末などの日常動作ができない）がみられ，日常生活でも介護を要するようになる．特に視覚系の認知機能が障害され，同胞や子ども，知人の顔を見てもわからず（人物誤認），外出すると帰宅が不能になり，自宅や病院，施設のトイレの位置がわからなくなる．
第3期（末期）	精神機能が高度に荒廃した状態で，会話はほとんどみられなくなり，疎通性も失われ，自動的な語間代，保続などのみとなる．筋固縮や動作緩慢などのParkinson（パーキンソン）症候群や小股歩行，けいれん発作，前頭葉徴候である吸引反射や把握反射が出現し，失外套症候群（大脳皮質の損傷によって大脳皮質の機能が完全に失われてしまった状態）を呈するようになる．

5-17 認知症を呈する4疾患

認知症を呈するAlzheimer病，Lewy（レヴィー）小体型認知症，前頭側頭型認知症〔Pick（ピック）病〕，脳血管性認知症について，表にまとめます．

	Alzheimer病	Lewy小体型認知症	Pick病	脳血管性認知症
障害部位	側頭葉，海馬，帯状回	後頭葉	前頭葉，側頭葉	梗塞・出血領域
症状	記憶障害，失行・失認，妄想	パーキンソニズム，幻視，認知機能の動揺，REM睡眠行動異常症	人格変化，滞続言語（保続），時刻表的行動（常同行動），反社会的行動	まだら認知症，情動失禁，麻痺，嚥下障害
病識の有無	欠如（初期はあり）	欠如	欠如	あり
男女比	女性に多い	男性に多い	性差なし	男性に多い
異常蛋白の種類	タウ，アミロイドβ	αシヌクレイン	ユビキチン，TDP-43	なし

5-18 前頭側頭型認知症（Pick病）の病期

病期	症状・状態
第1期（初期）	人格変化，行動上の問題がみられるようになる．判断力，道徳感情，抑制力が低下し，反社会的行動がみられるようになる．本人に病識はないが，仕事の能率が低下し，外出や徘徊がみられ，無気力や無関心となる．Alzheimer病のように記憶や視空間認知に障害はみられない．
第2期（中期）	次第に意欲が低下し，無欲状態，他人への無関心，無頓着となり，相手を無視したり，小馬鹿にしたり，診察時に不真面目な印象を与えるなどの対人的対応がみられる．徘徊や多動，保続，常同行動もみられ，言語数は次第に減少し，種々の言語症状がみられる．
第3期（末期）	精神状態の荒廃が進み，無言・無動状態となり，Parkinson症候群や深部反射の亢進などが出現する．Alzheimer病との鑑別が不可能となる．

55 パーソナリティ障害

問題 - 1 見捨てられ不安を特徴とするのはどれか．〔48AM099（類似問題 51AM099）〕

1. 演技性パーソナリティ障害
2. 境界性パーソナリティ障害
3. 強迫性パーソナリティ障害
4. 非社会性パーソナリティ障害
5. 統合失調質パーソナリティ障害

パーソナリティ障害の類型 ①

! ここがポイント

　一般には，情意面を示す**性格**と知的面を示す**知能**を合わせたものを**人格**といいますが，精神医学でいう人格は**性格**に近く，その人自身を意味する言葉として用いられます．以前には「人格障害」という用語が用いられてきましたが，「患者の人格否定につながる用語」となることから「**パーソナリティ障害**」という用語が用いられるようになっています．

　パーソナリティ障害にはいくつかの類型がありますが，選択肢のなかで見捨てられ不安を特徴とするのは，**境界性パーソナリティ障害**です．境界性パーソナリティ障害では，他人に見捨てられるかもしれないという「見捨てられ不安」がみられ，そのような状況を避けようとします．また，**依存性パーソナリティ障害**でも，親密な関係をもっている人から見捨てられるのではという不安がみられます．

　他の類型については 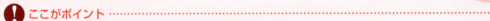 を参照してください．

解答…2

問題 - 2 親しい人間関係を構築できず，奇異な考え方や風変わりな行動が継続してみられ，パーソナリティ障害を指摘された．最も考えられるのはどれか．〔53AM100〕

1. 演技性パーソナリティ障害
2. 依存性パーソナリティ障害
3. 統合失調型パーソナリティ障害
4. 猜疑性〈妄想性〉パーソナリティ障害
5. シゾイド〈統合失調質〉パーソナリティ障害

パーソナリティ障害の類型 ②

! ここがポイント

　親しい人間関係を構築できず，奇異な考え方や風変わりな行動が継続してみられるパーソナリティ障害は**統合失調型パーソナリティ障害**です．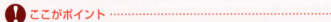

　統合失調型パーソナリティ障害では統合失調症の無関心，疎通性の乏しさ，自閉，無感動がみられ，他者との交流が少なく，家族とも密接な関係を持ちません．また，社会的に超然としていて，狭い領域で成果を上げることもありますが，空想と内省に没頭し，孤立した生活を送ります．

解答…3

問題-3 パーソナリティ障害と特徴の組み合わせで正しいのはどれか．〔50PM099〕

1. 依存性パーソナリティ障害 —— 嗜癖
2. 演技性パーソナリティ障害 —— 被暗示性
3. 回避性パーソナリティ障害 —— 冷淡
4. 統合失調質パーソナリティ障害 —— 攻撃性
5. 非社会性パーソナリティ障害 —— 几帳面

パーソナリティ障害の特徴

1. **依存性パーソナリティ障害**：他人に過度に依存する障害であり，嗜癖とは関係がない．嗜癖とはある特定の物質や行動や人間関係を好むことをいう．
2. **演技性パーソナリティ障害**：誇張され，演技的な自己表現と浅薄で不安定な感情の表出を特徴とし，**被暗示性**（暗示にかかりやすいこと）に富む．
3. **回避性（不安性）パーソナリティ障害**：緊張と心配が感情を支配し，自分に自信がない．冷淡さを特徴とするのは**非社会性パーソナリティ障害**である．
4. **統合失調質（シゾイド）パーソナリティ障害**：無関心，疎通性の乏しさ，自閉，無感動がみられる．他者との交流が少なく，家族とも密接な関係をもたない．攻撃性は**非社会性パーソナリティ障害**の特徴である．
5. **非社会性（反社会性）パーソナリティ障害**：フラストレーションや挫折体験に弱く，暴力的な**攻撃性**の発散をしやすい．他人の感情に対して**冷淡**かつ**無関心**で，他人を非難する傾向があり，社会との衝突を合理化する傾向が強い．几帳面は**強迫性パーソナリティ障害**の特徴である．

ここがポイント

演技性パーソナリティ障害では，**被暗示性**が高く，人の影響を受けやすい特徴を有します．

解答…2

問題-4 青年期心性に関連するのはどれか．〔40PM058を一部改変〕

1. 境界性人格障害
2. 強迫性人格障害
3. 破瓜型統合失調症
4. アスペルガー症候群
5. 多動性障害（注意欠陥多動性障害）

青年期心性

ここがポイント

心性とは心のあり方の特徴であり，青年期心性と関連するのは**境界性パーソナリティ障害**（境界性人格障害）です．一般に，青年期には種々の内的葛藤が他者および自己に向かって行動化されます．他者に向かう場合は，暴力行為（家庭内暴力，校内暴力）や破壊，いじめ，素行障害，非行，犯罪などとなって現れ，自己に向かう場合は，自傷行為（リストカット），自殺，薬物乱用，性的非行，不登校，摂食障害，**境界性パーソナリティ障害**（対人関係，自己像，感情の不安定性と著しい衝動性を示す）などとして現れます．

解答…1

CHECK LIST

- □ 特定の物質や行動や人間関係を好むことを何という？
  - A. 嗜癖
- □ 心のあり方の特徴を何という？
  - A. 心性
- □ 見捨てられ不安を特徴とするパーソナリティ障害は？
  - A. 境界性パーソナリティ障害，依存性パーソナリティ障害
- □ 他人に過度に依存するパーソナリティ障害は？
  - A. 依存性パーソナリティ障害
- □ 誇張され，演技的な自己表現と，浅薄で不安定な感情の表出を特徴とするパーソナリティ障害は？
  - A. 演技性パーソナリティ障害
- □ 緊張と心配が感情を支配し，自分に自信がないパーソナリティ障害は？
  - A. 回避性(不安性)パーソナリティ障害
- □ 無関心，疎通性の乏しさ，自閉，無感動がみられるパーソナリティ障害は？
  - A. 統合失調質パーソナリティ障害
- □ フラストレーションや挫折体験に弱く，暴力的な攻撃性の発散をしやすいパーソナリティ障害は？
  - A. 非社会性(反社会性)パーソナリティ障害
- □ 青年期心性と関連するパーソナリティ障害は？
  - A. 境界性パーソナリティ障害
- □ 親しい人間関係を構築できず，奇異な考え方や風変わりな行動が継続してみられるパーソナリティ障害は？
  - A. 統合失調型パーソナリティ障害

Summaries …要点を覚えよう!

5-19 パーソナリティ障害の類型の特徴

▶ 猜疑性(妄想性)パーソナリティ障害
すべてを**悪意**にとり，疑い深く，**被害者意識**が強く，自分勝手な意味づけをします．他人に退けられたり，拒まれたりすることに敏感で，そうした状況を体験すると恨み続けます．自尊心が強く，一般的な出来事についても根拠のない疑いを抱きます．統合失調症の被害妄想に類似します．

▶ シゾイド(統合失調質)パーソナリティ障害[注]
社会的関係からの離脱，対人関係の場合での情動表現の範囲の限定などがみられ，家族とも密接な関係をもちたいと思いません．ほとんどいつも孤立した行動を選択します．

▶ 統合失調型パーソナリティ障害
統合失調症の**無関心**，**疎通性**の乏しさ，**自閉**，**無感動**がみられます．他者との交流が少なく，家族とも密接な関係をもちません．社会的に超然としていて，狭い領域で成果を上げることもありますが，空想と内省に没頭し，孤立した生活を送ります．

▶ 反社会性(非社会性)パーソナリティ障害
フラストレーションや挫折体験に弱く，暴力的な**攻撃性**の発散をすることがあります．他人の感情に対して**冷淡**かつ**無関心**で，他人を非難する傾向があり，社会との衝突を合理化する傾向が強くみられます．人間関係を築くことは困難ではありませんが，持続的な人間関係を維持できません．罪悪感を感じることができず，罰を受けても学べず，社会的規範，規則，責務に対して，無責任で，無視します．

▶ 境界性パーソナリティ障害
対人関係，自己像，情動などの不安定性および著しい衝動性がみられます．見捨てられることを避けようとするなりふりかまわない努力がみられます．

▶ 演技性パーソナリティ障害
誇張され，演技的な自己表現と浅薄で不安定な感情の表出を特徴とし，**被暗示性**に富みます．自分の身体的な魅力を追い求め熱中します．自分が注目の的になるような外見や行動をとります．自己中心的で身勝手ですが，他人に理解されたいという熱望をもちます．感情は傷つきやすく，欲求達成のために他人を操作します．

▶ 情緒不安定性パーソナリティ障害
感情不安定なため，結果を考えずに**衝動的**に行動します．計画性がなく，強い怒りが突発し，しばしば暴力行為に至ります．衝動性が前景にある**衝動型**と，情緒不安定，自己像，自我同一性が不明瞭で空虚感がある**境界型**に区分されますが，両者に衝動性と自己統制の欠如がみられます．

- **衝動型**：情緒の不安定と衝動が統制できない．暴力や威嚇行為が突発する．
- **境界型**：情緒の不安定さに加え，自己像が不明瞭ないし混乱している．絶えず空虚感がある．激しく不安定な対人関係に入り込む傾向をもち，感情的な危機を繰り返し，自暴自棄にならないように過度な努力，自殺の脅しや自傷行為を伴う．他人，特に治療者から見捨てられるのではないかという不安(見捨てられ不安)があり，それを回避しようとする．

▶ 強迫性パーソナリティ障害
過剰な疑いと警戒感情があり，強情です．規則，順序，予定などにこだわります．過度に誠実，**几帳面**で，人間関係をこわすほど没入し，完全癖のために仕事を終わりにできません．自分のやり方に正確に従うように他人に強要することもあります．社会慣習に対して杓子定規で融通がききません．

▶ 回避性(不安性)パーソナリティ障害
緊張と**心配**が感情を支配し，自分が社会に不適格で，人柄に魅力がなく，どこか劣っていると考え，自信をもてません．他人に批判・拒否されることに対して過度の緊張と心配があり，びくびくしています．好かれていると確信できなければ，他人とかかわろうとせず，社会的・職業的活動を回避します．

▶ 依存性パーソナリティ障害
自分のことを自身でできないという恐れがあり，自分を無力・不完全・精力に欠けると感じ，不安・無力感を感じます．生活上の決定も，他人からの助言がなければ決断できません．他人の要求や意思に従い，依存している相手には，正当なことでも要求しません．親密な関係をもっている人から見捨てられるのではという不安があります．

注)統合失調型パーソナリティ障害と統合失調質パーソナリティ障害は異なった類型ですので注意が必要です．

臨床医学 56 摂食障害

問題-1 摂食障害でみられないのはどれか. 〔46AM100〕
1. 徐脈
2. 無月経
3. 低体温
4. 高血圧
5. 電解質異常

摂食障害

1. 神経性無食欲症では**徐脈**がみられる.
2. 神経性無食欲症では**無月経**がみられる.
3. 神経性無食欲症では**低体温**がみられる.
4. 神経性無食欲症では**低血圧**がみられる.
5. 摂食障害（神経性無食欲症・神経性大食症）では**電解質〔カリウム(K)，ナトリウム(Na)〕異常**がみられる.

ここがポイント

摂食障害は**心理的要因**に基づく食行動の障害であり，**神経性無食欲症**と**神経性大食症（過食症）**に分類されます〔5-20 参照〕．WHO の ICD-10 診断基準では，摂食障害は「生理的障害及び身体的要因に関連した行動症候群」に分類されています.

摂食障害では以下のような身体症状がみられます．摂食障害（神経性無食欲症）では高血圧ではなく，**低血圧**がみられます．なお，多くの場合，神経性大食症では**標準体重**を維持しています.

摂食障害	神経性無食欲症	低体重，**無月経**，脱水，腹部膨満感，**徐脈**，**低体温**，**低血圧**，浮腫，産毛の密生，嘔吐に伴う唾液腺腫脹，齲歯・エナメル質溶解，内分泌学的異常，種々の臓器不全，**電解質(K, Na)異常**，心電図異常，不整脈，骨粗鬆症
	神経性大食症（過食症）	月経異常，浮腫，唾液腺腫脹，齲歯・エナメル質溶解，食道の炎症とそれによる吐血，**電解質(K, Na)異常**とそれに伴う不整脈

解答…4

問題-2 神経性無食欲症について正しいのはどれか．2つ選べ．〔48PM099〕
1. 骨密度は増加する．
2. 消化管の吸収不全がある．
3. 食物に対する関心は低下する．
4. 自ら誘発する嘔吐がみられる．
5. ボディイメージのゆがみがある．

神経性無食欲症①

1. 栄養障害のため，骨密度は**減少**する．
2. 消化管の吸収不全は**ない**．
3. 食物に対する関心は低下**しない**．
4. 自ら誘発する嘔吐（**自己誘発嘔吐**）がみられる．
5. **ボディイメージのゆがみ**がある．

摂食障害

> **!** **ここがポイント**
>
> 神経性無食欲症では,社会的孤立,抑うつ,不安,強迫症状,完璧主義,頑固さ,性的関心の低下,盗み食い,独特の食べ方(刻んで食べる,油ものを避ける,食事開始までに時間がかかるなど)がみられます.体重が著しく減少しているにもかかわらず,大腿部や腹部などの体の一部分の変化に異常な執着をもち(**ボディイメージのゆがみ**),外出が困難になることもあります.また,肥満恐怖のための**食事制限**,**自己誘発性嘔吐**,**緩下剤の乱用**を伴い,隠れ食い,盗み食い,万引きなどがみられることもあります.やせ願望や肥満恐怖を否定し,「太りたい」と主張する場合もありますが,"やせ"を維持するための行動が止まらず,体重を増やそうとする行動は認められません.
>
> 解答…4, 5

問題-3 神経性無食欲症について正しいのはどれか. 〔53PM098〕

1. 頻脈になる.
2. 無月経になる.
3. 恥毛が脱落する.
4. 体温が上昇する.
5. 行動が不活発になる.

神経性無食欲症 ②

1. 神経性無食欲症では**徐脈**になる.
2. 神経性無食欲症では**無月経**になる.
3. 神経性無食欲症では**産毛が密生**する.
4. 神経性無食欲症では**体温が低下**する.
5. 神経性無食欲症では**行動が活発になることが多い**.

解答…2

問題-4 神経性大食症(過食症)について誤っているのはどれか. 〔40PM099〕

1. 絶食する時期がある.
2. 食べたことを忘れる.
3. 肥満への恐れを抱く.
4. 緩下剤の乱用がある.
5. 自ら誘発する嘔吐がある.

神経性大食症(過食症) ①

1. 神経性大食症では**絶食**する時期がある.
2. 神経性大食症で**食べたことを忘れることはない**.
3. 神経性大食症では**肥満への恐怖心**がある.
4. 神経性大食症では**緩下剤の乱用**がみられる.
5. 神経性大食症では自ら誘発する嘔吐(**自己誘発嘔吐**)がみられる.

> **!** **ここがポイント**
>
> 神経性大食症では,**むちゃ食いの反復**と体重増加防止のための**絶食**や**食事制限**,**自己誘発性嘔吐**,**下剤(緩下剤)の乱用**がみられます.食事摂取に対するコントロールが失われ,短時間に大量に食事を摂取します.また,① 食事制限による体重減少を達成できなかったことに対する**自己不全感**,② 反復されるむちゃ食い後の体重増加への**不安感**,③ むちゃ食いに対する**罪悪感**,④ 抑うつ,気分の易変動,⑤ 衝動性などが認められます.
>
> 神経性無食欲症にも共通していますが,過食に**自己誘発嘔吐**などの**代償行為**を伴う場合には,伴わない場合に比べて,自傷行為,自殺企図,アルコールや薬物乱用などの自己破壊的行為や万引き,性的逸

脱などの衝動行為が多くみられます．

解答…2

問題-5 神経性大食症について正しいのはどれか．〔52AM099〕
1. 女性より男性に多い．
2. 高カリウム血症がみられる．
3. 神経性無食欲症からの移行はない．
4. カロリーの低いものを過食することが多い．
5. 代償行動で最も多いのは自己誘発性嘔吐である．

神経性大食症（過食症）②

1. 神経性大食症は若い（10歳代後半〜20歳代前半）女性に多い．
2. 神経性大食症では低カリウム血症がみられる．
3. 神経性無食欲症から過食に移行することがある．
4. 神経性大食症ではカロリーの高いものを過食する傾向にある．
5. 神経性大食症では自ら誘発する嘔吐（自己誘発嘔吐）がみられる．自己誘発性嘔吐は代償行動で最も多い．

解答…5

CHECK LIST

- □ 心理的要因に基づく食行動の障害を何という？
  - A. 摂食障害
- □ 神経性無食欲症でみられるのは頻脈，徐脈？
  - A. 徐脈
- □ 神経性無食欲症でみられるのは高体温，低体温？
  - A. 低体温
- □ 摂食障害で異常がみられる電解質は？
  - A. K，Na
- □ 摂食障害を分類すると？
  - A. 神経性無食欲症と神経性大食症（過食症）
- □ 多くの場合，神経性大食症の体重はどうなっているか？
  - A. 標準体重が維持されている
- □ 神経性無食欲症の骨密度は？
  - A. 減少する
- □ 神経性無食欲症で消化管の吸収不全は？
  - A. ない
- □ 神経性無食欲症で食物に対する関心は？
  - A. 低下しない
- □ 神経性無食欲症で自己誘発嘔吐は？
  - A. みられる
- □ 神経性無食欲症でボディイメージは？
  - A. ゆがんでいる
- □ 神経性大食症では絶食する時期は？
  - A. ある
- □ 神経性大食症で食べたことを忘れることは？
  - A. ない
- □ 神経性大食症では肥満への恐怖心は？
  - A. ある
- □ 神経性大食症では緩下剤の乱用は？
  - A. みられる
- □ 神経性大食症では自己誘発嘔吐は？
  - A. みられる

Summaries …要点を覚えよう！

5-20 神経性無食欲症と神経性大食症（過食症）

▶ **神経性無食欲症**

10 歳代の女性に多くみられます．極端な**やせ願望**と**肥満恐怖**があり，自身の**身体像（ボディイメージ）**にゆがみがあります．低体重であることの深刻さを否定し，活動は活発です．

症状として，**無月経**（ゴナドトロピン分泌の低下による），便秘，低血圧，徐脈，低体温，産毛密生，毛髪脱落などをきたし，精神疾患（気分障害，不安障害）も合併していることがあります．

検査所見では，**電解質異常**（低 K 血症，低 Na 血症など），総コレステロール上昇，低血糖，甲状腺ホルモン・女性ホルモン（エストロゲン）の低下，骨密度低下などを認めます．

▶ **神経性大食症（過食症）**

10 歳代後半〜20 歳代前半の女性に多くみられます．**神経性無食欲症**から移行することもあります．**自己誘発嘔吐**や**緩下剤・利尿薬**乱用などの代償行動を伴います．

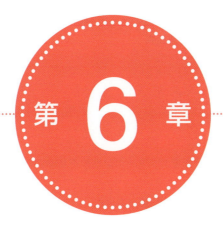

第6章

臨床心理学

㊼〜㊹

57 臨床心理検査法

問題-1 10歳児の知能を推定する最も有用な検査はどれか. 〔43PM060〕
1. 改訂日本版デンバー式発達スクリーニング検査（DDST）
2. 内田・クレペリン精神作業検査
3. WAIS-Ⅲ
4. WISC-Ⅲ
5. WPPSI

10歳児を対象とした知能検査

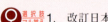

1. 改訂日本版デンバー式発達スクリーニング検査（DDST）：小児の精神発達をみるための検査である.
2. 内田・Kraepelin（クレペリン）精神作業検査：精神作業能力検査である.
3. WAIS-Ⅲ：16歳以上の成人を対象とした知能検査である.
4. WISC-Ⅲ：小児を対象とした知能検査である.
5. WPPSI：幼児を対象とした知能検査である.

ここがポイント

WAIS（Wechsler adult intelligence scale）は，Wechsler（ウェクスラー）が考案した検査法で，16歳以上の成人に用いられる検査法です．わが国では日本語改訂版（WAIS-R）が広く用いられています．言語性（verbal）テストと動作性（performance）テストからなり，それぞれ言語性IQと動作性IQが算出され，合わせて全体のIQが算出されます〔6-1▶参照〕．WISC（Wechsler intelligence scale for children）はWAISの小児版で，現在はWISC-Ⅲが用いられています〔6-2▶参照〕．

精神作業能力検査は，ある一定の作業を課して，それを遂行する行動と経過を観察し，結果の量と質について分析・解釈して，作業能力と合わせて人格特性を診断する検査です．内田・Kraepelin 精神作業検査やBourdon（ブルドン）抹消試験があります.

- **内田・Kraepelin 精神作業検査（内田・Kraepelin 連続加算法）**：Kraepelinによって始められた作業テストを内田勇三郎が発展させたもの．並べられた数字を連続加算し，1分ごとの作業量を測定する．5分作業，10分作業，15分作業がある．作業量，誤答率，初頭努力，休憩効果，作業曲線の型などから作業能力を中心とした性格を測定する.
- **Bourdon抹消試験**：図形を抹消する作業時間を測定し，注意力と持続性，意志などの能力を検査する.

解答…4

問題-2 WAIS-Rについて正しいのはどれか. 〔40PM061〕
1. 13歳以上から適用できる.
2. 言語性テストと動作性テストとからなる.
3. 人格特性を知ることができる.
4. 精神内界の葛藤を知ることができる.
5. 不安の防衛機制を知ることができる.

知能検査（WAIS-R）

1. **16歳以上**の成人に用いられる．
2. **言語性**（verbal）テストと**動作性**（performance）テストからなる．
3. 知能検査であり，人格特性を知ることは<u>できない</u>．
4. 精神内界の葛藤を知ることは<u>できない</u>．
5. 不安の防衛機制を知ることは<u>できない</u>．

解答…2

問題-3 知能検査はどれか．〔53PM085〕

1. ADHD-RS〈attention-deficit hyperactivity disorder rating scale〉
2. CARS〈childhood autism rating scale〉
3. JDDST-R〈改訂日本版デンバー式発達スクリーニング検査〉
4. PEP-3〈psychoeducational profile-3rd edition〉
5. WISC-Ⅲ

知能検査

1. ADHD-RSは**ADHD（注意欠陥/多動性障害）**の診断のためのスクリーニング検査である．
2. CARSは**小児自閉症評価尺度**である．
3. JDDST-Rは**発達スクリーニング検査**である．
4. PEP-3は**自閉症児・発達障害児教育診断検査**である．
5. WISC-ⅢはWAIS（16歳以上の成人に用いられる知能検査）の小児版である．

❗ ここがポイント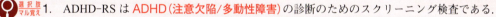
選択肢のなかで知能検査に分類されるのは**WISC-Ⅲ**です．

解答…5

問題-4 構成課題を含む検査はどれか．**2つ選べ**．〔48PM079〕

1. MMPI
2. MMSE
3. HDS-R
4. Rorschachテスト
5. Kohs立方体組合せテスト

構成課題を含む知能検査

❗ ここがポイント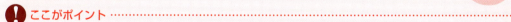
選択肢のなかで構成課題（見本のとおりにする課題）を含む検査は，**MMSE（mini-mental state examination）**と**Kohs（コース）立方体組合せテスト**です．
　MMSEは言語性と動作性の設問を含む**知能検査**であり，**図形模写**などの**構成課題**が含まれます．Kohs立方体組合せテストは**非言語性知能検査**であり，赤，白，青，黄色の立方体を用い，幾何学的図形を模倣させる構成課題が含まれています．

解答…2，5

問題-5
MMSE(mini-mental state examination)に含まれ，HDS-R(改訂長谷川式簡易知能評価スケール)には含まれない項目はどれか．〔50AM080〕

1. 計算
2. 見当識
3. 遅延再生
4. 構成課題
5. 言語流暢性課題

MMSE と HDS-R

ここがポイント

MMSE に含まれ，HDS-R には含まれないのは視空間認知や構成課題です．MMSE は HDS-R よりも記憶・見当識の点数が相対的に低くなっています．

解答…4

問題-6
右図を用いる検査はどれか．〔43PM061〕

1. WAIS-Ⅲ
2. 三宅式記銘力検査
3. Kohs(コース)立方体組合せテスト
4. 改訂長谷川式簡易知能評価スケール
5. ミニメンタルステート検査(MMSE)

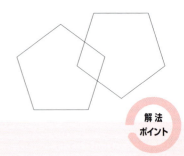

図を用いる知能検査

ここがポイント

MMSE の 11 番目の課題(最終課題)に，設問の図を模写する課題があります．

解答…5

問題-7
「野菜の名前をできるだけ多く言ってください」という課題で正しいのはどれか．2 つ選べ．〔41PM059 を改変〕

1. 改訂長谷川式簡易知能評価スケール(HDS-R)の一問にある．
2. 全般性注意の検査として利用されている．
3. エピソード記憶の障害の検出に有用である．
4. 1 分間に 20 種類以上解答できたときに正常と判定する．
5. 言語の流暢性の障害があると成績が低下する．

改訂長谷川式簡易知能評価スケール(HDS-R)

ここがポイント

改訂長谷川式簡易知能評価スケール(HDS-R)には，「知っている野菜の名前をできるだけ多く言ってください」という課題があります．野菜の名前を 10 種類答えられれば満点(5 点)となり，以下，9 個は 4 点，8 個は 3 点，7 個は 2 点，6 個は 1 点，0〜5 個は 0 点となります．約 10 秒待っても答えられない場合は打ち切りとなるため，言語障害(流暢性の障害)がある場合は点数が低くなります．

解答…1, 5

臨床心理検査法

問題 - 8 運動性失語があっても目的とする機能を適切に評価できる検査はどれか．〔42PM061〕
1. 三宅式記銘力検査
2. 田中・ビネー式知能検査
3. コース立方体組合せテスト
4. 改訂長谷川式簡易知能評価スケール
5. ミニメンタルステート検査（MMSE）

運動性失語があっても評価できる心理検査 ①

 ここがポイント

選択肢のなかで，運動性失語があっても適切に評価できるのは Kohs 立方体組合せテスト です．Kohs 立方体組合せテストは，赤，白，青，黄色の立方体を用い，幾何学的図形の模倣をさせる非言語性知能検査であるため，運動性失語があっても適切に評価することができます．

解答…3

問題 - 9 運動性失語があっても，目的とする機能を適切に評価できる検査はどれか．2つ選べ．〔47PM080〕
1. ベントン視覚記銘検査
2. 田中・ビネー式知能検査
3. レーブン色彩マトリクス検査
4. MMSE（Mini Mental State Examination）
5. HDS-R（改訂版長谷川式簡易知能スケール）

運動性失語があっても評価できる心理検査 ②

 ここがポイント

選択肢のなかから非言語性検査を選ぶ問題です．運動性失語があっても目的とする機能を適切に評価できるのは Benton（ベントン）視覚記銘検査 と Raven（レーブン）色彩マトリクス検査（Raven's colored progressive matrices；RCPM）です．
- **Benton 視覚記銘検査**：視覚認知，視覚記銘，視覚運動機能を視覚によって評価する視覚性記憶検査です．
- **Raven 色彩マトリクス検査**：表示された図案の欠落した模様に合ったものを6つの選択図案のなかから1つだけ選ぶ36問からなる検査で，45歳以上に適用されます．

解答…1，3

問題 - 10 語の流暢性課題を含む検査はどれか．〔52AM081〕
1. MMPI
2. MMSE
3. WCST
4. HDS-R
5. Rorschach テスト

語の流暢性課題を含む検査

ここがポイント

語の流暢性課題を含む検査は，「HDS-R」です．HDS-R は，年齢，時間の見当識，場所の見当識，単語の再生と遅延再生，計算，数字の逆唱，物品の視覚銘記，言語の流暢性の9項目からなる30点満点の認知機能検査です．

解答…4

問題-11 適切でない組み合わせはどれか．〔40PM060 を改変〕

1. 鈴木・ビネー式検査 —— 知能検査
2. Y-G 性格検査 —— 人格検査
3. 内田・クレペリンテスト —— 精神作業力検査
4. MMSE —— 認知症スクリーニング検査
5. CMI（Cornell medical index）—— 発達検査

心理検査の分類①

1. 鈴木・ビネー式検査は**知能検査**である．
2. Y-G 性格検査は**人格検査**（質問紙法）である．
3. 内田・Kraepelin テストは**精神作業能力検査**である．
4. MMSE は**知能検査**である．
5. CMI（Cornell medical index）は**人格検査**（質問紙法）である．

ここがポイント

心理検査は ① 知能検査, ② 人格検査, ③ その他の検査（精神作業能力検査, 発達検査など）に区分されます．人格検査は, 主に情意面の特性をとらえるもので, **質問紙法**と**投影法**があります．質問紙法は**意識的な表層の人格特性**を, 投影法は**無意識的な深層の人格特性**を引き出すものです．CMI は発達検査ではなく, 人格検査（質問紙法）です〔6-3 参照〕．主な心理検査を以下に示します．

知能検査		**鈴木・ビネー式検査**, WAIS（日本語改訂版は WAIS-R）, WISC（WAIS の小児版, 現在は WISC-Ⅲが用いられる）, Bender-Gestalt（ベンダー・ゲシュタルト）テスト（BGT）, 三宅式対連記銘力検査, Benton 視覚記銘検査, Kohs 立方体組合わせテスト, 改訂長谷川式簡易知能評価スケール（HDS-R）, MMSE
人格検査（パーソナリティ検査）	質問紙法	ミネソタ多面人格テスト（MMPI）, **Y-G 性格検査**, **CMI**, 顕在性不安尺度（MAS）, ティラーテスト, モーズレイ性格検査（MPI）
	投影法	Rorschach（ロールシャッハ）テスト, P-F スタディ, 文章完成テスト（SCT）, 絵画統覚検査（TAT）, **バウムテスト**, HTP テスト
精神作業能力検査		内田・Kraepelin 連続加算法, Bourdon 抹消試験

解答…5

問題-12 人格検査はどれか．2 つ選べ．〔46PM080〕

1. WISC-Ⅲ
2. 文章完成テスト
3. ロールシャッハテスト
4. 内田・クレペリンテスト
5. WCST（Wisconsin Card Sorting Test）

心理検査の分類②

1. WISC-Ⅲ（WAIS の小児版）は**知能検査**である．
2. 文章完成テストは**人格検査（投影法）**である．
3. Rorschach テストは**人格検査（投影法）**である．
4. 内田・Kraepelin テストは**精神作業能力検査**である．
5. WCST（Wisconsin Card Sorting Test）は**前頭葉機能**の国際的標準検査である．

解答…2, 3

問題-13 投影法検査はどれか．2つ選べ．〔47AM080〕

1. MMPI
2. P-Fスタディ
3. バウムテスト
4. 東大式エゴグラム
5. 内田・クレペリン精神テスト

人格検査（投影法）①

1. MMPI（ミネソタ多面人格テスト）は**人格検査（質問紙法）**である．
2. P-Fスタディ（絵画・欲求不満テスト）は**人格検査（投影法）**である．
3. バウムテスト（樹木画テスト）は**人格検査（投影法）**である．
4. 東大式エゴグラム（TEG）は**人格検査（質問紙法）**である．
5. 内田・Kraepelin精神テストは**精神作業能力検査**である．

ここがポイント

漠然とした模様，絵，文書などを被検者に示し，それに対する反応を自由に話させるか，記述させ，パーソナリティ（人格）の深層にある特性をとらえる検査が**投影法検査**です．質問紙法に比べて数量化した判定結果が出されず，解釈に熟練を要し，主観が入りやすいという欠点があります．
投影法検査には，Rorschachテスト，P-Fスタディ（絵画・欲求不満テスト），文章完成テスト（SCT），絵画統覚検査（thematic apperception test；TAT），バウムテスト（樹木画テスト），HTPテスト（家-木-人物画テスト）などがあります〔 6-4 参照〕．

解答…2，3

問題-14 投影法検査はどれか．2つ選べ．〔42PM060〕

1. MMPI
2. P-Fスタディ
3. Y-G性格検査
4. CMI
5. 文章完成法テスト

人格検査（投影法）②

ここがポイント

選択肢のなかで，投影法による人格検査は，P-Fスタディと文章完成（法）テストです．
質問紙法による人格検査には，①MMPI，②Y-G性格検査（Yatabe-Guilford personality test），③CMI，④顕在性不安尺度（MAS），⑤ティラーテスト（Taylor test），⑥モーズレイ性格検査（Maudsley personality inventory；MPI）があります．

解答…2，5

問題-15 投影法はどれか．2つ選べ．〔51PM081〕

1. CMI
2. MMPI
3. Rorschach test
4. SCT
5. TMT

人格検査（投影法）③

1. CMIは**人格検査（質問紙法）**である．
2. MMPIは**人格検査（質問紙法）**である．
3. Rorschach testは**人格検査（投影法）**である．

4. SCT（文章完成テスト）は**人格検査（投影法）**である．
5. TMT（trail making test）は**注意機能**や**遂行機能**を検査するテストである．

解答…3, 4

問題-16 「1本の実のなる木を描いてください」と指示する検査はどれか．〔49PM080（類似問題 44PM061）〕

1. バウムテスト
2. P-F スタディ
3. Rorschach テスト
4. Trail making test（TMT）
5. Behavioral inattention test（BIT）

解法ポイント

人格検査（投影法）④

 ここがポイント

「実のなる木を1本描いてください」と指示する手法は**バウムテスト**（樹木画テスト）です．

解答…1

問題-17 図版を示す．これを用いる検査はどれか．ただし，右の吹き出しは空欄である．〔48AM081〕

1. SCT
2. SDS
3. TEG
4. P-F スタディ
5. Bender Gestalt Test

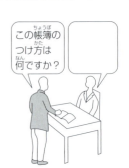

解法ポイント

人格検査（投影法）⑤

 ここがポイント

図のような空欄の吹き出しに，思いついた言葉を書き込む検査は**P-F スタディ**です．

解答…4

問題-18 人物の描かれた絵を見せて物語を連想させる心理検査はどれか．〔45PM080〕

1. 人物描画法
2. 文章完成法
3. 絵画統覚検査
4. ロールシャッハテスト
5. ベントン視覚記銘検査

人物の描かれた絵を見せて物語を連想させる心理検査

 ここがポイント

人物の描かれた絵を見せて物語を連想させる心理検査は**絵画統覚検査**(TAT)です．絵画統覚検査は人格検査の投影法の1つです．

解答…3

問題-19 誤っているのはどれか．〔41PM058〕
1. 絵画統覚検査は投影法である．
2. 文章完成法テストは質問紙法である．
3. P-Fスタディは欲求不満の診断を目的とする．
4. 内田・クレペリンテストは集団での検査が可能である．
5. CMIは心身両面の自覚症状の調査を目的とする．

主な心理検査①

 1. 絵画統覚検査は**人格検査(投影法)**である．
2. 文章完成(法)テストは**人格検査(投影法)**である．
3. P-Fスタディ(絵画・欲求不満テスト)は**人格検査(投影法)**であり，欲求不満の診断を目的とする．
4. 内田・Kraepelinテストは**精神作業能力検査**であり，集団での検査が可能である．
5. CMIは**人格検査(質問紙法)**であり，心身両面の自覚症状の調査を目的とする．

解答…2

問題-20 正しい組み合わせはどれか．〔44PM060〕
1. ベンダー・ゲシュタルト・テスト ── 図形模写
2. コース立方体組合せテスト ── 投影法
3. SCT(文章完成法テスト) ── 質問紙法
4. 内田・クレペリンテスト ── カテゴリー分類
5. P-Fスタディ(絵画-欲求不満テスト) ── 描画法

主な心理検査②

 1. ベンダー・ゲシュタルトテスト(Bender Gestalt test)では9種類の**図形を模写させる知能検査**である．
2. Kohs立方体組合せテストは**非言語性の知能検査**である．
3. SCT(文章完成テスト)は**人格検査(投影法)**である．
4. 内田・Kraepelinテストは**精神作業(能力)検査**である．
5. P-Fスタディ(絵画・欲求不満テスト)は**人格検査(投影法)**である．

解答…1

第6章　臨床心理学

問題-21 前頭葉機能検査はどれか．〔49AM081〕

1. SCT
2. TEG
3. MMPI
4. MMSE
5. WCST

前頭葉機能検査

1. SCT（文章完成テスト）は**人格検査（投影法）**である．
2. TEG（東大式エゴグラム）は**人格検査（質問紙法）**である．
3. MMPI（ミネソタ多面人格テスト）は**人格検査（質問紙法）**である．
4. MMSE（ミニメンタルステート検査）は**知能検査**である．
5. WCST（ウィスコンシン・カード検査）は**前頭葉機能検査**である．

 ここがポイント

WCST（ウィスコンシン・カード検査）は**前頭葉機能**の国際的標準検査です．4種類の色，形，数の異なるカードの刺激カードの下に反応カードを置く検査で，保続の検出に優れています．

解答…5

問題-22 図に示す課題を用いるのはどれか．〔50PM080〕

1. Bender Gestalt test
2. Raven's colored progressive matrices
3. Rey auditory verbal learning test
4. Rey-Osterrieth complex figure test
5. Stroop test

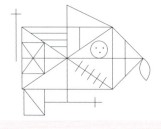

その他の心理検査

 ここがポイント

図に示す課題を用いるのは**レイ複雑図形検査（Rey-Osterrieth complex figure test；ROCFT）**です．ROCFTは代表的な**視覚性記憶検査**であり，成人の後天性脳障害患者の**視覚構成能力**や**視覚的記憶能力**を検査します．

解答…4

問題-23 遅延再生を含まないのはどれか．〔51AM080〕

1. リバーミード行動記憶検査〈RBMT〉
2. Mini Mental State Examination〈MMSE〉
3. 改訂長谷川式簡易知能評価スケール〈HDS-R〉
4. Rey Auditory Verbal Learning Test〈RAVLT〉
5. Raven's Colored Progressive Matrices〈RCPM〉

遅延再生を含まない検査

 ここがポイント

記銘材料を提示した後に一定の保持時間をおいて再生させる方法を**遅延再生**といいます．選択肢のなかで，遅延再生を含まないのは**Raven色彩マトリクス検査**（RCPM）です．RCPMは，アメリカの心理

臨床心理検査法

学者Ravenによって1938年に考案された**知能検査**です.

解答…5

CHECK LIST

- ☐ 改訂日本版デンバー式発達スクリーニング検査(DDST)は何をみるための検査か？
  - A. 小児の精神発達
- ☐ 16歳以上の成人を対象とした知能検査は？
  - A. WAIS-Ⅲ, 日本語改訂版(WAIS-R)
- ☐ 小児を対象とした知能検査は？
  - A. WISC-Ⅲ
- ☐ 幼児を対象とした知能検査は？
  - A. WPPSI
- ☐ WAISを考案したのは？
  - A. Wechsler
- ☐ WAISの小児版は？
  - A. WISC
- ☐ 精神作業能力検査に分類されるのは？
  - A. 内田・Kraepelin検査やBourdon抹消試験
- ☐ 構成課題を含む検査の例は？
  - A. MMSE (mini-mental state examination)やKohs立方体組合せテスト
- ☐ 赤, 白, 青, 黄色の立方体を用い, 幾何学的図形を模倣させる構成課題を含むのは？
  - A. Kohs立方体組合せテスト
- ☐ MMSEに含まれ, HDS-Rには含まれないのは？
  - A. 視空間認知や構成課題
- ☐ MMSEはHDS-Rよりも記憶・見当識の点数はどうなっている？
  - A. 相対的に低くなっている
- ☐ 「知っている野菜の名前をできるだけ多く言ってください」という課題があるのは？
  - A. 改訂長谷川式簡易知能評価スケール(HDS-R)
- ☐ 野菜の名前を10種類答えられれば何点か？
  - A. 満点(5点)
- ☐ 改訂長谷川式簡易知能評価スケールでは, 言語障害(流暢性の障害)がある場合, 点数はどうなる？
  - A. 低くなる
- ☐ 運動性失語があっても適切に評価できるのは？
  - A. 非言語性検査(Kohs立方体組合せテスト, Benton視覚記銘検査, Raven色彩マトリクス検査)
- ☐ 鈴木・ビネー式検査を分類すると？
  - A. 知能検査
- ☐ Y-G検査を分類すると？
  - A. 人格検査(質問紙法)
- ☐ MMSEを分類すると？
  - A. 知能検査
- ☐ 文章完成テストを分類すると？
  - A. 人格検査(投影法)
- ☐ Rorschachテストを分類すると？
  - A. 人格検査(投影法)
- ☐ MMPI(ミネソタ多面人格テスト)を分類すると？
  - A. 人格検査(質問紙法)
- ☐ P-Fスタディ(絵画・欲求不満テスト)を分類すると？
  - A. 人格検査(投影法)
- ☐ バウムテスト(樹木画テスト)を分類すると？
  - A. 人格検査(投影法)
- ☐ 東大式エゴグラム(TEG)を分類すると？
  - A. 人格検査(質問紙法)
- ☐ SCT(文章完成テスト)を分類すると？
  - A. 人格検査(投影法)
- ☐ CMI(Cornell medical index)を分類すると？
  - A. 人格検査(質問紙法)
- ☐ TMT(トレイルメイキングテスト)は何の検査？
  - A. 注意機能や遂行機能を検査するテスト
- ☐ WCSTは何の検査？
  - A. 前頭葉機能の国際的標準検査
- ☐ 絵画統覚検査を分類すると？
  - A. 人格検査(投影法)
- ☐ 心理検査を分類すると？
  - A. ①知能検査, ②人格検査, ③その他の検査(精神作業能力検査, 発達検査など)

- 質問紙法は何を引き出す？
    - A. 意識的な表層の人格特性を引き出す
- 投影法は何を引き出す？
    - A. 無意識的な深層の人格特性を引き出す
- 質問紙法と比較したときの投影法検査の欠点は？
    - A. 数量化した判定結果が出されず，解釈に熟練を要し，主観が入りやすい
- 「実のなる木を1本描いてください」と指示するテストは？
    - A. バウムテスト(樹木画テスト)
- 空欄の吹き出しに，思いついた言葉を書き込む検査は？
    - A. P-F スタディ
- 人物の描かれた絵を見せて物語を連想させる心理検査は？
    - A. 絵画統覚検査(thematic apperception test；TAT)
- 欲求不満の診断を目的とするのは？
    - A. P-F スタディ(絵画・欲求不満テスト)
- 心身両面の自覚症状の調査を目的とするのは？
    - A. CMI
- 9種類の図形を模写させる知能検査は？
    - A. Bender Gestalt テスト
- WCST(ウィスコンシン・カード検査)は何の検査？
    - A. 前頭葉機能の国際的標準検査
- 種類の色，形，数の異なるカードの刺激カードの下に反応カードを置く検査は？
    - A. WCST(ウィスコンシン・カード検査)
- 記銘材料を提示した後に一定の保持時間をおいて再生させる方法を何という？
    - A. 遅延再生

Summaries …要点を覚えよう！

6-1 知能指数(IQ)と知能分類

▶ 知能指数(IQ)

知能の程度を示す**知能指数(intelligence quotient；IQ)**は以下の式で表されます．生活年齢に対して精神年齢が高いか，低いか，普通かを示す指数であり，生活年齢と精神年齢が一致していればIQは100となり，標準の知能を意味します．知能指数だけでは知能を判断することはできませんが，臨床上，知能障害の程度はIQの基準に従っています．

$$知能指数(IQ) = \frac{精神年齢}{生活年齢} \times 100$$

▶ 知能偏差値

知能指数は発達期の小児に用いられますが，成人では以下の式で表す知能偏差値が用いられます．偏差値50が平均値で，IQの100に相当します．50より上下に偏る度合いで知能が評価され，一定の年齢集団内における個人の相対的位置，平均からのずれを知ることができます．

$$知能偏差値 = \frac{(個人の得点) - (その年齢集団の平均得点)}{(その年齢集団の得点の標準偏差)} \times 10 + 50$$

▶ Wechsler(ウェクスラー)による知能分類

Wechslerによる知能分類は以下のようになっています．

IQ	分類	分類に属する%
130以上	最優秀	2.2
120〜129	優秀	6.7
110〜119	普通の上	16.1
90〜109	普通	50.1
80〜89	普通の下	16.1
70〜79	境界線	6.7
69以下	知能障害	2.2

6-2 知能検査

主な知能検査法と特徴を以下に示します.

■ ビネー式知能検査（Binet intelligence test）
鈴木・ビネー式知能検査と田中・ビネー式知能検査があり，主として就学児童に用いられます．集団検査用としては，田中A式知能検査，田中B式知能検査があります．

■ WAIS（Wechsler adult intelligence scale）
日本語改訂版（WAIS-R）やWAIS-Ⅲがあります．16歳以上が対象となります．言語性テストと動作性テストからなり，言語性IQと動作性IQを算出し，全体のIQを算出します．
- 言語性テスト：① 一般的知識，② 一般的理解，③ 算数問題，④ 類似問題，⑤ 数唱問題，⑥ 単語問題
- 動作性テスト：⑦ 符号問題，⑧ 絵画完成，⑨ 積木問題，⑩ 絵画配列，⑪ 組み合わせ問題

■ WISC（Wechsler intelligence scale for children）
WAISの小児版で，現在はWISC-Ⅲが用いられています．WPPSIは幼児向けです．

■ ベンダー・ゲシュタルトテスト（Bender Gestalt test；BGT）
9種類の図形を用意し，1枚の白紙に定規，コンパスなどの補助用具を用いずにできるだけ正確に模写させます．図形ごとに定められた検討項目と規定の用紙に描かれた図形全体の配置について数量的に評価します．失点が多いほど評点が高く，異常度が高くなります．

■ 記銘力検査
数字・文字や言葉・図形などを用いて記銘力を調べる検査．言語性記憶では三宅式対話記銘力検査（有関係対話と無関係対話の記銘）が，非言語性記憶ではBenton（ベントン）視覚記銘検査（線図形の記銘）などがあります．

■ コース立方体組合せテスト（Kohs block-design test）
赤，白，青，黄色の立方体を用い，幾何学的図形の模倣をさせる非言語性知能検査（構成課題が含まれる）．表出に言語を必要としないため運動性失語があっても検査可能で，満6歳以上の難聴，聾，言語障害を有する者に行うことができます．16個のブロック（立方体）を組み合わせてNo.1～17までの模様図と同じ模様をつくらせます．

■ 改訂長谷川式簡易知能評価スケール（revised version of Hasegawa's dementia scale；HDS-R）
1974年に長谷川和夫らによって考案された認知症の程度を簡便に評価するテスト．1991年に改訂されています．見当識，記銘力，計算，数唱・逆唱，知識が系統的に検査でき，30点満点で，20点以下では認知症が疑われます．言語で答える項目があるので失語症患者には難しい評価法です．

■ MMSE（mini-mental state examination）
認知症のスクリーニングに国際的に用いられています．見当識，記銘力，計算，逆唱などに加え，動作の指示，読み書き，図形模写など動作性，視覚性の要素も加わっています（図形模写などの構成課題が含まれます）．言語で答える項目があるので失語症患者には難しい評価法です．30点満点で，23点以下では認知症が疑われます．

■ 発達検査
小児の精神発達をみるための検査で，日本版デンバー式発達スクリーニング検査（revised Japanese version of Denver developmental screening test；JDDST-R），遠城寺式乳幼児分析的発達検査，乳幼児精神発達診断法（津守式）などがあります．

Summaries …要点を覚えよう！

6-3 人格検査①（質問紙法）
質問紙法による主な人格検査と特徴を以下に示します．

▶ミネソタ多面人格テスト（Minnesota multiphasic personality inventory；MMPI）
ミネソタ大学で作成されたテストで，**人格の特性**を多面的にとらえようとするもの．身体的・精神的健康，家族，職業，教育，性，宗教，文化などについての態度に関する自己叙述文からなる550の質問で構成されます．4つの妥当性尺度と10の臨床尺度からなります．妥当性尺度から虚偽やあいまいな答えをする傾向を検討し，臨床尺度のプロフィールから**人格の特性**を判定します．**精神疾患**のスクリーニングにも用いられます．

▶Y-G性格検査（Yatabe-Guilford personality test）
Guilford（ギルフォード）の人格検査をもとに，矢田部達郎らが日本版として作成．因子分析法により**多次元的性格**を測定しようとするテスト．性格特性の12尺度からなり，各尺度について10問，合計120問の質問項目で構成されます．13の因子別に得点化し，5つのプロフィールの人格特性に類型化されます．

▶コーネル・メディカル・インデックス（Cornell medical index；CMI）
コーネル大学のBrodmann（ブロードマン）らにより，医学的面接の補助手段として，初診時に短時間で患者の心身両面にわたる自覚症状を把握するための問診表として作成されたチェックリスト．身体的自覚症状（呼吸器系，心臓脈管系，神経系，疲労度，疾病頻度，既往症，習慣など）の12尺度144項目と，精神的自覚症状（不適応，抑うつ，不安，怒りなど）の6尺度51項目，計195項目からなります．正常者群と神経症者群との間に有意差のみられた項目からなる測定表により，正常領域，準正常領域，準神経症領域，神経症領域の4段階を判定します．

▶顕在性不安尺度（manifest anxiety scale；MAS），ティラーテスト（Taylor test）
MMPIの550項目から不安に関する50項目を選んで作成されたもの．

▶その他の検査
東大式エゴグラム（TEG），モーズレイ性格検査（Maudsley personality inventory；MPI）などがあります．

6-4 人格検査②（投影法）
あいまいな知覚刺激や材料を与えて，それに対する反応（形式，内容，過程）特性から，人格を多角的に追求する方法を**投影法**と呼びます．投影法による主な人格検査と特徴を以下に示します．

▶ロールシャッハテスト（Rorschach test）
紙の上に落としたインクのしみ（黒・赤）を刺激図形とした10枚の図版（カード）を順次被検者に見せて，何に見えるかを述べてもらいます．その反応を分析して無意識な層の人格構造を推測することにより，人格特性を力動的に把握します．

▶P-Fスタディ（絵画・欲求不満テスト）
2人の人物が登場する24の線画（日常よく遭遇するような欲求不満の場面）を見せ，一方の人物の吹き出しに応答を記入させて反応の特徴や適応方法などを分析します．被検者の攻撃の方向や型を9分類して，その個人の性格特徴を推測します．集団的にも施行できます．

▶文章完成テスト（sentence completion test；SCT）
60項目の短い書き出しを提示し，思いつくことを自由に記述させるテスト．被検者の今までの思いや願望，両親への思いなどが記入されるため，被検者のもっている問題点や具体的傾向を知ることができます．

▶絵画統覚検査（thematic apperception test；TAT）
人物の描かれた絵を見せて物語を連想させる検査．

▶バウムテスト（樹木画テスト）
「実のなる木を1本描いてください」と指示し，描かれた木を自己像と仮定してパーソナリティを分析します．

▶人物描画法
人物の全身画を描かせ，次にその描かれた人物と反対の性別の人物を別の用紙に描かせ，2枚の人物画からパーソナリティを分析します．

▶その他の検査
HTPテスト（house tree person test）など．

臨床医学 58 心理療法

問題-1 訓練療法はどれか．〔50PM081〕

1. 催眠療法
2. 絵画療法
3. 森田療法
4. 精神分析療法
5. 来談者中心療法

訓練療法

❗ ここがポイント

精神療法（心理療法）は**個人精神療法**と**集団精神療法**に区分され，治療手法によって以下のように分類されます．選択肢のなかで訓練療法に分類されるのは**森田療法**です．

	治療手法	行われる精神療法（心理療法）
支持療法	心の深層には立ち入らず，受容・共有することにより適応能力の回復を期待する．説明，説得，保証，励まし，助言，指導などの技術がある．	支持的精神療法
表現療法	過去の情緒的体験や葛藤を表現することで心理的ストレスを軽減する方法．	芸術療法（絵画療法），箱庭療法
洞察療法	心理的葛藤，性格や考え方の偏りに対して，患者自身が洞察することにより人格構造の変化を目的とする方法．	精神分析療法，来談者中心療法，催眠療法
訓練療法	行動・考え方を対象とした学習や訓練を通じて，適応能力の回復や症状の改善を図る方法．	森田療法，認知療法，行動療法，認知行動療法，対人関係療法，自律訓練法

なお，精神療法は大きく以下のように区分することができます．

精神療法の区分	基礎とする理論	主な精神療法
治療者と患者が言語を介在としてかかわりあうもの	多くは力動精神医学を基盤とする	精神分析療法，簡易精神療法，集団精神療法，家族療法，現存分析療法
行動に焦点を当てるもの	学習理論や条件反射理論を基礎とする	行動療法，脱感作療法，バイオフィードバック療法，催眠療法，自律訓練法，心理劇，遊戯療法
言語と行動の両方が介在するもの		森田療法，内観療法，認知療法，箱庭療法

解答…3

問題-2 学習理論に基づく技法を用いた療法はどれか．〔46PM081〕

1. 内観療法
2. 箱庭療法
3. 交流分析
4. 認知行動療法
5. 精神分析療法

学習理論に基づく技法を用いた療法①

❗ ここがポイント

学習理論（古典的条件反射理論，オペラント学習理論）に基づいて人間の異常行動を治療しようとする精神療法を**行動療法**または**認知行動療法**といいます．行動療法と認知行動療法は厳密には異なりますが，ほぼ同じ意味の治療法と考えることができます．

認知行動療法は，患者の不適応と関係がある行動，情緒，認知を治療することを目的として，**学習理論**をはじめとした**行動変容技法**を用い，不適応な反応を軽減させ，適応的な反応を学習させていく治療法です．したがって，選択肢のなかで，学習理論に基づく技法を用いた療法は**認知行動療法**です．

解答…4

問題-3 学習理論に基づいた治療法はどれか．〔43PM062〕
1. 心理劇　　　　　2. 内観療法　　　　　3. 森田療法
4. 自律訓練　　　　5. 生活技能訓練

学習理論に基づく技法を用いた療法②

ここがポイント

選択肢のなかで，学習理論に基づく技法を用いた療法は**生活技能訓練**です．
生活技能訓練(social skills training；SST)は，社会生活を送る慢性精神障害者の自立支援を目的に，**Liberman(リバーマン)**らによって開発された**認知行動療法**に基づくリハビリテーション技法です．患者が自らの関心に基づいて長期・短期の生活目標を立て，その方向に向けてスタッフが援助するという立場を明確し，**ロールプレイ**，**モデリング**，リハーサル，**ホームワーク(宿題)の設定**により社会的行動の学習を促進する集団訓練方法を用います．

解答…5

問題-4 古典的条件づけに基づく行動療法はどれか．〔41PM060〕
1. 自律訓練法　　　　2. 認知行動療法　　　　3. 系統的脱感作
4. バイオフィードバック法　　5. トークン(代用貨幣)エコノミー法

古典的条件づけに基づく行動療法

ここがポイント

条件づけは，① Pavlov(パブロフ)の**古典的条件づけ**と② Skinner(スキナー)の**オペラント条件づけ**に分けられます．
古典的条件づけは，環境への反応のしかたを調整するもので，イヌに餌を与えると同時にブザーを鳴らすことを続けていると，やがてブザーを聞いただけで唾液が出るというものです(**条件反射**)．これに対して，**オペラント条件づけ**は，環境に働きかける行動を調整するもので，ラットが餌を得るためにレバーを押すという作業を強化するような場合です．
アメリカの**Wolpe(ウォルピ)**によって創始された**系統的脱感作(法)**は，**逆条件づけの原理**に基づく行動療法です．系統的脱感作はあらかじめ患者に**Jacobson(ヤコブソン)のリラクセーション法(漸進的筋弛緩法)**を習得させた後，不安を惹起する刺激の強さにより段階づけされた**不安階層表**をつくります．階層表の最低不安刺激から想像させ，不安が生じなくなったら次の強い刺激で同様のことを繰り返し，最終的には不安を克服する方法です．弛緩状態が不安に拮抗し，不安を制止するという逆制止の考え方で，このような行動療法を**逆制止療法**といいます．
行動療法では問題行動を学習によるものと考え，行動分析により，①条件づけの過剰に起因している場合と，②条件づけの不足や欠如に起因している場合に分けます．①の場合には行動の**消去(負の強化)**を行い，②の場合には行動の**強化**を行います．

①の条件づけの過剰に起因する問題行動に対しては，**系統的脱感作法**(逆制止法)，フラッティング法，嫌悪療法などの負の強化法を行い，②の条件づけの不足や欠如に起因する問題行動に対しては，主張調整療法，シェイピング法(漸次的接近法)，**トークンエコノミー法**，**バイオフィードバック療法**，モデリング法を行います．

行動療法	方法	
フラッティング法	不安や恐怖を感じる状況に曝露し，安全であることを認識させる方法．	行動の消去（負の強化）
系統的脱感作法	リラクセーション法を訓練した後，不安を生じやすい状況とその強さの階層表を作成し，不安の弱いものから順に想像していき，リラクセーションで対応できることを認識させる方法．	
モデリング法	他者の行動を観察し，模倣させることで学習させる方法．	行動の強化
シェイピング法	最終的な目標となる行動を身につけるために，小さな目標行動を段階的に決めて，1つずつ身につけていく．	
トークンエコノミー法	患者がその場に適応した行動をとった際にトークン(代用貨幣)を与える．トークンが一定以上たまったら，おやつ，玩具などと交換する．	

解答…3

問題-5 行動療法の技法でないのはどれか．〔52AM080〕

1. 精神分析
2. 系統的脱感作法
3. 曝露反応妨害法
4. トークンエコノミー法
5. バイオフィードバック法

行動療法の技法でない心理療法

❗ ここがポイント

行動療法の技法でないのは**精神分析**です．精神分析では，思い浮かんだ一連の連想から患者の心の奥底を分析する精神療法で，抑圧された無意識的な外傷体験を洞察します．

解答…1

問題-6 訓練療法でないのはどれか．〔53PM080〕

1. 森田療法
2. シェイピング
3. 認知行動療法
4. 系統的脱感作法
5. 来談者中心療法

訓練療法でない心理療法

❗ ここがポイント

選択肢のなかで訓練療法でないのは**来談者中心療法**です．来談者中心療法は，**Rogers**(ロジャーズ)が提唱した治療療法で，来談者の主体性と能力を尊重し，治療者の介入を最小限にし，患者の話に耳を傾けることによって，来談者に内在する成長力を開放し，治療へと結びつけようとする**非指示的態度を特徴**とします．

解答…5

①親(Parent)	父親的・他者否定的な「Critical Parent(批判的な親)」と母親的・他者肯定的な「Nurturing Parent(養育的な親)」がある.
②大人(Adult)	冷静・客観的かつ論理的に最良な選択や問題解決を行う.
③子ども(Child)	自己中心的な「Free Child(自由な子ども)」と従順的な「Adapted Child(順応する子ども)」がある.

解答…3

問題 - 17 心理療法で正しいのはどれか.〔45PM081〕
1. 陽性転移の出現を目標とする.
2. 逆転移を認識したときは治療を中止する.
3. 自律訓練法では不安階層表を作成させる.
4. 絵画療法は統合失調症急性期に有効である.
5. バイオフィードバックはオペラント条件づけを用いた手法である.

心理療法

選択肢マル覚え
1. 患者が治療者に向ける好意的な感情を**陽性転移**という. 心理療法は陽性転移の出現を目標にするわけではなく, 転移の無意識的意味を解釈し, 洞察する.
2. 治療者が患者に対して向ける感情を**逆転移**という. 逆転移を認識したときは, **教育分析**や**スーパービジョン**を受け, 逆転移をおこさないように注意する. 逆転移が生じたとしても治療を中止する必要はない.
3. 不安階層表を作成するのは**系統的脱感作法**である.
4. 絵画療法などの芸術療法は幻覚・妄想の強い人には負担になるため, 統合失調症急性期には有効ではない.
5. バイオフィードバックは**オペラント条件づけ**を用いた手法である.

❗ ここがポイント

オペラント条件づけは, 好ましい行動が行われたときに**報酬**を与えて強化していく方法です. バイオフィードバックは, 1960年代にMiller(ミラー)が自律反応のオペラント条件づけが可能であることを証明したことによって開発されています.
バイオフィードバック療法は, 心拍数, 血圧, 呼吸, 体温, 筋電図, 脳波などの生理現象を記録し, 好ましい反応がみられたときに音や光などの信号を出して被検者に知らせ(報酬を与え), 好ましい反応を強化する方法であり, オペラント条件づけを用いた手法です.

解答…5

問題 - 18 面接における傾聴的な態度はどれか.〔47AM081〕
1. 相づちを打つ.
2. 行動の理由を説明させる.
3. 事実関係を正確に確認する.
4. 患者の感情に焦点を当てない.
5. 話が途切れそうになったら新たな話題を提供する.

心理療法

面接における傾聴的な態度

ここがポイント
傾聴的態度は，相づちを打ちながら**受容的・共感的態度**で聞くことです．

解答…1

問題-19 「治る見込みがないのにリハビリテーションを続けるのはとても苦しいです」という訴えへの共感的な対応はどれか．〔49PM079〕
1. 「それは誤った考えですね」
2. 「もう少し頑張りましょう」
3. 「つらく感じているのですね」
4. 「なぜそのように思うのですか」
5. 「続けることにより効果が現れてきます」

共感的な対応

ここがポイント
共感的な対応は「つらく感じているのですね」です．

解答…3

CHECK LIST

- □ 学習理論に基づいて人間の異常行動を治療しようとする精神療法を何という？
  A. 行動療法または認知行動療法
- □ Liberman らによって開発された認知行動療法に基づくリハビリテーション技法を何という？
  A. 生活技能訓練
- □ アメリカの Wolpe によって創始された逆条件づけの原理に基づく行動療法は？
  A. 系統的脱感作法
- □ 系統的脱感作法が用いられる心理療法は？
  A. 認知行動療法
- □ 患者が避けようとする対象（強迫観念など）に対して，逃げずに直面させることによって恐怖の対象から解放しようとする治療法は？
  A. 脱感作法
- □ 模擬場面でのリハーサルを技法として用いるのは？
  A. 認知行動療法
- □ 技法としてホームワーク（宿題）を用いる治療法は？
  A. 認知行動療法
- □ ホームワークなどをとおして，実際の困難場面を積極的に「治療の場」として活用するのは？
  A. 認知行動療法
- □ 考え方の癖のようなものを何というか？
  A. スキーマ
- □ Rogers が提唱した療法は？
  A. 来談者（クライエント）中心療法
- □ 自由連想法や夢判断により無意識のなかに押し込められた葛藤を呼びおこして意識化し，分析することにより精神疾患を治療するのは？
  A. 精神分析療法
- □ 浄土真宗の行である身調べを精神療法に応用したものは？
  A. 内観療法

- ☐ 自動思考やスキーマを分析するのは？
    - A. 認知療法
- ☐ 不安や悩みなどの感情をあるがままに受け入れ，本来備わっている自己治癒力を最大限引き出すことを目標とするのは？
    - A. 森田療法
- ☐ 四肢重感練習と関係するのは？
    - A. 自動訓練法
- ☐ 絶対臥褥と関係するのは？
    - A. 森田療法
- ☐ 不安階層表と関係するのは？
    - A. 系統的脱感作
- ☐ 「実のなる木を1本」描かせ，描かれた木を自己像と仮定してパーソナリティを分析する方法は？
    - A. バウムテスト
- ☐ 自律訓練法を開発した人は？
    - A. ドイツの精神科医 Schultz
- ☐ 無意識過程の意識化と洞察を図る治療法は？
    - A. 精神分析療法
- ☐ 本人の人格や自我の状態に焦点を当て，分析，分類する心理療法は？
    - A. 交流分析
- ☐ 患者が治療者に向ける好意的な感情を何という？
    - A. 陽性転移
- ☐ 治療者が患者に対して向ける感情を何という？
    - A. 逆転移
- ☐ 治療者が逆転移を認識したときはどうする？
    - A. 教育分析やスーパービジョンを受け，逆転移をおこさないように注意する
- ☐ 不安階層表を作成するのは？
    - A. 系統的脱感作法
- ☐ バイオフィードバックは何を用いた手法か？
    - A. オペラント条件づけ
- ☐ 相づちを打ちながら受容的・共感的態度で聞くことを何という？
    - A. 傾聴的態度

Summaries …要点を覚えよう！

6-5 主な心理療法

▶ **森田療法**

森田正馬によって創始された，**禅の思想**とのかかわりが深い東洋的・日本的な治療法です．不安や悩みなどの感情をあるがままに受け入れ，本来備わっている自己治癒力を最大限に引き出すことを目的とします．神経症やアルコール依存症に対する精神療法（訓練療法）です．入院治療が主で，以下のような段階を踏みます．

① 第1期（絶対臥褥療法期）：外部から遮断され，治療者もかかわらないことで患者は苦悩と対決する．食事と排泄以外の一切の行動を取らずベッド上で1週間程度を過ごす．
② 第2期（隔離療法期）：外界の事物の観察，軽作業，日記を書くことが許可される．
③ 第3期（作業療法期）：重作業，読書が加わるが，他者との接触は制限される．
④ 第4期（生活訓練期）：実生活に準じた生活をする．
　第1，2期を1週間以内とし，他の期は症状に応じて変化する．**神経症性障害**（特に**不安神経症**），**心身症**が対象となる．

▶ **認知行動療法**

学習理論などの**行動変容技法**を用いて，不適応状態に関連する行動的，情緒的，認知的な問題に対して適応的反応を学習させていく心理療法．模擬場面を設定し，現実に即した対処行動をとれるように模擬場面での**リハーサル技法**を用います．社会学習理論と関連し，**系統的脱感作法**を用います．

▶ **精神分析療法**

思い浮かんだ一連の連想から患者の心の奥底を分析する精神療法．抑圧された無意識的な外傷体験を洞察します．刺激語と連想語の関連を分析し，潜在意識を顕在化することによって心理的抑圧を解明します（**自由連想法**）．Freud（フロイト）の**精神分析**と関連があります．

▶ **自律訓練法**

ドイツの精神科医 **Schultz（シュルツ）**によって創始された心理調整法．自律訓練法は自分に暗示（自己催眠）をかけて，副交感神経が優位な状態をつくり出し，リラックスさせる方法．**四肢重感練習**は自律訓練法の第1段階で行われます．

▶ 系統的脱感作法
古典的条件づけに基づく行動療法．リラクセーションと合わせて徐々に恐怖場面や不安場面などに曝露していきます．不安階層表を作成させます．

▶ 生活技能訓練法
認知行動療法と社会的学習理論に基づいた治療法．主として精神障害者（統合失調症）を対象とした治療法です．

▶ 認知療法
外部からの刺激と自己の行動との間にある認知の歪みを，患者と治療者が共同して見出し，患者自身が自覚し，繰り返し訂正することによって症状軽減を図ろうとする治療法．主としてうつ病やパニック障害に用いられます．

▶ 内観療法
吉本伊信によって1930年代に創始された治療技法．浄土真宗の教義を背景とし，浄土真宗の行である身調べを精神療法に応用したもの．身近な人（特に母親）から「してもらったこと」「して返したこと」「迷惑をかけたこと」について，毎日一定時間想起させ，自己のあり方を反省し，自己の洞察を深めさせます（自己省察）．アルコール依存症，心身症，神経症性障害などが対象となります．治療者との面接は毎日4～5分を頻回（8～10回）に行うが，立ち入った交流はしません．

▶ 交流分析
本人の人格や自我の状態に焦点を当て，分析，分類する心理療法．集団で行う心理療法の1つ．3つの自我状態に構造化されます（PACモデル）．

▶ 芸術療法
芸術活動をとおして心身の安定性を図る治療法の総称．絵画（描画）療法，音楽療法，箱庭療法，詩歌療法（俳句療法，連句療法），舞踏療法，写真療法，陶芸療法などがあります．

▶ 支持的精神療法
患者の内面を支持することを主体とした心理療法．洞察などが目標ではなく，症状を軽減し，自己評価を高め，適応的な行動を習得します．代表的な技法として来談者中心療法があります．

▶ 箱庭療法
砂を入れた箱（72×57×7 cm）と人，動物，植物，乗物，建築物，柵，怪獣などの玩具を用意し，自由に作品をつくらせる治療法．箱庭作品をつくる過程や完成作品から深層心理を読み取る心理療法．治療では治療者と患者との人間関係が重要で，それを基礎に「自由にして保護された空間」が与えられると自己治癒力が活性化され，内界に生じることを箱庭に表現することによって癒されていく治療法です．児童や思春期の症例に用いられます．

▶ 催眠療法
注意集中と一連の暗示操作によって催眠トランスと呼ばれる特殊な意識状態に導く手法．催眠に誘導するには，①動機づけ，②心的融和（ラポール），③心身の弛緩，④特定のものへの注意の集中，⑤言語暗示を必要とします．疼痛コントロール，解離症状，転換症状に用いられます．

▶ 心理劇
Moreno（モレノ）によって創始．現実社会で身動きができず，自発的に生活できない状況に陥っているとき，劇の中で自己の希求を反復表現させることによって自発性を回復させることを目指します．監督，補助自我，観客の3つの役割があり，補助自我は監督の意を受けて役割的な行為を行い，観客には社会の規範的な反応が求められ，これらが患者に影響を与えます．監督は患者を理解し，治療的な指導をします．

▶ 現存在分析
Heidegger（ハイデガー）らの実存哲学とFreudの精神分析とが結びつき，Binswanger（ビンスワンガー）らによって発展した精神医学における人間学的研究および治療の方向をいいます．治療者と患者の出会いによる現存在共同体が基盤になり，治療者と患者のかかわり合いの状況の人間的意味を治療者が患者とともに明らかにしていきます．治療技法は問題にされません．

▶ 抵抗分析
心理面接を妨害するあらゆる行動・発言を抵抗といい，Freudの精神分析において分析されます．

▶ 遊戯療法
治療者と子どもがプレイルーム内で一定の時間を過ごし，種々の玩具を使用しながら子どもの心に内在する自己治癒力を発揮させようとする心理療法．表現力が未発達で，治療への動機づけに乏しい子どもを対象とします．

臨床医学 59 発達心理

問題-1 社会的人格の発達における学童期の課題で最も大切なのはどれか．〔43PM059〕

1. 自我同一性の確立
2. 権威や規範への反抗
3. 同性の親への同一化
4. 同性同年代との親密な関係の構築
5. 母親の愛情への基本的信頼感の確立

社会的人格の発達における学童期の課題

1. 「自我同一性の確立」は**青年期後期**の課題である．
2. 「権威や規範への反抗」は**青年期前期**の課題である．
3. 「同性の親への同一化」は**幼児期後期**の課題である．
4. 「同性同年代との親密な関係の構築」は**学童期（前青年期）**の課題である．
5. 「母親の愛情の基本的信頼感の確立」は**乳児期**の課題である．

! ここがポイント
発達段階とその特徴を 6-6 に示します．

解答…4

問題-2 青年期の心理的発達課題に関連するのはどれか．2つ選べ．〔46PM079, 44PM059〕

1. 自己中心性
2. 第一反抗期
3. 自我同一性
4. モラトリアム
5. ギャング・エイジ

青年期の心理的発達課題

1. 自己中心性はPiaget（ピアジェ）の発達段階における**前操作期**（2〜7歳）にあたる．
2. 第一反抗期は自我の芽生える**幼児期**の心理的特徴である．
3. 自我同一性はErikson（エリクソン）の**青年期**の発達課題である．
4. モラトリアムは**青年期**の同一性の確立に向けた心理社会的猶予期間である．
5. ギャング・エイジは**学童期**の集団行動や組織的な遊びを好む時期をいう．

! ここがポイント
Piagetの発達論〔6-7 参照〕とEriksonの発達論〔6-8 参照〕については，その発達段階とそれぞれの段階での課題をおさえておきましょう．

解答…3, 4

問題-3 Eriksonによる幼児期の心理的発達課題はどれか．〔51PM080〕

1. 自律性の獲得
2. 勤勉性の獲得
3. 愛着関係の形成
4. 自我同一性の確立
5. 同年代との親密な関係の構築

Erikson による幼児期の心理的発達課題

1. 自律性の獲得は**幼児期**である．
2. 勤勉性の獲得は**学童期**である．
3. 愛着関係の形成は**乳児期**である．
4. 自我同一性の確立は**青年期**である．
5. 同性同年代との親密な関係の構築は**学童期(前青年期)**である．

ここがポイント
Erikson による幼児期の心理的発達課題は**自律性の獲得**です〔 6-8 参照〕．

解答…1

問題-4 Erikson による発達段階で学童期に獲得すべき課題はどれか．〔53PM078〕

1. 勤勉性　　2. 積極性　　3. 自律性
4. 親密性　　5. 同一性

Erikson による学童期の心理的発達課題

1. 勤勉性は**学童期(6～12歳)**の課題である．
2. 積極性は**遊戯期(3～6歳)**の課題である．
3. 自律性は**幼児期(1～3歳)**の課題である．
4. 親密性は**成人早期(18～35歳)**の課題である．
5. (自我)同一性は**青年期(12～18歳)**の課題である．

ここがポイント
Erikson による発達段階で学童期に獲得すべき課題は**勤勉性**です〔 6-8 参照〕．

解答…1

問題-5 Erikson による各発達段階の課題で正しい組み合わせはどれか．〔45AM080〕

1. 乳児期 ── 信頼　　2. 幼児期 ── 勤勉性　　3. 学童期 ── 親密
4. 青年期 ── 自律性　　5. 成人期 ── 同一性

Erikson による各発達段階の課題 ①

1. 乳児期の課題は**基本的信頼**である．
2. 幼児期の課題は**自律性**である．
3. 学童期の課題は**勤勉性**である．
4. 青年期の課題は**自我同一性**である．
5. 成人期の課題は**生産性**である．

解答…1

問題-6 Eriksonによる発達段階と獲得すべき課題の組み合わせで正しいのはどれか．〔48AM080〕

1. 学童期 ── 親密
2. 青年期 ── 生産性
3. 成人期 ── 勤勉性
4. 中年期 ── 同一性
5. 老年期 ── 統合

Eriksonによる各発達段階の課題 ②

1. 親密は**成人早期**の課題である．
2. 生産性は**成人期**の課題である．
3. 勤勉性は**学童期**の課題である．
4. 同一性は**青年期**の課題である．
5. 統合は**老年期**の課題である．

解答…5

問題-7 中学生の心理発達における特徴はどれか．〔41PM057, 49AM080, 53PM079〕

1. 性の相違を理解する．
2. 自我同一性が完成する．
3. 教師や指導者に従順である．
4. 第二次性徴への戸惑いがある．
5. 友人関係より親子関係を重視する．

中学生の心理発達における特徴

1. 性の相違を理解するのはFreudの発達論では**男根期（3～5歳）**である．
2. 自我同一性が完成するのは**青年期**である．
3. 教師や指導者に従順であるのは**学童期**である．
4. **第二次性徴への戸惑い**があるのは**思春期**である．
5. 友人関係より親子関係を重視するのは**学童期**である．

❗ここがポイント
Freudの発達論を **6-9** に示します．

解答…4

問題-8 青年期心理と関係が少ないのはどれか．〔42PM059〕

1. 吃音
2. 過食症
3. 手首自傷
4. 家庭内暴力
5. 社会的ひきこもり

青年期の心理

❗ここがポイント
吃音（どもり）は青年期にもみられますが，幼少期・学童期に多くみられます．

解答…1

問題-9 老年期における精神保健上の問題として適切なのはどれか．〔52AM079〕

1. 緘黙
2. 同一性拡散
3. 社会的孤立
4. 空の巣症候群
5. モラトリアム

老年期における精神保健上の問題

> **ここがポイント**
> 老年期における精神保健上の問題として適切なのは**社会的孤立**です．

解答…3

CHECK LIST

- ☐ 自我同一性の確立はどの時期の課題？
  - A. 青年期
- ☐ 権威や規範への反抗はどの時期の課題？
  - A. 青年期前期
- ☐ 同性の親への同一化はどの時期の課題？
  - A. 幼児期後期
- ☐ 同性同年代との親密な関係の構築はどの時期の課題？
  - A. 学童期（前青年期）
- ☐ 母親の愛情の基本的信頼感の確立はどの時期の課題？
  - A. 乳児期
- ☐ 自律性の獲得はどの時期の課題？
  - A. 幼児期
- ☐ 勤勉性の獲得はどの時期の課題？
  - A. 学童期
- ☐ 愛着関係の形成はどの時期の課題？
  - A. 乳児期
- ☐ 生産性はどの時期の課題？
  - A. 成人期
- ☐ 親密はどの時期の課題？
  - A. 成人早期
- ☐ 統合はどの時期の課題？
  - A. 老年期
- ☐ Piagetの発達段階で自己中心性はどの時期に相当する？
  - A. 前操作期（2～7歳）
- ☐ 第一反抗期はどの時期の心理的特徴？
  - A. 自我の芽生える幼児期
- ☐ 青年期の同一性の確立に向けた心理社会的猶予期間を何という？
  - A. モラトリアム
- ☐ 学童期の集団行動や組織的な遊びを好む時期を何という？
  - A. ギャング・エイジ
- ☐ 性の相違を理解するのはFreudの発達論では？
  - A. 男根期（3～5歳）
- ☐ 教師や指導者に従順である時期は？
  - A. 学童期
- ☐ 第二次性徴への戸惑いがある時期は？
  - A. 思春期
- ☐ 友人関係より親子関係を重視する時期は？
  - A. 学童期
- ☐ 吃音が多くみられる時期は？
  - A. 幼少期・学童期

Summaries …要点を覚えよう！

6-6 発達段階とその特徴

発達段階とその特徴を以下に示します．

発達段階		年齢	特徴
乳児期		1歳半まで	母親の愛情の**基本的信頼**の確立，母子一体感の体験，**愛着形成**
幼児期	前期	1歳半～3歳	**基本的生活習慣**の獲得，**言語**の獲得，歩行による母子分離の始まり
	後期	3～6歳	**自律性**の獲得，家庭外との交流，社会性の始まり，エディプス葛藤，同性の親への同一化
学童期		6～10歳	**勤勉性**や**努力**の獲得
前青年期		10～12歳	**同性同年代**との親密な関係の構築，**親友**や**仲間**の獲得
青年期	前期	12～15歳	**第二次性徴**の受入れ，他者からの自分の意識，客観性の獲得，親からの心理的独立の始まり，権威や規範への反抗(**第二反抗期**)
	中期	15～18歳	成人の身体の完成，**異性関係**の始まり，自我同一性獲得の始まり
	後期	18～24歳	**自我同一性**の獲得，**モラトリアム**，特定の異性関係の模索
後青年期		24～30歳	**職業**と**伴侶**の獲得，親からの**心理的独立**の完了
中年期	前期	30～45歳	社会人としての自立，親となる体験
	中期	40～55歳	責任ある立場，身体的衰えの自覚，**健康**や**家族**の大切さの再確認
	後期	50～65歳	初老期，退行期．人生はやり直しができないと実感
老年期		65歳～	種々の身体的不自由の自覚，引退による役割喪失感，**死の受容**

6-7 Piaget(ピアジェ)の発達論

スイスの心理学者 Piaget は発達段階を以下のように区分しました．

発達段階	年齢	特徴
感覚運動期	0～2歳	●言語はなく，**感覚**と**運動**による認知 ●視界から物が消えても存在していることを理解できない(**対象永続性**の欠如)
前操作期	2～7歳	●**言語**，**表象機能**(目の前にない物事，事象を思い浮かべること)の獲得 ●論理的思考，概念の抽象化/一般化ができない ●**自己中心的**な視点 ●主観と客観，自己の視点と他人の視点を区別できない ●保存の概念(液体や粘土の形が変化しても質量や体積は不変であること)が不十分
具体的操作期	7～12歳	●具体的な物や事象の**論理的操作**の獲得 ●**保存**の概念の確立 ●自己中心性の減少(**脱中心化**) ●**他者の視点**からの風景を推察できる ●**客観的思考**の獲得
形式的操作期	12歳以降	●**抽象的思考**，**論理的推理**，**実験的思考**の獲得 ●**理想**や**未来**を志向する能力の獲得

6-8 ▶ Erikson(エリクソン)の発達論

アメリカの発達心理学者 Erikson は心理社会的発達を以下のように区分しました.

年齢	時期	導かれる要素	心理的課題	主な関係性	存在しうる質問
生後〜1歳	乳児期	希望	**基本的信頼** vs. 基本的不信	母親	世界を信じることはできるか？
1〜3歳	幼児期	意思	**自律性** vs. 恥, 疑惑	両親	私は私でよいのか？
3〜6歳	遊戯期	目的	**自主性** vs. 罪悪感	家族	動き, 移動し, 行為を行ってよいか？
6〜12歳	学童期	有能感	**勤勉性** vs. 劣等感	地域 学校	人々と物の存在する世界で自己成就できるか？
12〜18歳	青年期(思春期)	忠誠心	**自我同一性** vs. その拡散	仲間 ロールモデル	私は誰か？ 誰でいられるか？
18〜35歳	成人早期	愛	**親密** vs. 孤独	友だち パートナー	愛することができるか？
35〜65歳	成人期	世話	**生産性** vs. 停滞性	家族, 同僚	私は自分の人生をあてにできるか？
65歳〜	老年期	賢さ・英知	**統合** vs. 絶望	人類	私は私でいてよかったか？

6-9 ▶ Freud(フロイト)の発達論

Freud は心理性的発達段階を以下のように段階づけました.

段階	年齢	特徴
口唇期	0〜1歳	・乳児の生存に必要な授乳のため口唇が発達. ・何でも口に入れて物を認識しようとする. ・生的・性的エネルギー(**リビドー**)が口に集中する. ・口で吸うことに快感を感じるために授乳が促進され, 生存が確保され, 養育者への依存が形成される. ・**本能的欲求(id)** が自然に現れ, 養育者によって満たされる.
肛門期	1〜3歳	・我慢した後の排尿・排便に快感を感じるため排泄コントロールが身につく. ・ほかにも我慢することを身につけ, 現実的, 合理的に判断する**自我(ego)** が発達.
男根期	3〜5歳	・**男女の違い**を意識する. ・自分の性別を認識し, 異性の親に接近し, 同性の親を敵対視する**エディプス葛藤**が始まる. ・**同性の親**への同一化も進み, 倫理や道徳などの本人を律する**超自我(superego)** が発達.
潜伏期	5歳〜思春期	・男根期に獲得された超自我により**リビドー**は抑圧され, 潜伏し安定した状態.
性器期	思春期以降	・身体的成熟とともに**性器性欲**が出現. ・**リビドー**が再び活動的となり, **異性対象**へと向かう. ・愛情と官能を統合して異性を愛することができるようになる.

60 防衛機制

問題-1 「試験が近づいているにもかかわらず，ゲームにふけっている」という行動に関連する防衛機制はどれか．〔43PM056〕

1. 転換
2. 回避
3. 知性化
4. 理想化
5. 反動形成

防衛機制①

選択肢マル覚え
1. 抑圧された感情や心理的問題が身体的問題に転換されることを**転換**という．
2. 問題回避の行動をとることを**回避**という．
3. 抽象的な思考を過度に使用することによって混乱した気持ちを抑制しようとすることを**知性化**という．
4. 他人の肯定的要素を過度に強調して，情緒的葛藤や内的または外的ストレス因子を和らげようとすることを**理想化**という．
5. 受け入れることができない思考や気持ちを正反対の行動，思考，気持ちに取り換えることを**反動形成**という．

!ここがポイント

「試験が近づいているにもかかわらず，ゲームにふけっている」という行動に関連する防衛機制は**回避**です．無意識的な欲動や現実的な外的ストレスに由来する不安をコントロールすることにより精神的安定性を得ようとする心理過程を**防衛機制**といいます．主な防衛機制を 6-10 に示します．

解答…2

問題-2 患者が治療者に不満を抱き，沈黙を続けているときの防衛機制はどれか．〔45AM079〕

1. 抑圧
2. 否認
3. 解離
4. 行動化
5. 反動形成

防衛機制②

!ここがポイント

患者が治療者に不満を抱き，沈黙を続けているときの防衛機制は**行動化**です．結果を考えずに行動面に移す衝動的行為のことを**行動化**といい，情緒的葛藤やストレス因子に対して内省するのではなく，行為によって対処しようとします．

解答…4

問題-3 弟や妹が生まれたときに，子どもが指しゃぶりを再び始めるのはどれか．〔49PM078〕

1. 解離
2. 退行
3. 代償
4. 否認
5. 同一化

防衛機制 ③

! ここがポイント

弟や妹が生まれたときに，子どもが指しゃぶりを再び始める防衛機制は**退行**です．退行は成長過程を後戻りし，未分化，未発達な行動をとることにより当面の困難を回避することであり，「**赤ちゃん返り**」が例としてあげられます．

解答…2

問題-4 憧れの人の口調や身振りをまねる心理はどれか．〔50PM079〕
1. 昇華　　　2. 退行　　　3. 同一化
4. 反動形成　5. 置き換え

防衛機制 ④

! ここがポイント

憧れの人の口調や身振りをまねる心理は**同一化**です．

自分にとって好ましい人，理想とする人，憧れの人の特性(思考，態度，行動，筆跡，くせ，口調，身振りなど)をまねることによって自己の欲求の満足を図ることを**同一化**といいます．

解答…3

問題-5 幼児が「親のようになりたい」と親の真似をする心理機制はどれか．〔40PM056〕
1. 象徴化　　2. 知性化　　3. 合理化
4. 同一化　　5. 投射(投影)

防衛機制 ⑤

! ここがポイント

幼児が「親のようになりたい」と親のまねをする心理機制(防衛機制)は**同一化**です．

解答…4

問題-6 欲求を満たせないときに，正反対の欲求を発展させ心的平衡を保とうとする防衛機制はどれか．

〔53AM079〕

1. 抑圧　　　2. 否認　　　3. 行動化
4. 合理化　　5. 反動形成

防衛機制 ⑥

1. **抑圧**は，自己が承認しにくい欲求を，無意識のうちに抑えつけ心の底に閉じ込めようとすることである．
2. **否認**は，自己が容認したくない欲求，体験，現実などを実際に存在しなかったと考え，そのようにふるまうことである．

3. **行動化**は，情緒的葛藤やストレス因子に対して内省するのではなく，行為によって対処しようとすることである．
4. **合理化**は，欲求が満たされないとき，もっともらしい理由をつけて自己を正当化することによって苦痛から自分を保護しようとすることである．
5. **反動形成**は，受け入れることができない思考や気持ちを正反対の行動，思考，気持ちに取り換えることである．

> **❗ ここがポイント**
> 欲求を満たせないときに，正反対の欲求を発展させ心的平衡を保とうとする防衛機制は**反動形成**です．

解答…5

問題-7 好きな異性に意地悪をするという行動に関連する防衛機制はどれか．〔44PM057〕
1. 退行　　2. 昇華　　3. 投影
4. 合理化　5. 反動形成

防衛機制 ⑦

> **❗ ここがポイント**
> 好きな異性に意地悪をするという行動に関連する防衛機制は**反動形成**です．

解答…5

問題-8 不安を伴う事柄を思い出さないようになることはどれか．〔46AM080〕
1. 昇華　　2. 投射　　3. 抑圧
4. 合理化　5. 知性化

防衛機制 ⑧

> **❗ ここがポイント**
> 不安を伴う事柄を思い出さないようになる防衛機制は**抑圧**です．自己が承認しにくい欲求を，**無意識**のうちに抑えつけ心の底に閉じ込めようとすることを**抑圧**といいます．これに対して，欲求を意識的に抑えることは**禁圧**といいます．

解答…3

問題-9 「一目惚れ」に関連する防衛機制はどれか．〔42PM057〕
1. 知性化　2. 合理化　3. 理想化
4. 否認　　5. 転換

防衛機制⑨

❗ ここがポイント
「一目惚れ」に関連する防衛機制は**理想化**です．対象を自分の感情や欲望をすべて満たしてくれる存在とみなし，情緒的葛藤や内的または外的ストレス因子を和らげようとすることを**理想化**といいます．

解答…3

問題-10 20歳の男性．バスケットボールの選手である．交通事故で受傷し，両下肢に障害が残存している．この患者の行動とその解釈の組み合わせで正しいのはどれか．〔47PM078〕

1. 交通事故の加害者を恨む ── 反動形成
2. リハビリテーションに熱心に取り組む ── 合理化
3. バスケットボールの素質はなかったと考える ── 投影
4. パラリンピック出場を目指す ── 昇華
5. バスケットボール選手の応援を熱心に行う ── 退行

防衛機制⑩

1. 「交通事故の加害者を恨む」のは，**置き換え**(欲求を別の対象に置き換えること)である．
2. 「リハビリテーションに熱心に取り組む」のは，**補償**(劣等意識を克服するために弱点を克服しようとすること)である．
3. 「バスケットボールの素質はなかったと考える」のは，**合理化**(欲求が満たされないときにもっともらしい理由をつけて自己を正当化することによって苦痛から自分を保護しようとすること)である．
4. 「パラリンピック出場を目指す」のは，**昇華**である．
5. 「バスケットボール選手の応援を熱心に行う」のは，**反動形成**(受入れることができない思考や気持ちを正反対の行動，思考，気持ちに取り換えること)である．

❗ ここがポイント
両下肢に障害が残存している患者がパラリンピックの出場を目指すのは**昇華**です．社会的に受け入れられない欲求(性欲，権勢欲など)を社会的に容認されるスポーツ，芸術，宗教などに置き換えて解消することを**昇華**といいます．

解答…4

問題-11 「自分が幼稚園に行っている間にお母さんがいなくなってしまう」と思いこみ，登園をしぶる心理はどれか．〔51AM079〕

1. 退行
2. 抑圧
3. 置き換え
4. 反動形成
5. 分離不安

防衛機制⑪

> **⚠ ここがポイント** ･･
> 「自分が幼稚園に行っている間にお母さんがいなくなってしまう」と思いこみ，登園をしぶる心理は，**分離不安**です．分離不安は，小児期の正常な発達段階の一部であり，生後 8〜12 か月にみられ，2 歳ごろにはみられなくなります．小学生以降にも残存する場合は**分離不安障害**（separation anxiety disorder；SAD）となります．

解答…5

問題-12 自分自身が受け入れることができない衝動・観念を，他の人が持っているとする防衛機制はどれか．〔52AM078〕

1. 反動形成　　　2. 合理化　　　3. 否認
4. 投影　　　　　5. 抑圧

防衛機制⑫

> **⚠ ここがポイント** ･･
> 自分自身が受け入れることができない衝動・観念を，他の人がもっているとする防衛機制は**投影**です．たとえば，クラスの中の 1 人が嫌いである場合，他人を嫌う自分の感情を認めたくないために，「相手が自分を嫌っている」と自分の感情を相手に押しつけて，自分の好ましくない感情をないものにしようとする防衛機制です．

解答…4

防衛機制

CHECK LIST

- □ 無意識的な欲動や現実的な外的ストレスに由来する不安をコントロールすることにより精神的安定性を得ようとする心理過程を何という？
  A. **防衛機制**
- □ 抑圧された感情や心理的問題が身体的問題に転換されることを何という？
  A. **転換**
- □ 問題回避の行動をとることを何という？
  A. **回避**
- □ 抽象的な思考を過度に使用することによって混乱した気持ちを抑制しようとすることを何という？
  A. **知性化**
- □ 他人の肯定的要素を過度に強調して，情緒的葛藤や内的または外的ストレス因子を和らげようとすることを何という？
  A. **理想化**
- □ 受け入れることができない思考や気持ちを正反対の行動，思考，気持ちに取り換えることを何という？
  A. **反動形成**
- □ 「試験が近づいているにもかかわらず，ゲームにふけっている」という行動に関連する防衛機制は？
  A. **回避**
- □ 患者が治療者に不満を抱き，沈黙を続けているときの防衛機制は？
  A. **行動化**
- □ 弟や妹が生まれたときに，子どもが指しゃぶりを再び始める防衛機制は？
  A. **退行**
- □ 憧れの人の口調や身振りをまねる心理は？
  A. **同一化**
- □ 幼児が「親のようになりたい」と親の真似をする防衛機制は？
  A. **同一化**
- □ 好きな異性に意地悪をするという行動に関連する防衛機制は？
  A. **反動形成**
- □ 不安を伴う事柄を思い出さないようになる防衛機制は？
  A. **抑圧**
- □ 欲求を意識的に抑えることを何という？
  A. **禁圧**
- □ 「一目惚れ」に関連する防衛機制は？
  A. **理想化**
- □ 両下肢に障害が残存している患者が，パラリンピックの出場を目指す防衛機制は？
  A. **昇華**
- □ 「自分が幼稚園に行っている間にお母さんがいなくなってしまう」と思いこみ，登園をしぶる心理は？
  A. **分離不安**

Summaries …要点を覚えよう！

6-10 防衛機制の種類

反動形成	受け入れることができない思考や気持ちを正反対の行動，思考，気持ちに取り換えること． 〔例〕不安なのに強がった態度をとる．憎い相手に優しくふるまう．小心者が虚勢をはる（「負け犬の遠吠え」）．
退行	成長過程を後戻りし，未分化，未発達な行動をとることにより当面の困難を回避すること． 〔例〕赤ちゃん返り
昇華	社会的に受け入れられない欲求（性欲，権勢欲など）を社会的に容認されるスポーツ，芸術，宗教などに置き換えて解消すること．
同一化 (取り入れ)	自分にとって好ましい人，理想とする人，憧れの人の特性（思考，態度，行動，筆跡，くせ，口調，身振りなど）をまねることによって自己の欲求の満足を図ること．
抑圧	自己が承認しにくい欲求を無意識のうちに抑えつけ，心の底に閉じ込めようとすること．欲求を意識的に抑えることは禁圧という．
転換	抑圧された感情や心理的問題が身体的問題として出現すること．
回避	問題回避の行動をとること．
行動化	情緒的葛藤やストレス因子に対して内省するのではなく，行為によって対処しようとする．
合理化	欲求が満たされないとき，もっともらしい理由をつけて自己を正当化することによって苦痛から自分を保護しようとすること． 〔例〕大学受験に失敗したとき，つまらない大学だから合格しなくてよかったと自己を正当化する．やせがまん，自己満足などといわれる状態．
知性化	抽象的な思考を過度に使用することによって，混乱した気持ちを抑制しようとすること．自分を直視せずに，知性や観念的な世界に逃避すること． 〔例〕思春期の青年が性的な欲動をコントロールするために，知的な事象について考える．
投射(投影)	自分のなかにある危険な欲求や感情を他者がもっているかのようにみなすこと．自己の感情や欲求を他人や物に向けかえ，自己の劣等感や罪悪感を防衛すること． 〔例〕自己の弱点，欠点などを他人のなかに見出し，その人を非難，攻撃する．自分が他人に敵意をもっているとき，相手が自分に敵意をもっているように考えて，相手を憎み，警戒し，攻撃する．
否認	自己が容認したくない欲求，体験，現実などを実際に存在しなかったと考え，そのようにふるまうこと．
解離	つらい感情や思考，出来事を無意識のうちに記憶から切り離してしまうこと．
置き換え	欲求を別の対象に置き換えることで充足すること．自分自身や他者に承認されにくい感情を，対象を別のものに移すことにより解消すること． 〔例〕隣家の人を攻撃したいが，それができないので，代わりに攻撃しやすい対象である隣家の猫をいじめる（八つ当たり）．
理想化	他人の肯定的要素を過度に強調して，情緒的葛藤や内的/外的ストレスを和らげようとすること．
補償	劣等意識を克服するため，反対方向の価値を実現したり，弱点そのものを克服したりすること． 〔例〕病弱であるという弱点を学問で成果をあげることによって克服する．病弱を身体鍛錬によって直接克服する．
分離不安	強い情動を伴った観念や行動から感情だけが切り離されて，観念や行動が実感を伴わないものになること．強迫神経症の強迫観念，強迫行動が相当する．
打ち消し	現実や空想のなかで行われた行為や思考に伴う情動を，正反対の情動的意味をもつ行為や思考を行うことによって打ち消そうとすること．償い，やり直しに相当する． 〔例〕宗教的戒律に反した行為をした後で，償いの祈りや苦行をする．強迫神経症の強迫行為(洗浄強迫，儀礼行為など)も打ち消し行為である．反動形成に似ているが，反動形成は人間の全体的態度を指し，打ち消しは個々の行為についていう．

臨床医学 61 転移・逆転移

問題-1 転移・逆転移で適切なのはどれか．〔51AM078（類似問題 41PM056）〕
1. 転移は逆転移を誘発する．
2. 陰性転移の解釈は避ける．
3. 逆転移は治療の阻害因子となる．
4. 逆転移は治療者の意識的反応である．
5. 心理治療の目標は陽性転移の出現である．

解法ポイント

転移・逆転移 ①

1. 転移は**逆転移**を誘発する．
2. 陰性転移の解釈を避ける必要はない．むしろ，陰性転移や陽性転移は患者理解の手がかりになるため分析する必要がある．
3. 逆転移は治療の**阻害因子**ではないが，治療関係が崩れることがあるため，治療者はいつも**教育分析**や**スーパービジョン**を受けて，逆転移をおこさないように注意する．
4. 逆転移は治療者の**無意識的反応**である．
5. 陽性転移を治療に利用することはあるが，**心理治療の目標ではない**．

⚠️ ここがポイント

　患者が過去に経験した感情を，治療のなかで無意識のうちに治療者に向けることを**転移**といいます．転移する感情は患者の心理的葛藤の根源であることが多く，精神分析療法では転移の形成が治療の進展につながると考えられています．
　転移には患者が治療者に好意的な感情（行為，信頼，愛情）を向ける**陽性転移**と，否定的な感情（憎悪，非難，攻撃）を向ける**陰性転移**があります．
　これに対して，治療者が患者に向ける感情を**逆転移**といいます．治療関係とは無関係に出現する個人的な感情と，患者の転移に反応して出現するものがあります．逆転移では治療者自身が，自分の幼児期の親に対する感情を患者にぶつけることにより治療関係が崩れる恐れがあります．治療者は，逆転移を認識したとしても治療を中止する必要はありませんが，常に**スーパービジョン**を受けて，逆転移をおこさないように注意する必要があります．

解答…1

問題-2 転移・逆転移で適切なのはどれか．2つ選べ．〔44PM056（類似問題 48PM078）〕
1. 逆転移は治療者の生活史を反映する．
2. 陽性転移は治療的接近の手がかりになる．
3. 患者の怒りに気づいたら治療者を交代する．
4. 行動化は患者が転移を意識したときに生じる．
5. 逆転移を認識したら患者にそのことを伝える．

転移・逆転移 ②

1. 逆転移は治療者の生活史（幼児期の親に対する感情など）を反映する．
2. 陽性転移や陰性転移は治療的接近の手がかりになる．
3. 患者の怒り（陰性転移）に気づいても治療者を交代する必要はない．
4. 行動化は患者が無意識にとる行動である．
5. 逆転移を認識しても感情を刺激するため患者にそのことを伝えるべきでない．

ここがポイント

行動化は防衛機制の１つ〔 6-10 ▶ (p.344) 参照〕であり，抑圧された感情が問題行動（自傷行為，自殺企図，過食，拒食など）として現れます．行動化は患者が転移を意識したときに生じるのではなく，無意識にとる行動です．

解答…1, 2

問題 - 3 転移・逆転移で正しいのはどれか．〔42PM056〕
1. 治療者に対する患者の怒りは逆転移の一種である．
2. 逆転移を認識したら治療を中断する．
3. 心理治療の目的は陽性転移の出現である．
4. 転移は行動化の原因となる．
5. 転移をおこしている間の出来事は想起できない．

転移・逆転移 ③

1. 治療者に対する患者の怒りは陰性転移である．
2. 転移や逆転移を認識しても治療を中断する必要はない．
3. 陽性転移を治療に利用することがあるが，陽性転移の出現が心理治療の目標ではない．
4. 転移は行動化の原因となる．
5. 転移をおこしている間の出来事は想起できる．

ここがポイント

転移には，①治療者を肯定的にとらえる陽性転移（患者の治療者に対する愛情，親密性，信頼，尊敬など）と，②治療者を否定的にとらえる陰性転移（患者の治療者に対する敵意，攻撃性，懐疑心など）があります．たとえば，患者が治療者に恋愛感情を抱いたり（陽性転移），敵意を示したり（陰性転移）することがあります．

このような転移は，過去に患者が親に抱いていた感情を治療者に向けているものと考えられますが，幼児期の親に対する感情だけでなく，現在の感情をぶつけてくることも多いため，解釈には注意が必要となります．

解答…4

問題-4 逆転移に相当するのはどれか．〔47AM079〕
1. 治療者が患者に夢の解釈を教える．
2. 治療者が患者に様々な感情を向ける．
3. 治療者が無意識の葛藤を患者に意識させる．
4. おとぎ話の内容が患者の精神症状に現れる．
5. 患者が過去の治療者に向けた感情を現在の治療者に向ける．

逆転移①

❗ ここがポイント

患者が治療者に抱く感情のことを**転移**といい，治療者が患者に向ける感情を**逆転移**といいます．

解答…2

問題-5 逆転移に該当するのはどれか．〔43PM057〕
1. 患者からの贈り物を受け取る．
2. 患者に理由のない嫌悪感を抱く．
3. 患者の治療方針を同僚と議論する．
4. 治療効果に関する患者の質問に苦慮する．
5. 知人から依頼された患者の治療を引き受ける．

逆転移②

❗ ここがポイント

治療者が患者に向ける感情を**逆転移**といい，選択肢のなかでは「患者に理由のない嫌悪感を抱く」が該当します．

解答…2

CHECK LIST

- □ 患者が治療者に抱く感情のことを何という？
  - A. 転移
- □ 逆転移は治療者の何を反映するか？
  - A. 生活史（幼児期の親に対する感情など）
- □ 陽性転移や陰性転移は治療的接近の手がかりとなるか？
  - A. 手がかりとなる
- □ 陰性転移に気づいたら治療者を交代する必要があるか？
  - A. 交代する必要はない
- □ 逆転移を認識したとき患者に伝えるべきか？
  - A. 感情を刺激するため伝えるべきでない
- □ 抑圧された感情が問題行動（自傷行為，自殺企図，過食，拒食など）として現れる防衛機制を何という？
  - A. 行動化
- □ 転移や逆転移を認識したとき治療を中断する必要があるか？
  - A. 中断する必要はない
- □ 陽性転移の出現は心理治療の目標か？
  - A. 陽性転移を治療に利用することがあるが，心理治療の目標ではない
- □ 転移は行動化の原因となるか？
  - A. 原因となる
- □ 転移をおこしている間の出来事は想起できるか？
  - A. 想起できる
- □ 治療者を肯定的にとらえる転移を何という？
  - A. 陽性転移
- □ 治療者を否定的にとらえる転移を何という？
  - A. 陰性転移
- □ 治療者が患者に向ける感情を何という？
  - A. 逆転移

臨床医学 62 記憶

問題-1 箸の使い方などの熟練に関するのはどれか．〔43PM058〕

1. 陳述記憶
2. 感覚記憶
3. 手続き記憶
4. エピソード記憶
5. ワーキングメモリー

記憶の分類①

1. 言語やイメージとして意識化できる長期記憶を**陳述記憶**という．
2. 1秒以内の短期記憶を**感覚記憶**という．
3. 箸の使い方など，繰り返しによって「体で覚えた」動作や技能などの長期記憶を**手続き記憶**という．
4. 「いつ，どこで，何をした」という個人的な体験や出来事の記憶を**エピソード記憶**といい，**陳述記憶（長期記憶）**に分類される．
5. 情報を数秒程度保持し，意識的に操作することができる記憶のことを**ワーキングメモリー（作動記憶）**という．

ここがポイント

動作や技能（自転車の乗り方や楽器の演奏など）のように，繰り返しによって「体で覚えた」（体得した）記憶を**手続き記憶**といいます．記憶は保持時間や内容により以下のように分類することができます．

	記憶の分類
保持時間	短期記憶，長期記憶
	感覚記憶，即時記憶，近時記憶，遠隔記憶
内容	**陳述記憶**（宣言的記憶，顕在記憶） 　意味記憶，**エピソード記憶**
	非陳述記憶（潜在記憶） 　**手続き記憶**，プライミング

記憶は保持時間により**短期記憶**と**長期記憶**に分けられます．より詳細に，**感覚記憶**（1秒以内），**即時記憶**（数秒〜1分），**近時記憶**（数分〜数日），**遠隔記憶**（数週，数か月，数十年）に分類することもあります．短期記憶の代表的なものは**ワーキングメモリー（作動記憶）**であり，情報を一時的に（数秒程度）保持し，意識的に操作することができる記憶のことをいいます．

長期記憶は**陳述記憶**（宣言的記憶，顕在記憶）と**非陳述記憶**（潜在記憶）に分類することができます．陳述記憶には**海馬を含む側頭葉内側面**が関与し，非陳述記憶には**大脳基底核-小脳系**が関与します．

陳述記憶はイメージや言語などとして意識に浮上し，なんらかの形（言葉など）で表現できるものであり，①言語，社会常識，知識などに関する**意味記憶**と，②生活上での体験や思い出などに関する**エピソード記憶**があります．

これに対して，非陳述記憶は意識には浮上せず行動や反応として現れるものであり，①練習によって習得する技能や習慣などの**手続き記憶**と，②一度でも刺激を受けると次回の反応が促進される**プライミング**があります．

解答…3

問題-2　自転車の乗り方などの熟練に関連する記憶はどれか．〔45PM079〕

1. エピソード記憶
2. プライミング
3. 手続き記憶
4. 展望記憶
5. 意味記憶

記憶の分類②

1. エピソード記憶は過去の個人的体験や出来事に関する記憶(陳述記憶)である．
2. プライミングは一度でも見たり，聞いたりしたものは，二度目には見やすくなったり，反応が早まったり，強まったりする潜在的な処理・反応促進効果(呼び水効果)のある潜在記憶の１つである．
3. 手続き記憶は箸の使い方，自転車の乗り方などの熟練に関連する無意識な非陳述記憶である．
4. 展望記憶は将来の予定を覚えている記憶である．
5. 意味記憶は言葉の意味についての一般常識的記憶や普遍的な概念に関連する記憶である．

ここがポイント
自転車の乗り方などの熟練に関連する記憶は長期記憶(非陳述記憶)に分類される手続き記憶です．

解答…3

問題-3　手続き記憶で正しいのはどれか．〔44PM058〕

1. 陳述記憶に分類される．
2. 普遍的な概念に関連する．
3. 内容は常に意識化される．
4. 反復訓練によって獲得される．
5. 非言語的な表象として想起される．

手続き記憶①

1. 手続き記憶は非陳述記憶(意識にのぼらない無意識的な記憶)に分類される．
2. 普遍的な概念に関連する記憶は意味記憶である．
3. 手続き記憶は体で覚えた記憶であり，意識化(想起)されない．内容が常に意識されるのは陳述記憶である．
4. 自転車の乗り方や楽器の演奏のように反復練習によって獲得されるのは手続き記憶である．
5. 言語や非言語的な表象(イメージ)など，なんらかの形で想起されるのは陳述記憶である．

ここがポイント
箸の使い方，自転車の乗り方などの熟練に関する記憶(「体で覚える」記憶)は非陳述記憶(無意識的な記憶)に分類される手続き記憶です．

解答…4

問題-4　意識することなく再生される記憶はどれか．〔52PM079〕

1. 即時記憶
2. 意味記憶
3. 近時記憶
4. 手続き記憶
5. エピソード記憶

手続き記憶②

1. 即時記憶は数秒～1分間の記憶である．
2. 意味記憶は普遍的な概念に関連する記憶である．
3. 近時記憶は数分～数日間の記憶である．
4. 手続き記憶は体で覚えた記憶であり，意識化(想起)されない．
5. エピソード記憶は過去の個人的体験や出来事に関する記憶(陳述記憶)である．

ここがポイント

意識することなく再生される記憶は手続き記憶です．手続き記憶は，箸の使い方，自転車の乗り方などの熟練に関する記憶(「体で覚える」記憶)で，長期記憶〔非陳述記憶(無意識的な記憶)〕に分類されます．

解答…4

問題-5 古典の授業で暗記した和歌を10年後も覚えているのはどれか．〔42PM058〕

1. 意味記憶　　2. エピソード記憶　　3. 手続き記憶
4. 作動記憶(ワーキングメモリー)　　5. プライミング

意味記憶①

1. 意味記憶は言葉の意味など，学習によって得た記憶(知識)である．
2. エピソード記憶は「いつ，どこで，何をした」という個人的な体験や出来事の記憶(思い出)である．
3. 手続き記憶は，自転車の乗り方や楽器の演奏など，繰り返すことで「体で覚えた」記憶である．
4. 作動記憶(ワーキングメモリー)は，情報を一時的に(数秒程度)保持し，意識的に操作することができる記憶である．
5. プライミングは潜在的な処理・反応促進効果をもつ潜在記憶である．

ここがポイント

古典の授業で暗記した和歌を10年後も覚えているのは，長期記憶(陳述記憶)に分類される意味記憶(知識に関する記憶)です．

解答…1

問題-6 「日本の首都は東京である」という記憶はどれか．〔40PM057〕

1. エピソード記憶　　2. 意味記憶　　3. 手続き記憶
4. プライミング　　5. ワーキングメモリー

意味記憶②

ここがポイント

「日本の首都は東京である」という知識に関する記憶は意味記憶です．

解答…2

問題-7 作動記憶〈ワーキングメモリー〉の説明として適切なのはどれか. 〔53AM081〕
1. 数日間保持される.
2. 非宣言的記憶の1つである.
3. 技能の記憶として機能する.
4. 生活史の記憶として機能する.
5. 情報の処理と保持を同時に行う.

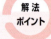

作動記憶（ワーキングメモリー）

1. **数秒間**保持される．数分〜数日間保持されるのは**近時記憶**である．
2. **短期記憶**の1つである．
3. 技能の記憶として機能するのは**手続き記憶**である．
4. 生活史の記憶として機能するのは**エピソード記憶**である．
5. 情報の処理と保持を同時に行うのは**作動記憶（ワーキングメモリー）**である．

❗ **ここがポイント** ………………………………………………………………………

　作動記憶（ワーキングメモリー）は**作業記憶**ともいい，**短期記憶**に分類され，情報を**一時的（数秒間）**に保持し，意識的に操作することができる記憶であり，**前頭連合野**が関与します．

解答…5

CHECK LIST

- ☐ 言語やイメージとして意識化できる長期記憶を何という？
  - A. **陳述記憶**
- ☐ 箸の使い方など，繰り返しによって「体で覚えた」動作や技能などの記憶を何という？
  - A. **手続き記憶**
- ☐ 「いつ，どこで，何をした」という個人的な体験や出来事の記憶を何という？
  - A. **エピソード記憶**
- ☐ エピソード記憶は何記憶に分類される？
  - A. **陳述記憶（長期記憶）**
- ☐ 情報を数秒程度保持し，意識的に操作することができる記憶を何という？
  - A. **ワーキングメモリー（作動記憶）**
- ☐ 陳述記憶の別名は？
  - A. **宣言的記憶，顕在記憶**
- ☐ 陳述記憶に分類されるのは？
  - A. **意味記憶，エピソード記憶**
- ☐ 非陳述記憶の別名は？
  - A. **潜在記憶**
- ☐ 1秒以内の短期記憶を何という？
  - A. **感覚記憶**
- ☐ 数秒～1分の記憶を何という？
  - A. **即時記憶**
- ☐ 数分～数日の記憶を何という？
  - A. **近時記憶**
- ☐ 数週，数か月，数十年の記憶を何という？
  - A. **遠隔記憶**
- ☐ 長期記憶を分類すると？
  - A. **陳述記憶（宣言的記憶，顕在記憶）と非陳述記憶（潜在記憶）**
- ☐ 海馬を含む側頭葉内側面が関与する記憶は？
  - A. **陳述記憶**
- ☐ 大脳基底核-小脳系が関与する記憶は？
  - A. **非陳述記憶**
- ☐ 言語，社会常識，知識などに関する記憶は？
  - A. **意味記憶**
- ☐ 生活上での体験や思い出などに関する記憶は？
  - A. **エピソード記憶**
- ☐ 意識には浮上せず行動や反応として現れる記憶は？
  - A. **非陳述記憶**
- ☐ 練習によって習得する技能や習慣などの記憶は？
  - A. **手続き記憶**
- ☐ 一度でも刺激を受けると次回の反応が促進されるものは？
  - A. **プライミング**
- ☐ 過去の個人的体験や出来事に関する記憶は？
  - A. **エピソード記憶**
- ☐ 潜在的な処理・反応促進効果（呼び水効果）のある潜在記憶の1つは？
  - A. **プライミング**
- ☐ 将来の予定を覚えている記憶は？
  - A. **展望記憶**
- ☐ 言葉の意味についての一般常識の記憶や普遍的な概念に関連する記憶は？
  - A. **意味記憶**
- ☐ 意識にのぼらない無意識的な記憶は？
  - A. **非陳述記憶**
- ☐ 自転車の乗り方や楽器の演奏のように反復練習によって獲得されるのは？
  - A. **手続き記憶**
- ☐ 言葉の意味など，学習によって得た記憶は？
  - A. **意味記憶**
- ☐ 情報の処理と保持を同時に行う記憶は？
  - A. **作動記憶（ワーキングメモリー）**
- ☐ 古典の授業で暗記した和歌を10年後も覚えているのは？
  - A. **意味記憶**
- ☐ 「日本の首都は東京である」という知識に関する記憶は？
  - A. **意味記憶**

63 その他の臨床心理学に関する問題

問題 - 1　正しい組み合わせはどれか．〔46AM079〕

1. Piaget（ピアジェ）── 性格類型
2. Freud（フロイト）── 認知発達
3. Rogers（ロジャーズ）── 来談者中心
4. Erikson（エリクソン）── 無意識
5. Kretschmer（クレッチマー）── 発達課題

心理学の理論 ①

1. Piaget は認知機能の発達段階を示した．
2. Freud は自分自身では意識できない深層心理（"無意識"）の存在を提唱した．
3. Rogers は来談者中心の治療法を考案した．
4. Erikson はライフサイクルを 8 段階に分け，発達課題を示した．
5. Kretschmer は体型分類と関連する性格類型を示した．

❗ここがポイント

人物とその理論の概要を 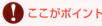 に頻出順にまとめています．

解答…3

問題 - 2　正しい組み合わせはどれか．〔49AM079〕

1. Adler ── リビドー
2. Freud ── 病的人格
3. Jung ── 劣等コンプレックス
4. Kretschmer ── 体型分類
5. Schneider ── 内向・外向

心理学の理論 ②

1. Adler（アドラー）は励ましにより劣等コンプレックスを克服できると考えた．
2. Freud はすべての心理現象の背景にリビドーという性的・心理的エネルギーがあるとした．
3. Jung（ユング）は精神分析学の立場から性格を内向型と外向型に分けた．
4. Kretschmer は体型分類と関連する性格類型を示した．
5. Schneider（シュナイダー）は自己が悩むか周囲が悩むかを加味して人格（パーソナリティ）障害を類型化した（病的人格）．

解答…4

問題 - 3　正しい組み合わせはどれか．〔45PM078〕

1. Freud ── 普遍的無意識
2. Jung ── オペラント条件付け
3. Piaget ── 来談者中心療法
4. Rogers ── 自由連想法
5. Winnicott ── 移行対象

心理学の理論③

1. Freud は精神分析療法のなかで**自由連想法**を用いた．
2. Jung は**普遍的無意識**の概念を記述した．
3. Piaget は**認知発達理論**を記述した．
4. Rogers は**来談者中心療法**を考案した．
5. Winnicott（ウィニコット）は**移行対象**の概念を記述した．

❗ ここがポイント
Winnicott は**移行対象**の概念を記述し，おしゃぶり，毛布，テディベアなどは乳児が分離して独立しようとする時期に母親の代わりとなるとしました．

解答…5

問題−4 誤っている組み合わせはどれか．〔41PM090〕

1. Piaget ── 認知
2. Erikson ── 運動
3. Freud ── 人格
4. Gesell ── 行動
5. Pavlov ── 反射

心理学の理論④

1. Piaget は**認知**機能の発達段階を示した．
2. Erikson はパーソナリティの発達をアイデンティティ（自我同一性）の発達としてとらえた．
3. Freud は，人格（パーソナリティ）理論で，**人格**はエス，自我，超自我から構成されると記述した．
4. Gesell（ゲゼル）は乳幼児の行動を観察し，詳細に記述した．
5. Pavlov（パブロフ）は**条件反射学説**とその後の行動科学の発展に寄与した．

解答…2

問題−5 個人的な無意識とは別に「神話や伝承などに人類共通の普遍的無意識がある」と言ったのは誰か．

〔50PM078〕

1. Adler
2. Jaspers
3. Jung
4. Kraepelin
5. Schneider

普遍的無意識

❗ ここがポイント
個人的な無意識とは別に「神話や伝承などに人類共通の普遍的無意識がある」と言ったのは **Jung** です．

解答…3

第6章 臨床心理学

CHECK LIST

- □ 自分自身では意識できない深層心理（"無意識"）の存在を提唱したのは？
  - A. Freud（フロイト）
- □ 来談者中心の治療法を考案したのは？
  - A. Rogers（ロジャーズ）
- □ ライフサイクルを8段階に分け，発達課題を示したのは？
  - A. Erikson（エリクソン）
- □ 体型分類と関連する性格類型を示したのは？
  - A. Kretschmer（クレッチマー）
- □ 励ましにより劣等コンプレックスを克服できると考えたのは？
  - A. Adler（アドラー）
- □ すべての心理現象の背景にリビドーという性的・心理的エネルギーがあるとしたのは？
  - A. Freud
- □ 精神分析学の立場から性格を内向型と外向型に分けたのは？
  - A. Jung（ユング）
- □ 自己が悩むか周囲が悩むかを加味して人格（パーソナリティ）障害を類型化したのは？
  - A. Schneider（シュナイダー）
- □ 精神分析療法のなかで自由連想法を用いたのは？
  - A. Freud
- □ 普遍的無意識の概念を記述したのは？
  - A. Jung
- □ 認知発達理論を記述したのは？
  - A. Piaget（ピアジェ）
- □ 移行対象の概念を記述したのは？
  - A. Winnicott（ウィニコット）
- □ 乳児が分離して独立しようとする時期におしゃぶり，毛布，テディベアなどは母親の代わりとなると記述したのは？
  - A. Winnicott
- □ 認知機能の発達段階を示したのは？
  - A. Piaget
- □ パーソナリティの発達をアイデンティティ（自我同一性）の発達としてとらえたのは？
  - A. Erikson
- □ 人格はエス，自我，超自我から構成されると記述したのは？
  - A. Freud
- □ 乳幼児の行動を観察し，詳細に記述したのは？
  - A. Gesell（ゲゼル）
- □ 条件反射学説とその後の行動科学の発展に寄与したのは？
  - A. Pavlov（パブロフ）
- □ 個人的な無意識とは別に「神話や伝承などに人類共通の普遍的無意識がある」と言ったのは？
  - A. Jung

Summaries …要点を覚えよう！

6-11 主な心理学的理論

Freud（フロイト）	精神分析学を創始し，**自由連想法**による治療法や深層心理（自分自身では意識できない"**無意識**"）の理論を提唱し，すべての心理現象の背景に**リビドー**という性的・心理的エネルギーがあるとした．
Jung（ユング）	精神分析学の立場から性格を内向型と外向型の2型に分けた．また，個人的な無意識とは別に「神話や伝承などに人類共通の普遍的無意識がある」とした．
Piaget（ピアジェ）	認知機能の発達段階を示した（**認知発達理論**）．
Rogers（ロジャーズ）	**来談者中心療法**と呼ばれる治療法を考案した．
Adler（アドラー）	励ましにより劣等感（誰もが生まれながらにもっている不全感や弱さ；**劣等コンプレックス**）を克服できると考えた．
Erikson（エリクソン）	Freudの精神分析を継承し，パーソナリティの発達をアイデンティティ（自我同一性）の発達としてとらえ，ライフサイクルを8段階に分け，**発達課題**を示した．
Schneider（シュナイダー）	自己が悩むか周囲が悩むかを加味して人格障害を類型化した（**病的人格**）．統合失調症の症状を診断的価値の観点から1級症状と2級症状に分けた．
Kretschmer（クレッチマー）	統合失調症，躁うつ病，てんかんに対応する特定の体型（**体型分類**）と関連する**性格類型**があるとした．
Winnicott（ウィニコット）	移行対象の概念を記述し，おしゃぶり，毛布，テディベアなどは乳児が分離して独立しようとする時期に母親の代わりとなるとした．
Gesell（ゲゼル）	乳幼児の**行動**を観察し，発達診断法を確立した．
Pavlov（パブロフ）	条件反射学説とその後の行動科学の発展に寄与した．
Jaspers（ヤスパース）	反応性精神病の特徴を記述した．
Kraepelin（クレペリン）	精神疾患においても一定の原因，症状，転帰，病理解剖所見をもつ疾患単位が存在すると仮定し，精神症状を詳細に記述した．

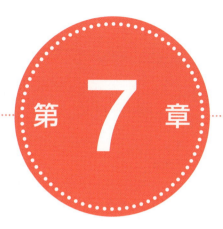

第7章

リハビリテーション医学

臨床医学 64 高齢者の特徴

問題 - 1 高齢者にみられる特徴はどれか．〔48PM095〕
1. 男性における前立腺の萎縮
2. 卵胞刺激ホルモンの低下
3. 歩行開始時の心拍数減少
4. 前角細胞数の減少
5. 立位時の骨盤前傾

高齢者の特徴 ①

1. 男性の前立腺は**肥大**する．
2. 卵胞刺激ホルモンは**増加**する．
3. 歩行<u>開始</u>時の心拍数は**増加**する．
4. 前角細胞数は**減少**する．
5. 円背姿勢のため立位時に骨盤は**後傾**する．

ここがポイント

女性ホルモン（エストロゲン）や男性ホルモン（テストステロン）は加齢に伴い減少します．これらの性ホルモンは脳下垂体からの**黄体化ホルモン（LH）**，**卵胞刺激ホルモン（FSH）**という性腺刺激ホルモンによって支配され，さらにこれらは視床下部からの**性腺刺激ホルモン放出ホルモン（GnRH）**によって支配されています．

性ホルモンは，負のフィードバック調節機能により，LH，FSH，GnRH の分泌を抑制しています．性ホルモンが減少すると LH，FSH，GnRH に対する性ホルモンの負のフィードバック調節機能が低下するため，加齢に伴って LH，FSH，GnRH は増加します．

加齢に伴い，脊髄前角の運動ニューロン数および実際に機能している運動単位数は**減少**します．末梢神経では，加齢とともに線維密度の低下やランビエ絞輪間距離の不規則化などが認められます．また，大径有髄線維（直径 5 μm 以上）の線維密度の低下が著しく，小径無髄線維（直径 0.5 μm 以下）の増加がみられます．

解答…4

問題 - 2 高齢患者の特徴で誤っているのはどれか．〔42PM072〕
1. 症状が非定型的である．
2. 精神症候を伴いやすい．
3. 合併症を伴いやすい．
4. 検査所見での個人差が少ない．
5. 予後に心理社会的要因が影響しやすい．

高齢者の特徴 ②

1. 症状は**非定型的**である．
2. **精神症候**を伴いやすい．
3. **合併症**を伴いやすい．
4. 検査所見での個人差がみられる．
5. 予後に**心理社会的要因**が影響しやすい．

高齢者の特徴

> ⚠ **ここがポイント**
> 加齢に伴う生理機能変化の程度は個人差が大きく，検査所見でも個人差がみられるのが特徴です．

解答…4

問題-3 高齢者の身体特徴で誤っているのはどれか．〔40PM084〕
1. 高音域の聴力低下
2. 肺の残気量減少
3. 収縮期血圧の上昇
4. 消化管通過時間の延長
5. 関節軟骨の変性

解法ポイント

高齢者の特徴③

1. 高音域の聴力は**低下**する．
2. 肺の残気量は**増加**する．
3. 収縮期血圧は**上昇**する．
4. 消化管通過時間は**延長**する．
5. 関節軟骨は**変性**する．

> ⚠ **ここがポイント**
> 通常の呼吸量（1回換気量500 mL）は高齢者と成人との間には差がみられませんが，高齢者では**予備吸気量**と**予備呼気量**が減少し，**肺活量**が減少するため，最大酸素摂取量が減少し，軽い運動でも息切れがおこります．これらの減少は肺胞および気道の弾性低下と胸郭骨格の硬化によっておこります．胸部や肺の弾性が低下すると残気量が増加します．

解答…2

問題-4 高齢者における変化で誤っているのはどれか．〔43PM065〕
1. 収縮期血圧低下
2. 腎血流量低下
3. 心拍出量低下
4. 赤血球数低下
5. 体水分量低下

解法ポイント

高齢者における変化

1. 収縮期血圧は**上昇**する．
2. 腎血流量は**減少**する．
3. 心拍出量は**減少**する．
4. 赤血球数は**減少**する．
5. 体水分量は**減少**する．

> ⚠ **ここがポイント**
> **血圧（特に収縮期血圧）**は加齢に伴い上昇します．これは高齢者では，血管の伸展性が低下し，血管の弾力性が失われ，大動脈壁の伸展性低下により収縮期の血圧緩衝作用が低くなることが原因です．また，加齢に伴い，心臓・血管あるいは副腎髄質支配の交感神経系の緊張が高まり，**血中カテコールアミン濃度**が高まることも血管抵抗上昇の要因になっています．
> 高齢者では骨髄の大部分が脂肪と結合組織に置換され，骨髄細胞密度が低下します．この低下は**赤血球系幹細胞**に著しく，赤血球数，ヘモグロビン量が減少します．

解答…1

問題-5 高齢者にみられる加齢に伴う変化で誤っているのはどれか．〔47PM095〕
1. 関節軟骨の変性
2. 高音域の聴力低下
3. 収縮期血圧の上昇
4. 唾液分泌量の増加
5. 食塊の消化管通過時間の延長

加齢に伴う変化

1. 関節軟骨が**変性**する．
2. 高音域の聴力が**低下**する．
3. 収縮期血圧が**上昇**する．
4. 唾液分泌量が**減少**する．
5. 食塊の消化管通過時間が**延長**する．

❗ここがポイント

高齢者では動脈硬化により収縮期血圧が**上昇**します．高齢者では高周波数(1 kHz 以上)の**高音域**の聴力が低下します(**老人性難聴**)．これは高い音に感受性をもつ蝸牛基底部のラセン器(コルチ器)の感覚受容器細胞(内有毛細胞と外有毛細胞)の減少とその感覚受容器細胞を支配するラセン神経節ニューロンの退化によるものと考えられています．このほか内リンパ(蝸牛管を満たすリンパ)の組成変化，内耳蝸牛の血管条(内リンパ分泌吸収やイオン勾配の維持に関与)の萎縮，大脳皮質聴覚野ニューロン数の減少などの加齢変化も老人性難聴に関与します．

解答…4

問題-6 加齢によって増加するのはどれか．〔45PM095〕
1. 夜間尿量
2. 腰椎骨密度
3. 左室駆出率
4. 動脈血酸素分圧
5. 最大酸素摂取量

加齢によって増加するもの①

1. 夜間尿量は加齢によって**増加**する．
2. 腰椎骨密度は加齢によって**減少**する．
3. 左室駆出率は加齢によって**減少**する．
4. 動脈血酸素分圧は加齢によって**低下**する．
5. 最大酸素摂取量は加齢によって**減少**する．

❗ここがポイント

加齢により身体にさまざまな変化がみられます．出題頻度の高い身体的変化を **7-1** にまとめました．

解答…1

問題-7 加齢に伴い増加するのはどれか．〔50PM089〕
1. 速筋線維
2. ビタミンD
3. 成長ホルモン
4. α運動神経細胞
5. 炎症性サイトカイン

加齢によって増加するもの ②

❗ ここがポイント

加齢に伴い**老化細胞**の量が増加します．老化細胞からは**炎症性サイトカイン**などが分泌されるため，加齢に伴い炎症性サイトカインは**増加**します．

解答…5

問題-9 高齢者で減少するのはどれか．2つ選べ．〔46PM068〕
1. 心拍出量
2. 腎血流量
3. 体脂肪率
4. 末梢血管抵抗
5. 機能的残気量

高齢者で減少するもの

1. 心拍出量は**減少**する．
2. 腎血流量は**減少**する．
3. 体脂肪率は**増加**する．
4. 末梢血管抵抗は**増加**する．
5. 機能的残気量は**増加**する．

❗ ここがポイント

高齢者で減少するのは**心拍出量**と**腎血流量**です．

解答…1, 2

問題-9 高齢者の筋で誤っているのはどれか．〔51PM094〕
1. 筋断面積が減少する．
2. 運動単位数が増加する．
3. 筋力増強効果はみられる．
4. タイプⅡ線維の萎縮が強い．
5. 持久力は筋力に比較して維持される．

高齢者の筋

1. 筋断面積は**減少**する．
2. 運動単位数は**減少**する．
3. 筋力強化によって筋線維の肥大がみられ，筋力増強効果がみられる．
4. **タイプⅡ線維**(白筋，速筋)の萎縮が強い．
5. 持久力は筋力に比較して維持される．

❗ ここがポイント

1つの運動ニューロンとそれによって支配されている筋線維群を**運動単位**といいます．運動単位は高齢者で減少します．

加齢により骨格筋の筋線維数や筋量は減少し，筋萎縮がみられます．加齢に伴う筋萎縮は，運動負荷の減少，蛋白質合成能低下，酸化ストレス，血流低下，栄養因子や性ホルモンの減少などによるものと考えられています．各線維の最大収縮速度は低下しませんが，速筋である**タイプⅡ線維**が減少するため，全体として収縮速度は遅くなります．加齢に伴って骨格筋量が減少するとともに歩行速度などの身

体機能の低下をきたす病態を加齢性筋肉減少症（サルコペニア）といいます．

解答…2

問題-10 加齢に伴う骨格筋の萎縮で正しいのはどれか．〔44PM050〕
1. 細胞のアポトーシスである．
2. 退行性変化の1つである．
3. 筋原性変化が特徴である．
4. 筋線維がマクロファージに貪食される．
5. 筋線維が結合組織に置換される．

加齢に伴う骨格筋の萎縮

ここがポイント

加齢に伴う骨格筋の萎縮は，退行性変化の1つです．

解答…2

問題-11 加齢による身体構成成分の変化において若年時と比べて体重比が増加するのはどれか．〔51AM091〕

1. 骨塩
2. 脂肪
3. 細胞外液
4. 細胞内液
5. 細胞性固形物

加齢による身体構成成分の変化

ここがポイント

加齢による身体構成成分の変化において，若年時と比べて体重比が増加するのは脂肪です．

解答…2

問題-12 老年症候群について誤っているのはどれか．〔48AM095〕
1. 虚弱な老人に特有の症候である．
2. ADLの阻害要因となる．
3. 活動性が低下しやすい．
4. 単一の原因でおこる．
5. 悪循環に陥る．

老年症候群

1. 虚弱な高齢者に特有の症候である．
2. ADLの阻害要因となる．
3. 活動性が低下しやすい．
4. 多くの原因によって生じる．
5. 悪循環に陥りやすい．

ここがポイント

加齢とともに出現する身体的・精神的症状を老年症候群といいます．代表的な老年症候群としては，誤嚥，転倒，認知症，尿流障害，虚弱（フレイル），加齢性筋肉減少症（サルコペニア）があります〔**7-2** 参照〕．これらの症候は加齢そのものをベースとしていますが，多くの場合，単一な原因ではなく，複合的な原因により生じています．

たとえば，脳血管障害，意識障害，Parkinson 病，認知症などの神経筋疾患，悪性疾患の末期や長期臥床患者などに誤嚥が生じ，誤嚥性肺炎，びまん性嚥下性細気管支炎をひきおこします(**悪循環**)．誤嚥性肺炎を繰り返す場合には，経口摂取ができないことから ADL や QOL が障害され，長期入院の原因になります．また，転倒は，脳血管障害や骨関節疾患などによる歩行障害のほか，起立性低血圧，精神安定薬の副作用が原因となります．転倒すると外傷，脳出血，大腿骨頸部骨折などをおこし，寝たきりの原因になります(**活動性の低下，悪循環**)．

解答…4

問題-13 高齢者に発症しやすいのはどれか．2つ選べ．〔45AM095 を改変〕

1. 1 型糖尿病
2. 関節リウマチ
3. 多発性骨髄腫
4. 多発性硬化症
5. 線条体黒質変性症

高齢者に発症しやすい疾患

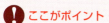 1. 1 型糖尿病は**若年者**に発症する．
2. 関節リウマチは **30〜40 歳代**に多く発症する．
3. 多発性骨髄腫は **40 歳以降**(特に 60〜70 歳)に多く発症する．
4. 多発性硬化症は **20〜40 歳代**に多く発症する．
5. 線条体黒質変性症は**中高年**に多く発症する．

⚠️ **ここがポイント**

線条体黒質変性症は，Parkinson 病に似た症状がみられ，オリーブ橋小脳萎縮症，Shy-Drager(シャイ・ドレーガー)症候群とともに**多系統萎縮症**に分類されます．

解答…3, 5

問題-14 高齢者にみられる病態のうち，低栄養の関与が低いのはどれか．〔52PM092〕

1. 貧血
2. 褥瘡
3. 大腿骨骨折
4. サルコペニア
5. 虚血性心疾患

高齢者において低栄養の関与が低い病態

⚠️ **ここがポイント**

高齢者にみられる病態のうち，低栄養の関与が低いのは**虚血性心疾患**です．

解答…5

CHECK LIST

- ☐ 加齢により夜間尿量はどうなる？
  A. 増加する
- ☐ 加齢により腎血流量はどうなる？
  A. 減少する
- ☐ 加齢により腰椎骨密度はどうなる？
  A. 減少する
- ☐ 加齢により関節軟骨はどうなる？
  A. 変性する
- ☐ 加齢により筋断面積はどうなる？
  A. 減少する
- ☐ 加齢により左室駆出率はどうなる？
  A. 減少する
- ☐ 加齢により心拍出量はどうなる？
  A. 減少する
- ☐ 加齢により収縮期血圧はどうなる？
  A. 上昇する
- ☐ 加齢により動脈血酸素分圧はどうなる？
  A. 低下する
- ☐ 加齢により末梢血管抵抗はどうなる？
  A. 増加する
- ☐ 加齢により肺の残気量はどうなる？
  A. 増加する
- ☐ 加齢により予備吸気量はどうなる？
  A. 減少する
- ☐ 加齢により予備呼気量はどうなる？
  A. 減少する
- ☐ 加齢により肺活量はどうなる？
  A. 減少する
- ☐ 加齢により機能的残気量はどうなる？
  A. 増加する
- ☐ 加齢により最大酸素摂取量はどうなる？
  A. 減少する
- ☐ 加齢により歩行開始時の心拍数はどうなる？
  A. 増加する
- ☐ 加齢により消化管通過時間はどうなる？
  A. 延長する
- ☐ 加齢により唾液分泌量はどうなる？
  A. 減少する
- ☐ 加齢により赤血球数はどうなる？
  A. 減少する
- ☐ 加齢により体水分量はどうなる？
  A. 減少する
- ☐ 加齢により高音域の聴力はどうなる？
  A. 低下する
- ☐ 加齢により体脂肪率はどうなる？
  A. 増加する
- ☐ 加齢により男性の前立腺はどうなる？
  A. 肥大する
- ☐ 加齢により卵胞刺激ホルモンはどうなる？
  A. 増加する
- ☐ 加齢により前角細胞数はどうなる？
  A. 減少する
- ☐ 加齢により実際に機能している運動単位数はどうなる？
  A. 減少する
- ☐ 加齢による円背姿勢のため立位時に骨盤はどうなる？
  A. 後傾する
- ☐ 加齢により炎症性サイトカインはどうなる？
  A. 増加する
- ☐ 加齢により萎縮しやすい筋線維タイプは？
  A. タイプⅡ線維（白筋，速筋）
- ☐ オリーブ橋小脳萎縮症，Shy-Drager症候群とともに多系統萎縮症に分類されるのは？
  A. 線条体黒質変性症
- ☐ 加齢とともに出現する身体的・精神的症状を何という？
  A. 老年症候群
- ☐ 加齢に伴って骨格筋量が減少するとともに歩行速度などの身体機能の低下をきたす病態を何という？
  A. 加齢性筋肉減少症（サルコペニア）
- ☐ 加齢に伴う機能変化や生理的予備能の低下によって健康障害を招きやすい状態を何という？
  A. 虚弱（フレイル）

高齢者の特徴

Summaries …要点を覚えよう！

7-1 加齢による変化

	減少・低下	増加・肥大	不変
筋・骨・関節系	骨密度，筋肉量，骨塩，筋断面積，速筋線維（タイプⅡ線維）		
呼吸・循環器系	心拍出量，左室駆出率，動脈血酸素分圧，最大酸素摂取量，体水分量，肺活量，予備呼気量，予備吸気量	収縮期血圧，歩行開始時の心拍数，末梢血管抵抗，機能的残気量，残気量	
消化器系	唾液分泌量，胃液分泌量	食塊の消化管通過時間	
感覚器系	高音域の聴力		
内分泌系	男性ホルモン，女性ホルモン	性腺刺激ホルモン	
泌尿器系	腎血流量，糸球体数，糸球体濾過率	夜間尿量，男性の前立腺	
血液系	赤血球数	血漿中のノルアドレナリンの濃度	絶食下での血糖値
神経系	神経伝導速度，運動単位，脊髄前角細胞（α運動ニューロン）		運動単位
その他	基礎代謝量	体脂肪率，炎症性サイトカイン，症状・検査所見の個人差	

7-2 フレイルとサルコペニアの定義

▶ フレイル（虚弱）

加齢に伴う機能変化や生理的予備能の低下によって健康障害を招きやすい状態（恒常性を維持する機能が低下した状態）を指します．老年症候群の背景には多くの場合，フレイルが存在しています．

▶ サルコペニア（加齢性筋肉減少症）

サルコペニアは「筋量と筋力の進行性かつ全身性の減少に特徴づけられる症候群で，身体機能障害，QOL低下，そのリスクを伴うもの」と定義されます．すなわち，サルコペニアでは，①筋量低下，②筋力低下（握力：男性26 kg未満，女性18 kg未満），③身体機能低下（歩行速度0.8 m/秒以下）といった特徴がみられます．

65歳以上の高齢者で，筋量低下，筋力低下，身体機能の低下がみられればサルコペニアと診断されます．筋量低下のみの場合はプレサルコペニア，筋量低下，筋力低下，身体機能の低下のすべてを伴う場合を重症サルコペニアと呼びます．

65 廃用症候群

問題-1 長期間の臥床で増加するのはどれか．2つ選べ．〔43PM055〕
1. 安静時心拍数
2. 循環血漿量
3. 末梢血管抵抗
4. 1回心拍出量
5. 最大酸素摂取量

長期臥床の影響①

1. 安静時心拍数は**増加**する．
2. 循環血漿量は**減少**する．
3. 末梢血管抵抗は**増加**する．
4. 1回心拍出量は**減少**する．
5. 最大酸素摂取量は**減少**する．

⚠ ここがポイント

身体の全部あるいは一部の機能の活動が低下する結果，心身の機能や形態に障害が生じることを**廃用症候群**といいます．廃用症候群では，**関節拘縮，筋力低下，筋持久性低下，心肺機能低下，起立性低血圧，骨粗鬆症，皮膚萎縮，便秘，精神活動性低下，平衡感覚の低下**などの諸症状がみられます〔**7-3**参照〕．

心肺機能では，1回心拍出量・最大酸素摂取量・肺活量・分時換気量が減少します．1回心拍出量が減少するため，それを補うために安静時心拍数が**増加**します．

解答…1, 3

問題-2 高齢者の長期の安静臥床の影響として正しいのはどれか．2つ選べ．〔46PM082〕
1. 記銘力の低下
2. 1回換気量の増加
3. 循環血液量の減少
4. 安静時心拍数の減少
5. 血中カルシウム濃度の低下

長期臥床の影響②

1. 記銘力が**低下**する．
2. 1回換気量，肺活量，分時換気量は**減少**する．
3. 循環血液量は**減少**する．
4. 1回心拍出量が減少するため，それを補うために安静時心拍数は**増加**する．
5. 抗重力活動が不足すると骨からカルシウムが血液中に流出し（骨吸収がおこり），血中カルシウム濃度は**増加**する．

解答…1, 3

問題-3 長期臥床による不動化の影響として正しいのはどれか. 〔47AM082〕

1. 筋節長の延長
2. 疼痛閾値の低下
3. 関節不安定性の出現
4. 脊髄前角細胞数の減少
5. 血中カルシウム濃度の低下

長期臥床の影響③

1. 筋節長は**短縮**する．短縮位が持続すると筋節数が**減少**する．
2. 疼痛閾値は**低下**する．疼痛閾値が低下すると痛みを感じやすくなる．
3. 関節可動域は**減少**するが，関節不安定性は**みられない**．
4. 脊髄前角細胞数は**変化**しない．脊髄前角細胞は加齢に伴い減少する．
5. 長期臥床により抗重力活動が不足すると骨からカルシウムが血液中に流出し（骨吸収がおこり），血中カルシウム濃度は増加する．

解答…2

問題-4 長期の安静臥床によって上昇するのはどれか. 〔51AM082〕

1. 免疫能
2. 耐糖能
3. 静脈還流量
4. 尿中カルシウム
5. クレアチニン・クリアランス

長期臥床の影響④

ここがポイント

長期の安静臥床により骨吸収が亢進することによって**骨粗鬆症**が発生し，**尿中カルシウム**排泄が増加します．

解答…4

問題-5 廃用症候群によって低下しないのはどれか. 〔53PM084〕

1. 筋力
2. 肺活量
3. 心拍数
4. 身体活動性
5. 胃腸管運動

廃用症候群

1. 筋力は**低下**する．
2. 肺活量は**減少**する．
3. 心拍数は**増加**する．
4. 身体活動性は**低下**する．
5. 胃腸管運動は**減少**する．

ここがポイント

廃用症候群によって低下しないのは**心拍数**です．心拍数は１回心拍出量の減少を補うために**増加**します．

解答…3

問題-6 臥床による筋への影響として正しいのはどれか．〔49AM083〕
1. 最大筋腹の太さは保たれる．
2. 手内筋は数日で著明な筋力低下が生じる．
3. 上肢筋に比べ下肢筋で筋力低下が大きい．
4. 下肢筋では1週間に50%の筋力低下が生じる．
5. 筋細胞膜のアセチルコリン感受性の増強が生じる．

臥床による筋への影響

1. 最大筋腹の太さは小さくなる(廃用性筋萎縮)．
2. 上肢筋力や手内筋は，臥床時であっても使用されるため，筋力低下が生じにくい．
3. 上肢筋に比べ下肢筋で筋力低下が大きい．
4. 下肢筋では1週間に約10〜15%の筋力低下が生じる．
5. 臥床生活では筋収縮による刺激が減少するため，筋細胞膜のアセチルコリン感受性は低下する．

解答…3

問題-7 廃用性筋萎縮で正しいのはどれか．〔44PM051〕
1. 筋原線維は保たれる．
2. 筋内神経線維は保たれる．
3. 筋張力は保たれる．
4. 筋線維の蛋白質合成は保たれる．
5. 筋萎縮の進行速度は神経切断後と同程度である．

廃用性筋萎縮

 ここがポイント
廃用性筋萎縮では筋内神経線維は保たれます．廃用性筋萎縮は速筋より遅筋に顕著に現れます．

解答…2

廃用症候群

CHECK LIST

- ☐ 長期臥床により安静時心拍数はどうなる？
  A. 増加する
- ☐ 長期臥床により循環血漿量はどうなる？
  A. 減少する
- ☐ 長期臥床により末梢血管抵抗はどうなる？
  A. 増加する
- ☐ 長期臥床により1回心拍出量はどうなる？
  A. 減少する
- ☐ 長期臥床により循環血液量はどうなる？
  A. 減少する
- ☐ 長期臥床により血中カルシウム濃度はどうなる？
  A. 増加する
- ☐ 長期臥床により尿中カルシウムはどうなる？
  A. 増加する
- ☐ 長期臥床により1回換気量，肺活量，分時換気量はどうなる？
  A. 減少する
- ☐ 長期臥床により最大酸素摂取量はどうなる？
  A. 減少する
- ☐ 長期臥床により記銘力はどうなる？
  A. 低下する
- ☐ 長期臥床により筋節長はどうなる？
  A. 短縮する
- ☐ 長期臥床により疼痛閾値はどうなる？
  A. 低下する
- ☐ 長期臥床により関節可動域はどうなる？
  A. 減少する
- ☐ 長期臥床により脊髄前角細胞数はどうなる？
  A. 変化しない
- ☐ 長期臥床により最大筋腹の太さはどうなる？
  A. 小さくなる（廃用性筋萎縮）
- ☐ 長期臥床により上肢筋力や手内筋の筋力はどうなる？
  A. 比較的保たれる
- ☐ 長期臥床により筋力低下が生じやすいのは上肢，下肢？
  A. 下肢
- ☐ 長期臥床により下肢筋では1週間に何%の筋力低下がみられる？
  A. 約10〜15%
- ☐ 廃用性筋萎縮がみられやすいのは速筋，遅筋？
  A. 遅筋

Summaries …要点を覚えよう！

7-3 長期臥床に伴う変化

長期臥床により低下するもの，増加するものを以下の表に示します．

低下するもの			増加するもの
・運動能力	・呼吸機能	・1回心拍出量	・安静時心拍数
・血圧調整能力	・循環血液量	・1回換気量	・末梢血管抵抗
・骨格筋量	・循環血漿量	・肺活量	・血中カルシウム濃度
・筋力	・血清蛋白	・疼痛閾値	
・記銘力	・最大酸素摂取量	・胃腸管運動	
・身体活動性			

摂食・嚥下障害

問題-1 嚥下にかかわる神経とその働きの組み合わせで正しいのはどれか.〔48PM093〕

1. 三叉神経 ── 口唇閉鎖
2. 顔面神経 ── 下顎の運動
3. 迷走神経 ── 嚥下反射
4. 舌咽神経 ── 舌の運動
5. 舌下神経 ── 唾液分泌

解法ポイント

嚥下にかかわる神経

選択肢マル覚え
1. 三叉神経は咀嚼筋(咬筋, 側頭筋, 外側翼突筋, 内側翼突筋)を支配する. 口唇の閉鎖は顔面神経に支配される口輪筋が関与する.
2. 顔面神経は顔面筋, 涙腺, 顎下腺, 舌下腺を支配し, 舌の前2/3の味覚を伝えるが, 下顎の運動には関与しない.
3. 迷走神経は嚥下反射に関与する.
4. 舌咽神経は咽頭筋, 耳下腺を支配する. 舌の運動には舌下神経が関与する.
5. 舌下神経は舌の運動に関与する. 唾液分泌には顔面神経と舌咽神経が関与する. 顎下腺と舌下腺の分泌には顔面神経が関与し, 耳下腺の分泌には舌咽神経が関与する.

! ここがポイント

嚥下にかかわる神経を **7-4** にまとめました.

開口に関与する舌骨上筋群(顎舌骨筋, 顎二腹筋, 茎突舌骨筋, オトガイ舌骨筋)の起始, 停止, 神経支配は以下のようになっています.

筋	起始	停止	神経支配
顎舌骨筋	下顎骨体内側面(顎舌骨筋線)	舌骨体	三叉神経
顎二腹筋	前腹:下顎骨二頭筋窩 後腹:側頭骨乳様突起	舌骨小角	前腹:三叉神経 後腹:顔面神経
茎突舌骨筋	側頭骨茎状突起	舌骨大角	顔面神経
オトガイ舌骨筋	下顎骨正中部後面(オトガイ棘)	舌骨体前面	舌下神経

顔面神経は, 開口に関与する舌骨上筋群の一部(顎二腹筋の後腹, 茎突舌骨筋)を支配することから厳密には下顎運動に関与できますが, この問題では選択肢3が明らかに正しいため, これを正解とします.

解答…3

問題-2 脳卒中患者の摂食・嚥下障害で誤っているのはどれか. 〔44PM065〕

1. 急性期に高頻度にみられる.
2. 体位調節は誤嚥防止に役立つ.
3. 仮性球麻痺があると生じやすい.
4. 水はペーストよりも誤嚥しやすい.
5. 右側の咽頭麻痺では顔を左に向けて食べさせる.

脳卒中患者の摂食・嚥下障害

1. 急性期に**高頻度**にみられる.
2. 体位調節は**誤嚥防止**に役立つ.
3. 仮性球麻痺があると**生じやすい**.
4. 水はペーストよりも**誤嚥しやすい**.
5. **右側**の咽頭麻痺では顔を**右側(麻痺側)**に向けて食べさせる.

❗ ここがポイント ……………………………………………………………………………
咽頭麻痺がある場合は**麻痺側**に顔を向け,食物が非麻痺側に流れるように誘導します.

解答…5

問題-3 嚥下障害に対する治療法はどれか. 〔46AM095〕

1. Shaker(シャキア)法
2. DeLorme(デローム)法
3. Jakobson(ヤコブソン)法
4. Codman(コッドマン)体操
5. Buerger-Allen(バージャー・アレン)体操

嚥下障害に対する治療法

1. Shaker法は**嚥下障害**に対する治療法である.
2. DeLorme法は漸増抵抗運動(等張性運動)による**筋力増強法**である.
3. Jakobson法は筋の緊張と弛緩を繰り返すことによる**リラクセーション法**である.
4. Codman体操は振り子運動を用いた肩関節運動により**肩関節の可動域**を改善する方法である(**アイロン体操**ともいう).
5. Buerger-Allen体操は**閉塞性動脈硬化症**に起因する**下肢痛**に対する**循環改善**を目的とした体操である.

❗ ここがポイント ……………………………………………………………………………
嚥下障害に対する治療法の1つである**Shaker法**は,背臥位で頭部を**屈曲**することにより食道入口部を開きやすくするトレーニングです〔**7-5** 参照〕.

解答…1

問題-4 嚥下障害の病態と用いられる介入の組み合わせで正しいのはどれか．〔49PM095〕

1. 口腔期障害 —— 粘性の高い食物
2. 鼻咽腔閉鎖不全 —— Shaker 法
3. 喉頭挙上筋筋力低下 —— 間欠的バルーン拡張法
4. 咽頭機能の左右差 —— 頸部回旋
5. 輪状咽頭筋弛緩不全 —— 軟口蓋挙上装置

嚥下障害の病態と用いられる介入 ①

1. 口腔期障害がある場合には**とろみがある軟らかい食物**とする．
2. 鼻咽腔閉鎖不全に対しては**口すぼめ呼吸**などの呼吸訓練を行う．
3. 喉頭挙上筋筋力低下に対しては **Shaker 法**が適応となる．
4. 咽頭機能に左右差がある場合は機能が低下している側に**頸部を回旋**する．
5. 輪状咽頭筋弛緩不全に対しては **Mendelsohn（メンデルソン）手技**が適応となる．

ここがポイント

咽頭機能に左右差がある場合，頸部を一側に回旋すると咽頭腔の形が変化し，**非回旋側の咽頭**へ食塊が誘導されます．嚥下障害に対する代表的なアプローチを 7-5 に示します．

解答…4

問題-5 摂食嚥下障害への対応で正しいのはどれか．〔52PM084〕

1. 飲水にはぬるま湯を用いる．
2. 咽頭期障害では頭頸部の伸展姿勢で嚥下する．
3. 口腔期障害に対しては高粘度の食物を用いる．
4. 先行期障害に対して食事のペースを指導する．
5. 鼻咽腔閉鎖不全に対しては Shaker 法を用いる．

嚥下障害の病態と用いられる介入 ②

1. 飲水には**冷水**を用いる（嚥下反射の促通になる）．
2. 咽頭期障害では頭頸部の**屈曲姿勢**で咽頭食道部を広げる．
3. 口腔期障害がある場合には**とろみがある軟らかい食物**とする．
4. 先行期障害に対しては**食事のペース**を指導する．
5. 鼻咽腔閉鎖不全に対しては**口すぼめ呼吸**などの呼吸訓練を行う．

解答…4

CHECK LIST

- ☐ 咀嚼筋を構成する4筋は？
  - A. 咬筋，側頭筋，外側翼突筋，内側翼突筋
- ☐ 咀嚼筋を支配する神経は？
  - A. 三叉神経
- ☐ 咽頭筋を支配する神経は？
  - A. 舌咽神経
- ☐ 舌の運動を支配する神経は？
  - A. 舌下神経
- ☐ 口唇の閉鎖に関与する筋とその支配神経は？
  - A. 口輪筋（顔面神経）
- ☐ 顔面筋を支配する神経は？
  - A. 顔面神経
- ☐ 涙腺を支配する神経は？
  - A. 顔面神経
- ☐ 顎下腺，舌下腺を支配する神経は？
  - A. 顔面神経
- ☐ 舌の前2/3の味覚を伝える神経は？
  - A. 顔面神経
- ☐ 嚥下反射に関与する神経は？
  - A. 迷走神経
- ☐ 唾液分泌に関与する神経は？
  - A. 顔面神経と舌咽神経
- ☐ 耳下腺の分泌に関与する神経は？
  - A. 舌咽神経
- ☐ 開口に関与する筋群は？
  - A. 舌骨上筋群（顎舌骨筋，顎二腹筋，茎突舌骨筋，オトガイ舌骨筋）
- ☐ 脳卒中患者の摂食嚥下障害が高頻度にみられる病期は？
  - A. 急性期
- ☐ 水とペースト，誤嚥しやすいのは？
  - A. 水
- ☐ 右側の咽頭麻痺がある場合，顔をどちらに向けて食べさせる？
  - A. 右側（麻痺側）に向ける
- ☐ 背臥位で頭部を屈曲することにより食道入口部を開きやすくする治療法は？
  - A. Shaker法
- ☐ 漸増抵抗運動（等張性運動）による筋力増強法は？
  - A. DeLorme法
- ☐ 筋の緊張と弛緩を繰り返すリラクセーション法は？
  - A. Jakobson法
- ☐ 振り子運動を用いて肩関節の可動域を改善する方法は？
  - A. Codman体操（アイロン体操）
- ☐ 閉塞性動脈硬化症に起因する下肢痛に対する循環改善を目的とした体操は？
  - A. Buerger-Allen体操
- ☐ 鼻咽腔閉鎖不全に対する呼吸訓練は？
  - A. 口すぼめ呼吸など
- ☐ 喉頭挙上筋筋力低下に対して適応となるのは？
  - A. Shaker法
- ☐ 輪状咽頭筋弛緩不全に対して適応となるのは？
  - A. Mendelsohn手技

Summaries …要点を覚えよう！

7-4 嚥下にかかわる神経

嚥下にかかわる神経	作用
迷走神経	**嚥下反射**に関与
三叉神経	**咀嚼筋**を支配（下顎運動に関与）
顔面神経	表情筋，涙腺，顎下腺，舌下腺を支配．舌の前2/3の味覚を伝える
舌咽神経	**咽頭筋**，舌下腺，顎下腺を支配（唾液分泌に関与）
舌下神経	**舌筋**を支配（舌の運動に関与）

7-5 嚥下障害に対するアプローチ

アプローチ	介入法
Shaker（シャキア）法	頭部挙上訓練．舌骨上筋群などの喉頭挙上筋を強化し，喉頭の前上方運動を改善する．食道入口部の開大により，食道入口部の食塊通過が促進され，咽頭残留を少なくする．
Mendelsohn（メンデルソン）手技	①舌骨と喉頭の挙上量の拡大，②挙上持続時間の延長，③咽頭収縮力の増加を目的とする．舌骨と喉頭の挙上と咽頭収縮がピークに達した時点で嚥下を一時停止し，数秒間保持させ，その後，力を抜くように指示する．舌骨・喉頭挙上不全，咽頭収縮不全，食道入口部開大不全などにより咽頭残留がある場合に用いる．

67 ADL と IADL

問題-1 IADL の項目に含まれるのはどれか．〔51PM083〕
1. 化粧
2. 義足の装着
3. バスの利用
4. 歩行器を使用した歩行
5. 車椅子からベッドへの移乗

IADL ①

1. 化粧(整容)は ADL に含まれる．
2. 義足の装着(更衣)は ADL に含まれる．
3. バスの利用(公共交通機関の利用)は IADL に含まれる．
4. 歩行器を使用した歩行(移動)は ADL に含まれる．
5. 車椅子からベッドへの移乗は ADL に含まれる．

! ここがポイント

IADL(手段的 ADL；instrumental ADL)は 1969 年に Lawton(ロートン)らによって提唱された概念です．**生活関連動作**(activities parallel to daily living；APDL)ともいいます．ADL の範囲は家庭における身の回り動作(セルフケア)を意味し，広義の ADL と考えられる応用動作(交通機関の利用，家事動作など)は IADL または APDL といいます．

Lawton の評価スケールでは，①電話の使用，②買物，③食事の支度，④家屋維持，⑤洗濯，⑥外出時の移動，⑦服薬，⑧家計管理が IADL の評価項目となっています．

解答…3

問題-2 IADL に含まれるのはどれか．2 つ選べ．〔49PM082〕
1. 移乗
2. 買物
3. 整容
4. 洗濯
5. 排泄

IADL ②

1. 移乗は ADL に含まれる．
2. 買物は IADL に含まれる．
3. 整容は ADL に含まれる．
4. 洗濯は IADL に含まれる．
5. 排泄は ADL に含まれる．

解答…2, 4

問題-3 老研式活動能力指標の質問項目のうち，手段的 ADL に該当するのはどれか．〔52PM083〕
1. 「本や雑誌を読んでいますか」
2. 「年金などの書類が書けますか」
3. 「バスや電車を使って 1 人で外出できますか」
4. 「家族や友だちの相談にのることがありますか」
5. 「健康についての記事や番組に関心がありますか」

第7章 リハビリテーション医学

老研式活動能力指標における IADL

🔴 ここがポイント

選択肢にある老研式活動能力指標の質問項目のうち，手段的 ADL に該当するのは，「バスや電車を使って1人で外出できますか」です．老研式活動能力指標では IADL 以外の項目が含まれ，全体として高齢者の活動能力を測定することを目的としています．老研式活動能力指標を以下に示します．

・老研式活動能力指標

毎日の生活についてうかがいます．以下の質問のそれぞれについて，「はい」「いいえ」のいずれかに○をつけて，お答え下さい．質問が多くなっていますが，ごめんどうでも全部の質問にお答え下さい．		
(1) バスや電車を使って1人で外出できますか	1. はい	2. いいえ
(2) 日用品の買物ができますか	1. はい	2. いいえ
(3) 自分で食事の用意ができますか	1. はい	2. いいえ
(4) 請求書の支払いができますか	1. はい	2. いいえ
(5) 銀行預金・郵便貯金の出し入れが自分でできますか	1. はい	2. いいえ
(6) 年金などの書類が書けますか	1. はい	2. いいえ
(7) 新聞を読んでいますか	1. はい	2. いいえ
(8) 本や雑誌を読んでいますか	1. はい	2. いいえ
(9) 健康についての記事や番組に関心がありますか	1. はい	2. いいえ
(10) 友だちの家を訪ねることがありますか	1. はい	2. いいえ
(11) 家族や友だちの相談にのることがありますか	1. はい	2. いいえ
(12) 病人を見舞うことができますか	1. はい	2. いいえ
(13) 若い人に自分から話しかけることがありますか	1. はい	2. いいえ

解答…3

問題-4 Barthel Index で正しいのはどれか．〔51AM084〕

1. 歩行には坂道歩行を含まない．
2. 100点であれば社会生活に支障はない．
3. トイレ動作にはトイレの出入りを含まない．
4. 食事動作は補助具を使用しない状態で評価する．
5. 車椅子からベッドへの移乗には車椅子操作は含まない．

Barthel Index

1. 歩行には坂道歩行を<u>含まない</u>．
2. 100点であっても社会生活に<u>支障をきたすことがある</u>．
3. トイレ動作にはトイレの出入りを<u>含む</u>．
4. 食事動作は補助具を<u>使用してもよい</u>．
5. 車椅子からベッドへの移乗には車椅子操作（ブレーキ・フットレストの操作）を<u>含む</u>．

🔴 ここがポイント

Barthel Index で正しいのは，「歩行には坂道歩行を含まない」です〔**7-6** ▶参照〕．歩行の項目では平

地歩行を評価します．歩行が困難な場合は車椅子駆動を評価します．別項目として階段昇降があります．

　Barthel Index の原法は 1965 年に Mahoney（マホーニー）が発表した ADL 評価法です．環境を整えた状態での「できる ADL」を 100 点満点で評価します．各項目は臨床的な観点から重みづけがされています．比較的短時間で評価できる利点がありますが，採点が 3 段階であるため変化がとらえにくく，また，介助量が判断できないという欠点があります．

解答…1

問題-5　FIM で 4 点（最小介助）となるのはどれか．〔53PM083〕

1. アームスリングをつけてもらっている．
2. 食器に残った食べ物をかき集めてもらう．
3. 移乗時に介助者から軽く引き上げてもらう．
4. トイレットペーパーをあらかじめ折ってもらう．
5. シャワーを浴びる前にお湯の温度を調節してもらう．

FIM（機能的自立度評価法）

選択肢マル覚え
1. アームスリングをつけてもらっている場合は 5 点（監視・準備）である．
2. 食器に残った食べ物をかき集めてもらう場合は 4 点（最小介助）である．
3. 移乗時に介助者から軽く引き上げてもらう場合は 3 点（中等度介助）である．
4. トイレットペーパーをあらかじめ折ってもらう場合は 5 点（監視・準備）である．
5. シャワーを浴びる前にお湯の温度を調節してもらう場合は 5 点（監視・準備）である．

ここがポイント

　FIM（functional independence measure）は実際の生活場面で「している」ADL を測定する尺度です．介助の必要性と量によって 1～7 点の 7 段階で評価します．18 項目（13 項目の運動項目と 5 項目の認知項目）からなり，126 点満点で評価します．Barthel Index より変化がとらえやすいとされています．小児（生後 6 か月～7 歳）の場合は WeeFIM を使用します．FIM の採点基準を以下に示します．

介助者不要	7：完全自立	
	6：修正自立	時間がかかる，補装具の使用，安全性の配慮
介助者必要	5：監視・準備	監視，指示，促し，準備
	4：最小介助	75% 以上自分で行う
	3：中等度介助	50% 以上，75% 未満を自分で行う
	2：最大介助	25% 以上，50% 未満を自分で行う
	1：全介助	25% 未満しか自分で行わない

解答…2

問題-6 活動制限に対する治療場面を示すのはどれか．2つ選べ．〔44PM063〕

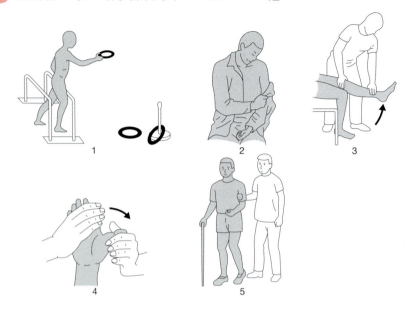

活動制限に対する治療場面

!ここがポイント

ICF（国際生活機能分類）が定義する"活動"とは，「日常生活活動（ADL）をはじめとするさまざまな生活行為」であり，その活動に問題や困難が生じた状態が活動制限です．選択肢のなかで活動制限に対する治療場面は，選択肢2の更衣および5の歩行に対する治療です．

解答…2, 5

問題-7 脳出血患者のADL自立に関係する因子で適切でないのはどれか．〔42PM082〕

1. 性別
2. 血腫の部位
3. 血腫の大きさ
4. 治療開始時期
5. うつ病の有無

脳出血患者のADL自立に関係する因子

!ここがポイント

性別は脳出血患者のADL自立に関係する因子ではありません．

解答…1

CHECK LIST

- ☐ 手段的ADL(instrumental ADL)の別名は？
  A. 生活関連動作(activities parallel to daily living；APDL)
- ☐ IADLの概念を提唱したのは？
  A. Lawtonら
- ☐ 化粧はADL，IADL？
  A. ADL
- ☐ 義足の装着はADL，IADL？
  A. ADL
- ☐ バスの利用(公共交通機関の利用)はADL，IADL？
  A. IADL
- ☐ 歩行器を使用した歩行はADL，IADL？
  A. ADL
- ☐ 車椅子からベッドへの移乗はADL，IADL？
  A. ADL
- ☐ 電話の使用はADL，IADL？
  A. IADL
- ☐ 買物はADL，IADL？
  A. IADL
- ☐ 食事の支度はADL，IADL？
  A. IADL
- ☐ 家屋維持はADL，IADL？
  A. IADL
- ☐ 洗濯はADL，IADL？
  A. IADL
- ☐ 外出時の移動はADL，IADL？
  A. IADL
- ☐ 服薬はADL，IADL？
  A. IADL
- ☐ 家計管理はADL，IADL？
  A. IADL
- ☐ 移乗はADL，IADL？
  A. ADL
- ☐ 整容はADL，IADL？
  A. ADL
- ☐ 排泄はADL，IADL？
  A. ADL
- ☐ Barthel Indexで，歩行には坂道歩行を含む？
  A. 含まない

- ☐ Barthel Indexで，100点であれば社会生活に支障がないといえる？
  A. いえない
- ☐ Barthel Indexで，トイレ動作にはトイレの出入りを含む？
  A. 含む
- ☐ Barthel Indexで，食事動作は補助具を使用してもよい？
  A. よい
- ☐ Barthel Indexで，車椅子からベッドへの移乗には車椅子操作(ブレーキ・フットレストの操作)を含む？
  A. 含む
- ☐ Barthel Indexで，歩行が困難な場合どうする？
  A. 車椅子駆動を評価する
- ☐ Barthel Indexの原法を発表したのは？
  A. Mahoney
- ☐ Barthel Indexで評価するのは「できるADL」「しているADL」？
  A. 「できるADL」
- ☐ Barthel Indexの利点は？
  A. 比較的短時間で評価できる
- ☐ Barthel Indexの欠点は？
  A. 採点が3段階であるため変化がとらえにくく，介助量が判断できない
- ☐ FIMは何段階評価？
  A. 7段階
- ☐ FIMで評価するのは「できるADL」「しているADL」？
  A. 「しているADL」
- ☐ FIMの評価項目は何項目で，何点満点？
  A. 18項目，126点満点
- ☐ 小児用のFIは？
  A. WeeFIM
- ☐ ICFで「日常生活活動(ADL)をはじめとするさまざまな生活行為」と定義されるのは？
  A. 活動
- ☐ 脳出血患者のADL自立に関係する因子に性別は含まれる？
  A. 含まれない

Summaries …要点を覚えよう！

7-6 Barthel Index

	項目	要介助	自立
1	食事（食べ物を切ってもらう場合は介助ありとする）	5	10
2	車椅子からベッドおよびベッドから車椅子への移動（ベッド上での起き上がりを含む）	5〜10	15
3	整容（洗顔，整髪，ひげそり，歯磨き）	0	5
4	トイレの出入り（衣服の処理，排泄後の清拭，水流し）	5	10
5	洗体	0	5
6	平地歩行 （歩行が困難な場合は車椅子駆動）	10 0	15 5
7	階段昇降	5	10
8	更衣（靴のひも結び，ファスナーやボタンをかけることを含む）	5	10
9	排便コントロール（便失禁）	5	10
10	排尿コントロール（尿失禁）	5	10

評価と評価法

問題-1 正しいのはどれか．〔40PM064〕
1. 麻痺の回復段階は通常，間隔尺度で記述される．
2. ADL は通常，順序尺度で評価される．
3. 主観的疲労度は通常，名義尺度で評価される．
4. 評価尺度の妥当性は，検者間の一致度で示される．
5. 評価尺度の信頼性は，変化の検出感度で示される．

評価尺度

1. 麻痺の回復段階〔Brunnstrom（ブルンストローム）ステージなど〕は**順序尺度**で記述される．
2. ADL（Barthel Index，FIM など）は**順序尺度**で評価される．
3. 主観的疲労度は**順序尺度**で評価される．
4. 評価尺度の妥当性は「その尺度が測定すべきものを測定しているか」の概念であり，**変化の検出感度**で示される．
5. 評価尺度の信頼性は「測定が安定していて正確であるか」の概念であり，**検者間の一致度**で示される．

❗ ここがポイント

評価尺度について理解する必要があります．統計学では 4 つの尺度〔Stanley Stevens（スタンレー・スティーヴンズ）の分類；尺度水準〕があります．高い水準はより低い水準の性質を含みます．

変数の種類	尺度	説明	例
質的変数	名義尺度	区別するための尺度．大小関係はなく，同じ値か否かしか意味がない．	電話番号，ID，性別，名前，血液型，背番号，バスの系統番号，患者分類，学籍番号
	順序尺度	同じか否かに加え，大小関係（順序関係）に意味がある尺度（差や比には意味がない）．	麻痺の回復段階，震度，ランキング，5 段階評価などの成績，レースの着順，徒手筋力テスト（MMT）
量的変数	間隔尺度	大小関係に加えて，数値の差にも意味があるが，比には意味がない尺度．0 は相対的な意味しかもたない．	西暦，偏差値，カレンダーの日付，温度（摂氏，華氏）
	比例尺度	大小関係にも，差にも，比にも意味がある等間隔の尺度（最上位の尺度）．0 が絶対的な意味をもつ．	身長，体重，年齢，値段，長さ，大きさ，質量，絶対温度，血圧，居住期間，収入

順序尺度と間隔尺度の違いがわかりにくいですが，数値の間が等間隔か否か（すなわち，1 から 2 になるのと，2 から 3 になるのが同じ量の変化なのか否か）を考えればわかります．順序尺度は等間隔ではありませんが，間隔尺度は等間隔です．

解答…2

問題-2 誤っている組み合わせはどれか．〔41PM063〕
1. Mini-Mental State Examination(MMSE) ── Alzheimer（アルツハイマー）病
2. Glasgow Coma Scale ── 脳血管障害
3. Hoehn-Yahr 重症度ステージ ── 筋萎縮性側索硬化症
4. Frankel の評価法 ── 脊髄損傷
5. Osserman の分類 ── 重症筋無力症

評価法と対象疾患

1. Mini-mental state examination (MMSE) は**認知症**の評価ツールであり，**Alzheimer 病**などが主な対象疾患である．
2. Glasgow Coma Scale (GCS) は**意識レベル**の評価スケールであり，**脳血管障害**など意識レベルの確認が必要な疾患で用いられる．
3. Hoehn-Yahr（ホーエン・ヤール）重症度ステージは **Parkinson（パーキンソン）病**の重症度分類である．
4. Frankel（フランケル）の評価法は**脊髄損傷**の評価尺度である．
5. Osserman（オッサーマン）の分類は**重症筋無力症**の評価分類である．

❗ ここがポイント

Hoehn-Yahr 重症度ステージは Parkinson 病の重症度を分類したもので，筋萎縮性側索硬化症とは関係ありません．

解答…3

問題-3 GMFCS (growth motor function classification system) extended and revised について正しいのはどれか．〔49PM090〕
1. 6つのレベルがある．
2. 環境要因を除外している．
3. 4つの年齢帯に分けて記載がある．
4. 脳性麻痺の重症度の判別に使われる．
5. 脳性麻痺児を臥位と立位の能力から分類する．

GMFCS

1. **5つのレベル（レベルⅠ～Ⅴ）**がある．
2. 6～12 歳と 12～18 歳の年齢帯では，**移動手段**に対する環境因子や個人因子の影響を考慮している（環境要因を考慮している）．
3. **5つの年齢帯**に分けて記載がある．
4. **脳性麻痺**の重症度の判別に使われる．
5. 児が開始した動作をもとにして作成され，特に**座位，移乗，移動**を重視している．

❗ ここがポイント

脳性麻痺児の移動能力の予後を推定する尺度として**粗大運動能力分類システム(GMFCS)**が開発されました．GMFCS は児の座位能力，移動能力を中心とした運動能力から，将来的な移動を以下の5段階に分けて予測する判別尺度です．

- 移動能力の5つのレベル
  ① 制限なく歩く
  ② 限られた環境内で補助具なく歩く
  ③ 補助具を使用して歩くことが可能
  ④ 自力移動が制限
  ⑤ 電動車椅子使用や環境整備しても自力移動が非常に困難

  また，GMFCS は以下の5つの年齢帯に分けて記載され，粗大運動能力から将来の移動能力を予測することが可能です．予測確率は年長児群ほど高くなります．

- 年齢帯
  ① 2歳の誕生日の前日まで
  ② 2〜4歳の誕生日の前日まで
  ③ 4〜6歳の誕生日の前日まで
  ④ 6〜12歳の誕生日の前日まで
  ⑤ 12〜18歳の誕生日の前日まで

解答…4

問題-4 頸髄完全損傷の機能残存レベルと課題との組み合わせで誤っているのはどれか．〔46AM082〕

1. C4 —— 電動車椅子の操作
2. C5 —— ベッドへの横移乗
3. C6 —— 長便座への移乗
4. C7 —— 自動車への車椅子の積み込み
5. C8 —— 高床浴槽への出入り

解法ポイント

脊髄損傷の機能残存レベルと可能な動作 ①

 ここがポイント

ベッドへの横移乗が可能であるのは **C7 レベル**です．

損傷レベル	残存機能
C4	電動車椅子の操作
C5	平地での車椅子駆動
C6	長便座への移乗
C7	自動車への車椅子の積み込み，ベッドへの横移乗
C8	高床浴槽への出入り

解答…2

問題-5 脊髄損傷の機能残存レベルと可能な動作の組み合わせで正しいのはどれか．ただし，機能残存レベルより下位は完全麻痺とする．〔53AM084〕

1. C4 —— 万能カフを用いた食事
2. C5 —— 前方移乗
3. C6 —— 橈側-手掌握り
4. C7 —— 更衣
5. C8 —— 長下肢装具での歩行

脊髄損傷の機能残存レベルと可能な動作 ②

1. 万能カフ（ユニバーサルカフ）を用いた食事は **C6 レベル**である．
2. 前方移乗（トランスファーボードなし）は **C7 レベル**である．
3. 橈側-手掌握りは **C8 レベル**である．
4. 更衣は **C7 レベル**である．
5. 長下肢装具での歩行は **L1〜L2 レベル**である．

解答…4

問題-6 10か月の正常児でみられるのはどれか．〔52PM091〕

1. Moro 反射
2. 手の把握反応
3. 緊張性迷路反射
4. パラシュート反応
5. 非対称性緊張性頸反射

正常発達（原始反射など）

⚠️ **ここがポイント**

　生後10か月の正常児でみられるのは**パラシュート反応**です．パラシュート反応は，下方：6か月，前方：6〜7か月，側方：7〜8か月，後方：9〜10か月で出現し，生涯みられる反応です．他の選択肢は原始反射であり，以下の時期に統合されます．

原始反射	統合（消失）時期
Moro（モロー）反射	生後 5〜6 か月
手の把握反応	生後 4〜6 か月
緊張性迷路反射	生後 5〜6 か月
非対称性緊張性頸反射	生後 4〜6 か月

解答…4

問題-7 運動障害と評価方法の組み合わせで正しいのはどれか．〔52AM083〕

1. 運動失調 ── 指鼻試験
2. 筋力低下 ── Brunnstrom 法ステージ
3. 持久力低下 ── 徒手筋力テスト
4. 錐体外路障害 ── Babinski 反射
5. 錐体路障害 ── Romberg 試験

運動障害に対する評価

1. 指鼻試験は**運動失調**に対して用いる．
2. Brunnstrom 法ステージは**片麻痺**に対して用いる．
3. 徒手筋力テストは**筋力低下**を評価する．持久力に対しては**6分間歩行テスト**などで評価する．
4. Babinski（バビンスキー）反射は**錐体路障害**に対する検査である．
5. Romberg（ロンベルグ）試験は**脊髄後索障害**に対する検査である．

解答…1

問題-8 失語症分類と特徴の組み合わせで正しいのはどれか. [53PM082]

	失語症	流暢性	理解
1.	Broca 失語	非流暢	軽〜中等度の障害
2.	Wernicke 失語	流暢	良好
3.	健忘失語	非流暢	良好
4.	超皮質性運動失語	流暢	重度の障害
5.	伝導失語	非流暢	中等〜重度の障害

失語症分類と特徴

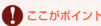 ここがポイント

失語症分類と特徴の組み合わせで正しいのは選択肢の **1** です．古典的失語症タイプ分類を以下に示します．

	失語症	流暢性	理解
1.	Broca（ブローカ）失語	非流暢	不良（復唱）
2.	Wernicke（ウェルニッケ）失語	流暢	不良（聴覚理解・復唱）
3.	健忘失語	流暢	良好
4.	超皮質性運動失語	非流暢	良好
5.	伝導失語	流暢	不良（復唱）

解答…1

問題-9 観念運動失行の検査はどれか. [52AM084]

1. 「今，何時ですか」
2. 「右手の薬指はどれですか」
3. 「歯を磨くまねをしてください」
4. 「紙を折って封筒に入れてください」
5. 「このカードに描いてある絵を覚えてください」

観念運動失行の検査

 ここがポイント

観念運動失行の検査は，「歯を磨くまねをしてください」です．観念運動失行では，自発的に運動を行うことができますが，「○○をしてください」と口頭で指示されたり，模倣するように指示されたりするとできないのが特徴です．観念運動失行は<u>左縁上回の障害</u>により出現します．

解答…3

CHECK LIST

- □ 麻痺の回復段階（Brunnstrom ステージなど）の評価尺度は？
  A. **順序尺度**
- □ ADL（Barthel Index, FIM など）の評価尺度は？
  A. **順序尺度**
- □ 主観的疲労度の評価尺度は？
  A. **順序尺度**
- □ 評価尺度の信頼性と妥当性，変化の検出感度で示されるのは？
  A. **妥当性**

- ☐ 評価尺度の信頼性と妥当性，検者間の一致度で示されるのは？
    A. 信頼性
- ☐ 「その尺度が測定すべきものを測定しているか」の概念は？
    A. 妥当性
- ☐ 「測定が安定していて正確であるか」の概念は？
    A. 信頼性
- ☐ 質的変数に分類される尺度は？
    A. 名義尺度と順序尺度
- ☐ 量的変数に分類される尺度は？
    A. 間隔尺度と比例尺度
- ☐ 区別するための尺度で，大小関係はなく，同じ値か否かしか意味がない尺度は？
    A. 名義尺度
- ☐ 同じ値か否かに加え，大小関係(順序関係)に意味がある尺度で差や比には意味がない尺度は？
    A. 順序尺度
- ☐ 大小関係に加えて，数値の差にも意味があるが，比には意味がない尺度は？
    A. 間隔尺度
- ☐ 最上位の尺度は？
    A. 比例尺度
- ☐ Mini-mental state examination (MMSE) は何の評価ツール？
    A. 認知機能
- ☐ Glasgow Coma Scale (GCS) は何の評価ツール？
    A. 意識レベル
- ☐ Parkinson 病の重症度分類は？
    A. Hoehn-Yahr 重症度ステージ
- ☐ Frankel の評価法は何の評価尺度？
    A. 脊髄損傷
- ☐ Osserman の分類は何の評価分類？
    A. 重症筋無力症
- ☐ GMFCS ではいくつのレベルがある？
    A. 5つ(レベルⅠ～Ⅴ)
- ☐ GMFCS では環境因子や個人因子の影響を考慮している？
    A. 考慮している
- ☐ GMFCS はいくつの年齢帯に区分しているか？
    A. 5つ
- ☐ GMFCS はどのような目的で使用される？
    A. 脳性麻痺の重症度の判別，脳性麻痺児の移動能力の予後を推定する尺度
- ☐ GMFCS で特に重視している姿勢，動作は？
    A. 座位，移乗，移動
- ☐ 脊髄損傷の残存機能で，電動車椅子が操作できるレベルは？
    A. C4
- ☐ 脊髄損傷の残存機能で，ベッドへの横移乗が可能となるレベルは？
    A. C7
- ☐ 脊髄損傷の残存機能で，平地での車椅子駆動が可能となるレベルは？
    A. C5
- ☐ 脊髄損傷の残存機能で，自動車への車椅子の積み込みが可能となるレベルは？
    A. C7
- ☐ 脊髄損傷の残存機能で，長便座への移乗が可能となるレベルは？
    A. C6
- ☐ 脊髄損傷の残存機能で，高床浴槽への出入りが可能となるレベルは？
    A. C8
- ☐ 指鼻試験は何を評価する？
    A. 運動失調
- ☐ Brunnstrom ステージは何を評価する？
    A. 片麻痺の麻痺の程度
- ☐ 筋力低下を評価するのは？
    A. 徒手筋力テスト
- ☐ Babinski 反射は何を評価する？
    A. 錐体路障害の有無
- ☐ Romberg 試験は何を評価する？
    A. 脊髄後索障害

69 医学的検査 ① ─画像検査

問題-1 頭部MRIのT1強調冠状断像を示す．矢印の部位はどれか．〔52AM077〕

1. 前頭弁蓋
2. 帯状回
3. 尾状核
4. 海馬
5. 島

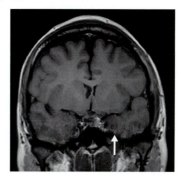

頭部MRI ①

ここがポイント

矢印が示す部位は解剖学的に**海馬**に相当します．

解答…4

問題-2 突然の左不全片麻痺を呈して搬送された患者の発症後3時間の頭部MRIの拡散強調像を別に示す．最も考えられるのはどれか．〔51AM094〕

1. 脳出血
2. 脳梗塞
3. 脳腫瘍
4. 脳動静脈瘻
5. くも膜下出血

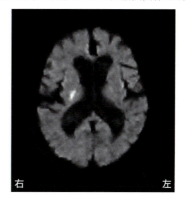

頭部MRI ②

ここがポイント

最も考えられるのは，**脳梗塞**です．

頭部MRIの拡散強調像(DWI)は，発症後数時間以内の**脳梗塞**の診断に有用な撮像方法で，急性期の脳梗塞巣が**高信号域(白く)** として描出されます．しかし，発症後24時間以内の梗塞では偽陰性となることがあり，所見がなくても急性期の梗塞は否定できません．

解答…2

問題-3 頭部CTを示す．出血部位はどこか．〔50PM077〕
1. 頭頂葉皮質下
2. 放線冠
3. 被殻
4. 視床
5. 橋

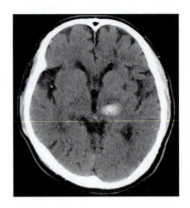

頭部CT ①

 ここがポイント
CT上で出血部位は**高吸収域**として示されます．この頭部CTでは**視床出血**が認められます．

解答…4

問題-4 頭部CTを示す．所見として考えられるのはどれか．〔47PM077〕
1. 脳梗塞
2. 被殻出血
3. 尾状核出血
4. くも膜下出血
5. 頭頂葉皮質下出血

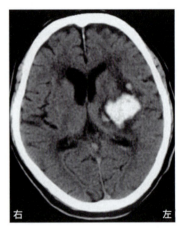

頭部CT ②

 ここがポイント
被殻部に高吸収域(白く見える部分)が認められることから**被殻出血**であると判断されます．

解答…2

| 問題 - 5 | 突然の右不全片麻痺を呈して搬送された患者の発症後6時間の頭部CTを示す．最も考えられるのはどれか．〔52PM076〕

1. 視床出血
2. 被殻出血
3. 皮質下梗塞
4. くも膜下出血
5. 慢性硬膜下血腫

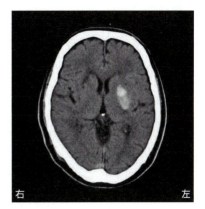

頭部CT③

❗ここがポイント
画像上で**被殻部**に**高吸収域（白く見える部分）**が認められることから**被殻出血**であると判断されます．

解答…2

| 問題 - 6 | 頭部CTを示す．所見として考えられるのはどれか．〔49AM090〕

1. 硬膜外血腫
2. 硬膜下血腫
3. 皮質下出血
4. くも膜下出血
5. 脳動静脈奇形

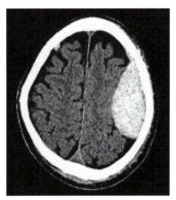

頭部CT④

❗ここがポイント
画像上で両側凸の高吸収域がみられます．頭蓋骨と硬膜の間に出血の存在を示しています．したがって，**急性硬膜外血腫**が疑われます．

解答…1

問題-7 胸部CTを示す。矢印の所見はどれか。〔51PM095〕

1. 肺炎
2. 胸水
3. 肺癌
4. 肺塞栓
5. 心嚢液貯留

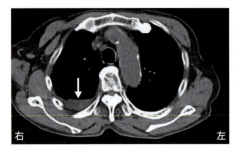

胸部CT

❗ ここがポイント

矢印の所見は，**胸水**を示しています．胸水は一側性に貯留することが多く，多量に貯留すると肺の圧排や虚脱をおこします．

解答…2

問題-8 CTを示す。この症例でみられるのはどれか。2つ選べ。〔44PM080〕

1. 筋線維束攣縮
2. 上腕三頭筋反射の低下
3. Hoffmann 反射陽性
4. Babinski 反射陽性
5. 舌の萎縮

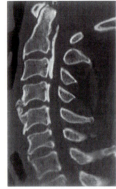
〈矢状断〉

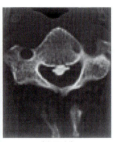
〈水平断〉

脊柱のCT

❗ ここがポイント

矢状断のCTでC2〜C4(5)〔第1〜第4(5)頸椎〕の高吸収域(白く見える部分)は**後縦靱帯骨化症**を示しています．水平断のCTでも椎孔内に高吸収域がみられ，脊髄が前方から圧迫されています．これらのことからC2〜C4(5)の頸髄不全損傷による**錐体路徴候**が出現すると考えられます．

選択肢のなかで錐体路徴候はHoffmann(ホフマン)反射陽性とBabinski(バビンスキー)反射陽性です．

解答…3, 4

問題-9　腰部 MRI を別に示す．この画像で認められるのはどれか．〔48AM085〕

1. 骨粗鬆症
2. 腰椎圧迫骨折
3. 腰椎すべり症
4. 後縦靱帯骨化症
5. 椎間板ヘルニア

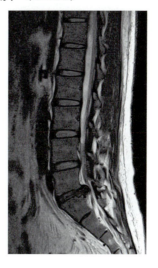

腰部 MRI

 ここがポイント
第5腰椎-第1仙椎間に椎間板ヘルニアが認められます．

解答…5

問題-10　X 線写真を別に示す．この病態の原因で最も多いのはどれか．〔44PM064〕

1. 外傷
2. 腫瘍
3. 糖尿病
4. 閉塞性血栓血管炎（Buerger 病）
5. 閉塞性動脈硬化症

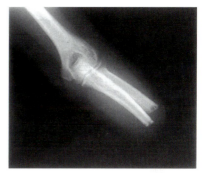

切断の原因と X 線像

 ここがポイント
この問題の X 線写真は**上肢切断（前腕切断）**を示しています．上肢切断は**外傷**によるものが最も多くみられます．

解答…1

CHECK LIST

- ☐ 発症後数時間以内の脳梗塞の診断に有用な頭部MRIの撮像方法は？
  A. 拡散強調像（DWI）
- ☐ 急性期の脳梗塞巣は頭部MRIでどのように描出される？
  A. 高信号域（白く見える）
- ☐ CT上で出血部位はどのように映るか？
  A. 高吸収域（白く見える）
- ☐ 頭部CT上で両側凸の高吸収域がみられる場合，何が疑われるか？
  A. 頭蓋骨と硬膜の間に出血の存在（急性硬膜外血腫）
- ☐ 胸水の貯留が多いのは一側性，両側性？
  A. 一側性
- ☐ 胸水が多量に貯留するとどうなる？
  A. 肺の圧排や虚脱をおこす
- ☐ 錐体路徴候でみられる病的反射は？
  A. Hoffmann反射，Babinski反射など
- ☐ 上肢切断の原因で最も多いのは？
  A. 外傷

Summaries …要点を覚えよう！

7-7 CT と MRI の特徴

CT と MRI の違い

CT（computed tomography）は X 線透過率の分布をコンピュータによって計算し再構築した断層撮影法です。

一方，MRI（magnetic resonance imaging）は磁気共鳴画像と訳され，水素などの原子核が磁場のなかで特定の高周波電磁波に共鳴して固有の電磁波を発信する性質を利用し，人体を構成する水素分子からの信号を画像化した撮像法を指します。

CT と MRI には撮像原理の違いから以下のような特徴があります。

	CT	MRI
撮像原理	X 線の吸収	磁気の共鳴
放射線被曝	あり	なし
検査に向いている病変	骨の異常，出血性病変など	脳梗塞，脳腫瘍，血管の異常
検査に向いている部位	脳，肺，腹部，骨	脳，脊髄，関節，骨盤腔内臓器
長所	・撮影時間が短い ・断層写真が容易に得られる ・頭部救急病変（出血疑いなど）で有用 ・骨の情報が得られる	・放射線被曝がない ・組織間のコントラストに優れる（臓器によって描出のされ方が違う） ・任意の断層像を得ることができる ・撮像法を変えて病変の質的評価ができる ・造影剤なしで血管の画像が得られる
短所	・放射線被曝の危険がある	・体内にペースメーカーなどの金属が入っていると検査できない ・撮影時間が長い

CT と MRI の見え方の違い

見え方	CT	MRI		
		T1 強調画像	T2 強調画像	FLAIR 画像
白	血液，骨	血液，脂肪	水，浮腫，梗塞，髄液	浮腫，梗塞
	皮質	皮質	血液，白質，脂肪	血液，白質
	白質，浮腫，急性期梗塞	白質，浮腫，急性期梗塞	皮質	皮質
黒	水，髄液，慢性期梗塞	水，髄液，慢性期梗塞		髄液

7-8 MRI の主な撮影手法

MRI には，主に以下のような撮影手法があります。

T1 強調画像

主に**脂肪組織**が白く，**水**や**液性成分**が黒くみえます。また，**腫瘍**はやや黒くみえます。T1 強調画像では，身体の解剖学的な構造や異常がみつけやすい特長があり，特に CT で確認しにくい脳底部，脳幹部などの描出に優れています。

T2 強調画像

脂肪組織に加え，**水**や**液性成分**も白く描出され，脳室（髄液），浮腫，炎症，腫瘍などが白っぽくみえます。一方で，**慢性期の脳出血**や**骨**などは黒く描出されます。病変を発見しやすい特長がありますが，脳室に接する病巣では境界が不明瞭となる欠点もあります。

FLAIR 画像

T2 強調画像を応用したもので，**脳室**などは黒く，**脳内浮腫**や**血腫**などが白く描出されます。T2 強調画像の弱点である脳室や皮質などの髄液に接した部位での病巣の検出に有効な撮像方法です。

拡散強調画像（DWI）

水分子の動きが悪い部位を高信号（白）としてとらえる撮像法で，発症後数時間以内の**脳梗塞**の診断に有用です。一方，24 時間以上経過した脳梗塞では偽陰性となることがあります。

Summaries …要点を覚えよう！

7-9 脳出血の出血部位と脳画像

脳出血で多い出血部位とその頻度を以下に示します．また，松果体レベル（①）と橋レベル（②）の断層像を示します．**被殻**，**視床**，**小脳**，**橋**などは出血の多い部位ですので，脳画像上の位置もしっかりおさえておきましょう．

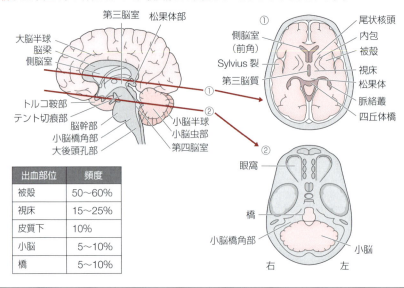

出血部位	頻度
被殻	50〜60%
視床	15〜25%
皮質下	10%
小脳	5〜10%
橋	5〜10%

7-10 急性頭蓋内出血

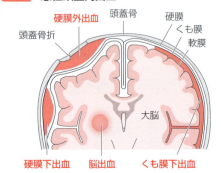

急性頭蓋内出血には，**硬膜外出血**，**硬膜下出血**，**脳出血**，**くも膜下出血**などがあります．それぞれの発生部位の概要を左図に示します．

なお，それぞれの急性頭蓋内出血の典型的なCT像と特徴を以下の表に示します．

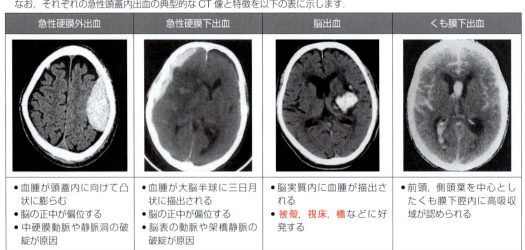

急性硬膜外出血	急性硬膜下出血	脳出血	くも膜下出血
・血腫が頭蓋内に向けて凸状に膨らむ ・脳の正中が偏位する ・中硬膜動脈や静脈洞の破綻が原因	・血腫が大脳半球に三日月状に描出される ・脳の正中が偏位する ・脳表の動脈や架橋静脈の破綻が原因	・脳実質内に血腫が描出される ・**被殻**，**視床**，**橋**などに好発する	・前頭，側頭葉を中心としたくも膜下腔内に高吸収域が認められる

医学的検査 ② ─ 心電図検査

問題-1 心電図について正しいのはどれか．〔40PM087〕

1. 較正波の高さは 10 mV を表す．
2. 記録紙は毎秒 20 mm の速さで流れる．
3. P 波は心房の興奮で生じる．
4. QRS 波は心室の再分極過程を表す．
5. T 波は通常下向きである．

> **解法ポイント**

心電図検査の分類

 選択肢マル覚え

1. 較正波の高さは通常 **1.0 mV＝10 mm** である（1 mm＝0.1 mV）．
2. 記録紙の紙送り速度は**毎秒 25 mm** である（1 mm＝0.04 秒）．
3. P 波は**心房**の興奮で生じる．P 波は右房成分と左房成分が重なって 1 つの波のようにみえる．
4. QRS 波は心室の**脱分極**過程を表す．
5. T 波は ST 部分に続く緩やかな波で，左右心室の興奮からの回復過程（再分極）を表している．成人では通常 I，II，V_3〜V_6 では陽性波（上向き），aV_R では陰性波（下向き）となり，その他はどちらにもなりうる．

❗ ここがポイント

心電図は**心筋**の電気的興奮を記録したものです．固有心筋（心房筋，心室筋）の興奮とその回復が心電図の波形として記録されます．洞結節，房室結節などの刺激伝導系の電位は非常に小さいため，その興奮は心電図上に現れません．心電図の波形，心電図の各波の名称および間隔の名称を **7-11** に示します．

心電図では心臓の電気活動を立体的にとらえる必要があり，前額面でとらえる**肢誘導 6 つ**（I，II，III，aV_R，aV_L，aV_F）と，水平面でとらえる**胸部誘導 6 つ**（V_1〜V_6）の標準 12 誘導で記録されるのが一般的です．

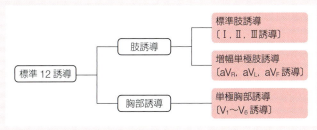

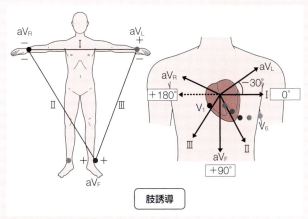

肢誘導

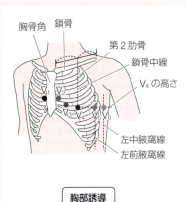

胸部誘導

また，測定原理により**双極誘導**と**単極誘導**に分けられます．双極誘導は2つの電極間の電位差を記録したものであり，単極誘導は1つの電極の電位差を記録したものです．

Ⅱ，Ⅲ，aV_F は**下壁誘導**，V_1～V_4 は**前壁誘導**，Ⅰ，aV_L，V_5，V_6 は**側壁誘導**とも呼ばれ，それぞれの心臓部位の電気活動を反映しています．

解答…3

問題-2 心電図を示す．心電図について正しいのはどれか．2つ選べ．〔43PM069〕

1. ① 心室性期外収縮
2. ② 洞不全症候群
3. ③ 正常洞調律
4. ④ 心房性期外収縮
5. ⑤ 完全房室ブロック

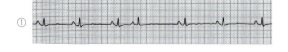
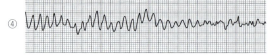
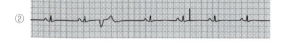
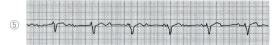
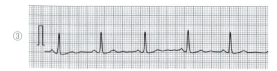

心電図の異常波形①〔7-12〕～〔7-14〕参照〕

解法ポイント

1. ①は**洞不整脈**の波形である．PP間隔，RR間隔が不規則となっている．
2. ②は**心室性期外収縮**の波形である．3拍目の波が先行するP波を欠き，幅広いQRSがみられる．
3. ③は**正常洞調律**を示す．P波の後にQRS波が続き，Ⅰ，Ⅱ，aV_FでP波が陽性で，心拍数が50～100/回を特徴とする．
4. ④は**心室細動**の波形である．不規則な基線の揺れ，無秩序な波が連続している（QRS波，ST部，T波がみられない）．
5. ⑤は**完全房室ブロック**を示す．PP間隔，RR間隔が一定であるが，PP間隔＜RR間隔となり，それぞれ独立したリズムで出現している．

⚠ ここがポイント

完全房室ブロックでは，**心房**から**心室**に刺激がまったく伝わらず，心房と心室が独立して収縮するため，心電図上では，P波とQRS波がそれぞれ独立した間隔で現れます．

解答…3, 5

問題-3 同一患者の異なる時刻における心電図モニターを示す．認められるのはどれか．〔46PM093〕

1. 洞頻脈
2. 心房粗動
3. 心室性頻拍
4. 洞房ブロック
5. 完全左脚ブロック

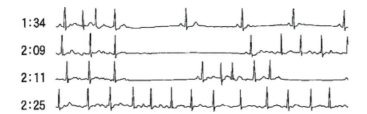

解法ポイント

心電図の異常波形②〔7-12～7-14 参照〕

⚠ ここがポイント

心電図モニターには**洞房ブロック**が認められます．

洞房ブロックとは，洞房結節で生じた刺激が心房に伝導されない状態であり，心電図では **PP 間隔**の短縮や延長がみられます．

解答…4

問題-4 心電図を示す．正しいのはどれか．〔44PM070〕

1. ① 正常洞調律
2. ② 洞性徐脈
3. ③ 発作性上室性頻拍
4. ④ 心室性期外収縮
5. ⑤ 心房細動

①
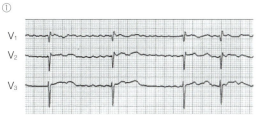

②
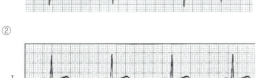

④
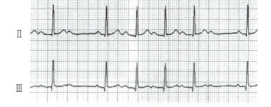

③
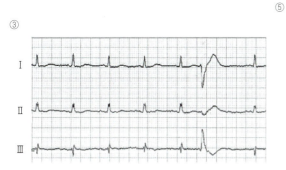

⑤
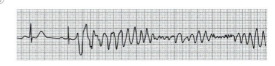

心電図の異常波形 ③〔 7-12 ～ 7-14 参照〕

1. ①は**心房細動**の波形である．P 波が消失し，小波（f 波）や基線の動揺がみられる．
2. ②は**洞性徐脈**の波形である．洞性徐脈は心拍数が 60 回/以下となる病態で，②の波形は RR 間隔が 6 cm 以上離れていることから心拍数（洞結節の刺激発生頻度）は約 50 回/分（＝300 cm÷6 cm）以下であることがわかる．
3. ③は**左脚ブロック**の波形である．幅広い QRS 波（0.12 秒以上）がみられ，RR 間隔は 3 cm 以上離れているため心拍数は約 100 回/分（＝300 cm÷3 cm）以下である．発作性上室性頻脈は，RR 間隔が規則的で幅の狭い QRS 波が 120 回/分以上の頻度で出現する．
4. ④は**心房性期外収縮**の波形であり，洞性 P 波とは異なる心房波（P）に伴って QRS が出現している．心室性期外収縮は P 波を伴わない幅広い QRS 波（0.12 秒以上）が特徴である．
5. ⑤は心室細動の波形であり，P 波，T 波，QRS 波が判別できない．

ここがポイント

記録用紙の 1 cm は 0.2 秒であるから 1 分間は 300 cm（＝60 秒÷0.2 秒）となります．したがって，RR 間隔が 6 cm であれば，心拍数は 50 回/分（＝300 cm÷6 cm）となります．

解答…2

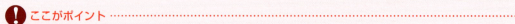

CHECK LIST

- ☐ 心電図の較正波の高さは？
  - A. 1.0 mV＝10 mm（1 mm＝0.1 mV）
- ☐ 心電図記録紙の紙送り速度は？
  - A. 毎秒 25 mm（1 mm＝0.04 秒）
- ☐ 標準 12 誘導のうち前額面でとらえるのは？
  - A. 肢誘導（Ⅰ，Ⅱ，Ⅲ，aV_R，aV_L，aV_F）
- ☐ 標準 12 誘導のうち水平面でとらえるのは？
  - A. 胸部誘導（V_1〜V_6）
- ☐ 下壁誘導は？
  - A. Ⅱ，Ⅲ，aV_F
- ☐ 前壁誘導は？
  - A. V_1〜V_4
- ☐ 側壁誘導は？
  - A. Ⅰ，aV_L，V_5，V_6
- ☐ 心電図で最初に出現する波形で，洞房結節から出た刺激が左右の心房に伝わること（心房の興奮）で発生する波は？
  - A. P 波
- ☐ 心房内から房室結節，His（ヒス）束，Purkinje（プルキンエ）線維を経た刺激が，急速に心室全体に広がっていく過程（心室の脱分極過程）を示すのは？
  - A. QRS 波
- ☐ 脱分極した左右の心室筋が再分極する過程（左右心室の興奮からの回復過程）で生じるのは？
  - A. T 波
- ☐ Purkinje 線維の再分極を示すといわれ，記録されないことも多い波は？
  - A. U 波
- ☐ 心室の興奮過程が終わり，次の P 波までの電気的活動が収まっている部分は？
  - A. 基線
- ☐ 心拍数を求めるときなどに用いるのは？
  - A. RR 間隔（R 波から次の R 波までの時間）
- ☐ 房室伝導時間を示しているのは？
  - A. PQ 間隔（P 波の始まりから Q 波の終わりまでの時間）

- ☐ 心室の脱分極開始から再分極終了までの心室の興奮時間(収縮期時間)を示すのは？
  - A. QT間隔(Q波の始まりからT波の終わりまでの時間)
- ☐ 左右の心室の脱分極から再分極に至るまでの過程を示すのは？
  - A. ST部(S波の終わりからT波の始まりまでの部分)
- ☐ どのような状態が頻脈？
  - A. 心拍数100回/分以上の状態
- ☐ どのような状態が徐脈？
  - A. 心拍数60回/分以下の状態
- ☐ 洞性P波とは波形が異なるP波(異所性P波)が洞調律よりも早期に出現するのは？
  - A. 心房性期外収縮(上室性期外収縮)
- ☐ 最も多く検出される不整脈で，心室で固有の調律よりも早期に異常な電気興奮が発生するのは？
  - A. 心室性期外収縮
- ☐ 洞調律で頻脈がおこっている頻脈は？
  - A. 洞性頻脈
- ☐ 洞調律と同じくP波を伴う規則正しい波形を示すが，RR間隔が延長するのは？
  - A. 洞性徐脈
- ☐ 約300〜600回/分の頻度で心房興奮がおこり，P波はなく，大小さまざまなf波と呼ばれる細かい基線の揺れがみられ，1拍ごとにRR間隔が異なるのは？
  - A. 心房細動(AF)
- ☐ 不規則な基線の揺れ，無秩序な波が連続し，QRS波，ST部，T波がみられないのは？
  - A. 心室細動(VF)
- ☐ 洞性PP間隔が突然2秒以上延長するのは？
  - A. 洞房ブロック
- ☐ P波とQRS波が一定の周期で出現するが，相互の関係がみられず，PQ間隔は不定となる(P波の数＞QRS波の数となる)のは？
  - A. 完全房室ブロック
- ☐ QRS波の幅が0.12秒以上に延長．V_5，V_6誘導(左胸部誘導)でノッチのあるR波やM字型のQRS波が出現し，V_1誘導では幅広く深いS波が現れ，T波が増高するのは？
  - A. 左脚ブロック

Summaries …要点を覚えよう！

7-11 心電図の基本波形（正常洞調律）

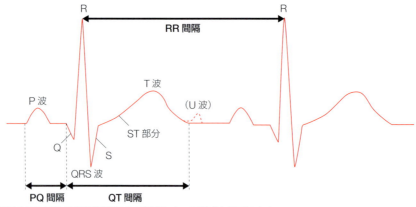

正常な心電図の基本波形（正常洞調律）は次の要素によって構成されています．

- **P 波**：心電図で最初に出現する波形．洞房結節から出た刺激が左右の心房に伝わることで発生．出現から消失までの時間は 0.08～0.10 秒ほどが正常．
- **QRS 波**：心房内から房室結節，His（ヒス）束，Purkinje（プルキンエ）線維を経た刺激が，急速に心室全体に広がっていく過程を示す．出現から消失までの時間は 0.06～0.10 秒ほどが正常．
- **T 波**：脱分極した左右の心室筋が再分極する過程で生じる．
- **U 波**：Purkinje 線維の再分極を示すといわれている．記録されないことも多い．
- **基線**：心室の興奮過程が終わり，次の P 波までの電気活動が収まっている部分．心電図上は平坦な直線となる．
- **RR 間隔**：R 波から次の R 波までの時間を指し，心拍数を求めるときなどに用いる．
- **PQ 間隔**：P 波の始まりから Q 波の終わりまでの時間．房室伝導時間を示しており，正常な PQ 間隔は 0.12～0.20 秒である．
- **QT 間隔**：Q 波の始まりから T 波の終わりまでの時間．心室の脱分極開始から再分極終了までの心室の興奮時間（収縮期間）を示す．正常な QT 間隔は 0.36～0.48 秒である．
- **ST 部分**：S 波の終わりから T 波の始まりまでの部分．左右の心室の脱分極から再分極に至るまでの過程を表す．

7-12 期外収縮と心電図の波形

正常な心臓の動きでおこる収縮に先行して，洞房結節以外の部位が起源となった収縮がおこることを **期外収縮** と呼びます．期外収縮には心房性のものと心室性のものとがあります．

- **心房性期外収縮（PCA）**
洞性 P 波とは波形が異なる P 波（**異所性 P 波**）が洞調律よりも早期に出現する．**上室性期外収縮** とも呼ばれる．

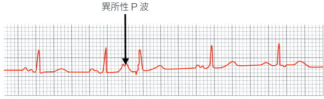

第Ⅱ誘導

- **心室性期外収縮（PVC）**
心室で固有の調律よりも早期に異常な電気興奮が発生する．最も多く検出される不整脈で，波形によって ① 多発性，② 多源性，③ R on T 型に分類される．
- ① **多発性心室性期外収縮**：出現頻度が **10 回/時間以上** のものを指す．29 回/時間のものは **散発性**，30 回/時間以上のものは **頻発性** と呼ぶ．

② **多源性心室性期外収縮**：QRS 波の波形が 2 種類以上あるものを指す．

異なる波形の QRS 波

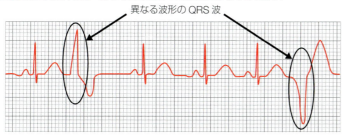

③ **R on T 型心室性期外収縮**：前の心拍の T 波頂点付近に心室性期外収縮が出現するものを指す．この R on T がきっかけとなり，心室細動に移行することがあり，注意を要する．

T 波の頂点付近に心室性期外収縮が出現

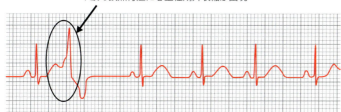

7-13 頻脈性不整脈と心電図の波形

心拍数が 100 回/分以上の状態を頻脈と呼び，これが原因でおこる病態を頻脈性不整脈と呼びます．

▶ 洞性頻脈

洞調律で頻脈がおこっている状態．運動時や精神的な興奮によっておこることが多く，このほか，発熱や脱水，貧血，心不全，甲状腺機能亢進などでもおこる．

▶ 心房細動（AF）

約 300〜600 回/分の頻度で心房興奮がおこる不整脈．心電図上に P 波はなく，大小さまざまな f 波と呼ばれる細かい基線の揺れがみられる．また，1 拍ごとに RR 間隔が異なる．これは房室結節がランダムに心房からの刺激を通すためである．

V₁ 誘導

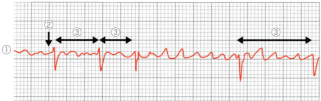

① f 波（基線が細かく揺れる）
② P 波が欠如
③ RR 間隔は 1 拍ごとに異なる

▶ 心室細動（VF）

無秩序で不規則な電気信号が心室内で発生し，心室が細かく震えている状態．不規則な基線の揺れ，無秩序な波が連続し，QRS 波，ST 部，T 波がみられない．最も重篤で致死的な不整脈．

心室細動

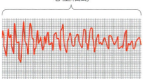

Summaries …要点を覚えよう！

7-14 ▶ 徐脈性不整脈と心電図の波形

心拍数が 60 回/分以下の状態を徐脈と呼び，これが原因でおこる病態を**徐脈性不整脈**と呼びます．

▶ 洞性徐脈

洞房結節の自動能が低下することにより徐脈がおこった状態．心電図上は洞調律と同じく P 波を伴う規則正しい波形を示すが，**RR 間隔**が延長する．

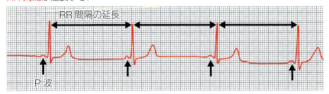

▶ 洞房ブロック

洞房結節からの興奮伝導が障害され，**心房筋**に興奮が伝わらない状態（伝導障害）．**洞性 PP 間隔**が突然 2 秒以上延長する．洞房結節の電気興奮生成は規則正しく行われているため，PP 間隔の延長時間は前後の PP 間隔の整数倍となる．

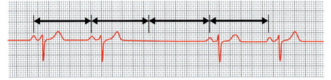

▶ 完全房室ブロック

房室接合部で興奮伝導が完全に途絶した状態．P 波（▲）と QRS 波（●）が一定の周期で出現するが，相互の関係がみられず，**PQ 間隔**は不定となる（P 波の数＞QRS 波の数となる）．QRS 波は上位から刺激が来ないことで出現した補充調律である．

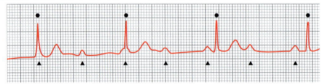

▶ 左脚ブロック

刺激伝導系は His 束から先で**右脚・左脚**とに分かれるが，このうち左脚の伝導途絶により左室が右室に遅れて興奮する状態．QRS 波の幅が 0.12 秒以上に延長し，V_5，V_6 誘導（左胸部誘導）で**ノッチのある R 波**や **M 字型の QRS 波**が出現する．また，V_1 誘導では**幅広く深い S 波**が現れ，**T 波**が増高する．

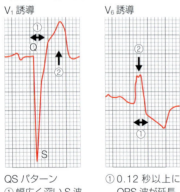

QS パターン
① 幅広く深い S 波
　の出現
② T 波の増高

① 0.12 秒以上に
　QRS 波が延長
② ノッチのある R
　波の出現

臨床医学

71 医学的検査 ③ ―その他

問題-1 安静閉眼時の脳波における異常所見はどれか．〔43PM071〕

1. 後頭部優位のα波
2. 前頭部優位のδ波
3. 開眼時のα波抑制
4. 入眠時のα波抑制
5. 光刺激時の光駆動

脳波

選択肢マル覚え
1. α波は**安静閉眼**時に**頭頂・後頭部**で最もみられる．
2. **δ波**は**睡眠時**あるいは**小児**にみられ，覚醒状態にある成人の安静閉眼時には出現しない．
3. 安静閉眼の状態から開眼すると**α波抑制**がみられる．
4. 入眠時にも**α波抑制**がみられる．
5. 光刺激時に後頭部優位に現れる波を**光駆動**という．

ここがポイント
「睡眠時」と「安静閉眼時」の脳波は異なります〔7-15 参照〕．

解答…2

問題-2 赤血球沈降速度が低下するのはどれか．〔51AM085〕

1. 貧血
2. 肝硬変
3. 悪性腫瘍
4. 細菌感染
5. 播種性血管内凝固症候群

血液検査

選択肢マル覚え
1. 貧血では赤血球沈降速度が**亢進**する．
2. 肝硬変では赤血球沈降速度が**亢進**する．
3. 悪性腫瘍では赤血球沈降速度が**亢進**する．
4. 細菌感染では赤血球沈降速度が**亢進**する．
5. 播種性血管内凝固症候群では赤血球沈降速度が**低下**する．

ここがポイント
赤血球沈降速度（赤沈）は試薬内を赤血球が沈む速さをみる検査であり，基準値は1時間に男性：2～10 mm，女性：3～15 mm です〔7-16 参照〕．赤沈速度が速い場合には，急性・慢性感染症（ウイルス性以外），炎症性疾患，膠原病，急性心筋梗塞，急性白血病，多発性骨髄腫，原発性マクログロブリン血漿，悪性腫瘍，**貧血**，ネフローゼ症候群，**肝硬変**が疑われます．一方，赤沈速度が低下（遅延）している場合には，赤血球増加症，**播種性血管内凝固症候群**(注)，低フィブリノゲン血症，脱水などが疑われます．

注）播種性血管内凝固症候群（disseminated intravascular coagulation；DIC）は，さまざまな基礎疾患（敗血症，急性白血病，固形がんなど）に合併して，凝固活性がみられ，全身の細小血管内に微小血栓が多発して臓器障害がおこる病態です．凝固因子，血小板が多量に消費されて減少し，線溶活性化もおこるため出血症状がみられます．

解答…5

第7章 リハビリテーション医学

問題-3 骨格筋の病理組織標本を示す．矢印で示すのはどれか．〔46AM077〕

1. 核
2. 赤血球
3. リンパ球
4. 末梢神経
5. 毛細血管

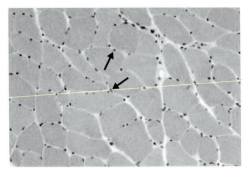

解法ポイント

病理検査（骨格筋の病理組織標本）

 ここがポイント

骨格筋は多くの核をもつ**多核細胞**です．病理組織標本の矢印は骨格筋の**核**を示しています．

解答…1

CHECK LIST

- □ 脳波で，α波は安静閉眼時にどこで最もみられる？
  - A. 頭頂・後頭部
- □ 脳波で，δ波がみられるのはどのような場合？
  - A. 睡眠時あるいは小児にみられる
- □ 脳波で，安静閉眼の状態から開眼するときにみられるのは？
  - A. α波抑制
- □ 脳波で，光刺激時に後頭部優位に現れる波を何という？
  - A. 光駆動
- □ 試薬内を赤血球が沈む速さをみる検査は？
  - A. 赤血球沈降速度（赤沈）
- □ 貧血では赤血球沈降速度はどうなる？
  - A. 亢進する
- □ 肝硬変では赤血球沈降速度はどうなる？
  - A. 亢進する
- □ 悪性腫瘍では赤血球沈降速度はどうなる？
  - A. 亢進する
- □ 細菌感染では赤血球沈降速度はどうなる？
  - A. 亢進する
- □ 播種性血管内凝固症候群では赤血球沈降速度はどうなる？
  - A. 低下する

Summaries …要点を覚えよう！

7-15 脳波

脳波には，α波，β波，θ波，δ波の4種類があります．

脳波の種類		出現する状態		周波数	振幅
α波		安静閉眼時		8〜13 Hz	30〜60 μV
β波		注意力を集中した精神活動時	速波	14〜30 Hz	30 μV以下
θ波		まどろんでいるような浅い眠り	徐波	4〜7 Hz	10〜50 μV
δ波		深い眠りや麻酔時など．幼児で著明にみられる		0.5〜4 Hz	20〜200 μV

7-16 主な血液検査

	検査の種類	基準値	異常値の意味
肝機能	総蛋白	6.5〜7.9 g/dL	異常低値：栄養障害，ネフローゼ症候群，癌 異常高値：慢性炎症，脱水，多発性骨髄腫
	アルブミン	3.9 g/dL以上	異常低値：肝臓障害（肝硬変など），栄養不足，ネフローゼ症候群など
	AST（GOT） ALT（GPT）	30 U/L以下	異常高値：慢性肝炎，脂肪肝，肝臓癌，アルコール性肝炎，肝硬変，自己免疫性肝炎
脂質代謝	HDLコレステロール	40〜119 mg/dL	異常低値：脂質代謝異常，動脈硬化
	LDLコレステロール	60〜119 mg/dL	異常高値：動脈硬化，心筋梗塞，脳梗塞など
糖代謝	血糖値	99 mg/dL以下	異常高値：糖尿病，膵臓癌，ホルモン異常〔Basedow（バセドウ）病，褐色細胞腫など〕 異常低値：インスリノーマ，インスリン注射，反応性低血糖，インスリン自己免疫症候群，副腎不全
	HbA1c	5.5%以下	空腹時血糖≧126 mg/dL かつ HbA1c≧6.5%で糖尿病
血球	赤血球数	男性：4〜5.5万×10⁶/μL 女性：3.5〜5万×10⁶/μL	異常高値：多血症，脱水 異常低値：貧血
	ヘマトクリット	男性：40〜50% 女性：35〜45%	異常高値：多血症，脱水など 異常低値：鉄欠乏性貧血など
	白血球数	3,500〜9,000/μL	異常高値：細菌感染症，炎症，腫瘍 異常低値：ウイルス感染（麻疹など），薬物アレルギー，再生不良性貧血
	血小板数	15〜35×10⁴/μL	異常高値：血小板血症，鉄欠乏性貧血など 異常低値：再生不良性貧血，特発性血小板減少性紫斑病
免疫・血清	CRP	0.30 mg/dL	異常高値：細菌，ウイルス感染，炎症，癌
	赤血球沈降速度	男性：2〜10 mm/時間 女性：3〜15 mm/時間	異常高値：多発性骨髄腫，関節リウマチ，感染症，低栄養，貧血など 異常低値：うっ血性心不全，播種性血管内凝固症候群（DIC），赤血球増加症など

臨床医学 72 リハビリテーション治療

問題-1 脳卒中治療ガイドライン2004で推奨グレードが低いのはどれか．〔47PM082〕
1. 歩行能力改善のためのトレッドミル訓練
2. 歩行改善のための筋電図バイオフィードバック
3. 麻痺側手関節の背屈筋の筋力増強のための電気刺激
4. 歩行の妨げとなっている内反尖足へのフェノールブロック
5. 運動障害改善のためのファシリテーション（神経筋促通手技）

脳卒中治療ガイドライン

1. 歩行能力改善のためのトレッドミル訓練の推奨度は**グレードA**とされている．
2. 歩行改善のための筋電図バイオフィードバックの推奨度は**グレードB**とされている．
3. 麻痺側手関節の背屈筋の筋力増強のための電気刺激の推奨度は**グレードB**とされている．
4. 歩行の妨げとなっている内反尖足へのフェノールブロックの推奨度は**グレードB**とされている．
5. 運動障害改善のためのファシリテーション（神経筋促通手技）の推奨度は**グレードC**とされている．

ここがポイント

『脳卒中治療ガイドライン2004』での推奨グレードは以下のように定められています．

グレードA	行うよう強く勧められる．
グレードB	行うよう勧められる．
グレードC	行うことを考慮してもよいが十分な根拠がない．
グレードD	行ってはならない．

「運動障害改善のためのファシリテーション（神経筋促通手技）」は，グレードCとされており，選択肢のなかでは最も低い推奨度となっています．

解答…5

問題-2 脳卒中片麻痺急性期のポジショニングで正しい組み合わせはどれか．〔44PM085〕
1. 頸部 —— 伸展位
2. 肩関節 —— 内旋位
3. 手関節 —— 背屈位
4. 股関節 —— 外旋位
5. 足関節 —— 底屈位

脳卒中片麻痺急性期のポジショニング

 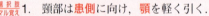
1. 頸部は**患側**に向け，**顎**を軽く引く．
2. 肩関節は**内旋位**を避ける．
3. 手関節は**軽度背屈位**とする．
4. 股関節は**外旋**を防ぐ．
5. 足関節は**背底屈0°**とする．

リハビリテーション治療

> **ここがポイント**
>
> 脳卒中片麻痺急性期のポジショニングを以下に示します．
> ・頸部：患側に向け，顎を軽く引く． ・肩甲帯：前方突出． ・肩関節：内旋位を避ける．
> ・肘関節：伸展位． ・手関節：軽度背屈位． ・手指：伸展位．
> ・股関節：外旋を防ぐ． ・足関節：中間位．

解答…3

問題-3 Duchenne型筋ジストロフィーについて，厚生省筋萎縮研究班の機能障害度分類によるステージとリハビリテーションの内容の組み合わせで正しいのはどれか．2つ選べ．〔48PM082〕

1. ステージ2 ── 下腿三頭筋のストレッチ
2. ステージ3 ── 長下肢装具による歩行訓練
3. ステージ4 ── 非侵襲的陽圧換気療法の開始
4. ステージ5 ── 中殿筋の最大抵抗運動
5. ステージ6 ── 座位保持装置による脊柱変形の予防

Duchenne（デュシェンヌ）型筋ジストロフィーのリハビリテーション

> **ここがポイント**
>
> Duchenne型筋ジストロフィーのステージとリハビリテーションの内容を以下に示します．

ステージ	リハビリテーションの内容
2	階段昇降が可能なレベルであり，下腿三頭筋のストレッチを行う．
3	椅子からの立ち上がりが可能であり，長下肢装具は必要としない．
4	長下肢装具による歩行練習を開始する．
5	起立不能であり，中殿筋の最大抵抗運動は適切ではない．
6	座位姿勢保持が困難となるため，座位保持装置による脊柱変形の予防が必要である．
8	非侵襲的陽圧換気療法を開始する．

筋ジストロフィーの機能障害度を参照して下さい（厚生省分類）〔 **7-17** 参照〕．

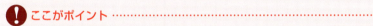

解答…1, 5

問題-4 神経・筋変性疾患のリハビリテーションで誤っているのはどれか．〔41PM066〕

1. ギラン・バレー症候群では訓練中の不整脈に注意する．
2. パーキンソン病では視覚刺激を運動発動に利用する．
3. 脊髄小脳変性症では早期から補装具を導入する．
4. 筋萎縮性側索硬化症の車椅子利用者では褥瘡の発生に注意する．
5. 筋ジストロフィーの運動訓練では過負荷に注意する．

神経・筋変性疾患のリハビリテーション

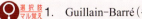

1. Guillain-Barré（ギラン・バレー）症候群では不整脈に注意する．
2. Parkinson（パーキンソン）病では視覚刺激を運動発動に利用する．
3. 脊髄小脳変性症では早期から補装具を導入する．

4. 褥瘡の発生に注意する必要はない．
5. 筋ジストロフィーでは**過負荷**に注意する．

> ⚠ **ここがポイント**
> 筋萎縮性側索硬化症は運動ニューロンに障害であり，感覚障害がみられないため，褥瘡の発生に注意する必要はありません．

解答…4

問題-5 最も深部まで熱が浸達するのはどれか．〔41PM064〕
1. 渦流浴
2. 極超短波
3. 遠赤外線
4. パラフィン浴
5. ホットパック

物理療法

> ⚠ **ここがポイント**
> 最も深部まで熱が浸達するのは**極超短波**であり，浸達度は皮膚表面から **3〜4 cm** です．

解答…2

問題-6 深部静脈血栓症の予防法で正しいのはどれか．2つ選べ．〔47AM088〕
1. 弾性ストッキングの着用
2. 足関節の自動運動
3. 水分摂取の制限
4. ギプス固定
5. 冷却

深部静脈血栓症の予防法

1. 深部静脈血栓症の予防法では，**弾性ストッキング**を着用する．
2. 足関節の自動運動を行うことにより筋収縮による循環の改善をもたらす（**筋のポンプ作用**）．
3. 水分摂取の制限は**血液凝固**を**助長**するので正しくない．
4. ギプス固定ではなく，血流を促すために**運動**が必要である．
5. 冷却は**血管収縮**と**血流低下**をもたらすので正しくない．

> ⚠ **ここがポイント**
> 深部静脈血栓症は**静脈血流の低下**や**血液凝固**により，血管内に血栓が形成される疾患です．

解答…1, 2

問題-7 糖尿病の運動療法で正しいのはどれか．〔53AM093〕
1. 食後すぐに運動を開始する．
2. 冷汗は高血糖発作の予兆である．
3. インスリン投与中は運動療法を中止する．
4. 空腹時血糖値が高いほど運動量を増やす．
5. 増殖性網膜症がある場合には運動強度を軽くする．

糖尿病の運動療法①

1. 食後**30〜60分後**に運動を開始する．

2. 冷汗は低血糖発作の予兆である．
3. インスリン投与中でも運動療法を中止する必要はない．
4. 空腹時血糖が高い場合は，運動量を増やすのではなく，薬物療法による血糖コントロールを考慮する．
5. 増殖性網膜症がある場合には運動強度を軽くする．

ここがポイント

糖尿病の運動療法で正しいのは「増殖性網膜症がある場合には運動強度を軽くする」です．網膜症がある場合は，頭位を下げる運動や強い等尺性運動は禁忌となります．

解答…5

問題-8 2型糖尿病の運動療法について誤っているのはどれか．〔52PM093〕
1. 有酸素運動が用いられる．
2. インスリン感受性を上昇させる．
3. 食事療法との併用が基本となる．
4. 尿中ケトン体が陽性の場合においても推奨される．
5. 実施にあたってはインスリンが十分に補充されている必要がある．

糖尿病の運動療法②

ここがポイント

2型糖尿病の運動療法について誤っているのは，「尿中ケトン体が陽性の場合においても推奨される」です．空腹時血糖値が250～300 mg/dL以上で，尿ケトン体が陽性のときには，インスリン量を増やして尿ケトン体が陰性になるまで運動を控える必要があります．

解答…4

CHECK LIST

- □ 『脳卒中治療ガイドライン2004』の推奨グレードAはどのように定められている？
  A. 行うよう強く勧められる
- □ 『脳卒中治療ガイドライン2004』の推奨グレードBはどのように定められている？
  A. 行うよう勧められる
- □ 『脳卒中治療ガイドライン2004』の推奨グレードCはどのように定められている？
  A. 行うことを考慮してもよいが十分な根拠がない
- □ 『脳卒中治療ガイドライン2004』の推奨グレードDはどのように定められている？
  A. 行ってはならない
- □ 『脳卒中治療ガイドライン2004』で，歩行能力改善のためのトレッドミル訓練の推奨度は？
  A. グレードA
- □ 『脳卒中治療ガイドライン2004』で，歩行改善のための筋電図バイオフィードバックの推奨度は？
  A. グレードB
- □ 『脳卒中治療ガイドライン2004』で，麻痺側手関節の背屈筋の筋力増強のための電気刺激の推奨度は？
  A. グレードB
- □ 『脳卒中治療ガイドライン2004』で，歩行の妨げとなっている内反尖足へのフェノールブロックの推奨度は？
  A. グレードB

- [ ] 『脳卒中治療ガイドライン2004』で，運動障害改善のためのファシリテーション(神経筋促通手技)の推奨度は？
    A. グレードC
- [ ] 脳卒中片麻痺急性期の頸部のポジショニングは？
    A. 患側に向け，顎を軽く引く
- [ ] 脳卒中片麻痺急性期の肩甲帯のポジショニングは？
    A. 前方突出
- [ ] 脳卒中片麻痺急性期の肩関節のポジショニングは？
    A. 内旋位を避ける
- [ ] 脳卒中片麻痺急性期の肘関節のポジショニングは？
    A. 伸展位
- [ ] 脳卒中片麻痺急性期の手関節のポジショニングは？
    A. 軽度背屈位
- [ ] 脳卒中片麻痺急性期の手指のポジショニングは？
    A. 伸展位
- [ ] 脳卒中片麻痺急性期の股関節のポジショニングは？
    A. 外旋を防ぐ
- [ ] 脳卒中片麻痺急性期の足関節のポジショニングは？
    A. 中間位
- [ ] 筋ジストロフィーの機能障害度分類で，起立歩行が不可能となるステージは？
    A. ステージ5
- [ ] 筋ジストロフィーの機能障害度分類で，ずり這いは不可能であるが，座位保持が可能なステージは？
    A. ステージ7
- [ ] 筋萎縮性側索硬化症では褥瘡の発生に注意する必要がある？
    A. 必要がない(感覚障害がみられないため)
- [ ] 最も深部まで熱が浸達する物理療法は？
    A. 極超短波(浸達度は皮膚表面から3～4cm)
- [ ] 深部静脈血栓症の予防法は？
    A. 弾性ストッキング，自動運動(筋のポンプ作用)
- [ ] 糖尿病の運動療法では，食後何分後に運動を開始する？
    A. 30～60分後
- [ ] 冷汗は何発作の予兆？
    A. 低血糖発作
- [ ] インスリン投与中は運動療法を中止する？
    A. 中止する必要はない
- [ ] 空腹時血糖が高い場合はどうする？
    A. 薬物療法による血糖コントロールを考慮する
- [ ] 増殖性網膜症がある場合はどうする？
    A. 運動強度を軽くする
- [ ] 増殖性網膜症で禁忌となるのは？
    A. 頭位を下げる運動や強い等尺性運動
- [ ] 尿中ケトン体が陽性の場合はどうする？
    A. 尿ケトン体が陰性になるまで運動を控える

Summaries …要点を覚えよう！

7-17 筋ジストロフィーの機能障害度分類（厚生省筋萎縮研究班による）

ステージ1	階段昇降可能	a：手の介助なし b：手の膝おさえ
ステージ2	階段昇降可能	a：片手手すり b：片手手すり，膝手 c：両手手すり
ステージ3	椅子から起立可能	
ステージ4	歩行可能	a：独歩で5m以上 b：1人では歩けないが，物につかまれば歩ける（5m以上） 　1）歩行器　　2）手すり　　3）手引き
ステージ5	起立歩行は不可能であるが，四つ這いは可能	
ステージ6	四つ這いも不可能であるが，ずり這いは可能	
ステージ7	ずり這いも不可能であるが，座位の保持は可能	
ステージ8	座位の保持も不可能であり，常時臥床状態	

臨床医学 73 薬物療法

問題−1 薬物療法について正しいのはどれか．〔47AM075〕
1. 薬物は半減期が長いほど体内から速く排泄される．
2. 経口投与されたバクロフェンは髄液に移行しない．
3. 脂溶性の薬物は肝臓で代謝されると排泄されやすくなる．
4. 血液透析を受けている患者では投与量を通常よりも多くする．
5. 抗てんかん薬の血中濃度が治療域の下限以上であれば発作はおこらない．

薬物療法

 1. 薬物は半減期が<u>短い</u>ほど体内から<u>速く</u>排泄される．
2. 痙縮の治療として経口投与された<u>バクロフェン</u>は髄液に移行する．
3. 脂溶性薬物は<u>肝臓</u>で代謝されると排泄されやすくなる．
4. 血液透析を受けている患者では投与量を通常よりも<u>少なくする</u>．
5. 抗てんかん薬の血中濃度が治療域の下限以上であっても発作がおこることがある．

解答…3

問題−2 抗凝固薬はどれか．〔51PM078〕
1. レボドパ
2. ビタミンK
3. アドレナリン
4. バクロフェン
5. ワルファリン

抗凝固薬

 1. レボドパ（L-dopa）：<u>Parkinson 病</u>の治療薬．脳内でドパミンへ変化し，Parkinson 病にみられる手足の振戦や固縮を改善する．
2. ビタミンK：脂溶性ビタミン．<u>血液凝固</u>や組織の石灰化に関与している．欠乏すると出血傾向となる．また，骨粗鬆症や動脈硬化にも関連している．
3. アドレナリン：<u>副腎髄質</u>より分泌されるホルモン．<u>神経節</u>や<u>脳神経系</u>における神経伝達物質でもある．
4. バクロフェン：GABA 作動薬（GABA 受容体のアゴニスト）．<u>痙縮</u>に対して用いられる．
5. ワルファリン：ビタミンK を必要とする凝固因子の生成を抑制することにより血液凝固作用を阻害する<u>抗凝固薬</u>．血栓塞栓症の治療や予防に用いられる．

解答…5

問題−3 ワルファリンの作用を減弱させるのはどれか．〔48AM086〕
1. ヘパリン
2. 抗血小板薬
3. ビタミンK
4. ペニシリン系抗菌薬
5. 非ステロイド性抗炎症薬

ワルファリンの作用を減弱させるもの①

> **ここがポイント**
>
> ワルファリンの作用(血液の抗凝固作用)を減弱させるのは**ビタミンK**です．ワルファリンは**血栓塞栓症**の治療および予防に用いられます．ワルファリンは，ビタミンKを必要とする凝固因子(Ⅱ，Ⅶ，Ⅸ，Ⅹ)の生合成を抑制し，血液凝固を防止する作用があります．このため，ビタミンKを多く含む食物やビタミンKを産生する納豆菌によってワルファリンの効果が減弱します．

解答…3

問題-4 ワルファリンの作用を減弱させるのはどれか．〔52PM077〕

1. ビタミンA
2. ビタミンB$_6$
3. ビタミンB$_{12}$
4. ビタミンC
5. ビタミンK

ワルファリンの作用を減弱させるもの②

> **ここがポイント**
>
> ワルファリンの作用(血液の抗凝固作用)を減弱させるのは**ビタミンK**です．ワルファリンを服用中には，ビタミンKを豊富に含む食品(納豆，ホウレンソウ，ブロッコリー，キャベツ，クロレラ，青汁など)を摂取しないようにする必要があります．

解答…5

問題-5 筋弛緩作用の強い薬物はどれか．〔40PM093を改変〕

1. 抗認知症薬
2. 抗うつ薬
3. 抗不安薬
4. 抗精神病薬
5. 抗てんかん薬

筋弛緩作用の強い薬物

> **ここがポイント**
>
> 筋弛緩作用の強い薬物は**抗不安薬**です．抗不安薬は不安，緊張を軽減する**抗不安作用**や**静穏作用**があり，神経症や心身症に用いられます．抗不安薬はこれらの作用のほか，**筋弛緩作用**，抗けいれん作用，睡眠・鎮痛作用，自律神経調整作用があり，筋弛緩作用を利用して腰痛，肩こり，頸椎症，脳性麻痺などにも用いられます．

解答…3

問題-6 病態と薬物療法の組み合わせで正しいのはどれか．〔49AM082〕

1. 肩手症候群 ── 免疫グロブリン製剤
2. 視床痛 ── A型ボツリヌス毒素製剤
3. 症候性てんかん ── 抗血小板薬
4. 深部静脈血栓症 ── 抗凝固薬
5. 夜間せん妄 ── 睡眠導入剤

病態と薬物療法①

 1. 肩手症候群：脳卒中後などにみられる肩痛，手の腫れ，運動障害を特徴とする．交感神経に対する**神経ブロック**が行われる．
2. 視床痛：視床出血後の顔面と手足の耐えがたいしびれや痛みが出現する．**有効な薬物はない**．
3. 症候性てんかん：原疾患に伴うてんかん発作．原疾患の治療とともに**抗てんかん薬**が用いられる．
4. 深部静脈血栓症：下肢の深部静脈から下大静脈に血栓が生じたもの．血栓の予防・治療に**抗凝固薬**（ヘパリン，ワルファリンなど）が用いられる．
5. 夜間せん妄：夕方から夜にかけて不穏症状や幻覚などが現れる軽度の意識障害．**睡眠導入薬**などの副作用で出現することがある．**抗精神病薬**が有効である．

⚠️ **ここがポイント**
出題頻度の高い「病態と薬物療法」の対比表を 7-18 ▶ に示します．

解答…4

問題-7 病態とその治療薬の組み合わせで正しいのはどれか．〔51AM095〕

1. 関節リウマチ ── メトトレキサート
2. ジスキネジア ── L-dopa
3. 重症筋無力症 ── 抗コリン薬
4. 前立腺肥大症 ── 男性ホルモン
5. 消化管出血 ── アスピリン

病態と薬物療法②

 1. メトトレキサートは免疫抑制作用をもつ**抗リウマチ薬**である．
2. L-dopa は Parkinson 病の治療薬であるが，長期間にわたる L-dopa 療法では副作用として**ジスキネジア**（身体の一部の不随意運動）が出現する．
3. 抗コリン薬（アセチルコリンの作用を阻害する薬）は**重症筋無力症**に対して**禁忌**である．
4. 前立腺肥大症に対しては**男性ホルモン**（テストステロン）の作用を抑えることにより，前立腺細胞の増殖を抑制する**抗男性ホルモン薬**が使用される．
5. アスピリンには**抗血小板作用**があるため，**出血には注意**が必要である．また，アスピリンの副作用に**消化管出血**がある．

⚠️ **ここがポイント**
抗コリン薬はアセチルコリン受容体に結合し，**アセチルコリン**の作用を遮断します．特発性パーキンソニズム，その他のパーキンソニズム（脳炎後，動脈硬化症，中毒性），ジスキネジア（遅発性を除く），アカシジアなどに対して用いられます．重症筋無力症に対しては，抗コリン薬は禁忌であり，**コリンエステラーゼ阻害薬**が用いられます．

解答…1

薬物療法

問題-8 病態とその治療薬の組み合わせで正しいのはどれか．〔48PM085〕

1. ジスキネジア ── L-dopa
2. 重症筋無力症 ── コリンエステラーゼ阻害薬
3. 前立腺肥大症 ── 抗コリン薬
4. 間質性肺炎 ── メトトレキサート
5. 消化管出血 ── アスピリン

病態と薬物療法③

1. ジスキネジア（身体の一部の不随意運動）はL-dopaの副作用である．
2. 重症筋無力症に対してはコリンエステラーゼ阻害薬が用いられる．
3. 前立腺肥大症に対しては抗男性ホルモン薬が用いられる．
4. 間質性肺炎に対してはステロイドや免疫抑制薬が用いられる．メトトレキサートは免疫抑制作用を持つ抗リウマチ薬である．抗がん薬としても用いられます．
5. アスピリンには抗血小板作用があるため，出血には注意が必要である．また消化管出血はアスピリンの副作用でもある．

ここがポイント

コリンエステラーゼ阻害薬は，神経終末から放出されたアセチルコリンの分解を抑制し，シナプス間隙のアセチルコリン濃度を高める作用があり，重症筋無力症の治療に用いられます．

解答…2

問題-9 血圧降下薬としての作用機序で適切なのはどれか．〔46AM078〕

1. 利尿
2. 心拍数増加
3. 心拍出量増大
4. 血管平滑筋収縮
5. ナトリウム貯留

血圧降下薬としての作用機序

ここがポイント

血圧降下薬は利尿作用により腎臓におけるナトリウム(Na)排泄を調節します．サイアザイド(チアジド)系利尿薬により遠位尿細管でのNaの再吸収が抑制されると，水分はNaとともに移動するため，体内の水分量(循環血液量)が低下し，血圧が下がります．

解答…1

問題-10 ボツリヌス菌毒素製剤の作用機序について正しいのはどれか．〔50AM078〕

1. 末梢神経の破壊
2. ミトコンドリアのATP産生停止
3. アクチンとミオシン頭部の結合抑制
4. 抗アセチルコリン受容体抗体の産生
5. 神経終末部でのアセチルコリン分泌抑制

ボツリヌス菌毒素製剤の作用機序

ここがポイント

ボツリヌス毒素は神経筋接合部で運動神経終末に作用し，アセチルコリンの放出を抑制することにより，筋収縮を阻害します．

解答…5

問題-11 ボツリヌス毒素を用いた治療で正しいのはどれか. 〔48AM087〕
1. ボツリヌス毒素は前角細胞に作用する.
2. 痙縮のある筋に対して筋肉注射を行う.
3. 65歳以上の高齢者には禁忌である.
4. 注射直後から最大効果を認める.
5. 効果持続は約1年間である.

ボツリヌス毒素を用いた治療

1. ボツリヌス毒素の作用部位は**運動神経終末**である.
2. 痙縮筋に対してボツリヌス毒素の**筋肉注射**を行う.
3. **高齢者**にも用いられる.
4. 注射後**2〜3日**で徐々に効果を認める.
5. 効果持続は**3〜6か月**であり,継続的な治療が必要である.

解答…2

問題-12 ボツリヌス毒素を用いた治療で,効果の一般的な持続期間はどれか. 〔47AM078〕
1. 1〜3日
2. 1〜3週間
3. 3〜6か月
4. 1〜3年
5. 10年以上

ボツリヌス毒素を用いた治療効果の持続期間

 ここがポイント
ボツリヌス毒素を用いた治療の効果の持続は**3〜6か月**であり,継続的な治療が必要となります.

解答…3

問題-13 痙縮の治療においてボツリヌス毒素の作用部位はどれか. 〔46PM077〕
1. 脊髄後根神経節
2. 脊髄前角
3. 脊髄前根
4. 運動神経終末
5. 筋小胞体

ボツリヌス毒素の作用部位

 ここがポイント
痙縮の治療においてボツリヌス毒素の作用部位は,**運動神経終末**です.

解答…4

問題-14 ステロイドの副作用で誤っているのはどれか. 〔41PM071〕
1. ニューロパチー
2. 骨粗鬆症
3. 精神症状
4. 中心性肥満
5. 筋萎縮

ステロイドの副作用

> **ここがポイント**
> ステロイドの副作用は、① **骨粗鬆症**、② **精神症状**、③ **中心性肥満**、④ **筋萎縮**です．ニューロパチーはステロイドの副作用ではありません．

解答…1

問題-15 非ステロイド性抗炎症薬〈NSAIDs〉の副作用として正しいのはどれか．〔53AM078〕

1. 胃潰瘍
2. 低血糖
3. 多幸感
4. 骨粗鬆症
5. 中心性肥満

非ステロイド性抗炎症薬（NSAIDs）の副作用

> **ここがポイント**
> 選択肢のなかで非ステロイド性抗炎症薬（NSAIDs）の副作用は**胃潰瘍**です．NSAIDs の副作用は ① 消化性潰瘍、② 腎障害、③ 肝障害、④ NSAIDs 過敏喘息です．

解答…1

問題-16 抗 Parkinson 病薬の長期投与によって生じうる症状として誤っているのはどれか．〔49AM084〕

1. 高血圧
2. on-off 現象
3. 精神症状の出現
4. wearing-off 現象
5. 不随意運動の増強

抗 Parkinson 病薬の長期投与によって生じうる症状

1. 高血圧は**生じない**．起立性低血圧がみられる．
2. **on-off 現象**（L-dopa の血中濃度とは無関係に症状が増悪）が生じる．
3. 幻覚、妄想などの**精神症状**が出現する．
4. **wearing-off 現象**（薬効時間が徐々に短縮）が出現する．
5. 不随意運動（**ジスキネジア**）の増強がみられる．

> **ここがポイント**
> 抗 Parkinson 病薬の副作用で頻度が高いのは、嘔吐、悪心などの消化器症状、起立性低血圧、幻覚、妄想、日中過眠です．そのほか、衝動性・強迫性障害、突発的睡眠、心臓弁膜症、浮腫がみられます．

解答…1

問題-17 ベンゾジアゼピン系睡眠薬の依存について正しいのはどれか．〔53AM098〕

1. 中高年者にはみられない．
2. 身体依存は形成されない．
3. 離脱症状としてせん妄がある．
4. 常用量であれば依存は形成されない．
5. 作用時間の長い薬剤のほうが依存を形成しやすい．

ベンゾジアゼピン系睡眠薬の依存

1. 中高年者にもみられる.
2. 身体依存が形成される.
3. 離脱症状としてせん妄がある.
4. 常用量でも依存は形成される.
5. 作用時間の短い薬剤のほうが依存を形成しやすい.

解答…3

CHECK LIST

- □ 薬物の半減期が短いほど体内からの排出はどうなる？
  - A. 速くなる
- □ 痙縮の治療として経口投与されたバクロフェンはどうなる？
  - A. 髄液に移行する
- □ 脂溶性薬物は肝臓で代謝されるとどうなる？
  - A. 排泄されやすくなる
- □ 血液透析を受けている患者では投与量を通常よりもどうする？
  - A. 少なくする
- □ 脳内でドパミンへ変化するParkinson病の治療薬は？
  - A. レボドパ（L-dopa）
- □ 欠乏すると出血傾向となるビタミンは？
  - A. ビタミンK
- □ 副腎髄質より分泌されるホルモンで，神経節や脳神経系における神経伝達物質でもあるのは？
  - A. アドレナリン
- □ GABA作動薬で，痙縮に対して用いられるのは？
  - A. バクロフェン
- □ ワルファリンの作用（血液の抗凝固作用）を減弱させるのは？
  - A. ビタミンK
- □ 筋弛緩作用の強い薬物は？
  - A. 抗不安薬
- □ 血栓の予防・治療に用いられる抗凝固薬は？
  - A. ヘパリン，ワルファリンなど
- □ 夜間せん妄に対して有用なのは？
  - A. 抗精神病薬
- □ L-dopaはどんな薬？
  - A. Parkinson病の治療薬
- □ 重症筋無力症に対して用いられる薬は？
  - A. コリンエステラーゼ阻害薬
- □ 重症筋無力症に対して禁忌である薬は？
  - A. 抗コリン薬（アセチルコリンの作用を阻害する薬）
- □ 前立腺肥大症に対して用いられる薬は？
  - A. 前立腺細胞の増殖を抑制する抗男性ホルモン薬
- □ アスピリンで注意が必要な作用は？
  - A. 抗血小板作用（出血傾向となる）
- □ L-dopaの副作用は？
  - A. ジスキネジア（身体の一部の不随意運動）
- □ 間質性肺炎に対して用いられるのは？
  - A. ステロイドや免疫抑制薬
- □ 免疫抑制作用をもつ抗リウマチ薬で，抗がん薬としても用いられるのは？
  - A. メトトレキサート
- □ コリンエステラーゼ阻害薬の作用は？
  - A. 神経終末から放出されたアセチルコリンの分解を抑制し，シナプス間隙のアセチルコリン濃度を高める
- □ ボツリヌス毒素の作用部位は？
  - A. 神経筋接合部の運動神経終末
- □ ボツリヌス毒素の注射後どのくらいで効果を認める？
  - A. 2〜3日

- □ ボツリヌス毒素の注射後の効果の持続は？
  - A. 3～6か月
- □ ステロイドの副作用は？
  - A. ① 骨粗鬆症，② 精神症状，③ 中心性肥満，④ 筋萎縮
- □ L-dopaの血中濃度とは無関係に症状が増悪する現象は？
  - A. on-off 現象
- □ 抗Parkinson病薬の薬効時間が徐々に短縮する現象は？
  - A. wearing-off 現象
- □ 非ステロイド性抗炎症薬（NSAIDs）の副作用は？
  - A. ① 消化性潰瘍，② 腎障害，③ 肝障害，④ NSAIDs 過敏喘息

Summaries …要点を覚えよう！

7-18 病態（疾患）と薬物療法

病態	薬物療法
前立腺肥大症	抗男性ホルモン薬，α_1 受容体遮断薬
間質性肺炎	ステロイド，免疫抑制薬
消化管出血	H_2 ブロッカーなど
重症筋無力症	コリンエステラーゼ阻害薬
深部静脈血栓症	ワルファリンなどの抗凝固薬
肩手症候群	神経ブロック
Parkinson（パーキンソン）病	レボドパ（L-dopa）
症候性てんかん	抗てんかん薬
夜間せん妄	抗精神病薬
視床痛	有効な薬物はない

臨床医学 74 リスク管理

問題-1 NICU でハンドリングを行う場合のリスク管理で留意すべき児の変化として適切でないのはどれか. 〔47PM084〕

1. 心拍数
2. 呼吸の状態
3. 皮膚の色
4. 原始反射の有無
5. 動脈血酸素飽和度

NICU でハンドリングを行う場合のリスク管理

⚠️ **ここがポイント**

原始反射の有無は，**発達過程**の評価には必要ですが，リスク管理には不要です．

解答…4

問題-2 直射日光下で訓練してはならない疾患はどれか. 〔43PM089〕

1. 色素性乾皮症
2. 筋ジストロフィー
3. Down（ダウン）症候群
4. 骨形成不全症
5. Marfan（マルファン）症候群

直射日光下で訓練してはならない疾患

⚠️ **ここがポイント**

色素性乾皮症は日光照射により症状が悪化する（露光部に皮膚癌が生じる）ため，屋外でのトレーニングは禁忌となります．

解答…1

問題-3 運動負荷を漸増すべきでないのはどれか. 〔47AM095〕

1. 発症後2日のラクナ梗塞患者
2. 抗凝固薬投与中の心房細動患者
3. 発症後1週以内の労作性狭心症患者
4. 在宅酸素療法導入後の慢性閉塞性肺疾患患者
5. 下大静脈フィルター留置後の深部静脈血栓症患者

運動負荷を漸増すべきでない病態

⚠️ **ここがポイント**

労作に伴う心筋酸素消費量の増加や心筋への酸素供給低下により**労作性狭心症**が生じます．発症後1週以内の**労作性狭心症患者**では，安静により心負荷を軽減する必要があり，運動負荷を漸増すべきではありません．

解答…3

問題-4 心拍出量が最も小さいのはどれか. 〔50PM076〕

1. 背臥位
2. 腹臥位
3. 右側臥位
4. 左側臥位
5. リクライニング位

心拍出量が最も小さい体位

ここがポイント

心拍出量が最も小さいのは，リクライニング位です．

解答…5

問題-5 運動中に突然死するリスクが高い病態はどれか. 〔48AM092〕

1. 肺動脈弁閉鎖不全症
2. 心房中隔欠損症
3. 大動脈弁狭窄症
4. 慢性心膜炎
5. 肺線維症

運動中に突然死するリスクが高い病態

ここがポイント

大動脈弁狭窄症は大動脈弁口の狭窄により，収縮期に左室から大動脈への駆出が障害される疾患です．左室は慢性的に圧負荷を受けるため左室が肥大します．代償不全に陥ると狭心痛，失神発作，心不全がみられます．左心室圧上昇と心拍出量減少がみられ，運動時の急激な心拍出量の減少により突然死するリスクがあります．

解答…3

CHECK LIST

- [ ] 日光照射により症状が悪化するため，屋外でのトレーニングが禁忌となる疾患は？
  A. 色素性乾皮症
- [ ] 運動負荷を漸増すべきではないのは？
  A. 発症後1週以内の労作性狭心症患者
- [ ] 心拍出量が最も小さい体位は？
  A. リクライニング位
- [ ] 運動時の急激な心拍出量の減少により突然死するリスクがある疾患は？
  A. 大動脈弁狭窄症

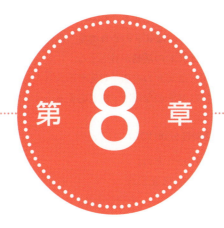

第8章

リハビリテーション概論

75〜81

75 生活機能分類

問題-1 国際障害分類（ICIDH）と国際生活機能分類（ICF）で誤っているのはどれか．〔41PM068〕

1. ICIDH と ICF は WHO によって発表された．
2. ICIDH の機能・形態障害には ICF の心身機能・身体構造が対応する．
3. ICIDH の能力低下には ICF の活動が対応する．
4. ICIDH の社会的不利には ICF の参加が対応する．
5. ICIDH の背景因子には ICF の環境因子が対応する．

国際障害分類（ICIDH）と国際生活機能分類（ICF）

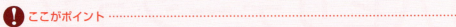1. ICIDH（1980年）と ICF（2001年）は WHO（世界保健機関）によって発表された．
2. ICIDH の機能・形態障害には ICF の心身機能・身体構造が対応する．
3. ICIDH の能力低下には ICF の活動が対応する．
4. ICIDH の社会的不利には ICF の参加が対応する．
5. ICIDH には背景因子はない．背景因子は ICF において新たに加わった分類である．

ここがポイント
「背景因子」は ICF において新たに加わった因子であり，環境因子と個人因子に区分されます．

解答…5

問題-2 国際生活機能分類（ICF）で正しいのはどれか．2つ選べ．〔43PM066〕

1. ICD の後継分類として生まれた．
2. 活動とは課題や行為の個人による遂行のことである．
3. 個人因子は環境因子の1つである．
4. 活動と参加の領域は単一のリストとして示されている．
5. 能力とはある課題や行為を遂行する個人の実行状況を表す．

ICF の特徴①

1. 国際障害分類（ICIDH）の後継分類として，2001年5月に WHO 総会で採択された．ICD は国際疾病分類である．
2. 活動とは課題や行為の個人による遂行のことである．
3. 個人因子は背景因子の1つである．背景因子は個人因子と環境因子に区分される．
4. 活動と参加の領域は単一のリストとして示されている．
5. 能力とはある課題や行為を遂行する個人の能力を表すもので，実行状況を表すものではない．

解答…2, 4

問題-3 　国際生活機能分類(ICF)で正しいのはどれか．〔45PM082〕
1. 対象範囲を障害者としている．
2. 参加制約という用語は使用しない．
3. 環境因子は生活機能に大きく影響する．
4. 活動とは生活へのかかわりあいを指す．
5. 病因論的な枠組みから健康状態を分類している．

ICF の特徴 ②

1. 対象範囲は障害者に限定されない．
2. 参加制約は「個人が生活・人生場面で経験する難しさ」を示す用語として使用される．
3. 環境因子は生活機能に大きく影響する．
4. 活動は課題や行為の遂行のことである．
5. 病因論的な枠組みから健康状態を分類しているのは ICD-10（国際疾病分類）である．ICF では健康状態の結果としておこりうる影響を分類している．

ここがポイント

　ICF で正しいのは，「環境因子は生活機能に大きく影響する」です．ICF では新たに背景因子（環境因子と個人因子からなる）を考慮しています．環境因子は建物，道路，交通機関，自然環境に加え，杖・車椅子などを含む物理環境，人的環境，サービス・制度・政策的環境を含みます．また，個人因子は性，年齢，生活歴，ライフスタイル，価値観などを含みます．
　生活機能(① 心身機能・身体構造，② 活動，③ 参加の3つのレベル)と健康状態，環境因子，個人因子は相互に影響します．

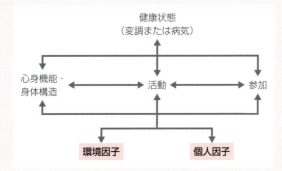

解答…3

問題-4 　ICF について正しいのはどれか．〔51PM082〕
1. 障害の分類である．
2. 活動は個人因子の1つである．
3. 参加は環境因子の1つである．
4. 機能障害という用語は使用されない．
5. 参加とは生活場面へのかかわりのことである．

ICF の特徴 ③

 1. ICF は生活機能と障害の分類法として，2001 年 5 月に WHO 総会で採択された．
2. 活動は課題や行為の個人による遂行のことであり，個人因子ではない．個人因子は環境因子とともに背景因子の 1 つである．
3. 参加は，生活・人生場面へのかかわりのことであり，環境因子ではない．環境因子は個人因子とともに背景因子の 1 つである．
4. 「機能障害（構造障害を含む）とは，著しい変異や喪失などといった心身機能または身体構造上の問題である」と定義され，使用されている．
5. 参加とは生活場面へのかかわりのことである．

解答…5

問題 − 5 国際生活機能分類(ICF)の用語で誤っているのはどれか．〔42PM066〕
1. 心身機能・身体構造は心身の生理的・解剖学的状態を示す．
2. 活動とは個人が行う課題または行為の遂行状況を示す．
3. 参加とは障害部位の日常生活での利用状況を示す．
4. 環境因子とは個人に影響している物理的・社会的状況をさす．
5. 個人因子とは個人的特徴で生活機能と障害に影響する因子をさす．

ICF の特徴 ④

⚠ ここがポイント
　ICF の用語で誤っているのは，「参加とは障害部位の日常生活での利用状況を示す」です．参加は，生活や人生場面へのかかわりの状況を示します．

解答…3

問題 − 6 国際生活機能分類(ICF)で「活動」に含まれる項目はどれか．2 つ選べ．〔45AM082〕
1. 更衣　　　2. 嚥下　　　3. 入浴
4. 呼吸機能　5. 関節可動域

ICF で活動に含まれる項目 ①

 1. 更衣は活動に含まれる．
2. 嚥下は心身機能・身体構造に含まれる．
3. 入浴は活動に含まれる．
4. 呼吸機能は心身機能・身体構造に含まれる．
5. 関節可動域は心身機能・身体構造に含まれる．

> **❗ ここがポイント**
> ICFによる活動は課題や行為の遂行のことです．選択肢で，ICFで活動に含まれる項目は**更衣**と**入浴**です．嚥下，呼吸機能，関節可動域は**心身機能・身体構造**に含まれます．

解答…1, 3

問題 - 7 国際生活機能分類（ICF）で「活動」に含まれる項目はどれか．2つ選べ．〔48AM082〕
1. 入浴
2. 移乗
3. 嚥下
4. 呼吸機能
5. 関節可動域

ICFで活動に含まれる項目 ②

> **❗ ここがポイント**
> 選択肢のなかで，ICFで活動に含まれる項目は**入浴**と**移乗**です．嚥下，呼吸機能，関節可動域は**心身機能・身体構造**に含まれます．

解答…1, 2

問題 - 8 国際生活機能分類（ICF）で活動に含まれるのはどれか．〔50AM082〕
1. 嚥下
2. 歩行
3. 言語表出
4. 呼吸機能
5. 関節の可動性

ICFで活動に含まれる項目 ③

> **❗ ここがポイント**
> 選択肢のなかで，ICFで活動に含まれる項目は**歩行**です．嚥下，言語表出，呼吸機能，関節可動性は**心身機能・身体構造**に含まれます．

解答…2

CHECK LIST

〈ICIDH〉

- [ ] ICIDH の機能・形態障害に対応するのは？
  A. 心身機能・身体構造
- [ ] ICIDH の能力低下に対応するのは？
  A. 活動
- [ ] ICIDH の社会的不利に対応するのは？
  A. 参加

〈ICF〉

- [ ] 生活機能の3つのレベルとは？
  A. ①心身機能・身体構造，②活動，③参加
- [ ] ICF において新たに加わった因子は？
  A. 背景因子
- [ ] 「背景因子」はどのように区分されるか？
  A. 環境因子と個人因子
- [ ] 課題や行為の個人による遂行のことを何というか？
  A. 活動
- [ ] 個人が生活・人生場面で経験する難しさを示す用語は？
  A. 参加制約
- [ ] 生活機能に大きく影響する因子は？
  A. 環境因子
- [ ] 生活や人生場面へのかかわりの状況を示すのは？
  A. 参加
- [ ] 嚥下は何に含まれるか？
  A. 心身機能・身体構造
- [ ] 更衣は何に含まれるか？
  A. 活動
- [ ] 入浴は何に含まれるか？
  A. 活動
- [ ] 呼吸機能は何に含まれるか？
  A. 心身機能・身体構造
- [ ] 関節可動域は何に含まれるか？
  A. 心身機能・身体構造
- [ ] 移乗は何に含まれるか？
  A. 活動
- [ ] 歩行は何に含まれるか？
  A. 活動
- [ ] 言語表出は何に含まれるか？
  A. 心身機能・身体構造

76 クリニカルパス

臨床医学

問題-1 クリニカルパスで誤っているのはどれか．〔43PM063〕
1. いつまでに何をするかを明確にする．
2. チームアプローチを促進する．
3. 治療をためらう患者の説得に利用する．
4. 職種ごとの役割を明確にする．
5. バリアント(逸脱)はパス改善の情報となる．

解法ポイント

クリニカルパス①

1. 共通のパスを用い，いつまでに何をするかを明確にする．
2. チームアプローチを促進する．
3. 治療をためらう患者の説得に利用するものではない．
4. 職種ごとの役割を明確にし，責任の所在を明らかにする．
5. バリアント(逸脱)はパス改善の情報となる．経過に応じて柔軟迅速に修正する．

! ここがポイント

クリニカルパスは，検査，治療，ケア，処置，指導などの内容やタイミング，患者の状態などを時間軸に沿ってまとめたものであり，①チーム医療の推進，②患者参加型の医療の推進，③共通言語ツール，④在院日数の短縮，⑤教育オリエンテーションツール，⑥医療の標準化，⑦退院計画の資料，⑧ケアの質の保証などを目的として用いられています．
クリニカルパスの特徴を以下にまとめます．

クリニカルパスの特徴
・治療(医療)の標準化
・業務の効率化
・入院期間(在院日数)の短縮
・各職種の役割・責任所在の明確化 ⇒ チーム医療の促進・円滑化
・共通パスの利用(いつまでに何をするかを明確にする) ⇒ 新人教育に役立つ
・経過に応じて柔軟迅速に修正 ⇒ バリアント(逸脱)はパス改善の情報となる
・患者や家族への説明と同意(インフォームド・コンセント)に利用
・コミュニケーションの向上(情報の均一化，カンファレンスの充実)

解答…3

問題-2 クリニカルパスについて誤っているのはどれか．〔47AM084〕
1. 新人教育に役立つ．
2. 治療を標準化できる．
3. 在院日数を短縮できる．
4. 職種ごとに個別のパスを用いる．
5. インフォームド・コンセントの説明内容が充実する．

解法ポイント

クリニカルパス②

ここがポイント

クリニカルパスは入院日から医療スタッフがどのようなかかわりで治療するかを明確にしたものであ

り，導入することによりチーム医療を円滑に進めることができます．職種ごとに個別のパスを用いるのではなく，チームでパスを共有します．

解答…4

問題-3 クリニカルパスの利点として誤っているのはどれか．〔46PM084〕
1. 医療の標準化
2. 業務の効率化
3. 入院期間の短縮
4. 責任所在の分散化
5. 患者に対する治療説明の利用

クリニカルパス③

 ここがポイント
クリニカルパスでは各職種の役割が明確になるため，責任所在が分散化されるのではなく明確化されます．

解答…4

問題-4 クリニカルパスで誤っているのはどれか．〔41PM065〕
1. いつまでに何をするかを明確にする．
2. チームアプローチを促進する．
3. 患者への説明に利用する．
4. 職種ごとの役割を明確にする．
5. バリアント(逸脱)を生じないことが要件となる．

クリニカルパス④

 ここがポイント
クリニカルパスで想定された標準的経過とのずれをバリアント(逸脱)といいます．クリニカルパスではバリアントを生じないことは要件ではありません．むしろ，バリアントを分析し，経過に応じて柔軟迅速に修正することにより効果的な医療が実現できます．

解答…5

問題-5 クリニカルパスで誤っているのはどれか．〔42PM090〕
1. インフォームド・コンセントの充実
2. チーム医療の推進
3. 医療訴訟への対策
4. 医療の標準化
5. 業務の効率化

クリニカルパス⑤

 ここがポイント
クリニカルパスは医療訴訟への対策を目的としたものではありません．

解答…3

問題-6 クリニカルパスについて誤っているのはどれか. 〔40PM065〕
1. 治療を効率よく進めるために用いられる.
2. 治療を標準化するために用いられる.
3. 各職種ごとに個別のパスを用いる.
4. 患者や家族の同意を得る場合に用いられる.
5. 経過に応じて柔軟迅速に修正を加える.

クリニカルパス⑥

! ここがポイント
職種ごとに個別のパスを用いるのではなく，共通のパスを用います．

解答…3

CHECK LIST

- □ 共通のパスを用い，いつまでに何をするかを？
  A. 明確にする
- □ チームアプローチを？
  A. 促進する
- □ 治療(医療)の？
  A. 標準化
- □ 業務の？
  A. 効率化
- □ 入院期間(在院日数)の？
  A. 短縮
- □ 各職種の役割・責任所在の？
  A. 明確化
- □ 標準的経過からのずれを何という？
  A. バリアント(逸脱)
- □ バリアントを分析し，経過に応じて柔軟迅速に？
  A. 修正する

ユニバーサルデザイン

問題-1 ユニバーサルデザインについて誤っているのはどれか．〔43PM067〕
1. 誰でも利用できる．
2. 製品や建物・環境についてのデザインを指す．
3. 障害者用の特別デザインを一般に利用する．
4. 安価に導入・利用できるデザインを指す．
5. 使用法が簡単で分かりやすい．

ユニバーサルデザイン①

 ここがポイント

ユニバーサルデザインは，障害者用の特別デザインを一般に利用するものではなく，障害の有無にかかわらず，あらゆるユーザーに安全で，快適で，便利なデザインを目指しています．

解答…3

問題-2 ユニバーサルデザインについて正しいのはどれか．〔47PM083〕
1. 障害者に特化する．
2. 対象は日常生活用品に限らない．
3. 安全のためにアクセスを制限する．
4. 視覚に働きかけることに主眼を置く．
5. 絵文字(ピクトグラム)表示は含まれない．

ユニバーサルデザイン②

1. 障害者に特化したものではなく，すべての人が利用できるデザインである．
2. 対象は日常生活用品だけではない．
3. 安全のためにアクセスを制限することはない．
4. 視覚に働きかけることに主眼を置いているわけではない．
5. 絵文字(ピクトグラム)表示を用いることがある．

解答…2

CHECK LIST

☐ あらゆるユーザーに安全で，快適で，便利なデザインを何というか？
　A. **ユニバーサルデザイン**

臨床医学 78 ノーマライゼーション

問題-1 ノーマライゼーションで誤っているのはどれか．〔42PM068〕
1. 障害者の自立
2. 質の高い生活の実現
3. 社会的理解の促進
4. 疾病の治癒
5. 自己決定権

ノーマライゼーション①

! ここがポイント

障害があっても，普通の市民と同じ生活ができる環境作りがノーマライゼーションの考え方であるため，「疾病の治癒」とは無関係です．ノーマライゼーションは身体機能の正常化を意味するものではありません．

解答…4

問題-2 ノーマライゼーションとして誤っているのはどれか．〔43PM068〕
1. 配置転換による復職
2. 障害者用自動車の開発
3. バリアフリー住宅への改装
4. 機能の再獲得による社会復帰
5. 市民への障害に関する啓発

ノーマライゼーション②

! ここがポイント

障害の有無に関係なく，普通に暮らせるべきであるという考え方がノーマライゼーションであり，機能の再獲得の有無にかかわらず，社会復帰が可能です．

解答…4

問題-3 ノーマライゼーションとして誤っているのはどれか．〔46AM084〕
1. 大規模収容施設の建設
2. 交通機関のバリアフリー化
3. ユニバーサルデザインの導入
4. 市民への障害についての啓発活動
5. 職業訓練センターの障害者用プログラム策定

ノーマライゼーション③

! ここがポイント

大規模収容施設を建設し，障害者を収容するという考え方は，ノーマライゼーションの考え方ではありません．

解答…1

CHECK LIST

□ 障害の有無に関係なく，普通に暮らせるべきであるという考え方を何というか？
　A. ノーマライゼーション

〈ノーマライゼーションの考え方に一致しているものに○，一致していないものに×をつける〉

□ 障害者の自立
　A. ○

□ 質の高い生活の実現
　A. ○

□ 社会的理解の促進
　A. ○

□ 疾病の治癒
　A. ×

□ 自己決定権
　A. ○

□ 配置転換による復職
　A. ○

□ 障害者用自動車の開発
　A. ○

□ バリアフリー住宅への改装
　A. ○

□ 交通機関のバリアフリー化
　A. ○

□ ユニバーサルデザインの導入
　A. ○

□ 機能の再獲得による社会復帰
　A. ×

□ 市民への障害に関する啓発
　A. ○

□ 大規模収容施設の建設
　A. ×

□ 職業訓練センターの障害者用プログラム策定
　A. ○

臨床医学 79 感染症

問題-1 一次予防はどれか．〔49PM084〕
1. 再発予防
2. 健康増進
3. 早期発見
4. 重症化予防
5. リハビリテーション

保健予防概念（一次予防）

 ここがポイント

一次予防は病気をもとから絶つことであり，個人の生活スタイルの改善による**健康増進**，環境における危険因子を取り除く**健康保護**，病気の発生の予防を目指す**疾病予防**が含まれます．二次予防は病気の**早期発見**，**早期治療**であり，**疾病発見**と**リスク発見**が含まれます．リハビリテーションは**三次予防**です．

解答…2

問題-2 院内感染対策として適切でないのはどれか．〔50PM082, 44PM068〕
1. 二次感染の防止
2. 感染経路の把握
3. ガウンテクニック
4. 抗菌薬の予防的投与
5. 院内ガイドラインの作成

院内感染対策

 ここがポイント

院内感染対策として，「抗菌薬の予防的投与」は適切ではありません．
院内感染対策としては，①**院内ガイドライン**の作成，②**ワクチン接種**，③**感染経路**の把握，④**二次感染**の防止，⑤**ガウンテクニック**が行われます．

解答…4

問題-3 正しいのはどれか．〔42PM089〕
1. 標準予防策（standard precaution）は，感染患者への標準的対処法をいう．
2. 空気感染は，咳やくしゃみなどによる飛沫核によって生じる．
3. 間接接触感染は，感染患者への医療行為以外の接触で生じる．
4. 血液，体液，排泄物に触れるときは，手袋を着用する．
5. 使用済み注射針は，キャップをして廃棄する．

標準予防策(standard precaution) ①

1. 標準予防策は**すべての患者を対象**とする標準的対処法である．
2. 咳やくしゃみなどによる感染は**飛沫感染**である．
3. 間接接触感染は感染患者への**医療行為および医療行為以外の接触**で生じる．
4. 血液，体液，排泄物に触れるときは**手袋**を着用する．手袋使用後には手洗いを行う．
5. 針刺し事故が多いため，使用済み注射針は**キャップをしないで廃棄**する．

解答…4

問題-4 標準予防策(standard precaution)で誤っているのはどれか．〔41PM067〕
1. 感染のある患者を対象とする．
2. 血液と痰は湿性生体物質に含まれる．
3. 湿性生体物質を扱う場合には手袋を用いる．
4. 湿性生体物質が飛び散る恐れがある場合にはガウンとマスクを用いる．
5. 手袋の使用後には手洗いを行う．

標準予防策(standard precaution) ②

 ここがポイント

前問でも述べましたが，標準予防策は感染患者だけでなく，**すべての患者**を対象とする標準的対処法です．血液，体液，分泌物，排泄物を**湿性生体物質**といいます．

解答…1

CHECK LIST

- □ 個人の生活スタイルの改善による健康増進は何次予防か？
  A. **一次予防**
- □ 環境における危険因子を取り除く健康保護は何次予防か？
  A. **一次予防**
- □ 病気の発生の予防を目指す疾病予防は何次予防か？
  A. **一次予防**
- □ 病気の早期発見，早期治療は何次予防か？
  A. **二次予防**
- □ 疾病発見とリスク発見は何次予防か？
  A. **二次予防**
- □ リハビリテーションは何次予防か？
  A. **三次予防**
- □ 標準予防策は誰を対象とする標準的対処法か？
  A. **すべての患者**
- □ 咳やくしゃみなどによる感染を何という？
  A. **飛沫感染**
- □ 感染患者への医療行為および医療行為以外の接触で生じる感染は？
  A. **間接接触感染**
- □ 使用済み注射針のキャップはどうする？
  A. **キャップをしないで廃棄する**
- □ 血液，体液，分泌物，排泄物を何という？
  A. **湿性生体物質**

臨床医学 80 関連法規

問題-1 個人情報保護法に基づき患者情報を取り扱ううえで誤っているのはどれか．〔42PM065〕
1. 利用目的を特定する．
2. 漏えい防止措置を講じる．
3. 内容を最新に保つ．
4. 本人に対しても非開示とする．
5. 個人情報に関する苦情窓口を設ける．

個人情報保護法①

❗ ここがポイント

個人情報保護法では，本人に対して情報を開示します．

解答…4

問題-2 個人情報保護に関する法律で患者本人からの同意を必要としないのはどれか．〔41PM062〕
1. 他医療機関への診療情報提供
2. 勤務先から求められた診断書の提出
3. 学生実習で得た診療記録の学外での発表
4. 法で規定された重症感染症の届け出
5. 患者の配偶者への病状説明

個人情報保護法②

❗ ここがポイント

診療情報の開示は，基本的には患者本人からの同意が必要となりますが，法で規定された重症感染症の保健所への届出には患者の同意を必要としません．

解答…4

問題-3 患者情報の取り扱いで適切でないのはどれか．〔44PM067〕
1. 保管庫に鍵をかける．
2. 利用目的を特定する．
3. 電子データを暗号化する．
4. 閲覧できる者を限定する．
5. 本人に電話で内容を開示する．

患者情報の取り扱い

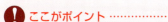

患者情報を開示する際は，電話で内容を開示するのではなく，**文書**で開示します．

解答…5

問題-4 介護保険について正しいのはどれか. 〔53AM095〕

1. 要介護認定の申請は都道府県に対して行う.
2. 65歳未満では給付を受けられない.
3. 要介護認定には主治医意見書が必要である.
4. 要介護状態区分等は要支援と要介護を合わせて6段階ある.
5. ケアプランを作成できるのはケアマネジャーのみである.

介護保険法

 1. 要介護認定の申請は利用者が**市町村**に対して行う.
2. 給付は要介護認定を受けた**65歳以上の第1号被保険者**でなければ受けることができないが，老化に起因した疾患で国が指定した「特定疾患」に罹患した場合は**40〜65歳までの第2号被保険者**も受けることができる.
3. 要介護認定には主治医意見書が必要である.
4. 要支援1・2，要介護1〜5の**7段階**である.
5. ケアプランは対象者が自分で作成することも可能である.

 ここがポイント

ケアプランは対象者が自分で作成することも可能ですが，利用する介護保険サービスの種類，受け入れが可能かなどの介護事業所との連絡，利用開始後の計画見直しなどを含め，**ケアマネジャー**（介護支援専門員）に作成を依頼するのが一般的です.

解答…3

問題-5 介護保険法の特定疾病に含まれるのはどれか. 〔50PM083（類似問題44PM066）〕

1. 筋ジストロフィー
2. 多発性硬化症
3. 多発性筋炎
4. ポリオ後症候群
5. Parkinson病

介護保険法における特定疾患

ここがポイント

介護保険法における特定疾病は以下の16項目です.

① 筋萎縮性側索硬化症
② 後縦靱帯骨化症
③ 骨折を伴う骨粗鬆症
④ 多系統萎縮症
⑤ 初老期における認知症
⑥ **脊髄小脳変性症**
⑦ 脊柱管狭窄症
⑧ 早老症
⑨ 糖尿病性神経障害，糖尿病性網膜症・糖尿病性腎症
⑩ 脳血管疾患
⑪ 進行性核上性麻痺，大脳皮質基底核変性症，**Parkinson病**
⑫ 閉塞性動脈硬化症
⑬ 関節リウマチ

⑭ 慢性閉塞性肺疾患
⑮ 両側の膝関節または股関節に著しい変形を伴う変形性関節症
⑯ 末期癌

解答…5

問題-6 身体障害者障害程度等級表による内部障害でないのはどれか．〔49AM094, 51PM084〕
1. 代謝機能障害　　2. 心臓機能障害　　3. 小腸機能障害
4. 膀胱機能障害　　5. 呼吸器機能障害

身体障害者障害程度等級表による内部障害

❗ここがポイント
身体障害者障害程度等級表による内部障害でないのは代謝機能障害です．身体障害者障害程度等級表による内部機能障害は，以下の7つに分類されます．
① 呼吸器機能障害
② 心臓機能障害
③ 腎機能障害
④ 膀胱または直腸の機能障害
⑤ 小腸の機能障害
⑥ ヒト免疫不全ウイルスによる免疫機能障害
⑦ 肝機能障害

解答…1

問題-7 高齢者，障害者等の移動等の円滑化の促進に関する法律（バリアフリー新法）の内容に含まれていないのはどれか．〔48AM084〕
1. 介助犬の待機場所の確保　　2. 車椅子使用者用の客室の設置
3. 車椅子使用者用の駐車場の確保　　4. 車椅子と人がすれ違える廊下幅の確保
5. 目の不自由な人でも利用しやすいエレベーターの設置

バリアフリー新法

❗ここがポイント
「高齢者，障害者等の移動等の円滑化の促進に関する法律（バリアフリー新法）」には以下のものが含まれていますが，「介助犬の待機場所の確保」についての記載はありません．
① 車椅子と人がすれ違える廊下幅の確保
② 1.2 m の通路幅の確保
③ 車椅子用のトイレの設置
④ 車椅子使用者の駐車場の確保
⑤ 目の不自由な人も利用しやすいエレベーターの設置
⑥ 車椅子使用者が円滑に利用できる客室（総数50以上に対して1以上）の設置

解答…1

問題 - 8 医療法で規定されていないのはどれか. 〔52AM095〕
1. 医療提供の理念
2. 医療従事者の責務
3. 病院開設者の資格
4. 医療行為に対する診療報酬
5. 都道府県における医療計画の策定

医療法

 ここがポイント

医療法で規定されていないのは,「医療行為に対する診療報酬」です. 診療報酬とは, 保険医療機関および保険薬局が保険医療サービスに対する対価として保険者から受け取る報酬のことであり, 厚生労働大臣が中央社会保険医療協議会(中医協)の議論を踏まえ決定しています(厚生労働大臣告示).

解答…4

 CHECK LIST

□ 患者本人の同意を必要とせずに診療情報の開示ができるのはどのような場合か？
　A. 法で規定された重症感染症の保健所への届出

□ 介護保険法における特定疾病は何項目か？
　A. 16項目

□ 身体障害者障害程度等級表による内部機能障害はいくつに分類されるか？
　A. 7つ

□ バリアフリー新法が規定する確保すべき通路幅は何mか？
　A. 1.2m

81 その他
臨床医学

問題 - 1 EBM（evidence-based medicine）で正しいのはどれか． 〔41PM069〕
1. 医師の指示を重視する医療
2. 実証された効果を重視する医療
3. 診療報酬の管理と守秘を重視する医療
4. 患者の希望を重視する医療
5. 医療チームの合意を重視する医療

解法ポイント

EBM

!ここがポイント

EBM（evidence-based medicine）は**科学的根拠**に基づく治療・ケアであり，実証された効果を重視する医療です．EBMでは，①疑問の定式化，②情報収集，③批判的吟味・妥当性の検討，④個々の患者への適応の吟味，⑤実行したことの事後評価を行います．

解答…2

問題 - 2 治療についてのインフォームド・コンセントで**適切でない**のはどれか． 〔41PM061〕
1. 治療者はすべての治療法について説明する．
2. 治療者は患者が理解できる方法で説明する．
3. 判断能力にかかわらず患者の決定が優先される．
4. 患者の同意内容は文書で保存する．
5. 患者は同意を撤回することができる．

解法ポイント

治療についてのインフォームド・コンセント

!ここがポイント

治療についてのインフォームド・コンセントで適切でないのは，「判断能力にかかわらず患者の決定が優先される」です．患者に適切な判断能力がない場合は，代諾者の記名捺印または署名，日付が記入された**同意文書**が必要となります．

解答…3

問題 - 3 わが国における平成23〜28年までの死因の第1〜3位の組み合わせで正しいのはどれか．
〔50AM085 を一部改変〕

1. 1位：悪性新生物　　2位：心疾患　　　3位：脳血管疾患
2. 1位：悪性新生物　　2位：心疾患　　　3位：自殺
3. 1位：悪性新生物　　2位：心疾患　　　3位：肺炎
4. 1位：悪性新生物　　2位：脳血管疾患　3位：心疾患
5. 1位：悪性新生物　　2位：脳血管疾患　3位：肺炎

わが国における死因の第1〜3位

ここがポイント

わが国における平成23年(2011年)以降の死因は，1位：悪性新生物，2位：心疾患，3位：肺炎です．平成28年(2016年)の厚生労働省発表のデータでも同様の順位となっていますが，平成29年(2017年)のデータは3位が脳血管疾患となっています．

解答…3

問題-4 わが国の自殺の動向や対策について正しいのはどれか．〔47PM100〕
1. 自殺者数は女性のほうが男性よりも多い．
2. 過去10年間の自殺者数は，年間2万人を下回る．
3. 年齢ごとの自殺者数の割合は，20歳代のほうが50歳代よりも高い．
4. 自殺予防についての啓発活動は，一次予防に相当する．
5. 自死遺族(自殺者の家族)支援は，二次予防に相当する．

わが国の自殺の動向や対策

1. 自殺者数は**男性**のほうが**女性**よりも多い(平成28年：男性14,639人，女性6,378人)．
2. 過去10年間の自殺者数は**年間2万人を上回る**(平成28年：21,017人，平成27年：23,152人)．
3. 年齢ごとの自殺者数の割合は20歳代より50歳代のほうが高い(平成28年：〜19歳520人，20〜29歳2,235人，30〜39歳2,824人，40〜49歳3,739人，50〜59歳3,631人，60〜69歳3,626人，70〜79歳2,983人，80歳〜2,262人)．
4. 自殺予防についての啓発活動は**一次予防**に相当する．
5. 自死遺族(自殺者の家族)支援は**三次予防**に相当する．

解答…4

その他

CHECK LIST

- ☐ 科学的根拠に基づく治療・ケアのことを何という？
  - A. **EBM（evidence-based medicine）**
- ☐ 患者に適切な判断能力がない場合のインフォームド・コンセントで必要なものは？
  - A. **代諾者の記名捺印または署名，日付が記入された同意文章**
- ☐ わが国の死因の第1位～第4位は？（平成23～28年）
  - A. **1位：悪性新生物，2位：心疾患，3位：肺炎，4位：脳血管疾患**
- ☐ 自殺者数が多いのは男性，女性？
  - A. **男性**
- ☐ 年齢ごとの自殺者数で多いのは20歳代，50歳代？
  - A. **50歳代**
- ☐ 自殺者数は年間2万人より多い，少ない？
  - A. **多い**
- ☐ 自殺予防についての啓発活動は何次予防に相当する？
  - A. **一次予防**
- ☐ 自死遺族（自殺者の家族）支援は何次予防に相当する？
  - A. **三次予防**

数字・ギリシャ文字

5 の法則　93
9 の法則　93, 94
21 トリソミー　140

α 波　405, 407
α 波抑制　405
β 蛋白　294
β 波　407
δ 波　405, 407
θ 波　407

欧文

A

A 型肝炎　204
ACT（assertive community treatment）　238
ACTH　213
Addison 病　6, 210
ADHD（attention-deficit hyperactive disorder）　265, 269
ADHD-RS（attention-deficit hyperactivity disorder rating scale）　309
Adler　354, 357
AF　403
AIDS　26, 29
ALS　109, 135, 138
―― の陰性 4 徴候　138
ALT（GPT）　407
Alzheimer 型認知症　115, 290, 296
Alzheimer 病　296, 297
Anton 症候群　114
APDL（activities parallel to daily living）　377
Apley（圧迫）テスト　53
Apley（牽引）テスト　53

Arnold-Chiari 奇形　141
Asperger 症候群　266
AST（GOT）　407

B

B 型肝炎　204
B 細胞　17, 18, 23
B リンパ球　17
Babinski 反射　386
―― 陽性　392
bamboo spine　73
Barré 徴候　111
Barthel Index　378, 382, 383
Barton 骨折　45
Basedow 病　210
Behçet 病　221
Bennett 骨折　41, 45
Benton 視覚記銘検査　311, 319
BGT（Bender Gestalt test）　315, 319
Binet intelligence test　319
Biot 呼吸　188
BNP　170
Bourdon 抹消試験　308
Broca 失語　116, 387
Brown-Sèquard 症候群　146
Brudzinski 徴候　107, 111
Brunnstrom ステージ　383, 386
Buerger 病　11, 13
Buerger-Allen 体操　373

C

C 型肝炎　204
CARS（childhood autism rating scale）　309
Charcot 関節　96
Cheyne-Stokes 呼吸　188
Chopart 関節離断　87
CMI（Cornell medical index）　312, 320

CO_2 ナルコーシス　186
Codman 体操　373
Colles 骨折　45
COPD　178, 181, 185
Cotard 症候群　276
Cotton 骨折　41, 45
Crohn 病　6
CRP　407
CRPS　96
CT（computed tomography）　395
CTR（cardio thoracic ratio）　182
Cushing 症候群　210

D

D 型肝炎　204
Dandy-Walker 症候群　141
DDST　308
de Quervain 腱鞘炎　61
DeLorme 法　373
DIC（disseminated intravascular coagulation）　405
Down 症候群　140, 272
drop finger　57
drop foot　58
drop hand　57
Duchenne 型筋ジストロフィー　117, 409
Dupuytren 拘縮　49
DWI　395

E

E 型肝炎　204
EBM（evidence-based medicine）　443
ego　337
Erb 麻痺　57
Erikson　354, 357
―― の発達論　337

447

F

Fallot 四徴症　176
FIM（functional independence measure）　379, 383
Finkelstein テスト　61, 63
FLAIR 画像　395
Frankel の評価法　384
Freiberg 病　49, 68
Freud　357
――の発達論　337
Froment 徴候　55, 57
Froment テスト　61, 63
FSH　214

G

GCS（Glasgow Coma Scale）　384
Gerstmann 症候群　114
Gesell　355, 357
GH　213
giving-way　95
GMFCS（growth motor function classification system）　384
Guillain-Barré 症候群　132
Guyon 管症候群　57, 59, 62

H

HbA1c　205, 407
HDL コレステロール　407
HDS-R（revised version of Hasegawa's dementia scale）　310, 319
Heberden 結節　81
HIV　26, 29
Hoehn-Yahr 重症度ステージ　384
Hoffmann 反射陽性　392
Hugh-Jones の分類　187, 192
Hunter 管症候群　62
Huntington 病　112, 154

I

IADL　377
ICD-10　427
ICF　380, 426
ICIDH　426
IQ（intelligence quotient）　318

J

Jackson てんかん　286
Jakobson 法　373
Jaspers　357
JDDST-R（revised Japanese version of Denver developmental screening test）　309, 319
Jefferson 骨折　41, 45
jolt accentuation　107
Jung　354, 357

K

Kayser-Fleischer 輪　209
Kernig 徴候　55, 107, 111
Kienböck 病　49, 66, 68
Klumpke 麻痺　57
Köhler 病　49, 66, 68
Kohs block-design test（Kohs 立方体組合せテスト）　309, 311, 319
Korsakoff 症候群　114, 230, 235, 274, 275, 279
Kraepelin　357
Kretschmer　354, 357
Kussmaul 呼吸　188

L

L-dopa　131, 414, 416, 417
Lachman テスト　52
Lasègue 徴候　55
LDL コレステロール　407
Lennox-Gastaut 症候群　283
Lewy 小体型認知症　290, 291, 297
LH　214
Lhermitte 徴候　55
Liepmann 現象　279
Lisfranc 関節離断　87
Lund & Browder の法則　93

M

Malgaigne 骨折　41, 45
Mallory-Weiss 症候群　219
MAS（manifest anxiety scale）　320
McMurray 徴候　56
Mendelsohn 手技　376
MMPI（Minnesota multiphasic personality inventory）　316, 320
MMSE（mini-mental state examination）　309, 312, 319, 384
Monteggia 骨折　41, 45, 57
Morley テスト　63
Moro 反射　386
MPI（Maudsley personality inventory）　320
MRI（magnetic resonance imaging）　395
Münchausen 症候群　276
Myerson 徴候　129

N

neck flexion test　107
NK 細胞　23
NSAIDs　419
NYHA 分類　170

O

on-off 現象　419
Osgood-Schlatter 病　67, 68, 91
Osserman の分類　384

P

P 波　402
P-F スタディ　314, 320
PAC モデル　327, 331
Parkinson 症候群　257, 296
Parkinson 症状　114
Parkinson 病　128, 131
Parkinson 病治療薬　254
Pavlov　355, 357

PCA　402
PEP-3(psychoeducational profile-3rd edition)　309
Perthes 病　49, 66, 68
Phalen テスト　61, 62
Piaget　354, 357
　── の発達論　336
Pick 病　290, 292, 297
　── の病期　297
PQ 間隔　402
PRL　213
PTH　210, 213
PTSD　231, 287, 289
PVC　402

Q

QRS 波　402
QT 間隔　402

R

R on T 型心室性期外収縮　403
Raven 色彩マトリクス検査　311
Rett 症候群　269
rhonchi　192
ROCFT(Rey-Osterrieth complex figure test)　316
Rogers　354, 357
Romberg 試験　386
Rorschach test　320
RR 間隔　402

S

SAD(separation anxiety disorder)　342
SARS(severe acute respiratory syndrome)　189, 190
Scheuermann 病　67
Schneider　354, 357

Schwann 細胞　55
SCT(sentence completion test)　320
Seddon の分類　57
Sever 病　66, 68
Shaker 法　373, 376
Shy-Drager 症候群　156, 160, 365
SIADH　211
Smith 骨折　45
Spurling テスト　61, 63
SSRI　228
SST(social skills training)　322
ST 上昇　164, 169
ST 部分　402
standard precaution　438
Stanley Stevens の分類　383
Sudeck 骨萎縮　96
superego　337
Syme 切断　87

T

T 細胞　18, 23
T 波　402
T 波増高　169
T1 強調画像　395
T2 強調画像　395
Taylor test　320
TAT(thematic apperception test)　320
Tinel 徴候　60, 62
TNF(腫瘍壊死因子)-α　22
Tourette 症候群　269
TSH　213
Turner 症候群　140

U

U 波　402
Uhthoff 徴候　125

V

VF　403
Virchow の三要素　9, 13, 177
Volkmann 拘縮　49

W

WAIS(Wechsler adult intelligence scale)　319
WAIS-Ⅲ　308
WAIS-R　308, 309
Wallenberg 症候群　102, 106
Waller 変性　55, 57
waning 現象　150
wearing-off 現象　131, 419
Wechsler による知能分類　318
WeeFIM　379
Wernicke 失語　116, 387
Wernicke 脳症　219, 273, 279
West 症候群　283, 286
wheezes　192
Willis 動脈輪閉塞症　12
Wilson 病　6
Winnicott　355, 357
WISC(Wechsler intelligence scale for children)　319
WISC-Ⅲ　308
WPPSI　308
Wright テスト　61, 62

Y・Z

Yatabe-Guilford personality test (Y-G 性格検査)　312, 320
Z 字変形　82

索引

和文

あ

アーノルド・キアリ奇形　141
アカシジア　257
赤ちゃん返り　339
アキレス腱断裂　91
悪性関節リウマチ　79
悪性腫瘍　36
　──の特徴　30
悪性症候群　251
アクソノトメーシス　57
アジソン病　6, 210
アシデミア　182, 185
アシドーシス　182, 185
アスピリン　416
アスペルガー症候群　266
圧迫萎縮　3, 5
アテトーゼ　112
アテローム血栓性脳梗塞　105
アテローム硬化　11, 176
アトピー性皮膚炎　15
アドラー　354, 357
アドレナリン　414
アナフィラキシーショック　15, 18
アプリー（圧迫）テスト　53
アプリー（牽引）テスト　53
アポトーシス　4
アミノ酸代謝異常　6
アミロイドーシス　209
アメンチア　237, 246
アルカリ血症　185
アルカレミア　185
アルカローシス　182, 185
アルコール依存症　273
アルコール幻覚症　274
アルコール性肝障害　200
アルコール乱用　287
アルコール離脱　226
アルコール離脱せん妄　276
アルツハイマー型認知症
　　　　　　　　115, 290, 296
アルツハイマー病　296, 297
アルドステロン　9
アルブミン　407

アレルギー　14
アレルギー障害　15
アレルギー反応　18
安静時振戦　112, 128, 131
安静閉眼時の脳波　405
アントン症候群　114
アンヘドニア　233, 287

い

胃潰瘍　419
胃癌　193
域外幻覚　227
異形成　2
移行上皮癌　36
移行対象　355
萎縮　2, 5
萎縮性胃炎　27
異常Q波　164, 169
異所性P波　402
胃切除後症候群　193
依存性パーソナリティ障害
　　　　　　　　298, 299, 301
一次反応　17
一時変性　55
一過性神経伝導障害　57
逸脱　431
いびき音　192
意味記憶　296, 349-351
医療法　442
飲酒中心性　274
陰性T波　164
陰性症状　250
陰性転移　345
インターロイキン　14, 17
インターロイキン-1　22
院内感染対策　437
インフォームド・コンセント　443

う

ウィスコンシン・カード検査　316
ウィニコット　355, 357
ウィリス動脈輪閉塞症　12
ウイルス感染症　25
ウイルス性肝炎　204
ウィルソン病　6

ウィルヒョウの三要素　9, 13, 177
ウートフ徴候　125
ウエイニング現象　150
ウェクスラーによる知能分類　318
ウエスト症候群　283, 286
ウェルニッケ失語　116, 387
ウェルニッケ脳症　219, 273, 279
迂遠　227, 228, 238, 241
「右-」→「みぎ」の項もみよ
右心不全　170, 174
打ち消し　344
内田・クレペリン精神作業検査
　　　　　　　　　　　　308
内田・クレペリンテスト　312
うつ病　242, 258
うつ病性昏迷　260
運動維持困難症　113
運動失調　109
運動性失語　116, 311

え

栄養障害性萎縮　3
液性抗体　17
液性免疫　14
壊死　2, 4
エディプス葛藤　337
エピソード記憶　296, 349
エリクソン　354, 357
　──の発達論　337
エルブ麻痺　57
円回内筋症候群　59, 62
遠隔記憶　349
鉛管現象　129
演技性パーソナリティ障害
　　　　　　　　　　299, 301
嚥下にかかわる神経　376
嚥下反射　372
炎症　19
　──の仲介物質　20
炎症過程　22
炎症性浮腫　13
延髄外側症候群　102

お

横隔膜の平低化　185

索引

黄体形成ホルモン(LH) 214
黄疸 202, 204
横断性脊髄障害，脊髄の 149
置き換え 344
オキシトシン 214
オスグッド・シュラッター病
　　　　　　　　　67, 68, 91
オッサーマンの分類 384
オトガイ舌骨筋 372
音連合 259
斧様顔貌 121
オペラント条件づけ 322
オリーブ橋小脳萎縮症
　　　　　　　156, 160, 365
オリゴデンドログリア 124

か

下位運動ニューロン 112
下位運動ニューロン障害 138
絵画・欲求不満テスト 320
絵画統覚検査(TAT) 315, 320
介護支援専門員 440
介護保険法 440
カイザー・フライシャー輪 209
外傷後ストレス障害(PTSD)
　　　　　　　231, 287, 289
疥癬 27
改訂日本版デンバー式発達スクリー
　ニング検査(DDST) 308
改訂長谷川式簡易知能評価スケール
　(HDS-R) 310, 319
海馬 389
　── の損傷 116
外反ストレステスト 53
外反扁平足 140
回避 287, 288, 338, 344
回避性(不安性)パーソナリティ障害
　　　　　　　　　　299, 301
解離 232, 344
解離性健忘 226, 229, 238
解離性障害 229, 230
解離性大動脈瘤 11
解離性同一性障害 229
替え玉妄想 293
下顎呼吸 188
過換気症候群 186

鉤爪手変形 60
拡散協調画像(DWI) 395
学習障害 269
学習理論 322
覚醒時大発作てんかん 286
顎舌骨筋 372
獲得免疫 14
顎二腹筋 372
過形成 2, 5
　──, 慢性刺激による 5
下肢切断 85, 87
過食症 302, 303, 305
下垂指 57
下垂手 57
下垂足 58, 121
下垂体後葉ホルモン 214
下垂体前葉ホルモン 213
化生 2
仮性肥大 117
下前腸骨棘剥離骨折 91
画像検査 389
加速歩行 130, 131
下腿骨骨折 91
下腿静脈瘤 11
下腿切断 87
下腿疲労骨折 91
下腿浮腫 170
肩関節周囲炎 20
肩関節脱臼 91
肩関節離断 87
肩手症候群 104, 416
カタルシス 251
カタレプシー 248
脚気 219
褐色細胞腫 211
活性型ビタミンD 213
活動 426
滑脳症 141
渇望 274
カテコールアミン産生腫瘍 211
寡動 128, 131
下壁誘導 398
仮面様顔貌 129
加齢性筋肉減少症 364, 367
加齢に伴う変化 362
肝炎 199
考え不精 292

感覚記憶 349
間隔尺度 383
感覚性失語 116
肝癌 199
換気障害 178
肝機能不全 200
環境因子 426
環境音失認 116
関係妄想 242, 248, 260
間欠性跛行 10, 71, 74
肝硬変 199
肝後性黄疸 202, 204
肝細胞性黄疸 202, 204
カンジダ症 26
間質性肺炎 186, 188
患者情報 439
肝腫大 170, 174
感情喪失 233
感情鈍麻 237, 259
冠性T波 169
乾性咳嗽 188
関節外病変，関節リウマチの 81
間接ビリルビン 202, 204
関節リウマチ 79, 81
　── の診断基準 80
感染症 24, 437
肝前性黄疸 202, 204
感染性皮膚疾患 27
完全房室ブロック 398, 404
間代発作 280
肝胆膵疾患 199
冠動脈 167
　── の走行 169
観念運動失行 113, 387
観念失行 113, 296
観念奔逸
　　　　233, 241, 246, 248, 259, 262
肝脾腫 171
顔面神経 372, 376
顔面神経麻痺 161
乾酪化 19
冠攣縮 169
関連法規 439

き

キーンベック病 49, 66, 68

記憶　291, 344, 349
　　──の分類　296
記憶障害　113, 297
記憶喪失　226
飢餓萎縮　3, 5
気管支拡張症　186
気管支喘息　15, 18, 178, 186
偽関節　47, 49
起坐呼吸　170, 171, 174, 188
器質性精神障害　290, 294
基線　402
偽痛風　207
喫煙　181
吃音　265, 334
機能的残気量　190
気分安定薬　253
気分障害　258
記銘　291
記銘力検査　319
記銘力障害　275
逆条件づけの原理　322
逆制止療法　322
虐待　267
逆転移　328, 345
逆流性雑音　175
客観的思考　336
逆行性変性　55
キャッチング　95
吸引反射　296
急降下爆撃音　120
球後神経炎　124
急性炎症の 5 徴候　19
急性灰白髄炎　28
急性間欠性ポルフィリン症　209
急性硬膜外血腫　391
急性ジストニア　252, 357
急性心筋梗塞　164, 169
　　──と心電図　169
急性膵炎　201, 204
急性頭蓋内出血　396
球麻痺症状　138
橋　396
教育分析　345
境界性パーソナリティ障害
　　　　　　　　　　298, 301
胸郭出口症候群　60-62
狭心症　165

胸水　174, 392
胸腺腫　32
協調運動障害　107
強直間代発作　280
強直性脊椎炎　71, 73
強直発作　280
強迫観念　228, 234
強迫儀式　228
強迫行為　228
強迫思考　228
強迫神経症　228
強迫性障害　228, 230
強迫性パーソナリティ障害
　　　　　　　　　　299, 301
胸部 CT　392
胸部誘導　397
局所性脳損傷　160
棘徐波複合　284
虚血性心疾患　167, 365
虚血性大腸炎　195
虚弱　364, 367
巨赤芽球性貧血　222
虚無妄想　234, 243
ギヨン管症候群　57, 59, 62
キラー T 細胞　18, 23
ギラン・バレー症候群　132
禁圧　340, 344
筋萎縮　138
筋萎縮性側索硬化症（ALS）
　　　　　　　　109, 135, 138
　　──の陰性 4 徴候　138
　　──の感覚障害　109
筋強直性ジストロフィー　120
筋弛緩作用の強い薬物　415
近時記憶　349
筋ジストロフィー　117
　　──の機能障害度分類　413
筋収縮　283
筋線維束攣縮　136
緊張性迷路反射　386
緊張病性昏迷　248
勤勉性　337
筋無力性クリーゼ　151

く

空間的多発性　124

クスマウル呼吸　188
クッシング症候群　210
くも膜下出血　105, 111, 396
クリーゼ　151, 153
クリニカルパス　431
くる病　218, 224
クルンプケ麻痺　57
クレチン病　210
クレッチマー　354, 357
クレペリン　357
クローバー状舌　120
クローン病　6
クロルプロマジン　253
群集萎縮　117, 136
訓練療法　321

け

ケアプラン　440
ケアマネジャー　440
経口感染　24
形質細胞　17, 23
痙縮　108
芸術療法　331
頸静脈怒張　170, 174
頸髄損傷　91
痙性麻痺　74
痙直型四肢麻痺　139
頸椎後縦靱帯骨化症　71, 74
頸椎椎間板ヘルニア　61, 70, 73
頸椎捻挫　91
系統的脱感作法
　　　　　　　323, 326, 330, 331
茎突舌骨筋　372
けいれん性イレウス　196
ケーラー病　49, 66, 68
激越症状　259
ゲゼル　355, 357
血圧降下薬　417
血液検査　405, 407
血液透析　215
結核　217
結核性膝関節炎　20
血管内皮細胞　23
月状骨壊死　49
血小板数　407
欠神発作　280, 282

結節性多発動脈炎　11
血栓性静脈炎　11
血糖値　407
血統妄想　242
血友病　217
血友病性関節症　218
ケミカルメディエーター，炎症に関連する　22
ゲルストマン症候群　114
ケルニッヒ徴候　55, 107, 111
幻覚　226
肩甲胸郭間切断　87
顕在性不安尺度（MAS）　320
肩鎖関節脱臼　91
幻視　292
幻肢，切断後の　86
幻肢痛　88
原始反射　386
現存在分析　331
見当識障害　275
原発性骨粗鬆症　83, 84
腱反射亢進　138
健忘　238
健忘失語　387
健忘症候群　274

こ

高 EE（expressed emotion）　254
行為心迫　237, 260
抗うつ薬　254
好塩基球　23
後角障害，脊髄の　149
膠芽腫　33
後期症候群，アルコール離脱症候群の　275
高機能自閉症　268
抗凝固薬　414, 416
抗原　17
膠原線維　20
抗原提示　17
抗原特異性　14
抗コリン薬　416
後索障害，脊髄の　149
好酸球　23
高次脳機能障害　113
後縦靱帯骨化症　392

甲状腺刺激ホルモン（TSH）　213
高振幅電位，随意収縮時の　136
抗精神病薬　254, 416
　── の副作用　252
考想可視　227
考想化声　246
拘束性換気障害　178, 180
好訴妄想　243
抗体　14
好中球　14, 22, 23
抗てんかん薬　254, 416
後天性免疫不全症候群（AIDS）　26, 29
行動化　338, 344, 346
行動感喪失　233
行動変容技法　322, 330
後頭葉の損傷　116
行動療法　321
抗パーキンソン病薬　419
広汎性発達障害　269, 270
抗不安薬　254, 415
項部硬直　107, 111
後方引き出しテスト　52
硬膜外出血　396
硬膜下出血　396
絞扼性イレウス　196, 198
絞扼性神経障害　59
抗リウマチ薬　416
合理化　344
抗利尿ホルモン　210
交流分析　327, 331
口輪筋　372
高齢者
　── に多い骨折　40
　── の筋　363
　── の特徴　360
高齢初発てんかん　284
誤嚥性肺炎　188
コース立方体組合せテスト　309, 311, 319
コーネル・メディカル・インデックス（CMI）　312, 320
コーレス骨折　45
股関節離断　87
語間代　296
小刻み歩行　130, 154
呼吸筋麻痺　153

呼吸困難　170
呼吸性アシドーシス　182, 185
呼吸性アルカローシス　185
国際疾病分類（ICD-10）　427
国際障害分類（ICIDH）　426
国際生活機能分類（ICF）　380, 426
固縮　128, 131
個人因子　426
個人情報保護法　439
個人精神療法　321
コタール症候群　276
誇大妄想　242
骨壊死　49
骨格筋
　── の萎縮　364
　── の病理組織標本　406
骨化性筋炎　49
骨折　40
　── の合併症　46
　── の受傷機転　43
　── の治癒過程　41
骨折名と部位　42
骨粗鬆症　83, 84, 224, 369
骨端症　49, 66, 68
コッドマン体操　373
コットン骨折　41, 45
骨軟化症　215, 219, 224
骨肉腫　32, 36
骨盤位分娩　65
骨盤骨折　40
古典的3病型，統合失調症の　244
古典的条件づけ　322, 331
言葉のサラダ　259
コリンエステラーゼ阻害薬　153, 416, 417
コルサコフ症候群　114, 230, 235, 274, 275, 279
混合感染　24
混合性障害　180
昏睡　238
コンパートメント症候群　64, 65
コンプレックス　251
昏迷　259

さ

猜疑性(妄想性)パーソナリティ障害　301
罪業妄想　235, 242, 259
細胞性免疫　14
催眠トランス　331
催眠療法　327, 331
サイム切断　87
左脚ブロック　400, 404
作業心迫　260
作業性肥大　5
作為思考　246
作為体験　228, 237, 246, 248
作話　235, 275
「左-」→「ひだり」の項もみよ
左心不全　170, 174
させられ体験　237, 246
錯覚　226
作動記憶　296, 349, 352
サドル状感覚障害　146
サルコペニア　364, 367
猿手変形　60
酸塩基平衡の異常　185
参加　426
残気量　190
酸血症　185
三叉神経　372, 376
三大死因, 日本の　100

し

ジアゼパム　253
シェイピング法　323
ジェファーソン骨折　41, 45
自我　337
　── の障害　233
視覚失認　114
自我同一性　337
弛緩性麻痺　134
時間的多発性　124
色素性乾皮症　422
色素代謝異常　8
視空間失認　296
軸索　57
軸索断裂　57
思考化声　228

思考干渉　234, 248
思考散乱　237, 241, 246
思考進行(思路)の障害　227, 241
思考吹入　246
思考制止　234, 241, 246, 259
思考奪取　246, 248
思考伝播　246, 248
思考途絶　241, 288
思考滅裂　241
時刻表的行動　293
自己催眠法　326
自己省察　331
自己免疫疾患　14
自己誘発嘔吐　302
自殺　444
四肢重感練習　326, 330
脂質異常症　200
脂質代謝異常　7
支持的精神療法　331
自主性　337
視床　396
視床出血　100, 390
視床症候群　103
視床痛　416
支持療法　321
ジスキネジア　131, 416, 417, 419
ジストニア　112
自生思考　237, 246
姿勢反射障害　128, 131
自然免疫　14
シゾイド(統合失調質)パーソナリティ障害　299, 301
肢帯型筋ジストロフィーの感覚障害　109
舌の線維束攣縮　138
失音楽　116
失外套症候群　296
「膝-」→「ひざ」の項もみよ
膝関節血腫　218
膝関節前十字靱帯損傷　50
膝関節のロッキング現象　96
膝関節半月板損傷　56
膝関節離断　87
膝屈曲拘縮　85
実験的思考　336
失行・失認　296, 297
失語症分類　387

失書　113
湿性生体物質　438
失読　113
嫉妬妄想　243, 274
質問紙法　312
児童期統合失調症　266
自動思考　325
支配概念　234
支配観念　247
ジフテリア　26
脂肪腫　36
脂肪肉腫　36
シャイ・ドレーガー症候群　156, 160, 365
社会(社交)恐怖　229, 230
社会的学習理論　331
社会的行動障害　113
社会的孤立　335
シャキア法　373, 376
尺側偏位　82
ジャクソンてんかん　286
若年性欠神てんかん　282
若年性ミオクロニーてんかん　283, 284, 286
尺骨神経麻痺　57, 61
赦免妄想　243
シャルコー関節　96
ジャンパー膝　91
宗教妄想　242
重症急性呼吸器症候群(SARS)　189, 190
重症急性膵炎　204
重症筋無力症　32, 150, 153, 417
　── の感覚障害　109
舟状骨壊死　49
重症サルコペニア　367
重症熱傷　93
集団精神療法　321
肢誘導　397
自由連想法　325, 330, 355, 357
手関節離断　87
粥状硬化, 冠動脈の　164
手根管症候群　59, 61, 62
手根骨部切断　87
手段的ADL(IADL)　377
シュナイダー　354, 357
樹木画テスト　314, 320

腫瘍　30
シュワン細胞　55
循環障害　9
順序尺度　383
純粋語聾　116
ショイエルマン病　67
上位運動ニューロン　112
上位運動ニューロン障害
　　　　　　108, 111, 138
昇華　232, 341, 344
消化管疾患　193
消化管出血　194
条件反射　322
条件反射学説　355, 357
症候性てんかん　280, 416
猩紅熱　25
小字症　128
上肢切断　87
上室性期外収縮　402
上前腸骨棘剥離骨折　91
冗長　241
情緒不安定性パーソナリティ障害
　　　　　　　　　　301
常同行為　228
常同行動　297
情動失禁　237
小頭症　141
小児欠神てんかん　282, 286
小児骨折　40
小児自閉症　267
小児大腿骨頭壊死　49
小児の切断　85
小脳　396
小脳橋角部腫瘍　34
小脳失調　107
上皮性腫瘍　36
静脈血栓症　49
上腕骨外側上顆炎　20, 91
上腕骨顆上骨折　43
上腕切断　87
食細胞　17
褥瘡　221
食道・胃静脈瘤　199
食道静脈瘤　194
除脳硬直　160
ショパール関節離断　87
除皮質硬直　160

徐脈性不整脈　404
ジョルトアクセンチュエイション
　　　　　　　　　　107
自律訓練法　330
自律神経症状　131
自律性　337
　── の獲得　333
シルエットサイン　183
腎・泌尿器疾患　215
人格検査　313, 320
人格変化　293, 297
心気　232
心気症　234
心気妄想　235, 242, 259
心胸郭比（CTR）　182
神経・筋変性疾患のリハビリテー
　ション　409
神経原性萎縮　117
神経膠芽腫　32
神経鞘腫　33
神経症性障害　330
神経性萎縮　3, 5
神経性大食症　302, 303, 305
神経性無食欲症　302, 305
神経線維腫症　34
神経断裂　57
神経ブロック　416
神経麻痺，骨折・脱臼に合併しやす
　い　47
心原性脳梗塞　177
心原性脳塞栓症　175
進行性病変　2
心室細動（VF）　398, 400, 403
心室性期外収縮（PVC）　398, 402
心身症　330
腎性浮腫　13
振戦　112
振戦せん妄　227, 273, 274
心臓性浮腫　13
身体依存　274
身体化障害　229
靱帯損傷　50
身体的被影響体験　248
身体部位失認　113
心電図検査　397
　── の基本波形　402
伸展不全　95

深部腱反射　108
深部静脈血栓症　9, 416
　── の予防法　10, 410
心不全　170
腎不全　215
人物誤認　296
人物描画法　320
心房細動（AF）　400, 403
心房性期外収縮（PCA）　400, 402
心房中隔欠損症　172
蕁麻疹　15, 18
親密　337
心理学的理論　357
心理劇　331
心理療法　321, 328

す

遂行機能障害　113
髄鞘　57
錐体路障害　111
錐体路徴候　392
垂直感染　24
水平感染　24
水泡音　187, 192
髄膜炎　111
髄膜刺激症状　55, 107, 111
髄膜腫　34
睡眠時無呼吸症候群　186
睡眠時遊行症　226
睡眠導入薬　416
睡眠麻痺　237
数的萎縮　5
スーパービジョン　345
スキーマ　325
すくみ足　130
鈴木・ビネー式検査　312
スタンレー・スティーヴンズの分類
　　　　　　　　　　383
ズデック骨萎縮　96
ステロイド　419
スパーリングテスト　61, 63
スパイロメトリー　190
スポーツ外傷　89, 91
スミス骨折　45
すりガラス陰影　188
スワンネック変形　82

せ

性格類型　354, 357
生活関連動作（APDL）　377
生活技能訓練（SST）　322, 331
生活機能分類　426
整形外科学的検査法　52
正座不能症　257
脆弱性骨折　84
正常洞調律　398, 402
精神障害，小児期の　265
精神症状　131
精神遅滞　115, 268, 294
精神分析　323
精神分析療法　327, 330
正中神経麻痺　58
成長ホルモン（GH）　213
青年期心性　299
静肺コンプライアンス　181
生理活性物質　22
生理的萎縮　3, 5
生理的黄疸　202
脊髄円錐症候群　146
脊髄小脳変性症　156, 160
脊髄ショック期　147
脊髄損傷　144, 147
　── の機能残存レベル　385
脊髄半側損傷　146
脊柱のCT　392
脊柱変形　85
脊椎圧迫骨折　43
脊椎疾患　69
舌咽神経　372, 376
舌下神経　372, 376
赤血球数　407
赤血球沈降速度　407
舌骨上筋群　372
摂食・嚥下障害　372
摂食障害　302
切断　85
説得　327
セドンの分類　57
セネストパチー　242
セバー病　66, 68
セロトニン　22
線維芽細胞　20, 22, 23
線維瘢痕組織　20, 22

腺癌　36
全緘黙症　270
漸減現象　150
潜在記憶　351
腺腫　36
前十字靱帯損傷　91
線条体黒質変性症　156, 160, 365
全身性自己免疫疾患　81
漸進的筋弛緩法　322
全身の強直性けいれん　284
全身浮腫　174
前脊髄動脈症候群　146
全前脳胞症　141
前側索障害，脊髄の　149
選択制緘黙　265, 270
選択的セロトニン再取り込み阻害薬
　（SSRI）　228
選択的透過性　9
先端巨大症　210
剪断力　160
先天奇形，中枢神経の　141
先天性筋ジストロフィー　121
先天性心疾患　140
先天性胆道閉塞症　202
前頭側頭型認知症（Pick病）
　　　　　　　　290, 292, 297
　── の病期　297
前頭葉の損傷　116
全肺気量　190
全般性注意障害　158
全般性不安障害　233
全般発作　280, 282
前壁誘導　398
前方引き出しテスト　52
せん妄　226
前腕近位尺側の感覚障害　60
前腕切断　87

そ

躁うつ病　258
想起　291
早期症候群，アルコール離脱症候群
　の　275
双極性感情障害　258
双極誘導　398
創傷治癒　20

総蛋白　407
早朝覚醒　259
総腓骨神経麻痺　58
象皮症　13
躁病　242, 262
相貌失認　116
僧帽弁狭窄症　175
足関節果部骨折　91
足関節靱帯損傷　51
足関節捻挫　91
即時型アレルギー　17
即時記憶　349
足指切断　87
側頭葉てんかん　282, 286
側頭葉の損傷　116
続発性骨粗鬆症　83, 84
続発性正常圧水頭症　155
側壁誘導　398
側弯　85
阻血性拘縮　49
組織液　9
組織球　17
組織の壊死　22
咀嚼筋　372
粗大運動能力分類システム
　（GMFCS）　384
足根管症候群　59, 62

た

ターナー症候群　140
第1ケーラー病　66, 68
第2ケーラー病　66, 68
第2中足骨頭壊死　49
体感幻覚　247
体感症　242
体型分類　354, 357
退行　339, 344
退行性病変　2
代謝異常　6
代謝性疾患　205
退縮　3
対象永続性　336
代償性肥大　3, 5
帯状疱疹　26
対人恐怖　230
耐性　274

滞続言語　259, 293
大腿骨離断性骨軟骨炎　91
大腿切断　87
大腿部筋肉離れ　91
大腸癌　195
大動脈弁狭窄　166, 423
大葉性肺炎　189
対話性幻聴　247
ダウン症候群　140, 272
多棘徐波複合　283
多系統萎縮症　156, 160, 365
多血症　215
多源性心室性期外収縮　403
脱顆粒　17
脱臼　50
脱髄病変　124
脱中心化　336
脱力発作　280
多動　297
多動性行為障害　265
多発性筋炎　157
多発性硬化症
　　　　55, 108, 109, 124, 127
　──の感覚障害　109
多発性骨髄腫　33
多発性心室性期外収縮　402
多弁　262
短期記憶　296, 349
単球　17, 22, 23
単極性感情障害　258
単極誘導　398
炭酸リチウム　253
単純萎縮　5
単純性（閉塞性）イレウス
　　　　　　　　　　196, 198
単純性音声チック　266
単純部分発作　280
弾性ストッキング　410
断続性ラ音　187, 192
ダンディー・ウォーカー症候群
　　　　　　　　　　　　141
蛋白細胞解離　134
弾発現象　95

■ち

チーム医療　432

チェイン・ストークス呼吸　188
遅延性アレルギー　15
知性化　338, 344
チック　112, 269
知能検査　319
知能指数（IQ）　318
知能偏差値　318
遅発性ジスキネジア　257
遅発性ジストニア　253, 257
遅発性尺骨神経麻痺　57
着衣失行　113, 296
注意欠陥/多動性障害（ADHD）
　　　　　　　　　265, 269
注意持続性障害　113
注意障害　113
肘関節離断　87
注察妄想　242, 248, 260
中手骨切断　87
抽象的思考　336
中心灰白質部障害，脊髄の　149
中心静脈圧上昇　171
中枢性顔面神経麻痺　158, 161
中足骨切断　87
中足骨疲労骨折　91
肘部管症候群　57, 59, 60, 62
長期臥床の影響　368
長期記憶　296, 349
超自我　337
腸重積　197
聴神経腫瘍　34
超皮質性運動失語　387
直接ビリルビン　202, 204
陳述記憶　296, 349

■つ

椎骨脳底動脈解離　103
追跡妄想　242
痛風　207, 209, 219
痛風性関節炎　20
憑きもの妄想　235, 243
槌指　43
ツベルクリン反応　15, 18

■て

定型欠神発作　282

低血糖　206
抵抗分析　331
ティネル徴候　60, 62
ティラーテスト　320
笛音　192
滴状心　182, 185
できるADL　379
テタニー　210
手続き記憶　296, 349, 350
テニス肘　20, 91
手の把握反応　386
デュシェンヌ型筋ジストロフィー
　　　　　　　　　117, 409
デュプイトラン拘縮　49
デローム法　373
転移　345
てんかん　231, 280
転換　232, 338, 344
転換性障害　231, 233
てんかん発作の分類　286
テンシロン試験　153
伝導失語　387
展望記憶　350

■と

同一化　339, 344
投影　342, 344
投影法（検査）　312, 313
頭蓋内出血　105
統合　337
統合失調型パーソナリティ障害
　　　　　　　　　298, 301
統合失調質（シゾイド）パーソナリ
　　ティ障害　299, 301
統合失調症　115, 244
橈骨神経麻痺　57
動作緩慢　131
洞察療法　321
糖質代謝異常　8
投射　344
洞性徐脈　400, 404
洞性頻脈　403
痘瘡　25
東大式エゴグラム　316, 320
頭頂葉
　──の損傷　116

索引

頭頂葉の病変　114
疼痛　88
疼痛性腫脹　217
糖尿病　205, 209, 220
　——の運動療法　410
頭部CT　390
頭部MRI　389
洞不整脈　398
動物幻視　227
洞房ブロック　399, 404
動脈硬化　169
トゥレット症候群　269
トークンエコノミー法　323
トキソプラズマ症　26
特定疾患，介護保険法における
　　　　　　　　　　　440
特発性間質性肺炎　189
特発性骨壊死　46, 49
特発性正常圧水頭症　154
特発性大腿骨頭壊死症　97
特発性てんかん　280
ドケルバン腱鞘炎　61
徒手筋力テスト　386
突進現象　130, 131
突進歩行　130
突然死　423
ドパミン　131
どもり　334
トラコーマ　26
取り入れ　344
貪食細胞　17

な

内観療法　325, 331
内頸動脈狭窄症　176
内側側副靱帯損傷　91
内反ストレステスト　53
内分泌疾患　210
内包　103
ナルコレプシー　226, 231, 237

に

肉芽組織　20, 22
二次反応　17
日光誘発性皮膚障害　207

二分脊椎　141
日本版デンバー式発達スクリーニン
　グ検査（JDDST-R）　319
乳癌　221
乳児期重症ミオクロニーてんかん
　　　　　　　　　　　283
乳頭腫　36
ニューモシスチス肺炎　26
ニューヨーク心臓協会（NYHA）分類
　　　　　　　　　　　170
ニューロトメーシス　57
ニューロプラキシア　57
尿崩症　210
尿量減少　174
認知機能　354
認知行動療法
　　　　321, 322, 325, 330, 331
認知症　290
認知の歪み　325, 331
認知発達理論　355, 357
認知療法　325, 331

ね

ネグレクト　267
ネクローシス　4
ネックフレクションテスト　107
熱傷　92
　——の深度による分類　94
粘着　238, 241
捻髪音　192

の

脳血管障害　100
脳血管性認知症　290, 297
脳梗塞　100, 105, 389
脳挫傷　160
脳出血　100, 105, 396
　——の出血部位　396
脳腫瘍　33
脳性ナトリウム利尿ペプチド
　（BNP）　170
脳性麻痺　139, 143, 384
脳塞栓　105
脳卒中治療ガイドライン　408

脳卒中片麻痺急性期のポジショニン
　グ　408
脳動静脈奇形　100
脳動脈瘤破裂　100
脳波　281, 405, 407
ノーマライゼーション　435

は

パーキンソン症候群　257, 296
パーキンソン症状　114
パーキンソン病　128, 131
パーキンソン病治療薬　254
把握反射　296
バージャー・アレン体操　373
バージャー病　11, 13
パーソナリティ障害　298
　——の類型　301
バートン骨折　45
バイオフィードバック療法
　　　　　　　　　323, 328
徘徊　297
肺外結核　217
肺気腫　178, 181, 185
肺気量分画　190
肺結核　217
肺水腫　170, 174
肺性心　172
肺線維症　186
肺塞栓症　9
肺動脈狭窄症　172
梅毒　25
肺野透過性亢進　185
廃用萎縮　3, 5
廃用症候群　368
廃用性筋萎縮　370
バウムテスト　314, 320, 326
白内障　221
麦粒腫　221
歯車現象　129
曝露反応妨害法　228
バクロフェン　414
箱庭療法　325, 331
橋本病　210
播種　32
播種性血管内凝固症候群（DIC）
　　　　　　　　　　　405

バセドウ病　210
バソプレシン　210, 214
バソプレシン分泌過剰症（SIADH）
　　　　　　　　　　　　211
白血球数　407
発達課題　354, 357
発達心理　332
発達段階　336
発明妄想　242
パニック発作　226, 230
馬尾神経症候群　146
バビンスキー反射　386
── 陽性　392
パブロフ　355, 357
パラシュート反応　386
バリアフリー新法　441
バリアント　431
バリスム　112
バレー徴候　111
ハロペリドール　253
半月板損傷　91, 96
反社会性パーソナリティ障害　301
反社会的行動　297
半側空間無視　113, 116
半側障害，脊髄の　149
半側身体失認　113
ハンター管症候群　62
ハンチントン病　112, 154
反動形成　338, 340, 344
晩発性皮膚ポルフィリン症　209
反復性肩関節脱臼　50, 52

ひ

ピアジェ　354, 357
── の発達論　336
被暗示性　299
被影響体験　247
ビオー呼吸　188
被害妄想　242
被殻　396
被殻出血　100, 390, 391
光感受性てんかん　283
光駆動　405
「膝-」→「しつ」の項もみよ
膝くずれ　95
肘関節離断　87

皮質性小脳萎縮症　160
非社会性パーソナリティ障害　299
非上皮性腫瘍　36
微小妄想　242, 259
肘離断性骨軟骨炎　20
ヒスタミン　22
非ステロイド性抗炎症薬（NSAIDs）
　　　　　　　　　　　　419
ヒゼンダニ　27
肥大　2, 5
非対称性緊張性頸反射　386
ビタミンB_1（チアミン）欠乏
　　　　　　　　　　219, 275
ビタミンK　414
ビタミン欠乏症　224
「左-」→「さ」の項もみよ
左半球（優位半球）の損傷　113
非陳述記憶　296
ピック病　290, 292, 297
── の病期　297
非定型欠神発作　282
被毒妄想　235, 237, 242
ヒト免疫不全ウイルス（HIV）
　　　　　　　　　　　26, 29
否認　344
ビネー式知能検査　319
皮膚筋炎　157
飛沫感染　25
肥満　220
肥満恐怖　305
肥満細胞　14, 17
びまん性軸索損傷　157
びまん性脳損傷　160
びまん性汎細気管支炎　178
ヒュー・ジョーンズの分類
　　　　　　　　　　187, 192
憑依妄想　243
評価尺度　383
表現促進現象　160
表現療法　321
標準予防策　438
病態失認　113
病的人格　354, 357
日和見感染　24
ビリルビン代謝　204
比例尺度　383
広場恐怖（症）　229, 230

貧血　222
貧困妄想　242, 259
頻脈性不整脈　403

ふ

ファーレンテスト　61, 62
ファロー四徴症　176
不安階層表　326, 331
不安神経症　330
不安性パーソナリティ障害
　　　　　　　　　　299, 301
フィブリン　22
フィンケルスタインテスト
　　　　　　　　　　　61, 63
風疹　25
フェニルアラニン　295
フェニルケトン尿症　6, 295
フェノバルビタール　253
フォルクマン拘縮　49
不均衡症候群　215
副甲状腺ホルモン（PTH）
　　　　　　　　　　210, 213
複合性局所疼痛症候群（CRPS）
　　　　　　　　　　　　96
複雑性音声チック　265
複雑性（絞扼性）イレウス
　　　　　　　　　　196, 198
複雑部分発作　280
副腎皮質刺激ホルモン（ACTH）
　　　　　　　　　　　　213
福山型筋ジストロフィー　121
不顕性感染　24
浮腫　9, 13
不随意運動　112
物質依存　273, 277
物体失認　116
物理的被害妄想　242
物理療法　410
舞踏運動　112, 154
部分発作　280, 282
普遍的無意識　355
フライバーグ病　49, 68
プライミング　349
ブラウン・セカール症候群　146
フラッシュバック　287
フラッティング法　323

フランケルの評価法 384
ブルジンスキー徴候 107, 111
ブルドン抹消試験 308
ブルンストロームステージ
　　　　　　　　383, 386
フレイル 364, 367
プレサルコペニア 367
フロイト 357
　── の発達論 337
ブローカ失語 116, 387
フローマン徴候 55, 57
フローマンテスト 61, 63
プロスタグランジン 22
プロラクチン(PRL) 213
文章完成テスト(SCT) 315, 320
分娩麻痺 57, 64, 65
分離不安 342, 344
分離不安障害(SAD) 267, 342

へ

平滑筋腫 36
閉鎖性動脈硬化症 13
閉塞性イレウス 196, 198
閉塞性換気障害 178, 180
閉塞性動脈硬化症 10
ベーチェット病 221
ベネット骨折 41, 45
ヘバーデン結節 81
ヘパリン 416
ヘマトクリット 407
ヘモグロビン・エイワンシー
　　　　　　　　205, 407
ヘモクロマトーシス 209
ペラグラ 279
ペラグラ脳症 219
ヘリコバクター・ピロリ菌 27
ペルテス病 49, 66, 68
ヘルパーT細胞 17, 18, 23
変形性関節症 75, 78
変形性股関節症 78
変形性膝関節症 78
変性 2
片側骨盤離断 87
ベンゾジアゼピン系睡眠薬 420
ベンダー・ゲシュタルトテスト
　（BGT） 315, 319

ベントン視覚記銘検査 311, 319
扁平上皮癌 33, 36

ほ

防衛機制 338
　── の種類 344
蜂窩織炎 12
包括型地域生活支援 238
膀胱直腸障害 74
放散痛 169
房室伝導ブロック 166
ホーエン・ヤール重症度ステージ
　　　　　　　　　　384
保健予防概念 437
歩行失行 114
保持 291
補償 344
保続 228, 238, 241, 296, 297
補体 14, 17, 22
ボタン穴変形 60, 82
ボツリヌス菌毒素製剤 417
ボディイメージのゆがみ 302
ホフマン反射陽性 392
ポリオ 28
ポルフィリン症 6, 209
ホルモン性萎縮 3, 5
ホルモン性過形成 5

ま

マイアーソン徴候 129
マクマレー徴候 56
マクロファージ 14, 17, 22, 23
マスト細胞 14, 17
まだら認知症 297
末梢神経損傷 54
末梢性顔面神経麻痺 161
末梢冷感 174
麻痺性イレウス 196
マルゲーニュ骨折 41, 45
マレットフィンガー 43
マロリー・ワイス症候群 219
慢性炎症性脱髄性多発ニューロパチーの感覚障害 109
慢性気管支炎 178, 185
慢性硬膜下血腫 155

慢性腎臓病 216
慢性腎不全 216
慢性膵炎 204
慢性閉塞性肺疾患(COPD)
　　　　　　　　181, 185

み

ミオクローヌス 112, 283
ミオクロニー発作 280, 283
ミオトニア現象 120
ミオトニア放電 120
「右-」→「う」の項もみよ
右冠動脈閉塞 166
右半球（劣位半球）の損傷 113
ミネソタ多面人格テスト(MMPI)
　　　　　　　　316, 320
未分化癌 36
三宅式対話記銘力検査 319
ミュンヒハウゼン症候群 276

む

無為萎縮 3
無意識 354, 357
無快楽症 287
無機物質代謝異常 8
無言 297
夢中遊行症 226
ムチランス変形 82
無動 128, 131, 297
無腐性骨壊死 49

め

名義尺度 383
迷走神経 372, 376
メタボリックシンドローム 220
滅裂思考 259
メトトレキサート 416
免疫応答 14
免疫グロブリン 14, 17
メンデルソン手技 376

も

妄想 259, 297

妄想気分　233, 234
妄想性パーソナリティ障害　301
妄想知覚　235, 248
妄想着想　235
もうろう状態　237
モーズレイ性格検査（MPI）　320
モーリーテスト　63
モデリング　251
モデリング法　323
もの盗られ妄想
　　　　　　235, 236, 293, 296
もやもや病　12
森田療法　321, 326, 330
モロー反射　386
問題回避　344
モンテジア骨折　41, 45, 57
門脈圧亢進症　13

や

夜間呼吸困難　174
夜間せん妄　226, 416
野球肩　91
野球肘　20, 91
薬物療法　414
ヤコブソン法　373
ヤスパース　357
やせ願望　305
山型飲酒サイクル　274

ゆ

遊戯療法　331
ユニバーサルデザイン　434
指切断　87
指鼻試験　386
夢判断　325
ユング　354, 357

よ

葉酸欠乏性貧血　222
陽性症状　250
陽性転移　328, 345
腰椎椎間板ヘルニア　69, 73
腰椎分離症　91

腰椎変性すべり症　72
腰部 MRI　393
腰部脊柱管狭窄症　71, 74
腰部捻挫　91
溶連菌感染　27
予期不安　231
抑圧　232, 340, 344
抑うつ状態　242
呼び水効果　350
四大症状, Parkinson 病の　131

ら

来談者中心療法
　　　　　　323, 331, 354, 355, 357
ライトテスト　61, 62
ラ音　192
ラクナ梗塞　103
ラセーグ徴候　55
ラックマンテスト　52
ラポール　251
卵胞刺激ホルモン（FSH）　214

り

リープマン現象　279
リウマトイド血管炎　79
リウマトイド結節　79
リエゾン　251
梨状筋症候群　59, 62
離人感・現実感喪失症　229, 232
リスク管理　422
リスフラン関節離断　87
理想化　338, 341, 344
離断性骨軟骨炎　91, 96
律動的不随意運動　107
リハーサル技法　330
リハビリテーション治療　408
リビドー　337, 354, 357
流行性角結膜炎　221
両価的な感情　247
良性腫瘍　36
両側前頭葉損傷　113
緑内障　221
リラクセーション法　322
臨床心理検査法　308

リンパ球　18, 23
リンホカイン　15

れ

レイ複雑図形検査（ROCFT）　316
レヴィー小体型認知症
　　　　　　290, 291, 297
レーブン色彩マトリクス検査　311
劣等コンプレックス　354, 357
レット症候群　269
レボドパ（L-dopa）
　　　　　　131, 414, 416, 417
レルミット徴候　55
恋愛妄想　242
連合弛緩　233, 246, 247, 259
連続性ラ音　192
レンノックス・ガストー症候群
　　　　　　283

ろ

ロイコトリエン　22
老研式活動能力指標　378
労作性狭心症　422
老人性難聴　362
老人斑　294
老年症候群　364, 367
ロールシャッハテスト　320
ロジャーズ　354, 357
ロッキング　95
ロンベルグ試験　386
論理的推理　336
論理的操作　336

わ

ワーキングメモリー
　　　　　　296, 349, 352
ワーラー変性　55, 57
若木骨折　40
ワルファリン　414-416
ワレンベルク症候群　102, 106
腕神経叢引き抜き損傷　57
腕神経叢麻痺　57